编 者 （按姓氏笔画排序）

马佳佳　空军军医大学第一附属医院

王　军　大连医科大学附属第二医院

王海琳　西安国际医学中心医院

吕小慧　空军军医大学第一附属医院

刘朵朵　西安市人民医院（西安市第四医院）

刘晓军　上海长征医院

刘淑娟　空军军医大学第一附属医院

纪　妹　郑州大学第一附属医院

李玲霞　空军军医大学第一附属医院

吴安琪　空军军医大学第一附属医院

邹　伟　空军军医大学第一附属医院

张　颐　中国医科大学附属第一医院

张红菊　空军军医大学第一附属医院

陈必良　西安市人民医院（西安市第四医院）

范江涛　广西医科大学第一附属医院

周福兴　空军军医大学第一附属医院

党　笑　空军军医大学第一附属医院

葛俊丽　空军军医大学第一附属医院

董　宪　空军军医大学第一附属医院

路志红　空军军医大学第一附属医院

蔡丽萍　南昌大学第一附属医院

翟梁好　空军军医大学第一附属医院

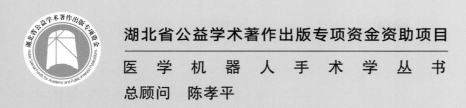

湖北省公益学术著作出版专项资金资助项目

医 学 机 器 人 手 术 学 丛 书

总顾问 陈孝平

妇产科机器人手术学

FUCHANKE JIQIREN SHOUSHUXUE

主 编 ◆ 陈必良

副主编 ◆ 葛俊丽 吕小慧

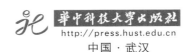

华中科技大学出版社

http://press.hust.edu.cn

中国·武汉

内 容 简 介

本书是"医学机器人手术学丛书"之一。

本书共分为二十八章,内容包括妇科机器人手术的发展历史、盆腹腔解剖、麻醉、配合和管理、围手术期管理,以及对各类妇产科机器人手术的具体介绍,如盆腹腔粘连松解术、卵巢肿瘤剥除术及附件切除术、子宫肌瘤切除术、子宫切除术、输卵管吻合术等。

本书适合对妇产科机器人手术感兴趣的医生参考。

图书在版编目(CIP)数据

妇产科机器人手术学 / 陈必良主编. -- 武汉 :华中科技大学出版社,2024.6. --(医学机器人手术学丛书). -- ISBN 978-7-5772-1006-3

Ⅰ. R713-39;R719-39

中国国家版本馆 CIP 数据核字第 2024PZ3727 号

妇产科机器人手术学

陈必良　主编

Fuchanke Jiqiren Shoushuxue

总 策 划:车　巍

策划编辑:汪飒婷

责任编辑:丁　平　曾奇峰

封面设计:原色设计

责任校对:阮　敏

责任监印:周治超

出版发行:华中科技大学出版社(中国·武汉)　　电话:(027)81321913

　　　　　武汉市东湖新技术开发区华工科技园　　邮编:430223

录　　排:华中科技大学惠友文印中心

印　　刷:湖北新华印务有限公司

开　　本:787mm×1092mm　1/16

印　　张:30

字　　数:766 千字

版　　次:2024 年 6 月第 1 版第 1 次印刷

定　　价:398.00 元

丛书序

21世纪初,人工控制机械臂手术辅助系统(又称机器人手术系统)开始逐步进入临床实践,标志着微创外科正式进入机器人时代。机器人手术系统以其独特的优势,突破了传统手术和腹腔镜手术的局限,将手术精度提升到了前所未有的高度。目前,该系统已广泛应用于泌尿外科、心血管外科、胸外科、胃肠外科、妇产科等多个学科领域。与传统手术相比,机器人手术在手术精度和细致度方面表现出显著优势,同时在缩短手术时间、住院时间,减少手术失血量,降低并发症发生率以及促进术后恢复等方面也具有明显优势。

机器人手术系统的革新,将传统手术由定性操作提升至标准化定量的层面,为手术领域的数字化与智能化革新奠定了基础。尽管我国引入机器人手术系统的时间相对较晚,但其发展势头迅猛,不仅在手术数量与难度突破上取得了显著进步,更在临床研究方面展现出卓越成就。特别是在泌尿外科、肝脏外科、胃肠外科、胸外科、妇产科及心血管外科等领域,我国机器人手术已跻身国际先进行列,充分展现了机器人手术系统的巨大潜力和广阔前景。

"医学机器人手术学丛书"是国内首套全面阐述医学外科机器人手术技术的学术著作。该丛书的各分册均由国内各外科机器人手术领域的开创者和领军人物倾力编写,他们丰富的临床实践经验与深刻的见解贯穿全书,展现了国内外相关领域的研究精粹与前瞻性思考。该丛书具有高度的原创性,为我国机器人外科的学科建设和人才培养指明了方向,既有理论指导,也有经验分享。因此,我非常乐意向全国外科同仁推荐该丛书。最后,热烈祝贺"医学机器人手术学丛书"的出版!

中国科学院院士

华中科技大学同济医学院附属同济医院外科学系主任

陈孝平

2024年5月

前　言

　　与传统开腹手术相比,妇科微创手术的术后并发症更少、出血量更少、恢复时间更短。随着腹腔镜技术的推广和普及,现代高科技工业制造技术的突飞猛进,集内镜电子、光学和图像显示技术于一身的腹腔镜设备具有分辨率高、光亮度大、成像清晰等特点,电视摄像系统具有分辨率高、灵敏度高等特点,可真实再现内镜所采集的图像,它们共同促进了妇科微创手术的快速发展,将妇科微创手术推到了一个新的高度,在妇科手术领域中的作用越来越受到人们的瞩目。

　　2000 年,达芬奇机器人手术系统成为美国食品药品监督管理局(FDA)批准用于临床手术的第一个机器人手术系统。该手术系统在 2005 年被批准用于妇科恶性肿瘤的治疗,成为妇科新型手术操作平台,最大限度地继承了腹腔镜手术的微创治疗理念。与常规腹腔镜手术比较,机器人手术系统具有三维成像、器械模拟人手腕的高灵活性、操作精细准确等特点和优势,并且改变了术者站在手术台旁操作的传统模式,由主刀医生坐在医生控制台前完成手术全过程,符合人体工程学原理,更适用于长时间复杂手术。妇科肿瘤领域越来越多地使用机器人手术系统,使得患者能够进行微创手术。许多外科医生已经接受机器人手术系统,因为机器人手术系统与传统腹腔镜相比有诸多优点,包括高清三维成像、腕式仪器、摄像头稳定和改进的人体工程学设计。尽管机器人手术可以作为妇科肿瘤的主要治疗手段,但它在成本效益及对宫颈癌临床和肿瘤预后的长期影响方面仍存在争议。

　　笔者于 2015 年 2 月出版了国内首部《机器人妇产科手术学》。该书介绍了笔者团队关于妇产科机器人手术的经验和体会,也包含相关前沿理论与知识的最新进展。手术类型涵盖宫颈癌/子宫内膜癌广泛性全子宫切除、保留神经功能广泛性全子宫切除、阴道癌全阴道切除、残余宫颈癌根治、卵巢癌根治、外阴癌腹股沟淋巴结清扫、盆腔淋巴结清扫和腹主动脉旁淋巴结清扫等。该书介绍了妇科机器人手术的特点,提出了各种复杂手术和有争议的问题。

　　随着微创医学的迅猛发展,机器人手术系统在全世界的安装数量等迅速提高。另外,国产机器人手术系统临床试验的步伐不断加快。目前国内达芬奇机器人手术开展数量逐年增多,达芬奇机器人手术系统在妇科肿瘤领域的应用迅速增加。2018 年开始,关于微创手术(腹腔镜手术和机器人手术)在早期宫颈癌治疗中的长期安全性,以及微创手术中使用的特殊手术技术引起了人们的极大关注,这些技术可能会导致总生存率的差异,因此,美国 FDA 发布了一份"安全沟通"。2019 年,美国 FDA 引用了"有限的初步证据",表明机器人手术治疗或预防癌症(如乳腺癌和宫颈癌)可能会有副作用并伴有长期生存率降低。美国 FDA 承认,尽管机器人辅助设备能够使患者更快恢复和改进手术技术,但在评估机器人辅助下特定肿瘤手术临床结局(如局部癌症复发、无病间隔或总生存率)方面进行的研究有限。微创广泛性子宫切除术治疗早期宫颈癌的安全性受到了严重挑战。尽管具有里程碑意义的 LACC 试验是迄今为止发表的最高等级的证据，但目前微创手术在宫颈癌的部分期别病例中仍是可接受的选择，还需要更多的研究来帮助人们更好地理解为什么微创手术可能导致早期宫颈癌患者接受广泛性子宫切除术后生存期较短。我国宫颈癌发病人数约占全世界的 1/3，目前在国内开展达芬奇机器人手术数量较多的医疗中心所完成的手术中，达芬奇机器人宫颈癌手术占很大一部分，我们需要总结、分析、反思微创手术在宫颈癌治疗中的经验，为微创手术在恶性肿瘤中的规范化、高质量开展做出贡献。

本书编者为国内妇产科机器人手术专家，本书内容针对编者所积累的妇产科机器人手术（主要是妇科机器人手术）经验，围绕具体手术类型的适应证和禁忌证、术前准备、手术关键步骤、国内外现状等进行介绍。鉴于时间、编者水平有限，书中难免存在疏漏和不足之处，敬请各位读者不吝赐教。

陈必良

目　录

第一章　妇科机器人手术的发展历史

一、概况

(一)达芬奇机器人名称的由来

达芬奇机器人是目前全球最成功且应用最广泛的手术机器人,代表当今手术机器人的最高水平。达芬奇机器人被如此命名的部分原因确实是向众所周知的达·芬奇致敬。据考证,达·芬奇(1452—1519 年)在 500 年前就画出了机器人骑士的原型。达·芬奇的机器人骑士由复杂的机械装置组成,这些机械装置被认为是由人类驱动的。机器人骑士的两个操作系统分别有三个自由度和四个自由度。达·芬奇的机械设计水平远远领先于其他专业的设计。

虽然机器人的概念可能是由达·芬奇首次提出的,但在远离患者的地方进行复杂的微创手术,即使用机器人技术进行远程操作是一个新兴的领域。历史上,妇科手术是通过开腹或阴道入路完成的。开腹的方法似乎有利于外科医生操作,因为开放手术可以取得组织的深度知觉和触觉反馈。但开放手术有腹部切口大、住院时间长、术后镇痛需求高、并发症发生率高等缺点。外科医生通过开腹进入腹部进行手术的时代早已过去。研究明确表明,腹腔镜手术可以使患者恢复更快、住院时间更短、美容效果更好、出血量更少、术后疼痛更轻。技术的进步,包括多芯片摄像机和高强度光源,及改进的手持仪器和通电设备的使用,使现代腹腔镜技术得到了改进,也使妇科医生能够进行复杂的手术,如需要进行广泛缝合的子宫肌瘤切除术等。微创技术在妇科未被广泛接受和应用的一个主要原因是学习曲线长,其他原因包括反直觉的手部运动、不稳定的二维视野、器械在体内的操作受限、不符合人体工程学设计、震颤放大等。为了克服这些障碍,机器人手术可成为一个有希望的解决方案。实施手术时主刀医生不与患者直接接触,通过三维视觉系统和动作定标系统进行操作控制,由机械臂及手术器械模拟完成医生的技术动作和手术操作。远程手术机器人实现了从科幻到医疗实践的梦想。

(二)达芬奇机器人手术系统的研发历程

达芬奇机器人手术系统就是高级的腹腔镜手术系统,它的成功开发是美国军方技术实现商用的成功案例。达芬奇机器人技术来源于拥有官方背景的斯坦福研究院,20 世纪 80 年代末,一群科学家在斯坦福研究院开始了外科手术机器人的研发,初衷是要研制出适合战地手术操作的机器人。在后续的研究中,手术机器人引起了美国国防部的关注,美国国防部对这种医生可以远程进行手术操作的系统很感兴趣,这种兴趣很快变成了实际行动。1990年,项目组收到了美国国立卫生研究院(NIH)的投资,NIH 希望他们能够尽快研制出可供实际使用的原型机器人。斯坦福研究院 Phil Green 与来自斯坦福大学同时也是军队医生的 John Bowersox 研发了远程呈现手术系统(telepresence surgery system),这套系统对于达芬奇原型机产生了重要的影响。

Frederic Moll 博士对这套系统非常感兴趣,1994 年,他在斯坦福研究院主任手下工作,多次请求将"Lenny"(早期达芬奇机器人)商业化,将它的价值最大化。然而当时鲜有人看到这一点,大家都在忙着如何将它变得更酷一点。于是 Frederic Moll 博士联合刚从 Acoson 公司辞职的 John Freund 一起,经过多次与斯坦福研究院协商后成功购买了关于 Lenny 机器人的知识产权。1995 年他们在加利福尼亚州阳光谷成立了直觉外科公司(Intuitive Surgical Inc.)。1996 年,该公司组建了一支工程师团队,推出了第一代机器人手术系统,又在 3 年后研发出了机器人样机,并开始进行动物实验和临床试验,最终推出达芬奇机器人手术系统。

(三)达芬奇机器人手术系统的临床应用

达芬奇机器人手术系统的发展历程中,不断有新的技术和人员加入。在等待美国食品药品监督管理局(FDA)批准的过程中,直觉外科公司开始在欧洲市场销售达芬奇机器人手术系统。2000 年 7 月,该系统首次被美国 FDA 批准用于普通外科手术。2001 年,美国 FDA 批准达芬奇机器人手术系统应用于胸腔手术和泌尿外科根治性前列腺切除术。2005 年,该手术系统被批准用于妇科恶性肿瘤的治疗。2006 年推出的第二代达芬奇机器人手术系统机械臂活动范围更大,允许医生在不离开控制台的情况下进行多图观察。2009 年在第二代达芬奇机器人手术系统的基础上增加双控制台、模拟控制器、术中荧光显影技术等,进而推出了第三代达芬奇机器人手术 Si 系统。2014 年推出了在灵活度、精准度、成像清晰度等方面有了质的提高的第四代达芬奇机器人手术 Xi 系统。在 2014 年下半年还开发了远程观察和指导系统。

达芬奇机器人手术系统由医生控制台、患者手术平台(手术机械臂)、影像处理平台三部分构成。

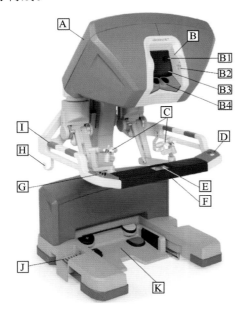

图 1-1　医生控制台

A. 医生控制台外罩;B. 目视区;B1. 扬声器;
B2. 红外感应器,B3. 头枕,B4. 立体目镜;C. 操作手柄;
D. 右侧面板;E. 触摸面板;F. 臂枕;G. 左侧面板;
H. 线缆钩;I. 手柄;J. 推车扶手;K. 脚踏开关面板

1. 医生控制台　医生控制台(图 1-1)为第三代达芬奇机器人手术 Si 系统的控制中心。外科医生坐在无菌区域外的医生控制台前,利用眼睛、手和脚,通过两个主控制器和脚踏开关控制 3D 内镜和类似手腕关节的机械腕(EndoWrist 器械)。正如在立体观察器中所见,器械头与外科医生在主控制器上的手对齐。这一设计的用意是模拟开放手术中眼、手和器械的自然对准情况,而自然对准也有助于使手眼协调达到最佳。这就是说,第三代达芬奇机器人手术 Si 系统可以使医生在微创手术中达到与开放手术相当的灵巧程度。它还通过运动缩放(motion scaling)和防抖功能进一步提升了系统控制能力,将自然的手震颤或意外运动的影响降到最低。医生控制台操作人员还可以选择将视图从全屏模式改变为多影像模式,在多影像模式下,显示术野 3D 影像以及辅助输入提供的最多两张额外影像。医生控制台有几种人体工程学调整装置,适用于不同的体形,可在实施外科手术时提供最大的舒适性。

（1）主控制器（图 1-2）：用于控制患者体内的器械和内镜。主控制器可在自然运动范围内运动，即使在长时间手术中，它也可以达到人体工程学舒适性。要使用主控制器，医生需用食指（或中指）和拇指握住两个控制器。医生通过将食指（或中指）与拇指捏合或松开来启动和控制 EndoWrist 器械；通过移动手和/或手臂操纵患者体内的器械和内镜。这些运动被准确和无缝地复制到患者手术平台上，从而将手术主刀医生的手虚拟地延伸到术野。

（2）离合器（图 1-3）：滑动离合器可将主机与器械分开。固定离合器时，手术主刀医生可以移动主机但器械不会移动。与主机离合器踏板不同，手控离合器仅能控制自身主机控制器。因此，当手术主刀医生采用一个离合器时，其他的器械仍然可以移动。手术主刀医生通过离合器能够将主机定位于一个较合适的位置，重新获得一些新的空间以便于主机在达到运动极限时仍然可以活动。正常释放离合器及主机上的把手就可以恢复控制。可以通过触摸面板上的"Control Preferences"（控制偏好）关闭离合器。

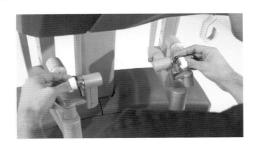

图 1-2　主控制器

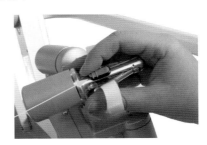

图 1-3　离合器

（3）立体观察器（图 1-4）：向医生控制台的手术主刀医生提供视频影像。依据人体工程学而设计的观察口可以支撑头和颈，可以使医生在长时间手术中更加舒适。内镜启动时，立体观察器集成的左和右视频通道向手术主刀医生提供连续的 3D 视频。立体观察器还可显示关于第三代达芬奇机器人手术 Si 系统状态的消息和图标。

（4）触摸面板（图 1-5）：位于医生控制台扶手中央，通过它可以选择各种系统功能。Logout：医生自己人体工程学设计的登出。Video：视频系统的调控。Audio：声频系统的调控。Utilities：机器人几种特性的调控。

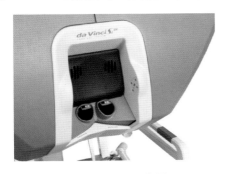

图 1-4　立体观察器

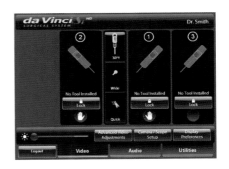

图 1-5　触摸面板

（5）左侧机盒（图 1-6）和右侧机盒（图 1-7）：分别位于医生控制台扶手两侧。左侧机盒是人体工程学控制器安装位置，而右侧机盒则是电源按钮和紧急停机按钮安装位置。

左侧机盒可进行如下调整。

①调整座椅高度，使手术主刀医生的大腿相对于地面稍向下倾斜。这样可以确保腿能

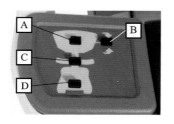

图 1-6　左侧机盒

A.立体观察器高度调整键;B.立体观察器倾斜度调整键;
C.扶手高度调整键;D.脚踏开关面板深度调整键

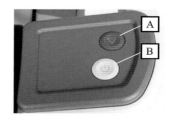

图 1-7　右侧机盒

A.紧急停机按钮;B.电源按钮

容易地踩动脚踏开关。

②调整扶手高度,使手术主刀医生的前臂舒适地放在扶手上,肩膀放松。

③根据手术主刀医生偏好调整立体观察器高度。

④根据手术主刀医生偏好调整立体观察器倾斜度。向上倾斜会使脖子更舒服,向下倾斜则可以使手和立体观察器中器械更好地对齐。

⑤根据手术主刀医生偏好调整脚踏开关面板。

(6)脚踏开关面板(图 1-8 和图 1-9):位于医生控制台操作人员身体下方的地面上,它提供了各种外科工作的操作接口。脚踏开关的功能由两组脚踏开关完成。脚踏开关面板左侧有 3 个开关(摄像镜头控制踏板、主机离合器踏板以及机械臂切换踏板),右侧有 4 个踏板,为控制与核心 Energy Connectors(能源连接器)连接的设备(如电刀)的踏板。能源控制踏板以左右各一对的方式排列。

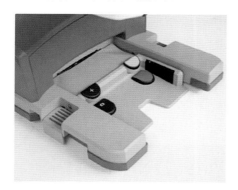

图 1-8　脚踏开关面板

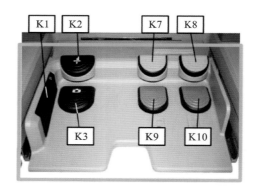

图 1-9　脚踏开关面板控制

K1.机械臂切换踏板;K2.主机离合器踏板;K3.摄像镜头控制踏板;
K7.次要电刀踏板(目前未分配);K8.次要单极或超声刀
踏板(单极电切/超声刀最小);K9.主要双极或 PK 刀踏板;
K10.主要单极或超声刀踏板(单极电凝/超声刀最大)

①摄像镜头控制踏板(K3):踩下摄像镜头控制踏板可将主机从设备控制转向摄像机(内镜)控制。在摄像机控制模式下,医生可以将两个主机联合移动,如向内和向外移动、一侧向另外一侧移动、旋转和移动内镜。为了在视野范围内移动,可以将内镜向操作者方向拉,向观察者眼睛方向牵拉双侧主机。旋转内镜时,可双侧旋转主机,就像操作汽车方向盘一样。调整焦距时,可在两个方向上旋转腕部,同时固定主机。

备注:踩下摄像镜头控制踏板将使所有器械脱离控制,当医生在两个控制台上操作时,也可能会终止其他控制台上设备的能量释放。释放踏板时,主机恢复对设备的控制。

　　警告:设备的尖端应该始终在视野范围内。

　　②主机离合器踏板(K2):踩下主机离合器踏板,可将主机与器械分开,使医生能够非常容易地移动主机,而设备整体保持在固定状态(医生不能使用脚踏开关独立地使主机离合)。踩下主机离合器踏板,医生能够重新将主机放置于一个合适的位置,释放一些空间以便于主机运动,尤其是操作空间已经使用完毕时。所有的设备将保持固定状态,直至医生恢复对主机离合器踏板的控制,随后匹配把手恢复正常功能状态。

　　③机械臂切换踏板(K1):在与同一主机相关的两台设备的关联臂之间进行交换控制。

　　④能源控制踏板(K7、K8、K9、K10):右侧一对踏板控制设备的单极能量激活或协调设备的功能,左侧一对踏板控制设备的双极能量激活,也可以控制标准模式或 PK 模式。每一对踏板中的下方蓝色踏板用于初级能源控制,上方黄色踏板用于次级能源控制。

　　2. 患者手术平台　　患者手术平台为第三代达芬奇机器人手术 Si 系统操作组件,其主要功能为支持器械臂和镜头臂。第三代达芬奇机器人手术 Si 系统采用了遥控中心技术。遥控中心是患者手术平台臂移动所包围的空间里的一个固定点。通过遥控中心技术,系统可以操纵手术位置的器械和内镜,而此时对患者体壁所施加的力变得非常小。

　　患者手术平台(图 1-10)操作人员在无菌区域工作,通过切换器械和内镜及其他患者侧工作,辅助医生控制台操作人员的工作。为了确保患者安全,患者手术平台操作人员的动作优先级高于医生控制台操作人员的动作(图 1-11 和图 1-12)。

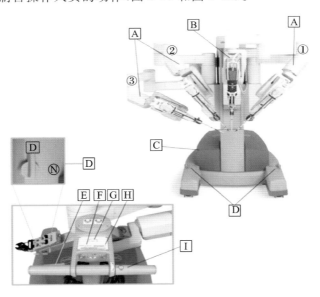

图 1-10　患者手术平台

A. 器械臂;B. 镜头臂;C. 底座;D. 转换开关;E. 启动控制开关;F. 电池状态;G. 电源按钮;H. 套管安装指示;I. 控制阀

　　与无辅助措施的人手相比,直觉外科公司设计的 EndoWrist 器械(图 1-13)有以下优势:外科医生能获得天然的灵活性,其活动范围优于人手的活动范围;可完全模仿人手腕 7 个自由度的活动,其活动范围甚至远大于人手的活动范围;计算机控制,每秒同步 1300 次人手动作,同时设计了很多提示来协助手术;在狭窄解剖区域中比人手更灵活;专门设计的用于第三代达芬奇机器人手术 Si 系统的器械,可以在微创手术中达到更高的精准度。EndoWrist

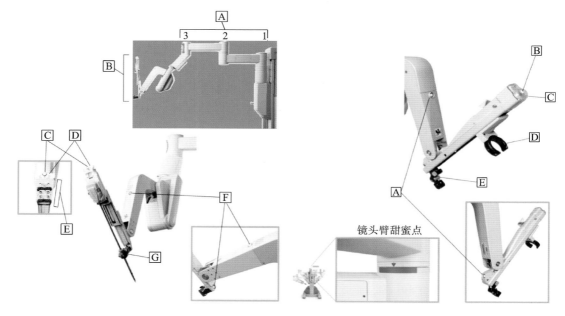

图 1-11　患者手术平台器械臂
A. 大臂关节；B. 伸缩轴；C. 前臂关节按钮；D. LED 指示灯；
E. 无菌适配器插槽；F. 大臂关节按钮；G. 套管卡座

图 1-12　患者手术平台镜头臂
A. 大臂关节按钮；B. 前臂关节按钮；C. LED 指示灯；
D. 无菌适配器卡座；E. 套管卡座

器械与第三代达芬奇机器人手术 Si 系统一起使用时，可以实现所有外科平台所能达到的最迅速和最准确的缝合、解剖和组织调整。EndoWrist 器械为多用途器械，可以提供 12 mm、8 mm 和 5 mm 规格的产品。机器人手术系统相关无菌附件见图 1-14。

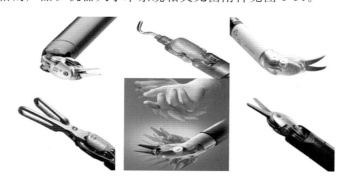

图 1-13　EndoWrist 器械

3. 影像处理平台　影像处理平台包括内装系统的核心处理器、影像观察设备、触摸显示屏及用于安放外科辅助设备的设备放置架等（图 1-15）。外科手术中，影像观察设备由非无菌人员操作。

第三代达芬奇机器人手术 Si 系统的核心部件为系统的中心连接点，所有系统、辅助设备都经由这里连接。光源用于外科术野的照明。光源带几个前面板控制器，可以增大或减小光输出和打开或关闭照明灯。第三代达芬奇机器人手术 Si 系统的影像处理平台使用一个 12 mm 的 3D 内镜或 8.5 mm 的 3D 内镜，内镜可以带直头（0°），也可以带弯头（30°）（图 1-16）。来自光源的光线通过光纤发送给内镜下轴，并被投射到手术位置。光纤散发的热量

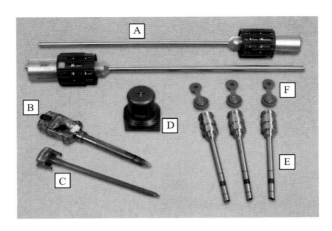

图 1-14　无菌附件

A. 双目内镜(0°和 30°);B. 镜头套管;C. 尖头穿刺器;D. 十字校准器;E. 器械套管;F. 8 mm 密封塞

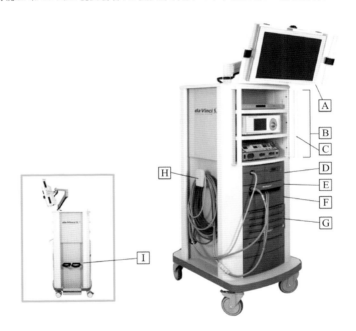

图 1-15　影像处理平台

A. 触摸显示屏;B. 设备放置架;C. 扶手;D. 光源;E. 摄像机控制单元;F. 镜头存放抽屉;
G. 核心处理器;H. 线缆钩,存储系统和镜头电缆;I. 气罐绑带

有助于减少内镜镜头起雾现象。内镜采集到的手术影像通过左和右视频通道送回摄像头。摄像头与摄像机控制单元(CCU)及光源相连。高清立体摄像头视场角设计为 60°。与 Intuitive Surgical 立体内镜组合使用时,影像处理平台可以将开放手术(无放大镜)中所看到的画面放大 6～10 倍。摄像机控制单元用一根线缆连接摄像机,控制来自摄像机的影像的采集和处理工作。影像处理平台的触摸显示屏用于控制系统设置和查看手术影像。

　　达芬奇机器人手术系统可以提供高分辨率、三维立体图像,并且具有放大功能,可以使术野更清晰。该系统拥有 7 个自由度,可以模拟人手的运动,让外科医生更好地完成切开、精细缝合及重建操作。应用该系统可以缓解外科医生手部疲劳、提供更加清晰的图像,提高

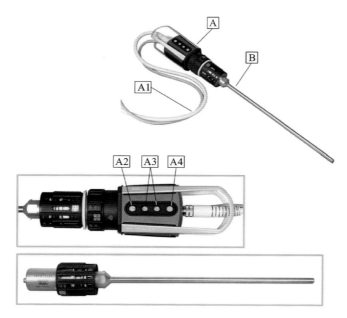

图 1-16　摄像头、内镜

A. 摄像头（A1. 集成摄像电缆和光导电缆；A2. 照明灯开关按钮；A3. 聚焦进和出按钮；A4. 视觉按钮）；B. 内镜

手术灵活性，从而提高手术安全性。该系统优势包括以下几点。

（1）减少手术参与人员人数。平时完成一台常规手术，需要 2～4 名外科医生、2～3 名护士、1 名麻醉医生，这是常规手术的标配；一些复杂的手术可能需要更多人员参与。而达芬奇机器人手术系统有 3 个机械臂，常规手术只需要 1 名外科医生、1～2 名护士、1 名麻醉医生就可以完成，极大地释放了人力资源，减少了配合人员人数。此外，诸如子宫颈癌（简称宫颈癌）根治术这一类时间长的手术，对手术医生体力要求高。而利用达芬奇机器人手术系统进行宫颈癌根治术时，手术医生可以坐着完成手术，不易疲劳，同时也可以避免长时间手术所致术中手腕震颤以及由此可能引发的术中并发症，延长手术医生的手术生涯。

（2）提高外科医生手术操作能力。机器人机械臂的灵活度、自由度增加，可以按照比例把控制柄的大幅度移动转换为腹腔内操作器械的精细动作，提高外科医生的手术操作能力，在以前手不能到达的部位，机械臂可以灵活穿行，同时拥有超过人手的精准度及稳定性，并且可以过滤人手的不自主震颤。达芬奇机器人手术系统比人手更适于进入狭窄解剖区域，因此一些精细复杂的高难度手术可以在机器人手术系统辅助下完成。达芬奇机器人手术系统因为有更细小的关节，有时能完成一些人手不能完成的精细动作，且系统能通过软件滤除人手的震颤，从而降低损伤概率。因为宫颈癌根治术，尤其是盆腔淋巴结清扫术要在盆腔大血管周围操作，故需要避免震颤、粗糙操作，避免血管损伤，降低术中并发症发生率。

（3）三维成像功能优于平面成像。达芬奇机器人手术系统的三维成像技术克服了传统腹腔镜平面成像技术带来的术野中组织器官相对解剖位置、手术器械移动方向及手术器械与组织位置关系不清的难题。这些难题给不熟悉腹腔镜技术的医生造成相当大的麻烦。在三维成像系统下缝合、打结等操作明显比在平面成像条件下更容易，而且机械臂控制的摄像头比普通腹腔镜人工操控的摄像头更加稳定，可以提供 10～15 倍的放大倍数，在宫颈癌根治术中可以更加清晰地显示血管、淋巴组织,更好地止血、凝闭淋巴管,减少术中出血,减少术后淋巴囊肿形成。

(4)便于深部、复杂操作。达芬奇机器人手术系统体积较小,其具有 7 个自由度,每个关节的活动范围超过 90°,可以在手术医生指腕的控制下模拟人手进行灵活的深部手术操作。而普通腹腔镜只能在 4 个自由度上以手术创口为支点运动,工作端与手术医生手的运动方向相反,所以机器人手术系统的灵活度在某些方面超过人手,可以完成普通腹腔镜下所不能完成的动作,如完成宫颈癌根治术中的复杂操作。

(5)具有人工智能,可模拟手术。达芬奇机器人手术系统具有人工智能,可以把临床病例的影像学资料等输入系统,并对输入的资料进行统计分析,然后通过自带程序完成三维重建,尤其适用于一些难度大、病变特殊的手术的术前准备。通过术前三维重建,手术医生可进行模拟手术,提高手术成功率,而且可通过软件预先设定手术区域,预防误伤。

(6)可远程操控。达芬奇机器人手术系统可以通过互联网,实现远程操控。

据估计,全球已经有超过 1000 万例手术使用了达芬奇机器人手术系统。自 2005 年被批准用于妇科恶性肿瘤以来,达芬奇机器人手术系统在妇科肿瘤领域的应用迅速增加。围绕机器人手术的争论大部分集中在成本效益和术后即时结果上,很少有大型随机对照试验来研究腹腔镜手术与机器人手术以及机器人手术与开放手术之间的潜在差异。截至 2023 年 8 月,国内完成的妇科机器人手术总例数已经突破 50000 例,机器人手术系统已广泛应用于妇科各种肿瘤手术及其他类型的手术中。其在子宫内膜癌手术中的作用已被证实且完成数量逐年增加。在卵巢癌中,机器人手术系统的作用是有限的,主要针对早期肿瘤,也可以针对新辅助化疗后的晚期卵巢癌。鉴于不同国家、一个国家不同地区、不同医院和不同医生所开展的手术种类不同,下面将对现在普遍开展的妇科机器人手术类型进行介绍。

二、适应证

(一)宫颈癌

尽管有普遍采用的筛查项目,但是宫颈癌仍然是世界范围内常见的恶性肿瘤,仍然是女性常见的癌症死亡原因,特别是在发展中国家。全世界每年诊断出超 60 万宫颈癌新病例(2022 年全球有 66.1 万例宫颈癌新确诊病例),超过 34 万名女性死于宫颈癌。我国 2022 年宫颈癌发病人数约 15.1 万,死亡人数约 5.6 万。如果得到适当的诊断和治疗,早期宫颈癌患者的生存率通常是很高的,提高宫颈癌患者生存率的主要手段仍然是手术切除癌组织和充分的淋巴结切除术。

2018 年是妇科肿瘤领域不平凡的一年,尤其是对于宫颈癌。第一件大事,在 2018 年 3 月 24 日美国妇科肿瘤学会(SGO)上,美国得克萨斯大学安德森癌症中心研究者首次报道了腹腔镜手术(包括机器人手术)治疗的早期宫颈癌患者累积复发风险显著增加,随后 10 月 31 日《新英格兰医学杂志》在线发表了著名的宫颈癌腹腔镜手术路径研究(LACC)文章和美国哈佛医学院的真实世界研究(RWS)文章,两项独立研究的结果共同证明微创手术(包括腹腔镜手术和机器人手术)将给宫颈癌患者带来更高的复发率、更低的总生存率等严重不良预后,掀起了全球关于宫颈癌微创手术与开腹手术的讨论热潮。第二件大事,2018 年 10 月国际妇产科联盟(FIGO)重磅推出宫颈癌新分期标准,开启了宫颈癌的手术病理分期时代,该新分期标准将淋巴转移情况纳入分期标准,影像学检查和病理诊断结果可以作为分期标准,初治患者手术前、后分期可以改变,这些变化使宫颈癌的诊治发生了重大的变革。2019 年第 2 版美国国立综合癌症网络（NCCN）指南也基于 FIGO 新分期（2018）对不同期别宫颈癌的治疗方案进行了修正，着重提出需于术前充分告知患者微创手术可能引起的不良结果，由患者自己知情选择手术途径，并在第 3 版指南中进一步明确指出开腹手术途径是早期宫颈癌广泛性子宫切除术（即根治性子宫切除术）的标准和经典途径。第三件大事，世界卫生组织（WHO）于 2018 年发出在全球范围内消除宫颈癌（发病率降至 4/10 万以下）的号召。但广大欠发达国家和地区还面临提高筛查人群覆盖率、优化筛查方案、提高疫苗接种率、规范管理癌前病变等诸多挑战，要实现消除宫颈癌的目标还有很多工作要做。

因担忧微创手术（腹腔镜和机器人手术）在早期宫颈癌治疗中的长期安全性，美国 FDA 于 2018 年发布了一份"安全沟通"。2019 年 2 月 28 日，美国 FDA 引用了"有限的初步证据"，表明机器人手术治疗或预防癌症（如乳腺癌和宫颈癌）可能会有副作用并伴有长期生存率降低。美国 FDA 承认，尽管机器人辅助设备能够使患者更快恢复和改进手术技术，但在评估机器人辅助下特定肿瘤手术临床结局（如局部癌症复发、无病间隔或总生存率）方面进行的研究有限。这引发了广泛的争论，并导致 NCCN 和欧洲妇科肿瘤学会（ESGO）修改了早期宫颈癌的治疗指南，宫颈癌手术治疗范式发生转变，并导致许多中心放弃了微创手术方法。然而，其他研究显示，对于根治性子宫切除术，机器人手术和开腹手术的肿瘤结果是相似的，大型 Meta 分析显示两组之间的复发率没有差异。

100 多年来，根治性子宫切除术一直是早期宫颈癌的标准治疗，5 年总生存率大于 80%。根据 NCCN 指南，根治性子宫切除术仍然是早期宫颈癌的标准外科治疗方法。尽管根治性子宫切除术有效，但术后并发症严重，主要包括尿路相关的并发症。目前，四种可行的根治性子宫切除术术式是开腹（腹式）手术、经阴道（阴式）手术、腹腔镜手术、机器人手术，推荐实施不同术式的证据相互矛盾。1992 年，Nezhat 等首次报道了使用腹腔镜根治性子宫切除术（LRH）治疗宫颈癌的结果。微创手术的良好结果和不断积累的临床经验使外科医生不断评估腹腔镜技术在复杂肿瘤手术中的有效性。最初，腹腔镜手术入路仅限于盆腔淋巴结清扫术，作为根治性子宫切除术的辅助步骤。随后，学者报道了腹腔镜肿瘤手术具有有效性高、安全性高和住院时间短等优点。随着腹腔镜器械和技术的进一步发展，腹腔镜手术已被证明至少与传统开腹子宫切除术一样有效。

尽管腹腔镜手术有许多优点，但腹腔镜根治性子宫切除术也有一些固有的缺陷。首先，腹腔镜手术的平面图像和较少的触觉反馈要求外科医生拥有良好的手眼协调能力；其次，非关节式腹腔镜器械的有限运动导致外科医生在一个不舒服的姿势下操作，这些缺点与学习曲线时间和手术经验有关；最后，采用腹腔镜手术治疗妇科恶性肿瘤的手术时间较开腹手术时间长等。

2006 年，Sert 和 Abeler 报道了首例宫颈癌（ⅠB1 期）机器人根治性子宫切除＋盆腔淋巴结清扫术。术后 4 d 患者顺利出院。4 个月后例行检查发现无症状的双侧淋巴囊肿，其他情况正常。作者据此认为采用达芬奇机器人手术系统进行根治性子宫切除术是完全可行的，而且其根治性切除的准确率明显高于常规腹腔镜根治性子宫切除术。越来越多的研究报道了机器人根治性子宫切除术（RRH）的好处，包括更好的人体工程学设计、更高的清晰度、三维立体图像、腕转运动、震颤过滤、运动缩放、较少疲劳等。然而，尚未有精心设计的前瞻性随机对照试验对 RRH 进行充分的研究。大量观察性研究和 Meta 分析报道在出血量、住院时间和并发症发生率方面，RRH 优于腹腔镜根治性子宫切除术。此外，机器人手术和开腹手术的生存率是相等的。

2018年，Ramirez等进行了LACC试验，该试验将患者随机分为微创手术（MIS）组和开腹手术组，结果显示微创手术组患者的复发率较开腹手术组更高，总生存率更低。随后的多个观察性研究证实了微创手术组的这些结果，而其他研究指出机器人手术后的复发率和生存率非劣效性。微创根治性子宫切除术治疗早期宫颈癌的安全性受到了严重挑战。Ramirez等的前瞻性随机对照试验涉及ⅠA1（淋巴血管浸润）、ⅠA2或ⅠB1期宫颈癌患者，微创手术组患者的4.5年无病生存率为86.0%，开腹手术组为96.5%。微创手术组患者中，约84.4%接受腹腔镜手术，约15.6%接受机器人手术。由于组间死亡的不平衡，该研究提前结束，3年总生存率分别为93.8%（微创手术组）和99.0%（开腹手术组）。与此同时，Melamed等分析美国国家癌症研究所（NCI）的SEER数据库发现，微创手术组有更高的4年死亡率，为9.1%，而开腹手术组患者的4年死亡率为5.3%。然而，在亚组分析中，肿瘤直径<2 cm患者的死亡危险比在统计学上是相似的。针对数据库的研究有其固有缺陷，回顾性分析也存在选择偏倚。同样，Doo等回顾性评估ⅠB1期宫颈癌患者，发现机器人手术组与开腹手术组围手术期并发症发生率无显著差异；通过多元分析发现，肿瘤直径>2 cm（不论手术入路）与复发和死亡独立相关。

LACC试验强调在设计外科随机对照试验时对参与试验的外科医生的选择标准（包括学习曲线、手术完成数量）及手术技术的标准化。LACC试验在13个国家的33个中心进行，历时9年。参与研究的大多数中心（27/33）不在美国。对于微创手术组患者，由外科医生决定是采用腹腔镜手术还是采用机器人手术。微创手术组和开腹手术组术后并发症发生率不一致也支持人们对于手术技术缺乏一致性的担忧。尽管具有里程碑意义的LACC试验是迄今为止发表的最高等级的证据，但目前微创手术在某些案例中仍是可接受的选择。LACC试验中，只有约15.6%的患者接受机器人手术，还需要更多的病例以更好地理解为什么微创手术可能导致早期宫颈癌患者接受根治性子宫切除术后生存期较短。

LACC试验之后，微创手术中使用的特殊手术技术引起了人们的极大关注，这些技术可能会导致总生存率的差异，其中包括宫内操作器的使用。与开腹手术不同的是，微创手术中使用子宫内机械手对子宫进行向上牵引是一个关键的步骤，它能使子宫充分暴露，从而安全地进行手术。Rakowski等回顾性评估了采用开腹手术和机器人手术进行根治性子宫切除病例的临床数据和肿瘤病理，发现在浸润深度、淋巴管腔浸润或旁位受累方面，两种术式之间没有差异。回顾性研究中，没有观察到肿瘤直径<2 cm的患者在两种术式中的生存差异。FIGO最新的宫颈癌分期也表明该肿瘤大小具有肿瘤学意义。因此，鉴于肿瘤直径<2 cm患者的数据有限，在适当选择的病例中，机器人手术可能仍然是一个合适的选择。

随机对照试验是假说检验的金标准。LACC试验是一项内部有效的试验。然而，它的外部有效性值得怀疑。药物随机对照试验使用一种明确可靠的药物，且剂量可重复。只有选择与随机对照试验纳入的队列相同的患者，这种方法在外部才会更有效。外科手术不是一种药物，不同外科医生在技术、专业知识和手术结果方面的差异是众所周知的。这就产生了一个关于外科手术随机对照试验的外部有效性的问题。不同医疗机构的各种癌症手术结果有显著差异，在低收容量、中收容量和高收容量中心接受根治性子宫切除术的患者的生存率存在显著的临床差异。因此，我们必须谨慎地将外科手术随机对照试验的结果统一和广泛地应用于全世界的每一位患者、外科医生和每一个中心。考虑到手术结果的巨大差异，将多名外科医生的所有数据结合在一起，对结果取中位数，并对不同医疗机构和外科医生的结果进行分类是错误的。真实世界研究的数据涵盖了所有患者，不像随机对照试验只登记了一小部分患者,并且可以补充随机对照试验的记录。真实世界研究的数据也可以更多地反映个人的结果。这可以解释为什么真实世界研究的结果与 LACC 试验不同。

宫颈癌机器人手术的中国经验:宫颈癌的预防是肿瘤预防的典范。自 20 世纪 50 年代细胞学检查用于宫颈癌筛查以来,宫颈癌的发病率和死亡率在发达国家和地区已显著下降。2006 年人类第一个肿瘤预防疫苗(人乳头瘤病毒(HPV)疫苗)的问世,使宫颈癌预防进入了一级预防的时代。至 2017 年,全球已有 70 余个国家将 HPV 疫苗列入国家计划免疫,可以预见宫颈癌将成为"罕见病"。我国作为宫颈癌发病人数较多的国家,面临巨大的挑战。有关报告显示,2020 年中国女性宫颈癌新发病例超 11 万,死亡病例超 5 万,而且有逐年增长和年轻化的趋势。宫颈癌给我国社会和患者家庭带来了沉重的经济负担。2019 年我国发布了《子宫颈癌等人乳头瘤病毒相关疾病免疫预防专家共识》。

自 2018 年 LACC 试验公布至今,如何面对妇科肿瘤领域关于宫颈癌手术观念的颠覆性变化,妇科肿瘤学界经历了震惊→质疑→思考→求证的过程。腹腔镜手术在宫颈癌治疗中的应用有 30 余年,在中国广泛开展也就 10 余年,2009 年开始快速广泛应用,2013 年之后快速增长。对这种高科技创新技术是全面否定、禁止,还是引领临床科学地开展新技术、微创手术,需要更深入、更理性的思考。西方发达国家宫颈癌的发病率低,医生的宫颈癌手术经验相对不足。在中国,宫颈癌病例多,开展宫颈癌腹腔镜手术的医院多、医生也多,但医疗资源分布不均衡,分级诊疗制度与基层医疗质量现状存在矛盾,存在"规范化"问题,腹腔镜手术技术未"同质化",存在许多医疗质量安全问题。腹腔镜技术通过解剖放大作用使宫颈癌手术的难点得到很好的解决,操作器械的长臂很好地解决了女性患者盆腔深而不易操作的问题,患者从巨创到微创中获益,已被医患双方所接受。中国医生在腹腔镜手术方面具有丰富的经验,贸然全部停止腹腔镜手术不一定十分符合中国的国情。近 2 年来,越来越多的研究结果显示,特定期别宫颈癌患者的腹腔镜手术的肿瘤学结局等效于开腹手术。中国开展达芬奇机器人手术的医疗中心总结的结果显示,微创手术与开腹手术治疗宫颈癌患者在肿瘤学结局方面完全没有区别。对于宫颈癌微创手术,郎景和院士提出"平静对待、十分重视、更好发展"的 12 字指导意见。2020 年《子宫颈癌腹腔镜手术治疗的中国专家共识》旨在规范腹腔镜技术在宫颈癌治疗中的应用,严格把握腹腔镜手术的适应证和禁忌证,规范手术操作,减少术中和术后并发症,改善患者的肿瘤学结局,将无瘤原则贯穿于宫颈癌微创手术治疗的全过程中。宫颈癌腹腔镜手术的改进细则,包括禁止使用带有螺纹固定头的举宫杯,对于肉眼可见病灶的病例,慎用简易举宫器,建议通过悬吊双侧子宫底(简称宫底)、子宫角(简称宫角)等方法来达到"举宫效果";科学改进阴道离断方式,采取经阴道最后离断、环扎阴道中上段后腹腔离断等不同方式封闭阴道近端,避免宫颈癌组织的腹腔暴露;连续整片地锐性切除盆腹腔淋巴结等。这些意见与 ESGO 最新的声明总体方向一致,更规范化、精细化,即"优化腹腔镜技术"与"开展临床试验证实"同步进行。同时,特别强调需对开展宫颈癌腹腔镜手术的医生进行规范化培训,肿瘤诊疗的规范化才是解决问题的关键,行业带头人应立足于制定疑难技术操作细则、宫颈癌腹腔镜手术资质评估标准及管理办法,有"资质"才能基本保证"同质化",真实世界研究才有科学性。在规范化诊疗基础上继续推动、优化创新技术,开展更大规模病例的前瞻性研究,提供更准确、可靠的数据结果,中国医疗工作者有义务为宫颈癌的诊治贡献自己的力量,科学引领宫颈癌微创手术推陈出新,获得更好的发展。

2020 年，陈必良等报道了比较机器人根治性子宫切除术（RRH）和开腹根治性子宫切除术（ARH）治疗宫颈癌效果的多中心回顾性研究，这是迄今关于比较机器人手术与开腹手术治疗宫颈癌的最大样本的回顾性研究。该研究是一项全国性、多中心、回顾性队列研究，比较 RRH 和 ARH 治疗宫颈癌患者的 3 年总生存期（OS）和无病生存期（DFS）。结果发现 RRH 与 ARH 患者的 3 年 OS 和 DFS 相似。在控制人口统计学、社会经济和临床变量的多变量分析中，RRH 被确定为 3 年 DFS 的独立预后因素（HR 1.20，95％CI 1.09～1.52），表明 RRH 患者的复发或死亡风险是 ARH 患者的 1.20 倍。在ⅠB1 期肿瘤直径＜2 cm 的亚组患者中，RRH 和 ARH 患者显示出相似的 3 年 OS 和 DFS。

国内不少中心报道的针对机器人宫颈癌手术进行的队列研究显示，机器人手术和开腹手术无论是在长期生存率还是在复发率上均无明显差别。但笔者认为，这些研究几乎都是回顾性研究，缺少多中心、前瞻性随机对照试验的研究证据，说服力差，所以必须承认开腹手术治疗早期宫颈癌是主要的治疗方式。目前证据支持早期宫颈癌（ⅠB1 期，且肿瘤直径＜2 cm）是可以应用机器人或腹腔镜手术的。宫颈癌患者的预后与手术医生的手术操作规范及熟练程度存在相关性。不能彻底否定微创手术，目前我们要做的工作如下：①回顾各自中心的数据，用各自中心的数据说话，微创手术 DFS 较高的中心继续开展微创手术治疗早期宫颈癌未必不可行，但需充分告知患者利弊，尊重患者的选择。②努力提高手术操作技巧，加大对妇科医生手术技术的培训，严格把握手术指征，保证手术范围得当。③时刻牢记无瘤原则，改进无瘤技术，避免直接钳夹、切割肿瘤组织；避免使用举宫器，减少对肿瘤组织的挤压；切除阴道前在切割部位上方缝扎阴道，避免肿瘤组织脱落，形成种植转移；切除的淋巴结置入标本袋取出等。④开展针对中国国情的、严格无瘤技术的、指定统一标准的多中心临床试验，贡献中国的临床数据。

（二）子宫内膜癌

子宫内膜癌是世界上第五大常见的女性癌症。子宫内膜癌的发病率和死亡率近年来有所增高，特别是在工业化国家。手术是子宫内膜癌的主要治疗手段，包括子宫切除术和双侧子宫附件（下称附件）切除术及淋巴结清扫术，可指导术后辅助治疗。目前子宫内膜癌的治疗主要有经阴道手术、开腹手术、腹腔镜手术和机器人手术。1993 年，Childers 首次提出腹腔镜手术为早期子宫内膜癌的一种选择。腹腔镜手术和开腹手术的随机对照试验表明，腹腔镜子宫内膜癌手术患者的短期和长期生存结果都得到了改善。2005 年，Reynolds 等首次报道了运用机器人手术系统治疗子宫内膜癌的经验，其认为机器人手术可以克服传统腹腔镜手术的局限性，外科医生的技术水平可以借助腹腔镜手术的经验而得到提高。第一代达芬奇机器人手术系统虽然提供了改进的成像系统和仪器，但缺乏触觉反馈且成本较高。近年来，与机器人手术相关的技术得到了提高。目前，在美国大约 80％的子宫内膜癌患者接受机器人子宫切除术。过去的 10 年中，一些研究比较了三种手术方法治疗子宫内膜癌的围手术期结果。由于研究规模小、结果各异，支持机器人手术用于子宫内膜癌的证据仍然缺乏。

NCI 的监测数据表明，过去 30 年里，所有肿瘤学领域（包括手术、放射治疗（简称放疗）和化学治疗（简称化疗））的成就显著提高了癌症患者的生存率。特别是，美国癌症患者的 5 年生存率从 1970—1977 年的 50.3％上升到 2007—2013 年的 67.0％。然而，在同一时期，宫颈癌和子宫内膜癌的 5 年生存率分别从 69.1％下降到 67.1％、从 86.9％下降到 82.3％。子宫内膜癌生存期的缩短是否归因于微创技术的应用还有待证实。尽管美国妇科肿瘤学组（GOG）LAP2 试验已经证明微创手术是一种有益的选择，但迄今为止，还没有一项与 LACC

试验相对应的临床试验用于子宫内膜癌。

2020 年,为评估机器人手术的安全性和有效性,Wang 等对机器人手术、腹腔镜手术和开腹手术治疗子宫内膜癌进行了 Meta 分析,结果显示,与腹腔镜手术组比较,机器人手术组估计出血量更少、术中并发症更少、住院时间更短。机器人手术操作时间较长,但机器人手术组与腹腔镜手术组实际手术时间没有显著差异。机器人手术组与腹腔镜手术组在术后并发症发生率、淋巴结切除总数、盆腔淋巴结切除数、腹主动脉旁淋巴结切除数方面无显著差异。因此 Wang 等认为,在子宫内膜癌的手术分期中,机器人手术是一种比腹腔镜手术和开腹手术更安全的手术方式,其估计出血量、输血量较少,淋巴结切除总数相同。

机器人手术的这些优势可能归因于以下因素:①机器人手术系统可提供三维可视化的操作视野,更好地避免了不必要的伤害;②机械腕运动的灵活性和精准度更高,可以模拟人手操作;③减轻了外科医生的肌肉、骨骼疲劳。住院时间短可能是因为机器人手术更轻柔,盆腹腔内脏器官干扰轻微,术后疼痛减少,患者可更快恢复到正常的饮食和正常的活动。

子宫内膜癌患者大多数合并肥胖,同时伴有糖尿病、高血压等疾病,这不仅增加了围手术期并发症的发生风险及手术的危险度,也增加了手术的难度。患者肥胖给机器人手术和腹腔镜手术带来很多技术挑战,在安置体位、建立人工气腹、暴露术野等方面都存在诸多困难。对重度肥胖患者进行腹部穿刺建立人工气腹过程中穿刺器的长度会不够,腹壁过厚导致腹腔镜手术无法精准实施;对重度肥胖患者进行腹主动脉旁淋巴结切除过程中,器械无法在有限的空间进行操作,无法完成满意的子宫内膜癌分期术。另外,对肥胖患者进行开腹手术增加了术后切口感染、筋膜裂开、潜在的危及生命的静脉血栓形成的风险。所以,很多文献讨论子宫内膜癌合并肥胖或重度肥胖患者的标准手术方式,结果显示机器人手术明显占优势。

机器人子宫内膜癌分期手术的重点和难点是盆腔淋巴结及腹主动脉旁淋巴结切除。子宫内膜癌患者的盆腔和腹主动脉旁淋巴结是否发生转移对于诊断(分期)、治疗和判断预后非常重要,有腹主动脉旁淋巴结转移者需要扩大放疗的范围至下腹部,以保证覆盖病灶范围,根据病情需要,可以行调强放疗以提高治疗效果。淋巴结切除总数可能是淋巴结切除术中最重要的参数,也是衡量手术质量的一个指标。机器人手术在淋巴结清扫方面有独特的优势,即进行淋巴结清扫时可以克服解剖障碍,机器人手术系统的灵活性和稳定性使淋巴结切除得更加彻底。在众多报道中,相比于传统腹腔镜手术组及开腹手术组,机器人手术组淋巴结切除总数均更多或至少相等。在世界范围内,子宫内膜癌的手术治疗趋向于微创化,不仅是在方法上,而且是在分期上。这已得到了许多证据的支持,特别是对于老年、肥胖或合并症导致虚弱的患者。

机器人手术的另一种选择是机器人单孔手术,它进一步提高了微创手术的美容效果,同时避免了与多切口相关的潜在并发症。但它也面临一些独特的挑战,如器械拥挤、深度感知丧失、需要熟练的操作技能。为了解决单孔技术的问题,达芬奇机器人手术系统配备了新型单孔器械。机器人单孔平台已被证明对选定的患者相比于传统机器人手术具有更大的治疗优势,如更好的美容效果、更少的壁损伤和更低的成本。近几年,大量研究评估了机器人单孔手术治疗子宫内膜癌的可行性和安全性,显示了通过机器人单孔手术进行盆腔淋巴结切除和前哨淋巴结定位的可能性。

第四代达芬奇机器人手术系统的主要特点是允许四个象限外科手术;有更先进的光学系统,镜头具有可伸缩性及可旋转性,减少了机械臂的移动;有更轻巧的机械臂,安装更简单,操作范围更广,机械臂之间的碰撞更少;有先进的激光引导系统,在安装机械臂过程中可将其安装至最佳位置。同时,镜头具有自动对焦功能,不需要校准和调节平衡,并且能够安装在任意一个机械臂(穿刺孔)上。理论上讲,这种允许四个象限操作的新型机器人手术系统可以帮助妇科肿瘤医生更容易地完成腹主动脉旁淋巴结切除术、大网膜切除术等上腹部手术和更加复杂的妇科恶性肿瘤手术。

综上所述,达芬奇机器人手术系统在子宫内膜癌治疗方面的应用已经得到普遍认可。术后长期随访资料有待进一步完善。未来需要更长时间的随访和更多的病例资料来评估机器人手术治疗子宫内膜癌的效果。

(三)卵巢癌

机器人手术在原发性和复发性卵巢癌中的应用仍然是研究和争论的焦点。

1. 早期卵巢癌患者的分期手术　目前,只有 15%～25% 的卵巢癌患者被诊断为早期卵巢癌。全面的分期手术被认为是肿瘤预后和计划辅助治疗的重要因素。对于早期卵巢癌,FIGO 推荐的治疗方法包括以子宫切除术、双侧附件切除术、网膜切除术、盆腔和主动脉淋巴结切除术、多次腹膜活检和阑尾切除术(黏液组织学)为基础的分期手术。淋巴结取材于不同解剖区域,如肾静脉与肠系膜下动脉之间的腹主动脉旁等。2010 年,Farghalay 等首先报道了机器人手术应用于卵巢癌患者的安全性和可行性。机器人腹主动脉旁淋巴结切除术的可行性和安全性已有报道。

卵巢癌分期手术和肿瘤细胞减灭术包括盆腔的全子宫、附件及盆腔淋巴结切除术,还有腹腔的大网膜、阑尾及腹主动脉旁淋巴结切除术。为了实现这一目标,需要进行多象限手术。机器人手术在盆腹腔四个象限的手术操作是受限的,需要通过改变患者体位或机械臂位置完成。因此,机器人卵巢癌分期手术有时需旋转手术台/机器人手术系统,使手术分成两步进行。第一步盆腔手术,患者手术平台置于患者脚侧,完成全子宫、附件和盆腔淋巴结切除;第二步腹腔手术,患者手术平台置于患者头侧,完成大网膜、阑尾及腹主动脉旁淋巴结切除术。与传统腹腔镜手术相比,机器人手术可明显减少术中出血量,这与机器人手术系统操作灵活、损伤更小密切相关;早期卵巢癌机器人手术的手术时间比腹腔镜手术长,可能与机器人手术时对接机械臂、术中转换镜头方向及改变患者体位有关。机器人手术的淋巴结切除总数、胃肠道功能恢复时间和术后住院时间与腹腔镜手术无明显差异。虽然现有研究尚较少且缺乏大样本数据,但根据相关手术的经验,机器人手术系统在此方面具有明显优势。

第四代达芬奇机器人手术 Xi 系统对先前版本 Si 系统进行了改进,对接一个"端口放置菜单"引导,医生可以选择术野(上腹部或下腹部)和手术目标,机器人自动放置机械臂以避免碰撞,从而使系统能够在多个象限有效工作,而不需要重新定位。达芬奇机器人手术系统中的红外摄像机可用于评估前哨淋巴结转移与否,这可能为卵巢癌患者的分期手术提供新的视角,但目前只有少数关于前哨淋巴结活检在这些病例中的可行性的报道。

2. 晚期或复发性卵巢癌患者的机器人手术　卵巢癌分期手术是治疗的关键,也是卵巢癌重要的预后因素,对于初治卵巢癌患者,多数主张施行全面分期手术,对于首次治疗未进行全面分期手术的患者,原则上应该进行再次分期手术。对于晚期卵巢癌,满意的肿瘤细胞减灭术定义一般为残存病灶直径 <2 cm,减灭术中全面的盆腹腔探查和广泛的盆腹腔转移灶切除是非常重要的,而这也是机器人手术和腹腔镜手术的局限所在,因此,微创手术应用于治疗晚期卵巢癌患者存在一定争议。目前许多妇科肿瘤专家不推荐采用腹腔镜/机器人

手术系统行卵巢癌分期手术,他们认为其可能加速肿瘤的复发并促进其转移。与开腹手术相比,腹腔镜/机器人手术无法进行直接触诊检查,较难发现某些固定包块及在一定解剖空间后隐藏的癌性粘连、腹膜后肿大淋巴结等,影响了分期的准确性;腹腔镜/机器人手术术后腹壁穿刺孔肿瘤种植或转移的发生成为令人担忧的并发症,通过腹壁穿刺孔取出标本易导致肿瘤的破裂而使肿瘤细胞脱落,从而提高转移机会;同时腹腔镜/机器人手术中采用的CO_2人工气腹易致腹腔内环境改变,可能影响恶性肿瘤生长或导致转移。

早期卵巢癌患者行腹腔镜分期手术的腹壁穿刺孔转移发生率是极低的。对晚期卵巢癌合并腹水、腹膜转移者行机器人手术则面临腹壁穿刺孔转移问题,预防腹壁穿刺孔转移的措施如下:①术中尽量保持包膜完整切除,避免肿瘤破裂;②用标本袋取出全部标本;③固定腹壁穿刺孔,避免气体泄漏;④腹壁穿刺孔用蒸馏水冲洗,拔出套管前排尽气体;⑤关闭腹壁各层组织。

大多数晚期卵巢癌患者经过初次手术治疗及新辅助化疗后达到临床缓解,后期仍会复发,尽管对于复发性卵巢癌行再次肿瘤细胞减灭术仍有争议,但在如下条件下仍建议行再次肿瘤细胞减灭术:①患者能够耐受手术;②局部转移;③距离末次新辅助化疗结束12个月以上;④肿瘤对化疗敏感。机器人手术在治疗晚期或复发性卵巢癌患者中的作用仍存在争议。迄今为止,关于晚期或复发性卵巢癌患者行机器人/腹腔镜手术和开放手术的数据有限。

总之,早期卵巢癌微创手术相比于开腹手术具有术中出血量少、并发症发生率低、术后恢复快等优点,机器人手术与腹腔镜手术的术中及术后指标结果相似,但机器人手术跨越学习曲线顶点所需病例数更少,可以使更多的早期卵巢癌患者获益。与腹腔镜手术相比,机器人手术是一种安全可行的替代方法,在围手术期相关指标和肿瘤预后没有差异。不同微创方法的选择取决于手术医生的能力和医疗资源的可用性。从目前研究结果看,晚期卵巢癌及复发性卵巢癌患者的机器人手术仍存在争议。术前应对患者进行全面评估,比如对化疗是否敏感、转移部位和范围等。若患者对化疗敏感,机器人手术对局部复发或有明确转移灶(肠道、肝、脾、膀胱、输尿管等转移)的患者是可行的,可发挥其微创的优点和多学科间协作的优势。癌灶广泛扩散者,则不建议行机器人手术。由于目前相关研究较少,尚无明确的手术适应证及禁忌证的标准,对于机器人手术治疗卵巢癌,还需要大量的临床探索,以做出全面的评价。

(四)子宫肌瘤等良性肿瘤

子宫良性肿瘤包括子宫内膜息肉、子宫腺肌病、子宫肌瘤等,其中子宫肌瘤是女性生殖道最常见的良性肿瘤。子宫肌瘤的真实发病率不清楚,因为大多数患者无症状和无检查诊断;绝经前女性的估计发病率为30%~70%,随着年龄的增长,发病率升高。危险因素包括家族遗传、未产妇、初潮年龄小、第一次妊娠年龄大等。在美国,每年进行的子宫切除术超过60万例,子宫肌瘤是最常见的手术指征。妇科机器人手术最早应用于妇科良性肿瘤。机器人妇科良性肿瘤手术包括子宫切除术、子宫肌瘤切除术、输卵管卵巢切除术、子宫内膜异位症手术、输卵管吻合术,以及更专业的手术,如骶前阴道固定术、阴道成形术等。机器人手术在妇科良性肿瘤中的广泛应用仍存在争议。对外科医生来说,机器人手术的手术操作比传统腹腔镜手术更符合人体工程学,精准度更高,具有灵巧腕式仪器和三维成像系统,可以提高外科医生的舒适度。此外,与传统腹腔镜手术相比,机器人手术具有更短的学习曲线,外科医生能够克服传统腹腔镜手术的局限性。机器人手术的缺点包括没有触觉反馈和成本高。

子宫切除术仍然是妇科常见的手术。随着时间的推移，各种子宫切除术的方法已经发展起来，包括开腹子宫切除术、经阴道子宫切除术、腹腔镜子宫切除术、机器人子宫切除术和腹腔镜/机器人辅助阴道子宫混合切除术。总的趋势是避免开腹手术，并将焦点转移到微创手术。微创子宫切除术在减少术中出血量、缩短住院时间和改善术后疼痛方面优于开腹手术。经阴道子宫切除术是子宫切除术中最安全、最便宜的手术方式，并且在可能的情况下是首选的途径。排除经阴道入路的因素包括恶性肿瘤、耻骨弓狭窄、阴道狭窄和子宫固定，其他导致行经阴道子宫切除术困难的因素包括未产妇、子宫大、盆腔粘连、有子宫内膜异位症病史。手术医生必须仔细判断，选择合适的手术方式进行子宫切除。尽管微创手术相对于开腹手术有明显的优势，但机器人子宫切除术与腹腔镜子宫切除术的区别并不明显。一些随机对照试验评估了机器人子宫切除术和腹腔镜子宫切除术的效果，结果显示手术结果没有差异，包括出血量、住院时间和并发症发生率。尽管一些研究显示机器人手术的手术时间明显长于腹腔镜手术，但也有研究显示机器人手术的手术时间与腹腔镜手术没有差异。这种差异可能与手术医生的经验及机器人手术学习曲线有关。但是，机器人手术的中转开腹手术率更低。所以，手术医生应根据患者的个体化表现和特点，选择最适合的手术方式。

随着微创手术在妇科良性肿瘤中的应用不断扩大，机器人子宫切除术、机器人子宫肌瘤切除术、机器人子宫内膜异位症手术和机器人骶前阴道固定术已经被证实是可行和安全的。对于子宫肌瘤切除术，还没有随机对照试验比较机器人手术和其他微创或开腹手术的优劣。然而，有随机对照试验比较了腹腔镜子宫肌瘤切除术和各种开腹子宫肌瘤切除术，包括小切口子宫肌瘤切除术和腹腔镜辅助的小切口子宫肌瘤术，在手术时间上，开腹子宫肌瘤切除术更短，与开腹子宫肌瘤切除术相比，腹腔镜子宫肌瘤切除术在术后 6 h 整体疼痛更轻、24 h 轻度疼痛水平较高、48 h 疼痛程度较低。腹腔镜子宫肌瘤切除术患者发生术后发热的风险低于开腹子宫肌瘤切除术。此外，两种手术的复发率没有显著差异。一项比较机器人子宫肌瘤切除术和开腹子宫肌瘤切除术的回顾性分析也显示，机器人子宫肌瘤切除术的手术时间比开腹子宫肌瘤切除术更长，机器人手术组的平均估计出血量更多。与开腹子宫肌瘤切除术相比，机器人子宫肌瘤切除术的住院时间更短，术后疼痛更轻，术中输血量和术后并发症发生率都较低。腹腔镜手术的泌尿系统损伤（如输尿管和膀胱损伤）比开腹手术重。阴道入路手术与开腹、腹腔镜手术比较，无显著差异。此外，腹腔镜手术与开腹、经阴道手术在肠损伤、血管损伤、出血发生风险方面没有显著差异。机器人子宫切除术和腹腔镜子宫切除术在术中脏器和血管损伤、术中输血量、术后感染率和恢复正常活动时间方面没有显著差异。

机器人手术系统在深部浸润型子宫内膜异位症手术、输卵管复通术、腹部子宫峡部环扎术和骶前阴道固定术方面应用的相关文献很少，现有证据也不足以提出任何明确的建议。

总之，关于机器人手术的文献缺乏足够的一级证据，我们无法明确机器人手术在妇科良性肿瘤手术，特别是子宫切除术中的作用。在可行的情况下，腹腔镜子宫肌瘤切除术优于开腹手术。机器人子宫肌瘤切除术可能有利于治疗复杂性多发性肌瘤的病例。子宫切除术方面，尽管包括经阴道入路在内的微创入路比腹部入路更受欢迎，但经阴道子宫切除术必须适应临床情况。迄今为止，虽然大多是低到中等质量的证据，但在一些问题上达成了机器人手术在妇科良性肿瘤中发挥着积极作用的共识。与开腹手术相比，机器人手术具有微创的优势，机器人手术为妇科良性肿瘤的治疗提供了一种安全可行的微创方法。机器人手术很昂贵，目前还不清楚是否值得。目前，关于机器人子宫切除术的疗效还没有足够的客观数据，机器人手术相对于腹腔镜手术的优越性还没有得到证实。正在启动和完成更多的随机对照试验和相对严格的非随机前瞻性试验,对患者进行风险分层,并确定哪些人可能获益于机器人手术。

三、机器人手术团队建设

机器人手术改变了传统的手术室布局,设备占据了更多的空间。在手术室这样的高压力环境中,沟通、团队协调和其他技术技能对患者的安全至关重要。研究表明,人为因素和沟通错误是术中和术后突发事件的主要根源。包括机器人手术在内的新技术不断被引入手术室,以完善手术技术,从而改善患者的预后。机器人手术与出血量、输血量减少,更快康复和康复能力增强有关。然而,将相对较新的技术引入手术设备可能与较新的错误或不良事件有关。此外,与开腹手术相比,机器人手术可能对手术室工作人员的技术技能方面要求更高。手术室的布局需进行修改,以容纳机器人和辅助设备;机器人和辅助设备阻碍了视野,并将团队成员分隔开——最明显的是手术医生,他不再在患者和床边助手的旁边。这种安排可能会影响传统安排所允许的人与人之间的交流,这可能会增加与医疗相关的小事件发生的可能性。

另一个与手术效果和团队效率相关的显著因素是认知。手术时间和手术误差已经被发现与术中的认知负荷直接相关,在机器人手术室中,技术要求和手术环境可能会阻碍有效的沟通,为此提升团队沟通和协调策略的有效性可能是有利的。以前的研究表明,术中几乎一半的不良事件与提供者提供的信息错误有关,而且是可以避免的。团队合作、沟通与更好的团队表现和术后更好的临床结局相关。

机器人手术的手术医生依靠多个团队成员完成患者定位、对接、故障排除和床边协助。尽管机器人手术被广泛接受,但在团队建设中仍有许多方面需要改进,以缩短手术时间和降低成本。机器人手术团队由主刀医生、第一助手、台上护士、巡回护士和麻醉医生组成。每个团队成员对团队效率都有显著影响,除了主刀医生的经验外,其他团队成员的经验水平也与总手术时间相关。在一个效率高的团队中,每个团队成员都清楚自己的角色,并且有信心为了共同的目标协调地执行任务。术中不良事件和错误发生的常见原因是不能有效地协同工作。

腹腔镜等技术的使用使微创手术逐渐扩展到机器人手术。医疗系统创新技术的迅速引入给围手术期护士工作带来了新的挑战。因此,围手术期,即术前(术前 24 h)、术中和术后即刻(术后 24 h),护士和手术团队其他成员需要了解最新的技术和仪器,以及使用这些技术和仪器所需要的能力,以确保患者的安全。机器人手术需要使用复杂的医疗器械,护士需要经过培训才能获得相应的资格。培训的第一步是学习与机器人手术相关的硬件和术语,第二步是建立系统,机器人手术护士在术前的作用是准备和控制系统、安置患者、摆放患者体位,并确保团队的安全。护士在术中的任务是帮助外科医生注意无菌操作,让机器人手术系统在人体内收到的数据正确且反应迅速,并及时报告给外科医生,采取紧急措施,以防可能的停顿。在机器人手术领域,团队合作对手术的成功有着重要的影响,护士有责任建立系统并确保整个手术过程的连续性。专业人员在提升手术中使用机器人手术系统的经验方面变得越来越重要。

手术室准备非常重要,根据要进行的手术,准备机器人手术系统,以便为手术的充分进行准备设备、提供材料及根据具体手术类型选择器械。在术前和术中必须准备好必要的器械,术前 1 d,在另一个专科手术结束后,必须根据要进行的手术安装患者手术平台、医生控制台和影像处理平台。机器人手术中,手术室术前准备所需时间长,延长了总手术时间,从而增高了成本。因此,任何缩短手术室准备时间的干预措施都可以缩短总手术时间,从而降低成本。熟练完成机器人手术系统的传导过程,了解每个项目的功能,确保术前机器人手术系统所有连接部位的安全,正确定位患者都是保障患者安全的重要方面。为了避免对患者造成体位损伤,手术团队必须在术前对解剖学、指导方针和解剖学变异进行清晰评估。

在术中,护士负责在外科医生的指导下引导机器人设备。机器人手术的设置和准备包括所有必要部件(如无菌包装和必要的连接器)的连接以及校准。机器人手术时间长,故相关风险增加。机器人手术中转为开腹手术的过程中可能会出现陷阱和错误。为了使这种中转安全进行,有必要反复模拟、增强领导能力、划分团队中每个成员的任务。重要的是,团队每个成员都应知道自己在可能发生的紧急情况下的角色,以及机器人手术中每个成员的责任。

护士必须细心照料每位患者,知道他/她接受的手术和可能的改变,以防止并发症发生,因此,在术后阶段工作的护士必须具备相应的知识和技能,以适应患者的不同需求。为患者提供信息和支持也是护士的职责之一,尤其是在进行机器人手术时,因为患者可能不熟悉这项新技术,从而产生可能以失败告终的担忧。护士应认识到术后为患者提供指导、提供术后护理信息的重要性,参与机器人手术护理实践的研究。

参加机器人手术的护士接受良好的培训是很重要的。护士职责应包括机器人手术系统的安装、用户手册的使用、系统的校准、患者覆盖、患者安全的保障、术前和术后患者评估和护理。应制订用于紧急情况的处理程序,护士应学习手动打开机器人仪器所需的所有紧急程序。许多机器人手术护士没有接受任何机器人手术方面的指导或实际培训,而是通过观察有经验的护士来学习。在培训过程中,初学者可以向有经验的人请教,这些人会帮助他们找到问题的答案,并通过示范正确的技术来帮助他们学习。

护士有足够的知识和经验对确保患者的安全是很重要的。机器人手术促进了外科医生的工作,而专业知识和经验促进了护士的工作。缺乏实践经验的年轻护士可能会在实施机器人手术过程中遇到困难。因此,可以说,专业知识和经验的获取需要多年工作积累。当发生器械相关错误时,手术可能会推迟,或者手术类型可能中转为开腹手术。护士应该为可能需要中转为开腹手术的患者做好准备。

护士和外科医生之间的交流非常重要。如果缺乏团队沟通,则可能出现危及患者安全的可预防的错误。建立一个有效沟通的机器人手术团队可以确保患者安全。机器人手术护士应具备一定的特点,如能预见手术的下一步骤、不恐慌、知识渊博、灵巧、有远见。

对机器人手术护士进行正规的培训可在保证患者安全方面发挥关键作用。对机器人手术护士进行培训有利于提高护士的依从性,从而保证患者的安全。机器人手术护士的能力水平应该在手术室进行评定。

(陈必良)

参 考 文 献

[1]　CLAIR K H, TEWARI K S. Robotic surgery for gynecologic cancers: indications, techniques and controversies[J]. J Obstet Gynaecol Res,2020,46(6):828-843.

［2］ SERT B M，ABELER V M. Robotic-assisted laparoscopic radical hysterectomy（Piver typeⅢ）with pelvic node dissection-case report［J］. Eur J Gynaecol Oncol，2006，27（5）：531-533.

［3］ 刘高伟，陈必良. 达芬奇机器人手术系统在宫颈癌手术中应用概述［J］. 现代仪器与医疗，2016，22（2）：5-7.

［4］ 吕艳红，马向东，刘淑娟，等. 机器人早期宫颈癌单中心经验与思考［J］. 中华腔镜外科杂志（电子版），2019，12（4）：231-235.

［5］ 陈丽，孟元光. 机器人辅助技术在宫颈癌手术中的应用进展［J］. 解放军医学院学报，2017，38（9）：896-898，902.

［6］ BAETEN I，HOOGENDAM J P，SCHREUDER H，et al. The influence of learning curve of robot-assisted laparoscopy on oncological outcomes in early-stage cervical cancer：an observational cohort study［J］. BJOG，2021，128（3）：563-571.

［7］ 杨卓，王丹波. 从管理层面看 LACC 结局和 NCCN 指南更新［J］. 中国实用妇科与产科杂志，2020，36（4）：308-311.

［8］ 陈春林，郎景和. 中国专家"关于宫颈癌腹腔镜手术相关问题"的几点意见［J］. 中国实用妇科与产科杂志，2019，35（2）：188-193.

［9］ CHEN B L，JI M，LI P，et al. Comparison between robot-assisted radical hysterectomy and abdominal radical hysterectomy for cervical cancer：a multicentre retrospective study［J］. Gynecol Oncol，2020，157（2）：429-436.

［10］ REYNOLDS R K，BURKE W M，ADVINCULA A P. Preliminary experience with robot-assisted laparoscopic staging of gynecologic malignancies［J］. JSLS，2005，9（2）：149-158.

［11］ SIESTO G，ROMANO F，IEDÀ N P，et al. Survival outcomes after surgical management of endometrial cancer：analysis after the first 10-year experience of robotic surgery in a single center［J］. Int J Med Robot，2020，16（6）：1-9.

［12］ MEREU L，BERLANDA V，SURICO D，et al. Evaluation of quality of life，body image and surgical outcomes of robotic total laparoscopic hysterectomy and sentinel lymph node mapping in low-risk endometrial cancer patients-a Robotic Gyne Club study［J］. Acta Obstet Gynecol Scand，2020，99（9）：1238-1245.

［13］ 陈淑英，纪妹，赵曌，等. 机器人手术系统与腹腔镜在卵巢癌手术中应用效果的 meta 分析［J］. 现代妇产科进展，2019，28（2）：97-100.

［14］ 佘宇佳，叶明侠，孟元光. 机器人、腹腔镜与开腹手术治疗卵巢癌的疗效比较［J］. 解放军医学院学报，2020，41（4）：320-323.

［15］ LUCIDI A，CHIANTERA V，GALLOTTA V，et al. Role of robotic surgery in ovarian malignancy［J］. Best Pract Res Clin Obstet Gynaecol，2017，45：74-82.

［16］ KIM S，LUU T H，LLARENA N，et al. Role of robotic surgery in treating fibroids and benign uterine mass［J］. Best Pract Res Clin Obstet Gynaecol，2017，45：48-59.

［17］ SILVEIRA T P C，CATAL E. A comparative study of the opinions，experiences and individual innovativeness characteristics of operating room nurses on robotic surgery［J］. J Adv Nurs，2021，77（12）：4755-4767.

［18］ USLU Y，ALTINBAŞ Y，ÖZERCAN T，et al. The process of nurse adaptation to robotic surgery：a qualitative study［J］. Int J Med Robot，2019，15（4）：e1996.

［19］ SCHUESSLER Z，SCOTT STILES A，MANCUSO P. Perceptions and experiences of perioperative nurses and nurse anaesthetists in robotic-assisted surgery［J］. J Clin Nurs，2020，29（1-2）：60-74.

第二章　妇科机器人手术的盆腹腔解剖

一、概况

解剖学是一门系统的学科，通过观察、理解和实验，来获得关于人体功能的知识。外科手术是这门学科的实际应用，用于治疗疾病、切除肿瘤或简单地缓解症状，并改善患者功能和提高患者生活质量。每一位称职的外科医生都必须熟悉外科解剖结构及安全的解剖技术。随着科技的进步，微创手术提供了放大的解剖结构视图，人体解剖结构的清晰度越来越高，使我们对人体结构和器官的认知能力得到了极大提高。妇科恶性肿瘤临床表现各异。全面透彻的盆腔解剖知识对妇科肿瘤的处理非常有必要，有助于手术医生获得所需的结果。

达芬奇机器人手术系统的高清影像处理功能，可以将开放手术中所看到的画面放大 6～10 倍，使术野的清晰度更上一个台阶，操作的便利性和智能化均是原来无法想象的。因此，机器人手术对每一位主刀医生的人体解剖知识掌握程度提出了更高的要求，必须从原来肉眼的"粗放型"分辨率转变到"精细型"高像素分辨率，从而取得良好的手术效果和减少并发症的发生。

盆腔器官的大体解剖，即膀胱、子宫、输卵管、卵巢、直肠和肌肉的大体解剖至今保持不变，然而，围绕这些器官的各种结构的解剖学知识已经随着时间的推移而发生了许多变化。妇科手术医生越来越强调了解这些器官附近的解剖结构（如血管、神经、韧带、筋膜和潜在间隙等），而不是器官本身，微创手术过程中越来越重视这些器官附近的解剖结构的精确位置和接近这些位置的方法。

二、腹前壁

腹前壁神经和血管损伤是妇科腹腔镜、机器人和开腹手术中公认的重要并发症。据报道，进行腹壁横切口的妇科手术中，有 3% 以上的患者发生髂腹股沟神经和髂腹下神经损伤，这些神经也可能在腹腔镜/机器人手术放置外侧穿刺器的过程中受损。约 2% 的腹腔镜手术使用外侧穿刺器时发生腹壁血管损伤，导致输血及血肿或脓肿形成。

髂腹股沟神经和髂腹下神经损伤的典型表现包括放射至外阴腹股沟区的刺痛或灼痛，这种疼痛可能在术后立即出现，或几周甚至几个月后出现，有些需要长期使用阿片类药物、反复神经阻滞或行神经松解术、神经瘤切除术或神经切除术。这些神经病变主要是神经直接损伤和神经瘤的形成所致。神经收缩是术后正常瘢痕形成/切口愈合过程的结果，会持续数月至数年。髂腹股沟神经和髂腹下神经损伤也可能导致远期腹股沟直疝的形成。

腹腔镜手术或机器人手术中避免腹壁血管损伤的理想入路是采用内镜镜头通过腹腔直接观察血管。然而，当不能直观地看到血管时，往往只能采用腹壁表面标志。无论是上腹壁血管还是下腹壁血管，通常位于距中线 4～8 cm 的区域。远离这个区域，不管是内侧还是外侧,都是穿刺器进入腹壁的安全区域,不会有损伤上腹壁血管的风险。为了避免意外损伤腹壁血管,无论是在腹腔镜手术、机器人手术还是开腹手术中,抑或者是在超声引导下进行活检和穿刺时,都应考虑这些解剖标志。因此,准确了解这些神经与腹壁血管的相对位置及常用的避免血管损伤的标志很有必要。

腹前外侧壁由皮肤、皮下组织(浅筋膜)、肌层、腹横筋膜、腹膜外筋膜和壁腹膜组成(图2-1)。腹前壁下部的两侧为腹股沟区,此区腹壁肌层间有一裂隙,称为腹股沟管,内含子宫圆韧带。腹壁各层之间走行着一些重要的神经和血管。

(一)腹前壁的界限和标志

1. 骨性标志

(1)上界:中央是剑突(图2-2),肋缘从第7肋软骨胸肋关节处伸展到第12肋尖。

(2)下界:依次为髂嵴(从髂结节向下至髂前上棘)、腹股沟韧带(由髂前上棘向前向下连于耻骨结节,图2-2)、耻骨嵴(从耻骨结节外侧到中线上的耻骨联合)。在消瘦的个体中可在皮下直接摸到耻骨结节。

(3)后外侧界:腋中线。

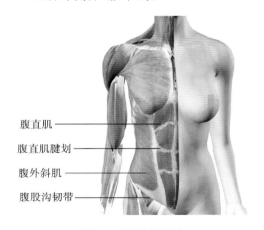

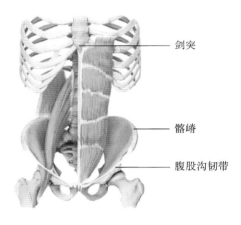

图 2-1　腹前外侧壁　　　　　　　　　图 2-2　腹前外侧壁骨性标志

2. 软组织标志

(1)脐(图2-3):脐是明显但位置不恒定的软组织标志。成人仰卧时,脐位于L3和L4之间的椎间盘水平。腹主动脉分叉处位于脐下约2 cm处。儿童、肥胖者或腹下垂的个体直立时,脐的位置较低。脐处组织结构最为薄弱、血管最少,是最合适的观察孔穿刺部位。研究表明,多数患者脐的左下与腹膜后大血管相对应,其中以腹主动脉和左髂总动脉为主。随体重指数(BMI)的增加,脐的垂直投影位置逐渐下移至腹主动脉分叉处下方。因此,腹膜后大血管的穿刺损伤以腹主动脉和左髂总动脉损伤最为常见。

剑突与脐之间的部位也是常用的观察孔穿刺部位,对于既往有腹部手术史且手术瘢痕超过脐、盆腔包块上界超过脐水平、有子宫切除术及妊娠期腹腔镜手术史的患者,为保证手术安全,可选此部位作为第一穿刺孔部位。由于剑突与脐之间的腹前壁组织层次较厚,腹白线较坚韧,故不易掌握穿刺力度。有研究显示,在脐上方5 cm处,约2/3的患者对应于腹膜后大血管,即腹主动脉,约1/3的患者对应于腹主动脉右侧缘,即下腔静脉处。

(2)腹直肌(图2-3):瘦而肌肉发达的个体,对抗阻力、头后仰或坐起使腹直肌紧张时,可看到腱划。这些腱划通常位于脐平面、剑突平面及脐平面与剑突平面之间。

（3）腹白线（图2-3）：通常仅在瘦而肌肉发达的个体上可见。脐以上腹白线宽而明显，脐以下腹白线几乎呈线状，不易看到。

（4）半月线（图2-3）：沿腹直肌鞘外侧缘的连线。肌肉发达的人，当从平躺位置站起使腹壁肌肉紧张时，可看到一条弯曲的浅沟。它从第9肋软骨尖到耻骨结节。

（5）腹股沟区：有两个常被描述的软组织标志，即腹股沟中点和腹股沟韧带中点。

①腹股沟中点：耻骨联合与髂前上棘之间连线的中点。在它的下方可摸到股动脉搏动。此处股动脉从腹股沟韧带正下方穿过。腹股沟管深环位于此点上方，是触摸腹股沟斜疝疝囊起点的有用标志。

②腹股沟韧带中点：位于耻骨联合与髂前上棘之间，腹壁下血管（位于腹股沟管后壁）外侧缘。

（二）浅筋膜

浅筋膜（图2-4）是位于真皮层和深筋膜之间的一层脂肪膜性结构。一般来说，它由脂肪和结缔组织纤维共同组成。由于它的组成中往往有较多的脂肪成分，所以有时浅筋膜也称皮下脂肪。脂肪成分更多地分布于浅筋膜的浅层，纤维成分除了在脂肪成分之间形成间隔，以固定脂肪及联系真皮层和深筋膜外，往往还在浅筋膜的深层形成一层厚薄不等的膜性结构。因此，浅筋膜可以进一步分为浅层的脂质层和深层的膜层。

腹部浅筋膜在脐以下分为浅、深两层结构：浅层即Camper筋膜，厚度因人的胖瘦而异；深层即Scarpa筋膜。深层在前正中线与其深部的腹白线结合，在腹股沟韧带稍下方约一横指处与大腿深筋膜融合；耻骨结节之间的深层浅筋膜与深处结构结合疏松，向下向后延伸为会阴浅筋膜。

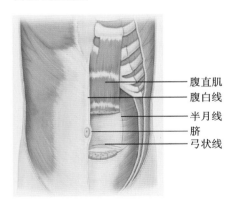

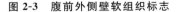

图2-3　腹前外侧壁软组织标志

腹直肌
腹白线
半月线
脐
弓状线

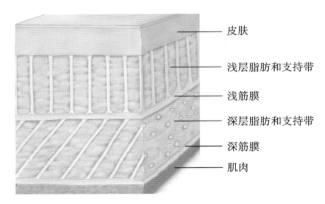

皮肤
浅层脂肪和支持带
浅筋膜
深层脂肪和支持带
深筋膜
肌肉

图2-4　人体皮肤结构（显示浅筋膜）

浅筋膜内有腹壁浅动、静脉，浅淋巴管和皮神经。腹前壁上半部的腹壁浅动脉细小，是肋间后动脉的分支。腹前壁下半部有两条较大的浅动脉：腹壁浅动脉起自股动脉，越过腹股沟韧带中、内1/3交界处走向脐部，其外径约为1 mm；在腹壁浅动脉的外侧，有起自股动脉走向髂嵴的旋髂浅动脉，其外径约为1.2 mm。由于腹前壁的浅动脉行于浅筋膜的浅、深两层之间，并与同名静脉伴行，故常在腹下部切取带蒂或游离皮瓣。腹前外侧壁的浅静脉较为丰富，彼此吻合成网，尤以脐区更为丰富。

（三）肌肉

腹前壁由 5 对肌肉组成：腹直肌、腹外斜肌、锥状肌、腹内斜肌和腹横肌（图 2-5）。它们协同作用，执行一定范围的功能，维持一个或多个体腔正压的形成。这些肌肉在正常的坐位或直立位时，对躯干的运动作用不大，躯干的运动主要靠椎旁和脊柱的肌肉。但在躯干做前屈、侧屈、旋转等运动时或个体平卧时，则需要腹前外侧肌的参与。

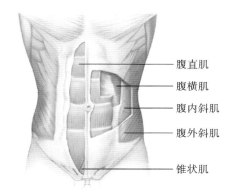

腹直肌
腹横肌
腹内斜肌
腹外斜肌
锥状肌

图 2-5　腹前壁肌肉

1.腹直肌　呈扁长带状，起自耻骨嵴和耻骨联合，止于剑突和第 5～7 肋缘。此肌被 3～4 条横向腱划分隔成 4～5 个肌腹。腹直肌被腹直肌鞘包裹，两侧腹直肌鞘之间为腹白线。

（1）作用：使躯干屈曲，参与腹壁形态的维持。

（2）血供：腹壁上、下动脉。

（3）神经支配：下 6 对胸神经腹支。

2.腹外斜肌　最浅的阔肌，起自第 5～12 肋骨外面，肌束斜向前下方，向下部分止于髂嵴，其余部分移行为腱膜，经腹直肌前面至正中线与对侧同名腱膜结合，构成腹直肌前鞘和腹白线。腹外斜肌腱膜下缘向后卷曲增厚，附着于髂前上棘与耻骨结节之间，形成腹股沟韧带。

（1）作用：保护腹腔脏器，维持腹压，使躯干前屈、侧屈、旋转。

（2）血供：腹壁上、下动脉。

（3）神经支配：下 6 对胸神经腹支。

3.锥状肌　一块小三角形肌肉，位于下腹部，腹直肌前方，腹直肌鞘内。起自耻骨和双侧耻骨韧带前方，插入腹白线。该肌肉常一侧或两侧缺如。

（1）作用：绷紧腹白线。

（2）血供：腹壁下动脉。

（3）神经支配：第 12 对胸神经腹侧支。

4.腹内斜肌　位于腹外斜肌深层，比腹外斜肌薄而小。起自胸腹筋膜、髂嵴和腹股沟韧带外侧 2/3，肌束向前上方扇形散开，后部向上止于下 3 对肋骨，其余部分向前延伸为腱膜，至腹直肌外侧缘处分为两层，分别融入腹直肌鞘前、后两侧，并参与构成腹白线。

（1）作用：保护腹腔脏器，维持腹压，使躯干前屈、侧屈、旋转。

（2）血供：腹壁上、下动脉，旋髂深动脉。

（3）神经支配：下 6 对胸神经腹支，第 1 对腰神经腹支。

5.腹横肌　位于腹内斜肌深层，起自下 6 对肋骨内面、胸腹筋膜、髂嵴和腹股沟韧带外侧 1/3，横向前内侧，至腹直肌外侧移行为腱膜，参与构成腹直肌鞘后层、腹白线。

（1）作用：保护腹腔脏器，维持腹压。

（2）血供：旋髂深脉，腹壁下动脉。

（3）神经支配：下 6 对胸神经腹支，第 1 对腰神经腹支。

（四）腹直肌鞘、深筋膜和腹膜外筋膜

1.腹直肌鞘　包裹腹直肌，由三层肌肉的腱膜构成。腹内斜肌腱膜在腹直肌外侧缘处分为两层,分别会同腹外斜肌腱膜和腹横肌腱膜构成腹直肌鞘前层和后层。腹直肌鞘下 1/4 没有后层,后层的下缘游离并向上凸入,形成弓状线(图 2-3)。

2. 深筋膜　腹壁前外侧的深筋膜随 3 层阔肌的分布而分为 4 层。第 1 层覆盖腹外斜肌浅面;第 2 层覆盖腹内斜肌外面;第 3 层位于腹内斜肌与腹横肌之间;第 4 层位于腹横肌、腹直肌鞘后层,腹直肌下部(弓状线以下)和腹白线内面,称为腹横筋膜。

3. 腹膜外筋膜(腹膜外脂肪)　腹横筋膜与壁腹膜之间的脂肪组织。

(五)血管、神经

腹腔镜/机器人手术与开腹手术的根本区别是腹腔镜/机器人手术开始进入腹腔时具有盲目性,盲目进入腹腔可能导致血管及其他器官的损伤,特别是对既往有手术史的患者。与穿刺有关的另一个难题是血管等损伤不能被立即发现。所以,准备行腹腔镜/机器人手术的患者必须被告知这些风险和潜在的并发症。

通过足够的人工气腹抬高腹壁是腹壁穿刺器安全穿刺腹腔的先决条件。腹壁下血管可在镜下看见,主要是浅表血管可在透视下看见,确保穿刺器进入点与血管保持一定距离以安全穿刺。该区域的两条主要浅血管为腹壁浅动脉和旋髂浅动脉。同时要注意可能具有粘连高风险的患者,包括有剖宫产史、子宫大、脐疝、卵巢囊肿等的患者。

已知超过 50% 的腹腔镜损伤发生在最初的入路步骤:盲目插入气腹针或穿刺器。在所有腹腔镜手术中,肠道损伤发生率约为 0.04%,大血管损伤发生率为 0.02%~0.04%。然而,30%~50% 的肠道损伤和 13%~50% 的大血管损伤在术中没有被立即发现,而导致相应的高并发症发生率和死亡率。

插入穿刺器致大血管损伤主要发生在腹壁(浅表和上腹部血管)或腹腔(肠系膜血管、网膜血管、髂动静脉或主动脉/腔静脉)。

1. 血管　腹前外侧壁下半部的主要血管分为深、浅两个部分(图 2-6)。

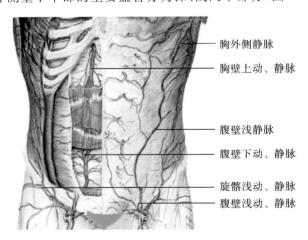

胸外侧静脉

胸壁上动、静脉

腹壁浅静脉

腹壁下动、静脉

旋髂浅动、静脉

腹壁浅动、静脉

图 2-6　腹前外侧壁血管

浅动脉包括腹壁浅动脉和旋髂浅动脉,绝大部分起自股动脉。

(1)腹壁浅动脉:向内上方越过腹股沟韧带中、内 1/3 交界处行至脐一侧,走行于浅筋膜深、浅两层之间。

(2)旋髂浅动脉:沿腹股沟韧带斜向外上,分布于髂前上棘附近,走行于浅筋膜深、浅两层之间。

腹壁浅静脉较丰富，彼此吻合成网，尤以脐区更为丰富，形成脐周围血管网。腹腔镜/机器人手术时，为避免这些血管损伤，在第二个穿刺套管置入前，用光源透视腹壁可看到这些浅血管。

深动脉包括腹壁下动脉和旋髂深动脉。

（1）腹壁下动脉：起自髂外动脉末端，沿腹股沟管深环内侧缘斜向上行，于腹膜与腹横筋膜之间走向上内侧，穿腹横筋膜，在弓状线处穿过弓状线前方进入腹直肌鞘，上行于腹直肌鞘后层与腹直肌之间，通常会在脐水平刺穿腹直肌而结束。分支穿入腹直肌，并与腹壁上动脉吻合。在脐以上，它分为许多分支，并与上腹部动脉吻合。腹壁下动脉的体表投影相当于腹股沟韧带中、内 1/3 交界处至脐的连线。腹腔镜手术中穿刺器穿刺时如何避开此动脉很重要。

（2）旋髂深动脉：在腹壁下动脉同一水平处起自髂外动脉，沿腹股沟韧带后向外上方达髂前上棘内侧，分出一较大升支经腹内斜肌与腹横肌之间上行，主干沿髂嵴向后，约在其中点穿腹横肌至腹横肌与腹内斜肌之间，分布于附近肌肉。

腹腔镜/机器人手术在妇科已经普遍开展。虽然手术通常是安全的，但仍有一小部分患者发生了危及生命的并发症，包括血管和肠道的损伤。而且，损伤经常发生在通过腹壁插入气腹针、穿刺器的过程中。我们建议在妇科机器人手术中参考腹腔镜手术放置腹壁穿刺器的经验，以防止腹壁下动脉损伤等严重的并发症发生。

至今，腹腔镜/机器人手术的穿刺器入路问题仍未得到解决，尽管外科界采用了各种技术，但仍未确定哪一种入路对所有患者都是安全的。避免腹壁下动脉和上动脉损伤是机器人手术必须解决的一个难题。

腹壁下动脉是髂外动脉的一个分支，起源于腹股沟韧带下，通过腹股沟管深环内侧。腹壁下动脉也可起源于腹股沟韧带上方的髂外动脉，少数可起源于腹股沟韧带下方的股动脉、股深动脉、旋髂动脉及闭孔动脉。腹壁浅动脉起自腹股沟韧带下约 1 cm 的股动脉，并通过股鞘和筋膜向上走行于腹股沟韧带前面，沿腹壁浅筋膜内的近脐方向向上，在腹直肌的表面与腹壁下动脉吻合。为了避免动脉损伤，必须在机器人内镜下观察动脉走向。一般情况下，通过透光和腹腔观察确定腹壁血管后，根据机器人操作和所需穿刺器的数量放置穿刺器。

我们在临床实践中发现，通过透光和腹腔观察确定腹壁血管对超重和肥胖女性无效。透光只显示腹壁浅动脉，避免损伤腹壁浅动脉没有问题。有研究表明，以"黄岛"（yellow island，腹壁外侧方脂肪组织堆积处）作为解剖标志是避免并发症发生的有效方法。这个特殊的标志以髂前上棘和脐之间的外侧 1/3 作为参考点，通过位于该区域的腹膜外脂肪组织的堆积来确定。"黄岛"被认为是插入穿刺器的一个安全区域，因为即使在特殊解剖变异的患者中，腹壁下动脉也不会在那里走行。这一技术在肥胖患者中特别有用，肥胖患者的"黄岛"似乎比消瘦患者更明显。

腹部是否有用于确定腹腔镜/机器人手术的穿刺器置入相对安全区域的解剖标志？20多年来，腹腔镜/机器人手术在临床上广泛开展，腹壁下动脉损伤等并发症在腹部手术中相继出现，关于腹前外侧壁腹壁下动脉的解剖学变化、腹部解剖标志认识的研究开始受到重视并不断取得进展。腹壁下动脉与腹中线之间距离的研究不断深入，为降低腹壁下动脉损伤风险提供了理论依据。

（1）在耻骨联合水平：Rao 等的研究表明，在这一水平，腹壁下动脉与腹中线距离最近，左侧距离为 1.2 cm，右侧距离为 3.5 cm，最远距离左侧为 6.9 cm，右侧为 6.8 cm。Saber 等使用 CT 和静脉造影剂来绘制腹壁下动脉走行,发现在这一水平,腹壁下动脉与腹中线的平均距离左侧为 7.49 cm,右侧为 7.47 cm。这表明实际解剖与解剖学文献描述存在着很大的差异。

（2）在耻骨联合上方 2 cm 水平：Rahn 等的解剖结果表明,在该水平,腹壁下动脉与腹中线的平均距离为 6.1 cm,范围为 4.8～7.9 cm。

（3）在耻骨联合上方 5 cm 水平：Puntambekar 等发现腹壁下动脉与腹中线的平均距离左侧为 4.9 cm,右侧为 5.1 cm。

（4）在耻骨联合上方 7 cm 水平：Rao 等解剖发现,在该水平,腹壁下动脉与腹中线的平均距离为 4 cm,范围为 1.7～6 cm。

（5）髂前上棘水平：Rahn 的解剖研究中,在这个水平,腹壁下动脉被发现距腹中线 3.7 cm。Sriprasad 等研究发现,在这个水平,腹壁下动脉与腹中线距离的中位数左侧为 4.9 cm,右侧为 4.7 cm。

（6）脐水平：Rao 等研究表明,腹壁下动脉与腹中线的平均距离左侧为 3.1 cm,右侧为 3.4 cm。有研究表明,腹壁下动脉与腹中线的平均距离左侧为 5.55 cm,右侧为 5.88 cm。

总之,解剖和影像学研究表明,腹壁下动脉的走行变异很大。Tinelli 等选择在一个被称为"黄岛"的安全区域插入穿刺器,它是腹壁外侧方脂肪组织堆积处,位于髂前上棘和脐之间的外侧 1/3 区域,"黄岛"中不存在像腹壁下动脉这样的主要血管。此外,很容易在肥胖女性中识别很难通过腹腔镜可视化定位的腹壁下动脉。他们报道,使用"黄岛"作为穿刺器进入区的 3400 多例腹腔镜手术中没有出现腹壁下动脉或其他血管损伤。腹壁下动脉通常位于距腹中线 4～8 cm 的区域,"黄岛"是一个相对安全的无血管区域(图 2-7)。这些研究值得我们借鉴。

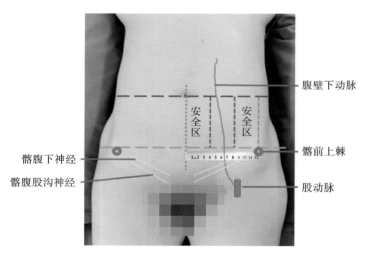

图 2-7　穿刺器安全区

2. 神经　支配腹前外侧壁的神经共有 4 组,每一组都包含运动和感觉神经纤维。

（1）胸腹神经：T7～T11,向前下方走行于腹内斜肌和腹横肌之间。分布如下：

T7～T9——脐上方；

T10——平脐；

T11——脐下方。

（2）肋下神经：T12,向前下方走行于腹内斜肌和腹横肌之间,支配脐下方的腹壁。

（3）髂腹下神经：来源于 L1,向前下方走行于腹内斜肌和腹横肌之间,在髂前上棘处穿出腹内斜肌,走行于腹内斜肌与腹外斜肌之间。其支配脐以下腹壁外侧面(图 2-8)。

(4)髂腹股沟神经:来源于 L1,向前下方走行,与髂腹下神经相同,进入腹股沟管,出腹股沟管浅环,分布于大阴唇、大腿内侧、会阴(图 2-8)。

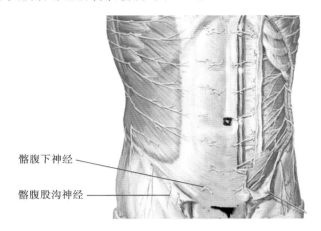

髂腹下神经

髂腹股沟神经

图 2-8　髂腹下神经、髂腹股沟神经

临床上手术切开、缝合时须加倍注意腹前外侧壁浅神经。如果这些神经被缝线或瘢痕组织包绕,常发生术后腹壁疼痛。

三、骶岬

骶岬的字面意思是骨盆的顶端,骶骨形似三角形,前面凹陷处称骶窝,三角形底的中部前缘突出,形成骶岬(图 2-9)。病理情况下,骨盆可达腹部及以上。骶岬是骨性骨盆中最突出的结构,因此常作为妇科腹腔镜手术的重要标志之一及产科骨盆内测量对角径的重要据点。因此,骨盆结构的定位应始终从识别骶岬开始。骶岬之所以重要,有以下几个方面原因:髂总血管在这里分叉形成髂内血管和髂外血管;输尿管在髂血管的分支上从外侧延伸到内侧;上腹下丛作为交感神经丛,在这里联合形成左、右腹下神经;骶岬是腹主动脉旁淋巴结清扫的起始点。

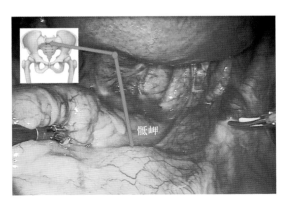

骶岬

图 2-9　骶岬

识别出骶岬后,在骶岬外侧进行仔细而熟练的解剖,打开直肠旁腹膜后间隙。从骨盆漏斗韧带(又称卵巢悬韧带)内侧开始剥离也可以实现同样清晰的解剖。

四、腹主动脉、下腔静脉

(一)腹主动脉

腹主动脉之所以如此命名,是因为胸主动脉通过横膈膜进入腹腔,位于后腹壁、脊柱前面,在膈的主动脉裂孔处延续为腹主动脉。其沿脊柱左前方下降,至L4下缘处分为左、右髂总动脉,全长14~15 cm(图2-10)。腹主动脉的前方有脾静脉、胰、左肾静脉、十二指肠和小肠系膜根跨过,其右侧有下腔静脉,左侧有左交感干。腹主动脉的分支有脏支和壁支。脏支包括不成对的腹腔干、肠系膜上动脉、肠系膜下动脉和成对的肾动脉、肾上腺中动脉以及卵巢动脉。卵巢动脉在肾动脉下方起自腹主动脉,于腹膜后斜向外下方。卵巢动脉在骨盆漏斗韧带内下行,发出分支分布于卵巢和输卵管。腹主动脉的壁支多为成对小支,分布于膈和腹后壁:①膈下动脉,在主动脉裂孔处由腹主动脉的起始部发出,走向外上分布于膈,并分出肾上腺上动脉到肾上腺;②腰动脉,有4对,由腹主动脉后壁两侧发出,贴L1~L4椎体走向外侧,左侧者经左交感干后方,右侧者经下腔静脉和右交感干后方,进入腰大肌深侧;③骶正中动脉,自主动脉叉后壁发出,沿L5椎体和骶骨前面下降。

1.肾动脉　平L2,起自腹主动脉,在肾静脉的后上方横行向外侧,分为数支经肾门入肾。右肾动脉较左肾动脉略长,向右经下腔静脉后方入肾。肾动脉进入肾门前发出一小支到肾上腺,称为肾上腺下动脉。不经肾门而直接穿入肾实质的动脉称为副肾动脉,其出现率约为59%,肾手术时要注意副肾动脉存在的可能性。

2.肠系膜下动脉　平L3,起自腹主动脉,向左下方走行,分出左结肠动脉及乙状结肠动脉,其终末支为直肠上动脉(图2-11)。

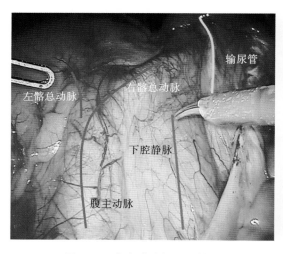

图 2-10　腹主动脉与下腔静脉

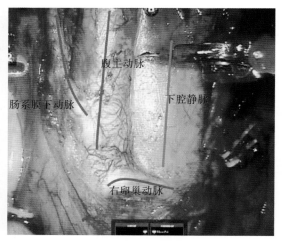

图 2-11　腹主动脉、下腔静脉、右卵巢动脉、肠系膜下动脉

(二)下腔静脉

下腔静脉(图2-10)是人体最粗大的静脉干,在平L5处由左、右髂总静脉汇合而成,沿腹主动脉右侧上行,经肝后面的腔静脉沟,穿经膈的腔静脉孔入胸腔,开口于右心房。下腔静脉的属支有脏支和壁支。

脏支包括肝静脉,左、右肾静脉,左、右卵巢静脉和右肾上腺静脉。左肾静脉穿过肠系膜上动脉起点下方的腹主动脉并流入下腔静脉。它接受来自左卵巢静脉、左肾上腺静脉和腰升静脉的血液。右卵巢静脉直接进入下腔静脉。

　　壁支分别与腹主动脉的壁支伴行，收集膈和腹后壁的静脉血液，其中左、右腰静脉（图 2-12）各有纵支连接构成腰升静脉，向上穿膈入胸腔，左侧者续为半奇静脉，右侧者续为奇静脉。因此，腰升静脉是上、下静脉间侧支循环途径之一。

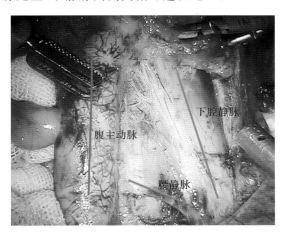

图 2-12　腹主动脉、下腔静脉、腰静脉

五、乳糜池及淋巴干

　　乳糜池是人体淋巴循环的一部分，收集肠干及左、右腰干的淋巴液（又称淋巴），注入胸导管中，再注入左静脉角，汇入血液中。胸导管起始端呈囊状膨大的部分，位于 L1 的前面，由左、右腰干和肠干汇合而成。因小肠内的脂肪物质主要通过小肠绒毛内的毛细淋巴管吸收，所以小肠绒毛内的毛细淋巴管内的淋巴含有脂肪粒而呈乳糜状白色，故称这些毛细淋巴管为乳糜管。乳糜管通过肠系膜上淋巴结后，其输出淋巴管组成肠干，末端注入胸导管起始端的膨大池。因此，胸导管起始端的膨大池内所含的淋巴也呈乳糜状白色，故称为乳糜池。它接受来自肠干及左、右腰干的淋巴，即下半身的大部分淋巴汇入乳糜池内，再经胸导管回流入静脉。据资料统计，我国人群中有乳糜池者约占 45.45%，无乳糜池者约占 54.55%。乳糜池形态不一，多呈囊状膨大，有时呈网状，其上端在膈的主动脉裂孔处向上续为胸导管。腰干左、右各一，由腹主动脉和下腔静脉周围的腰淋巴结的输出淋巴管汇合而成。肠干由腹腔淋巴结和肠系膜上、下淋巴结的输出淋巴管汇合而成（图 2-13）。

六、腹部神经

（一）腰丛

腰丛位于肌肉的深面，由第 12 对胸神经至第 4 对腰神经的腹支组成，其主要分支如下。

　　1. 髂腹下神经　　出腰大肌上段外侧缘，经腰方肌前面向外下至髂嵴上方，穿入腹横肌与腹内斜肌之间（图 2-14）。

　　2. 髂腹股沟神经　　平行走于髂腹下神经下方，至髂前上棘附近穿入腹前外侧壁肌层间。

　　3. 股外侧皮神经　　在髂腹股沟神经下方自腰大肌外侧缘走出，斜向外下方至髂前上棘内侧经肌间隙下行，分布到大腿外侧面皮肤。

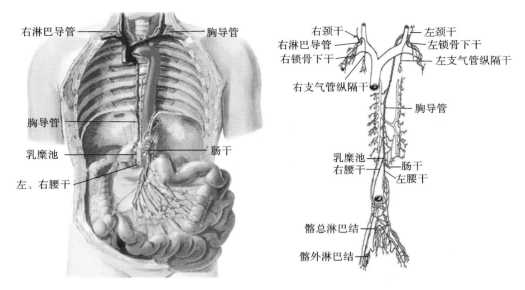

图 2-13　乳糜池及淋巴干

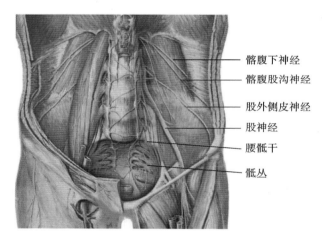

图 2-14　腹部神经

4. 股神经　腰丛最粗大的分支,出腰大肌下段外侧缘,经肌间隙下行至股前区。

5. 闭孔神经　沿腰大肌内侧缘下行入盆腔,经闭膜管至股内侧区。

6. 生殖股神经　从腰大肌前面穿出下行,分布于股前最上部和大阴唇皮肤。

（二）交感干腰部和自主神经丛

交感干腰部位于脊柱两侧、腰大肌内侧缘处,每侧有 4 个交感干神经节,由它们发出腰内脏神经走向腹主动脉。交感神经和副交感神经纤维在腹主动脉周围及其大分支的根部交织成神经丛,主要有腹腔丛和腹主动脉丛等。

1. 腹腔丛　腹腔丛位于腹腔干及肠系膜上动脉的根部,丛内有成对的腹腔神经节、主动脉肾神经节和单一的肠系膜上神经节;腹腔丛伴随腹腔干的分支、肠系膜上动脉和肾动脉形成肝丛、胃丛、脾丛、胰丛、肾丛和肠系膜上丛等副丛,分布到脏器。

2. 腹主动脉丛　腹腔丛向下续于腹主动脉表面形成腹主动脉丛,后者发出分支伴肠系膜下动脉形成肠系膜下丛，在肠系膜下动脉根部有肠系膜下神经节。内脏大、小神经和腰内脏神经的交感神经节前纤维在上述神经节内更换神经元，节后纤维攀绕动脉并随动脉分支到达所支配的脏器。迷走神经和盆内脏神经的副交感神经节前纤维也分别进入上述神经丛内，至脏器壁内（器官内节）更换神经元。另外，神经丛中还有内脏传入神经纤维通行。

七、盆部动脉

盆部动脉开始于 L4 水平，在此处，腹主动脉分叉形成左、右髂总动脉（图 2-15）。血管重要区域位于骶岬水平，髂总动脉在此处分为髂内动脉和髂外动脉。髂内动脉是骨盆及其内脏器的主要供血动脉，进一步深入周围和深层区域，可以看到髂内动脉的较细分支（图 2-16）。

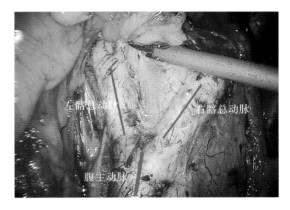

图 2-15　腹主动脉分叉

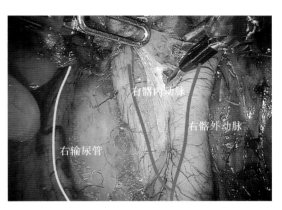

图 2-16　右髂外动脉、右髂内动脉

（一）髂总动脉

腹主动脉在 L4 椎体左侧前外方分为左、右髂总动脉，在骶岬水平骶髂关节处分为髂内动脉和髂外动脉。髂外动脉是供应下肢的主要动脉，髂内动脉主要供应盆腔脏器、盆壁、会阴及臀部。

1. 左髂总动脉　左髂总动脉长约 4 cm，较右髂总动脉短约 1 cm。其前方是至盆丛的交感神经分支和直肠上动脉，终末分叉处有输尿管；其后方有左交感干、L4 和 L5 椎体、左闭孔神经、腰骶干及髂腰动脉。左髂总静脉位于左髂总动脉后内侧，腰大肌位于外侧（图 2-17）。

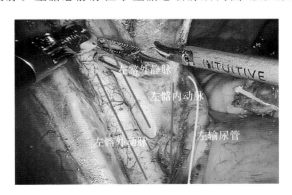

图 2-17　左髂总动脉分支

2. 右髂总动脉   右髂总动脉长约 5 cm。其前方是至盆丛的交感神经分支、输尿管。其后方有 L4 和 L5 椎体、右交感干、髂总静脉、下腔静脉起始处、右闭孔神经、腰骶干及髂腰动脉。上外侧是右髂总静脉和下腔静脉,下外侧为腰大肌。左髂总静脉位于右髂总动脉下内侧(图 2-18)。

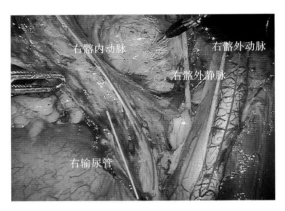

图 2-18   右髂总动脉分支

3. 分支   髂总动脉除发出髂内动脉和髂外动脉外,还发出一些小的分支至会阴、腰大肌、输尿管及附近的神经和其他组织。

(二)髂外动脉

髂外动脉直径比髂内动脉大。左、右髂外动脉从髂总动脉分叉处起始,沿腰大肌内侧缘下行,达髂前上棘与耻骨联合连线中点外。从腹股沟韧带后方进入股部后称为股动脉。左髂外动脉腹侧为乙状结肠,其起始处与输尿管交叉。右髂外动脉前内侧为小肠,外上侧通过壁腹膜和腹膜外组织与回盲部分离。大量淋巴管和淋巴结位于髂外动脉的前方和侧面。

髂外动脉是供应下肢的主要动脉,所以它在骨盆内几乎没有分支,仅在腹股沟韧带上方发出腹壁下动脉,在腹股沟韧带下方发出旋髂深动脉。此外还发出一些很小的分支至腰大肌和周围淋巴组织。

1. 腹壁下动脉   腹壁下动脉起自腹股沟韧带上方的髂外动脉,于前方腹壁的腹膜外组织内向前,且在腹股沟管深环的内侧斜向上行,进入腹直肌鞘,与腹壁上动脉吻合(图 2-19 和图 2-20)。

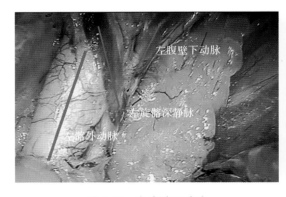
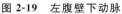

图 2-19   左腹壁下动脉

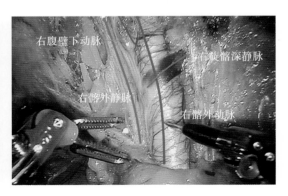

图 2-20   右腹壁下动脉

2. 旋髂深动脉　旋髂深动脉起自腹股沟韧带下方的髂外动脉外侧,与腹壁下动脉起点相对。其由腹股沟韧带下方上行至髂前上棘外侧,与旋股外侧动脉升支吻合,穿过腹横筋膜沿髂嵴内侧走行,于髂嵴中点穿过腹横肌,走行于腹横肌与腹内斜肌之间,与髂腰动脉和臀上动脉吻合。

(三)髂内动脉

髂内动脉位于骶髂关节前方,与腰骶部椎间盘平行下行,又名腹下动脉,长约5 cm,降至坐骨大孔上缘,分为向坐骨棘延伸的前干和进入坐骨大孔的后干。髂内动脉前干是骨盆重要器官膀胱(膀胱上动脉)和子宫(子宫动脉)的主要供血动脉。髂内动脉后干不太重要,因为它穿过骶前筋膜并供应臀肌区域。

髂内动脉前干平行于输尿管,其第一个分支是子宫动脉,之后髂内动脉在高于子宫动脉的平面上再次发出分支形成膀胱上动脉,然后继续作为闭塞的脐动脉延伸至腹前壁。脐动脉作为髂内动脉(前干)的终动脉,纵向延伸到腹壁成为脐内侧韧带,腹腔镜/机器人手术中对脐动脉进行牵引时,会看到子宫动脉的起点。

子宫动脉是唯一横过输尿管的血管。可据此沿输尿管容易地识别子宫动脉。根据剥离的规则,应在与长轴结构平行的方向对管状结构进行剥离。因此,在剥离输尿管过程中第一个受到阻碍的结构是子宫动脉。

子宫动脉离髂内动脉的其他分支较远,髂内动脉长约5 cm,因此,在子宫严重出血的情况下结扎髂内血管非常有用。

输尿管没有直接来自髂内动脉的血管供应,但输尿管有自己的系膜,可与盆腔大血管完全分离,有利于在根治性子宫切除术中更好地剥离。

髂内静脉也与髂内动脉平行,可以在距离子宫动脉起点2～3 cm处逆行追踪以安全地将髂内动脉与髂内静脉分开。

髂内动脉唯一的外侧分支是位于膀胱旁外侧空间的闭孔动脉。闭孔动脉就在闭孔神经下面。因此,一般认为闭孔淋巴结清扫的下限是闭孔神经。剥离闭孔神经、闭孔动脉容易导致闭孔动脉损伤和大量出血。

1. 子宫动脉　子宫动脉是起源于髂内动脉前干的第一个分支,大多数发出后与髂内动脉伴行2～3 cm,然后沿盆底侧壁向内下方走行,进入子宫阔韧带。它水平向前跨过输尿管然后分为子宫降支和子宫升支。主干沿子宫侧缘上行至宫底,与卵巢动脉吻合(图2-21和图2-22)。

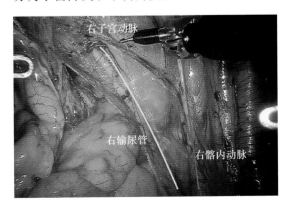

图 2-21　右子宫动脉

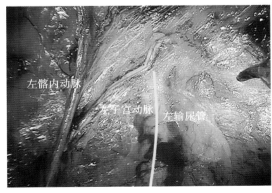

图 2-22　左子宫动脉

由于子宫动脉升支在进入子宫前几毫米处形成,故行筋膜内子宫切除术时可通过钳夹子宫动脉升支使其凝固。子宫动脉位于输尿管前方,而子宫静脉位于输尿管后方,因此,输尿管位于子宫动脉和子宫静脉之间的分叉处。这有助于识别直肠旁区域的出血部位。在发生动脉性出血的情况下,提起输尿管关闭子宫动脉的开口即可止血;如果是静脉性出血,提起输尿管不仅不能止血,还可能接触到子宫静脉。有时,子宫动脉的一个小分支可以支配靠近输尿管隧道的输尿管。这需要被识别出来后在输尿管隧道解剖时凝闭,以防止出血和术野模糊。

2. 闭孔动脉　闭孔动脉从髂内动脉前干向前下沿外侧管壁到达闭孔上部,与同名静脉和神经伴行。闭孔神经在其上方,闭孔静脉在其下方,有时发出髂支到髂窝,发出膀胱支向内侧进入膀胱,沿盆侧壁经闭膜管至股部,分布于邻近诸肌及髋关节。该动脉穿闭膜管前尚发出一耻骨支,与腹壁下动脉的耻骨支在耻骨上支后面吻合,有时吻合支粗大,形成异常的闭孔动脉,出现率约为 20%,行经股环或腔隙韧带的深面,向下进入闭膜管(图 2-23)。

3. 膀胱上动脉　髂内动脉起始处为脐动脉,向内下旋行,远段闭锁,名为脐内侧韧带。远段近端发出数支动脉,常为两支,分布至膀胱体,称为膀胱上动脉,供应膀胱上部和中部(图 2-24)。

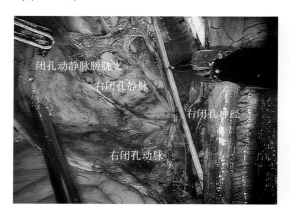

图 2-23　右闭孔动脉、右闭孔静脉、右闭孔神经

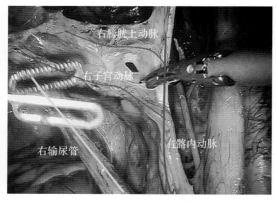

图 2-24　右子宫动脉、右膀胱上动脉

4. 膀胱下动脉　髂内动脉供应膀胱的分支。在脐动脉稍下方发自髂内动脉,分布至膀胱底。膀胱下动脉可以与直肠中动脉共同发出,而且经常由阴道动脉发出。

5. 髂腰动脉　髂腰动脉(图 2-25)是髂内动脉后干的第一个分支,位于闭孔神经和髂外血管后方,抵达腰大肌内侧缘,向前外侧上行至骶髂关节和腰骶干,在腰大肌后方分成腰支和髂支。

6. 骶外侧动脉　骶外侧动脉是髂内动脉后干的分支之一。起点在髂腰动脉的下方,沿骶骨侧部盆面下降。分支营养附近肌肉。较大一支为脊支,自第 1 或第 2 骶前孔进入骶管至脊髓并与骶中动脉吻合。较小一支向外侧倾斜并向前穿过梨状肌和骶前脊神经分支。

7. 臀上动脉　臀上动脉是髂内动脉的最大分支,是髂内动脉后干的主要延续。其向后走行于腰骶干和第 1 骶神经之间,向下穿过梨状肌上方的坐骨大孔离开骨盆进入臀部。

8. 臀下动脉　臀下动脉是髂内动脉前干的较大分支,主要供应臀区和大腿。其位于阴部内动脉后方,向后穿过梨状肌下孔出盆腔。与坐骨神经伴行,下行至大腿。

9. 直肠中动脉　直肠中动脉在国内命名并不统一,国外文献报道的出现率差异较大,这不仅反映出直肠中动脉的辨认在解剖学上的混乱,也反映出人们忽视了直肠中动脉的实际

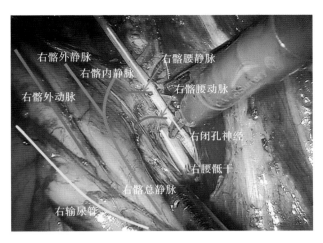

图 2-25　右髂腰动脉

作用。直肠中动脉在国内一些教科书中常被描述为直肠下动脉。

　　直肠中动脉的走行和来源并不恒定,在国内外文献中报道有很大差异。临床上,将直肠中动脉的走行分为侧方型(从侧方进入侧韧带再进入直肠系膜)和前外侧型(在直肠前侧方与子宫阴道动脉共干后分出并汇入直肠下段)。笔者发现直肠中动脉两侧起自髂内动脉或阴部内动脉,沿盆底肌的表面走行,在肛管直肠环的上方,紧靠盆底肌的表面进入直肠并与直肠上动脉在直肠下段形成充分的交通支。

　　10. 阴道动脉　阴道动脉是指分布于阴道内中下段前后壁、膀胱顶及膀胱颈的髂内动脉前干分支。阴道动脉与子宫动脉阴道支及阴部内动脉分支吻合。阴道上段由子宫动脉阴道支供血,阴道中段由阴道动脉供血,阴道下段主要由阴部内动脉和痔中动脉供血。

　　11. 阴部内动脉　阴部内动脉是髂内动脉的分支,穿梨状肌下孔至臀部,再绕坐骨棘的外面,经坐骨小孔进入坐骨直肠窝,行于外侧壁的阴部管内,在阴部管内发出肛动脉及会阴动脉后,本干向前入会阴深隙,分为阴蒂背动脉和阴蒂深动脉两终支。

　　(1)肛动脉在阴部管内起自阴部内动脉,有 2～3 支,横贯坐骨直肠窝至肛门周围,并与对侧同名动脉及直肠下动脉吻合,营养肛门周围诸肌和皮肤。

　　(2)会阴动脉向前进入会阴浅隙,行于坐骨海绵体肌和球海绵体肌之间,主要营养大阴唇的后部。沿途发出分支供应会阴浅隙的肌肉、筋膜和皮肤。

　　(3)阴蒂背动脉为阴部内动脉的终支,从会阴深隙穿尿生殖膈下筋膜进入会阴浅隙,再经阴茎脚和耻骨联合之间到阴茎背面,行于阴茎深筋膜内,主要供应阴蒂海绵体,以及阴茎筋膜和皮肤。

　　(4)阴蒂深动脉由会阴深隙穿至会阴浅隙,斜穿入阴蒂海绵体中央,至其末端,与对侧同名动脉及阴蒂背动脉吻合。

　　阴部内动脉在会阴深隙内还发出小分支,供应尿道、尿道海绵体或前庭球等。

八、盆部静脉

　　髂外静脉收集大部分下肢的静脉血。真骨盆的大量静脉收集盆壁及盆内大部分脏器的静脉血,还收集臀区、腹部及髋部的静脉血。骨盆的静脉变异很大,其主要的静脉与同名动脉伴行。

（一）髂总静脉

髂总静脉由髂外静脉和髂内静脉汇合而成，位于骶髂关节前方，斜行向上止于 L5 右侧，左、右髂总静脉以锐角汇合，形成下腔静脉。左髂总静脉较长且更倾斜，开始在左髂总动脉内侧，随后转到其后方，前方在乙状结肠附着处与直肠上静脉交叉。右髂总静脉较短且近乎垂直，开始行于右髂总动脉后方，后转到外侧，右闭孔神经在其后方。

左、右髂总静脉还收集髂腰静脉、骶外侧静脉的血液。左髂总静脉常收集骶正中静脉的血液。

1. 骶正中静脉　骶正中静脉在骶骨前方，与骶正中动脉伴行，左、右各 1 支，汇入左髂总静脉。

2. 阴部内静脉　阴部内静脉与阴部内动脉伴行，汇入髂内静脉，收集直肠下静脉、阴蒂静脉和阴唇静脉的血液。

（二）髂外静脉

髂外静脉是股静脉的延续，起自腹股沟韧带后方，沿盆缘上行至骶髂关节前方，汇入髂内静脉而形成髂总静脉。右髂外静脉位于髂外动脉内侧，并在上行过程中逐渐移至髂外动脉后方。左髂外静脉完全位于髂外动脉内侧。髂外静脉内侧与输尿管和髂内动脉交叉。髂外静脉外侧是腰大肌，但有动脉存在。其分支有腹壁下静脉、旋髂深静脉和耻骨静脉。

1. 腹壁下静脉　腹壁下静脉与腹壁下动脉伴行，汇入腹股沟韧带稍上方的髂外静脉。

2. 旋髂深静脉　旋髂深静脉与旋髂深动脉伴行，在前方穿过髂外动脉后，在腹壁下静脉稍上方汇入髂外静脉。

3. 耻骨静脉　耻骨静脉连接髂外静脉、闭孔静脉和腹壁下静脉，在耻骨上支表面上行。它位于闭孔窝上方的耻骨后部。在妇科肿瘤实践中，行盆腔淋巴结切除术时要剥离该区域，手术医生应小心剥离，以防止该静脉连接部位出血。所以，耻骨静脉亦称为死亡冠（corona mortis）。

（三）髂内静脉

髂内静脉起始于坐骨大孔的上部，在髂内动脉后内侧上行，于骶髂关节前方与髂外静脉汇合形成髂总静脉。髂内静脉及其属支比相应动脉更紧贴盆壁，被动脉覆盖，故髂内动脉一般位于髂内静脉的内侧及前上方。髂内静脉属支变异比髂内动脉更大，走行十分复杂。髂内静脉属支都由盆部静脉丛构成，有阴部内静脉丛、闭孔静脉丛、膀胱静脉丛、直肠静脉丛、子宫静脉丛和阴道静脉丛。这些静脉丛都位于脏器周围的疏松组织中，交织成网，静脉壁极薄，而且静脉之间有动脉穿过，故呈海绵状间隙。

1. 臀上静脉　臀上静脉与臀上动脉伴行，经过坐骨大孔在梨状肌上方进入骨盆，常以单干形式汇入髂内静脉。

2. 臀下静脉　臀下静脉与臀下动脉伴行，在坐骨大孔的下方汇入骨盆，进入髂内静脉远端。

3. 闭孔静脉　闭孔静脉起始于股近侧外展肌群，经过闭孔进入骨盆，在闭孔动脉下方沿骨盆外侧壁向后方上行，汇入髂内静脉。

4. 骶外侧静脉　骶外侧静脉与骶外侧动脉伴行。

5. 直肠中静脉　直肠中静脉起自直肠静脉丛，向外侧走行于肛提肌的骨盆面，汇入髂内静脉。

九、盆腹部淋巴结

人的免疫系统内,有一张由淋巴管和淋巴结组成的网,这张网被称为淋巴网络。淋巴网络的主要作用是收集人体组织中除血液之外的液体、日常新陈代谢产生的废物、外部入侵的病毒或细菌等物质。淋巴管和静脉血管很相似,不同之处在于,静脉血管中流淌的是血液,而淋巴管中则充满了某种透明的、像水一样的液体,这种液体一般被称为淋巴。

淋巴对于人体的免疫系统有着至关重要的作用。淋巴系统是脉管系统的组成部分,由淋巴细胞、淋巴管道、淋巴结及一些非淋巴结的淋巴组织或器官(如扁桃体、脾脏及胸腺)所构成。淋巴结的主要功能是过滤并对抗外来入侵的病毒及细菌,另外也可产生淋巴细胞。淋巴细胞属于白细胞,负责身体的免疫功能。人受伤以后组织会肿胀,要靠淋巴系统来排出积聚的液体,恢复正常的液体循环。

毛细淋巴管周围有 100 多个淋巴结,身体的颈部、腹股沟和腋窝处淋巴结特别密集。每个淋巴结里有一连串纤维质的瓣膜,淋巴从此流过,滤出病毒及细菌,并加以消灭,以阻止感染蔓延。当病毒侵入人体使人体发生感染时,淋巴结会肿大疼痛。当身体某一部位有病毒侵入时,该部位附近淋巴结内的淋巴细胞便会对抗外来的病毒以保护身体。

淋巴管道包括毛细淋巴管、淋巴管、淋巴干、淋巴导管。毛细淋巴管是淋巴管道的起始段,以膨大的盲端起始。淋巴管由毛细淋巴管汇合而成,管壁与静脉血管壁相似,外形呈串珠状。淋巴干由淋巴管汇合而成。全身淋巴干共有 9 条,即左、右颈干,左、右锁骨下干,左、右支气管纵隔干,左、右腰干以及肠干。淋巴导管有 2 条,即胸导管(左淋巴导管)和右淋巴导管。胸导管起自乳糜池,位于 T11 与 L2 之间。胸导管穿经膈的主动脉裂孔进入胸腔,再上行至颈根部,注入左静脉角,沿途接受左支气管纵隔干、左颈干和左锁骨下干的淋巴。右淋巴导管短,收集右支气管纵隔干、右颈干和右锁骨下干的淋巴,注入右静脉角。

淋巴循环是循环系统的重要辅助部分,可以把它看作血管系统的补充。人体除脑、软骨、角膜、晶状体、内耳、胎盘外,都有毛细淋巴管分布,毛细淋巴管数目与毛细血管相近。小肠区的毛细淋巴管称乳糜管。毛细淋巴管集合成淋巴管网,再汇合成淋巴管。淋巴管按所在部位,可分为深、浅淋巴管:浅淋巴管收集皮肤和皮下组织的淋巴;深淋巴管与深部血管伴行,收集肌肉、内脏等处的淋巴。全部淋巴管汇合成淋巴干,进而汇合成全身最大的 2 条淋巴导管,即左侧的胸导管和右侧的右淋巴导管,分别进入左、右锁骨下静脉。胸导管是全身最粗、最长的淋巴管道,由左、右腰干和肠干汇合而成,下段有膨大的乳糜池。胸导管还收集左上半身和整个下半身的淋巴,其收集的淋巴约占全身淋巴总量的 3/4。右淋巴导管由右颈干、右锁骨下干和右支气管纵隔干汇合而成,收集右上半身的淋巴,其收集的淋巴约占全身淋巴总量的 1/4。淋巴循环的一个重要特点是单向流动而不形成真正的循环。如图 2-26 所示,毛细淋巴管从组织间隙收集多余的液体,约 90% 的液体被毛细血管过滤后被重新吸收并返回到静脉微循环;剩下的约 10% 是富含蛋白质的淋巴,将进入毛细淋巴管被排出。当淋巴引流系统出现故障时,就会发生淋巴水肿。

淋巴流入血液循环系统具有很重要的生理意义:①回收蛋白质:组织间液中的蛋白质分子不能通过毛细血管壁进入血液,但比较容易透过毛细淋巴管壁而形成淋巴的组成部分。每天有 75～200 g 蛋白质由淋巴带回血液,使组织间液中蛋白质浓度保持在较低水平。②运输脂肪和其他营养物质:由肠道吸收的脂肪中 80%～90% 由小肠绒毛的毛细淋巴管吸收。③调节血浆和组织间液的平衡:每天生成的淋巴有 2～4 L 回到血浆,大致相当于全身

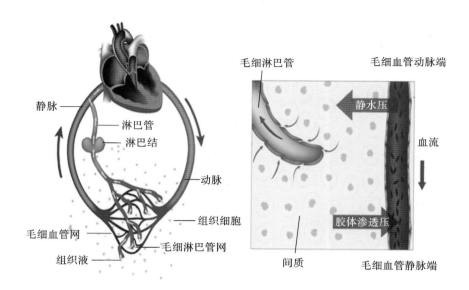

静脉

淋巴管

淋巴结

动脉

组织细胞

毛细血管网

毛细淋巴管网

组织液

毛细淋巴管　　毛细血管动脉端

静水压

血流

胶体渗透压

间质　　毛细血管静脉端

图 2-26　淋巴循环

的血浆量。④淋巴流动还可以清除因受伤出血而进入组织的红细胞和侵入机体的细菌,对机体起着防御作用。

淋巴结是呈椭圆形或蚕豆形的淋巴组织小体,大小不一,新鲜时呈灰红色,穿插于淋巴管的行程中,并与淋巴管相连通。淋巴结一侧隆凸,与此侧相连通的淋巴管称为输入淋巴管;另一侧凹陷形成淋巴结门,与此侧(门)相连通的淋巴管称为输出淋巴管。每个淋巴结的输出淋巴管数目少于输入淋巴管数目,一个淋巴结的输出淋巴管可为另一个淋巴结的输入淋巴管。淋巴结的主要功能:过滤淋巴,清除细菌和异物,产生淋巴细胞和抗体等。淋巴结多沿血管走行,位于屈侧和体腔的隐藏部位,成群分布。浅淋巴结位于浅筋膜内。深淋巴结位于深筋膜深面。

淋巴转移是肿瘤最常见的转移方式,是指浸润的肿瘤细胞穿过淋巴管壁,脱落后随淋巴被带到汇流区淋巴结,并以此为中心生长出同样肿瘤的现象。淋巴转移一般是首先到达距肿瘤最近的一组淋巴结(第一站),然后依次到达距离较远者(第二站、第三站),肿瘤细胞在每一站浸润生长的同时也向同组内邻近的淋巴结扩展。但是也有例外的情况,部分患者也可循短路绕过途径中的淋巴结直接向较远一组淋巴结(第二站或第三站)转移,临床上称这种转移方式为跳跃式转移。如宫颈癌在盆腔腹膜后,纵隔淋巴结未发生转移的情况下,首先出现颈淋巴结的转移。

另外,还可出现逆淋巴汇流方向的转移,转移到离心侧的淋巴结,这可能是由于顺流方向的淋巴管已堵塞。如宫颈癌转移到腹膜内淋巴结。这些特点增加了肿瘤转移的复杂性,使临床上仍有部分患者颈淋巴结已证实转移癌,却怎么也找不到原发病灶,这是临床上选择治疗方案时颇为特殊的问题,有时会因寻找原发病灶而延误治疗时间,从而影响患者治疗的预后。

女性生殖器官和盆腔具有丰富的淋巴系统,淋巴管和淋巴结通常沿相应的血管排列,成群或成串分布,其数目及确切位置变异很大。发生恶性肿瘤时,肿瘤细胞沿淋巴回流途径引起相应淋巴结肿大或转移。手术时,常需要切除腹主动脉旁淋巴结、髂总淋巴结、髂外淋巴结、髂内淋巴结、闭孔淋巴结、腹股沟深淋巴结。

（一）腹主动脉旁淋巴结

腹主动脉旁淋巴结沿腹主动脉及下腔静脉周围分布（图 2-27），根据分布位置不同，可以分为左侧腹主动脉旁淋巴结、右侧腹主动脉旁淋巴结、中间腹主动脉旁淋巴结。其内淋巴最后回流到胸导管。切除左侧腹主动脉旁淋巴结时，注意勿损伤肠系膜下动脉。

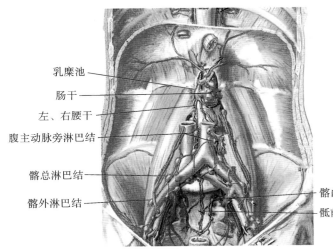

乳糜池
肠干
左、右腰干
腹主动脉旁淋巴结
髂总淋巴结
髂外淋巴结
髂内淋巴结
骶前淋巴结

图 2-27　盆腹部淋巴结

（二）髂总淋巴结

髂总淋巴结常为 1 个或 2 个，位于腹主动脉分叉处下方，L5 或骶岬前方（图 2-27）。它们回流至髂内、髂外淋巴结，且与主动脉外侧的腹主动脉旁淋巴结相连，它们通常呈链状分布于髂动脉的内侧、外侧和前方。

（三）髂外淋巴结

髂外淋巴结一般按分布位置形成三个亚群，分别位于髂外血管外侧区、内侧区和前区。髂外血管内侧区的亚群位于髂外静脉前内侧，与腹股沟深淋巴结相延续，所以被认为是回流的主要通道，主要收集下肢、腹壁脐部以下深层、阴蒂、尿道膜部、膀胱底、宫颈和阴道上部的淋巴。

（四）髂内淋巴结

髂内淋巴结围绕髂内血管的分支分布，收集大部分盆腔脏器（生殖腺和直肠除外）、会阴深部、臀区和股后部肌肉的淋巴。每一个淋巴结都与相应的内脏有关系。左、右两群淋巴结在中线上相互靠近时，通常是相互交通的。

（五）闭孔淋巴结

闭孔淋巴结沿闭孔动脉分布，多排列于闭孔神经周围。闭孔窝位于骨盆两旁的最深处，前方为腹膜，外侧、底部为盆壁，内侧为髂内动脉，闭孔神经在其中穿过。

（六）腹股沟深淋巴结

腹股沟深淋巴结（图 2-28）位于股管内，在腹股沟韧带与旋髂深静脉交叉的三角区内侧。

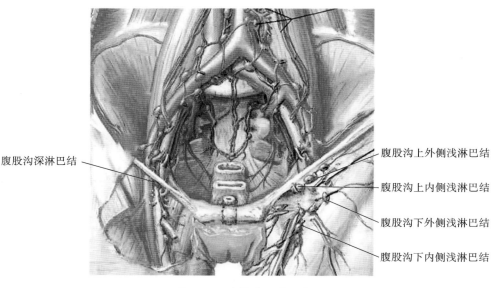

腹股沟深淋巴结

腹股沟上外侧浅淋巴结

腹股沟上内侧浅淋巴结

腹股沟下外侧浅淋巴结

腹股沟下内侧浅淋巴结

图 2-28　腹股沟深淋巴结

十、盆部神经

骨盆内有腰骶干、骶丛等神经。它们发出躯体神经和自主神经支配大部分盆腔脏器、骨盆壁、会阴、臀区和下肢。

（一）腰骶干

腰骶干的腰部包括第 4 腰神经腹支的一部分和第 5 腰神经腹支的全部。它沿腰大肌的内侧缘，在骶髂关节的前方下降，越过骨盆的边缘加入第 1 骶神经。第 2 骶神经的大部分和第 3 骶神经在坐骨大孔内的腰骶干内侧汇合，形成坐骨神经（图 2-29 和图 2-30）。

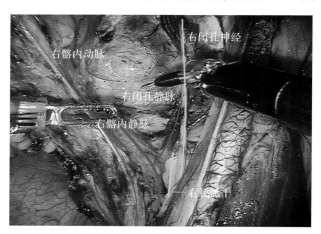

右髂内动脉

右闭孔神经

右闭孔静脉

右髂内静脉

右腰骶干

图 2-29　右腰骶干、右闭孔神经（一）

（二）骶丛

骶丛在梨状肌前方且靠骨盆后壁、髂内静脉和输尿管的后方。左侧骶丛位于乙状结肠后方。

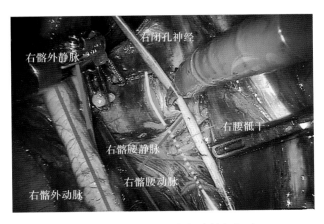

图 2-30　右腰骶干、右闭孔神经（二）

（三）腹下神经

腹下神经是交感神经位于 L5 和骶骨上段主动脉分叉的尾侧神经丛。此神经丛走向盆腔器官时分成松散状的左束和右束，左束一般比右束大。左、右束伴随髂内动脉分支形成直肠丛、子宫阴道丛、膀胱丛等。

（四）下腹下神经

下腹下神经主要由腹下神经（交感神经）和来自 S2～S4 的盆内脏神经（副交感神经）组成。下腹下神经分出子宫阴道丛、膀胱丛和直肠丛。交感神经可使子宫平滑肌收缩、膀胱内括约肌收缩（阻止排尿）、肛门内括约肌收缩。副交感神经可使子宫平滑肌舒张、膀胱内括约肌松弛、肛门内括约肌松弛。所以，排尿、排便主要由副交感神经控制，盆腔疼痛主要由交感神经控制。

十一、输尿管

输尿管是肌肉结构，起着将尿液从肾脏输送到膀胱的作用。输尿管长 23～30 cm。肾盂穿过肾门变窄形成输尿管，输尿管继续向下延伸，穿过髂总动脉的分叉或髂外动脉的起点沿骨盆边缘走行到腰大肌的内侧，并沿着子宫阔韧带的后叶进入膀胱。输尿管远端位于子宫动脉下方形成交叉。输尿管远段末端斜向膀胱平滑肌壁进入膀胱，具有括约肌样作用。

输尿管有三处生理性狭窄：肾盂输尿管交界处；骨盆边缘处，此处输尿管穿过髂总动脉；输尿管膀胱交界处，此处输尿管进入膀胱平滑肌壁。

在解剖学上，输尿管被分为腹部、盆腔内部分和膀胱内部分。腹部输尿管位于腰肌筋膜的内侧边缘，生殖股神经上方。右输尿管从十二指肠下方的升结肠后腹膜内下降，接近小肠肠系膜和下腔静脉卵巢血管，后经过回肠末端和盲肠末端的后部。左输尿管降至腹主动脉外侧，位于腰大肌筋膜上，并在其前面有左结肠动脉和卵巢血管穿过。左输尿管走行过程中平行于肠系膜下静脉，并穿过乙状结肠后部。输尿管穿过骨盆边缘的髂总动脉分叉。当输尿管进入真骨盆时，它位于卵巢血管的下方，并通过这条路径到达膀胱。在穿过子宫动脉（"桥下流水"）时向前内侧走行，然后在子宫主韧带内进入输尿管隧道。输尿管经过膀胱宫颈韧带（也称膀胱柱）内的阴道穹隆外侧进入膀胱三角区。在膀胱三角区的后外侧可以看到输尿管口。输尿管在膀胱壁上走行 1.5～2 cm。输尿管没有主动脉血管供血，它通过肾盂到膀胱的一段由来自肾动脉、卵巢动脉、髂总动脉、髂内动脉、子宫动脉、臀上动脉、阴道动脉、直肠中动脉、膀胱下动脉和膀胱上动脉的分支供血。这些血管相互吻合,形成连续的纵向血供。输尿管有由丰富的神经支配形成的输尿管丛。输尿管的主要感觉(内脏传入纤维)由 T12～L2 交感系统的神经支配。内脏传出纤维来自交感神经束和副交感神经束。

输尿管纵向血管损伤可引起输尿管外膜缺血或坏死。如果输尿管的外膜未剥离或其上的脂肪组织(临床术语为输尿管系膜)未被破坏,则可以很容易地进行输尿管的分离手术,同时避免损伤。髂内动脉是骨盆段输尿管最重要的供血动脉。骨盆漏斗韧带结扎时,输尿管在下方,特别是当因肿瘤、肿块或严重粘连而导致解剖变形时,应分离骨盆漏斗韧带,避免损伤输尿管。位于子宫峡部附近的输尿管,有位于子宫动脉下方、阴道动脉上方的子宫动脉穿过,是施行子宫切除术时进行子宫动脉结扎的部位。输尿管离子宫颈(简称宫颈)非常近,为了避免损伤输尿管,手术时必须将子宫拉向另一侧,以最大限度地增大输尿管与子宫内膜之间的距离。在穿过子宫动脉后,输尿管非常靠近阴道前外侧,结扎子宫骶韧带、子宫主韧带时,输尿管亦会受伤。

十二、盆腔间隙

盆腔结缔组织将盆腔腹膜下区域划分为不同的间隙。盆腔间隙由脂肪或疏松的网状结缔组织填充,这些网状结缔组织通常无血管。盆腔间隙在泌尿系统、生殖系统和胃肠道系统的功能中发挥作用。在盆腔手术中准确识别它们可以帮助恢复正常解剖,避免盆腔脏器和结构的损伤。

"间隙"一词是指至少由两个独立的筋膜分隔并充满网状结缔组织的区域。然而,在临床解剖和妇科手术中的间隙和周围界限存在差异,文献描述的每个无血管间隙都不是由至少两个筋膜来划分的。此外,在行采用腹腔镜和保留神经的妇科手术后,人们认识到了新的间隙和手术平面。无论是恶性还是良性病变手术,无血管间隙是腹膜后解剖标志和骨盆手术中有益的解剖标志。一个值得关注的事实是,对于各种妇科疾病,可经不同的途径进入女性骨盆的无血管间隙。全面了解盆腔间隙的解剖结构对降低发病率和死亡率至关重要。

外科解剖学的最新进展集中在了解腹膜后间隙。这些间隙位于腹膜之外,可以通过盆腔的不同部位剥离腹膜进入。盆腔的腹膜后间隙是根据距其最近器官的位置命名的。每个间隙都有自己的重要性。盆腔的腹膜后间隙可以分为对称的直肠侧间隙、膀胱侧间隙;不对称(或位于中线)的膀胱前间隙、直肠阴道间隙、直肠后间隙(骶前间隙)。

腹膜覆盖所有腹膜后间隙,共同的底部是肛提肌。如果用形象的方法来理解这些间隙,则这些间隙表现为中空的无血管锥体结构,底部是肛提肌,顶端向内指向腹膜腔。盆腔的腹膜后间隙是潜在的间隙,也就是说,它们不是自然存在的,而是通过解剖创造出来的,以在解剖过程中分离器官。

(一)直肠侧间隙

位于直肠两侧的腹膜后间隙称为直肠侧间隙(图 2-31)。直肠侧间隙呈曲线状。直肠侧间隙的顶部为子宫阔韧带后叶,内侧为直肠,外侧为髂内动脉,前方为子宫动脉,底部为肛提肌。

输尿管进一步将直肠侧间隙分为内侧直肠侧间隙和外侧直肠侧间隙。内侧直肠侧间隙称为冈林(Okabayashi)间隙,外侧直肠侧间隙称为拉氏(Latzko)间隙。冈林间隙以日本著名外科医生 Hidekazu Okabayashi 命名,他于 1921 年首次进行了保留神经的根治性子宫切除术。

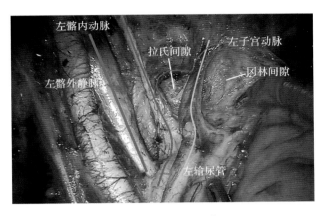

图 2-31　直肠侧间隙

　　在内侧入路中，腹膜上的切口位于骨盆漏斗韧带内侧，第一个可见的结构是输尿管。需要剥离输尿管和髂内动脉。按照剥离原则，进一步剥离直肠侧间隙，使之与输尿管平行，直到子宫骶韧带顶端。在此过程中若遇到子宫动脉，应剥离子宫动脉。

　　通过将输尿管中间化，拉氏间隙被清晰打开并可从其起源处剥离。子宫动脉很容易被识别并剥离，通过将输尿管侧移至腹膜皱襞或子宫阔韧带后叶，冈林间隙被清晰打开，轻度剥离即可看到副交感神经。这对保留神经的根治性子宫切除术是有帮助的。这些原则也适用于子宫内膜异位症手术。

　　在外侧入路中，腹膜上的切口位于骨盆漏斗韧带外侧，第一个可见的结构是髂外血管。此区域是进行淋巴结清扫的最佳部位。髂内动脉位于髂外静脉的下方，一旦发现，需要使用相同的剥离原则将其与输尿管剥离。外侧入路也有助于打开外侧膀胱侧间隙进行盆腔淋巴结清扫。

（二）膀胱侧间隙

　　膀胱侧间隙是指位于膀胱侧面，直肠侧间隙的前面和上面的腹膜后间隙（图 2-32 和图 2-33）。其中间被膀胱包围，外侧被盆腔壁包围，下方被子宫动脉包围。直肠侧间隙和膀胱侧间隙可以相互连通，也可以与膀胱前间隙连通。在根治性子宫切除术中，通过这些间隙可以完整地切除子宫及其附件。

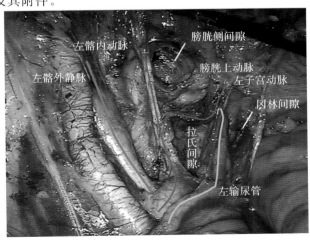

图 2-32　膀胱侧间隙、直肠侧间隙（一）

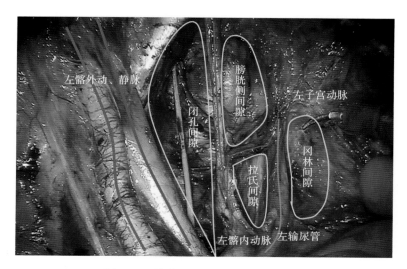

图 2-33　膀胱侧间隙、直肠侧间隙（二）

膀胱侧间隙被闭塞的髂内动脉或脐外侧动脉分为内侧膀胱侧间隙和外侧膀胱侧间隙。内侧膀胱侧间隙清扫可以达到最佳的肿瘤清除效果，而外侧膀胱侧间隙本身含有闭孔淋巴结和盆腔淋巴结，需要在根治性子宫切除术中清扫。

对于外侧膀胱侧间隙，后面剥离的界限是闭孔神经。

（三）膀胱前间隙

膀胱前间隙是位于膀胱和前腹壁之间的一个小的腹膜后中线间隙。它与两侧的膀胱侧间隙相连并被脐外侧韧带所包围，是闭塞的髂内动脉在腹壁上的延续。解剖膀胱前间隙可暴露膀胱颈和尿道，在泌尿外科治疗压力性尿失禁和悬吊手术中具有重要意义。然而，它在前路切除术中也很有用，例如在某些局部复发的宫颈癌或其他妇科癌症切除术中。

（四）直肠阴道间隙

直肠阴道间隙是指从直肠子宫陷凹到会阴体肛提肌水平的腹膜后间隙（图 2-34），可以通过切断子宫骶韧带之间的直肠子宫腹膜结构（位于两侧）来进入该区域。其前方为阴道后壁，后方为直肠前壁，外侧方为子宫骶韧带。子宫内膜异位症、肿瘤或脓肿可使直肠阴道间

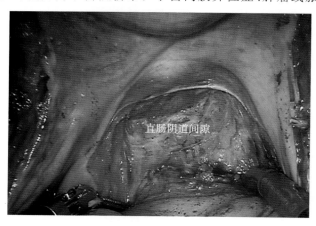

图 2-34　直肠阴道间隙

隙被严重的粘连包围。分离直肠阴道间隙后，将阴道从直肠和子宫骶韧带中剥离出来，可以为手术提供一个清晰的术野。直肠前筋膜（邓氏筋膜，图 2-35）是直肠和阴道之间的两层筋膜：第一层覆盖直肠，第二层覆盖阴道。阴道静脉位于邓氏筋膜下，覆盖阴道。因此，在两层邓氏筋膜之间存在无血管间隙，直肠与阴道之间的疏松组织容易被钝性分离。

在到达肛提肌之前，先进行直肠阴道间隙剥离，有助于在根治性子宫切除术中获取更大的阴道，有助于前、后阴道的对称剥离以及输尿管插入水平以下的前部剥离，也有助于妇科悬吊手术。

（五）直肠后间隙和骶前间隙

直肠后间隙是指直肠后面的一个薄而小的腹膜后间隙，前面被直肠系膜和后面被盆壁筋膜（Waldeyer 筋膜）所覆盖。骶前静脉位于 Waldeyer 筋膜的后部。如果在直肠系膜和邓氏筋膜之间不进行仔细的无血管剥离，受伤的骶前静脉可能会出现严重出血。直肠后间隙对于完全切除受累直肠的结肠系膜是有用的，对于累及直肠的深部浸润型子宫内膜异位症手术、骶前阴道固定术和骶前神经切除术也很有用。

骶前间隙是直肠系膜筋膜与骶骨筋膜之间的一个潜在间隙（图 2-36），只在有肿瘤发生时才实际存在。骶前间隙的前界为直肠后壁，后界为骶尾骨，向上延伸至腹膜反折，向下至直肠骶骨筋膜和肛提肌，侧方为输尿管、骶髂血管及骶神经根。

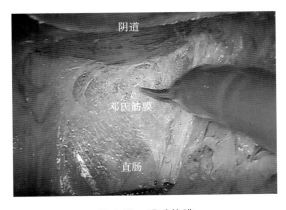

图 2-35　邓氏筋膜

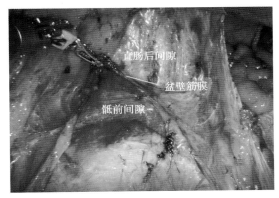

图 2-36　骶前间隙

（六）第四间隙（雅布基间隙）

与其他盆腔间隙不同，矢状腔是一个位于输尿管膀胱交界处前外方的疏松无血管间隙。这个间隙被称为第四间隙，位于膀胱宫颈韧带中，包含支配膀胱的副交感神经（图2-37）。仔细清扫这个间隙有助于行保留神经的根治性子宫切除术。膀胱颈筋膜分为前、后两叶，前叶允许输尿管插入膀胱，此处的筋膜包裹着输尿管形成膀胱宫颈韧带，而后叶在肛提肌水平进一步与骨盆内筋膜相连。

随着医学手术设备的发展，特别是以腹腔镜、机器人手术系统为核心的微创技术的应用，妇科手术从以往的肉眼大体结构解剖时代迈入腹腔镜、机器人辅助下放大的精细解剖时代，能够准确地判断各个解剖平面，完成更加精细的手术，改变现有妇科手术治疗的观念，并推进妇科手术学的发展。

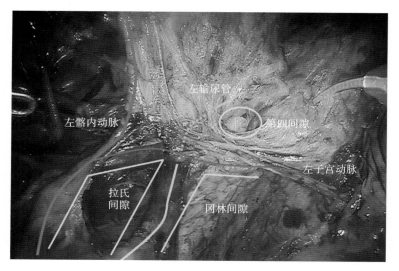

图 2-37　第四间隙

（陈必良　马佳佳　邹　伟　葛俊丽）

参 考 文 献

［1］ 基思·L·莫尔,阿瑟·F·达利.临床应用解剖学［M］.李云庆,译.郑州:河南科学技术出版社,2006.

［2］ 李光仪.实用妇科腹腔镜手术学［M］.北京:人民卫生出版社,2006.

［3］ 王德广,王海杰.人体局部解剖学［M］.2 版.上海:复旦大学出版社,2011.

［4］ FALCONE T,GOLDBERG J M.妇科腹腔镜手术技巧与视频［M］.朱兰,译.北京:人民军医出版社,2013.

［5］ PUNTAMBEKAR S, MANCHANDA R. Surgical pelvic anatomy in gynecologic oncology［J］. Int J Gynaecol Obstet,2018,143 Suppl 2:86-92.

［6］ RAHN D D,PHELAN J N,ROSHANRAVAN S M,et al. Anterior abdominal wall nerve and vessel anatomy:clinical implications for gynecologic surgery［J］. Am J Obstet Gynecol,2010,202(3):234. e1-234. e5.

［7］ SELÇUK İ,ERSAK B,TATAR İ,et al. Basic clinical retroperitoneal anatomy for pelvic surgeons［J］. Turk J Obstet Gynecol,2018,15(4):259-269.

［8］ WONG C,MERKUR H. Inferior epigastric artery:surface anatomy,prevention and management of injury［J］. Aust N Z J Obstet Gynaecol,2016,56(2):137-141.

［9］ MUAVHA D A,RAS L,JEFFERY S. Laparoscopic surgical anatomy for pelvic floor surgery［J］. Best Pract Res Clin Obstet Gynaecol,2019,54:89-102.

［10］ SABER A A, MESLEMANI A M, DAVIS R, et al. Safety zones for anterior abdominal wall entry during laparoscopy:a CT scan mapping of epigastric vessels ［J］. Ann Surg,2004,239(2):182-185.

第三章　妇科机器人手术的麻醉

一、前言

达芬奇机器人手术因其独特的优势而应用越来越广。这类手术在体位、操作等方面都有着不同于其他手术之处，并非如有些麻醉医生所想的那样只是一台"更长时间的腔镜手术"，它对麻醉管理提出了一些特殊要求。本章将对妇科机器人手术的麻醉评估和麻醉管理做一概述，以期为广大同道提供参考。

二、妇科机器人手术的特点及对患者生理系统的影响

（一）患者体位

为了充分显露盆腔和下腹腔，妇科机器人手术通常需采取极度头低体位（图 3-1），头低的角度往往为 $25°\sim45°$。这一体位对患者生理系统的影响一直是麻醉医生关注的问题，长时间置于极度头低体位可导致严重不良影响。极度头低体位时，腹腔脏器上移，膈肌上抬，导致肺顺应性下降，功能残气量减少，这可能引起通气血流比例失调，甚至导致肺水肿。如果患者本身存在慢性呼吸系统疾病等呼吸问题，则可能导致气道压异常升高、低氧血症等问题。极度头低体位还使得患者气管导管插入深度更深，可能引起气管导管进入一侧主支气道，导致单肺通气。

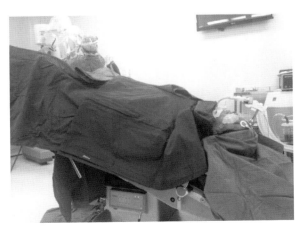

图 3-1　妇科机器人手术中的极度头低体位

极度头低体位对颅内压和神经系统的影响一直是研究的热点。长时间置于 $25°\sim45°$ 的极度头低体位可能引起上气道和脑部水肿。患者颅内压增高，脑血流量增加。对于合并神经系统疾病的患者，极度头低体位会增高脑出血等并发症的发生率。研究还发现，长时间极度头低体位可能引起术后视力减退。Molloy 据此推测，在极度头低体位下脑血管和眼部循

环的自我调节功能不足以代偿眼压的升高和眼灌注压的下降（眼灌注压＝平均动脉压－眼压）。在 25°头低体位下，若气腹压力为 15 mmHg（1 mmHg＝133 Pa），则患者的眼压可升高 13 mmHg 左右，手术时间越长，这一变化就越明显。

妇科机器人手术的另一个体位是截石位。截石位下，患者下肢收缩压下降，其下降程度与挤压综合征相当。曾有截石位下行机器人手术导致患者下肢发生挤压综合征的病例报道，该患者手术时间长达 12 h，其中置于头低截石位下 6 h。也曾有截石位手术导致患者发生横纹肌溶解的报道。

（二）人工气腹及对患者的影响

妇科机器人手术常需建立人工气腹，目前人工气腹通常采用 CO_2 气体建立。因此，术中人工气腹对患者造成的影响包括腹压增大和 CO_2 吸收入血两个方面。

气腹压力可分为高压力和低压力两种，目前采用的气腹压力多为 11～15 mmHg。气腹压力一方面造成腹压增大，对腹腔脏器和血流有影响；另一方面造成膈肌上抬，胸腔压力增大，对呼吸和循环均有影响。腹压增大可明显增加患者的肺顺应性，同时这些患者气道峰压、平台压和呼气末二氧化碳分压（$PetCO_2$）也明显增大。腹压增大还可导致平均肺动脉压和肺毛细血管楔压下降。如果患者合并肺部疾病，CO_2 排出障碍，则可能发生高碳酸血症、呼吸性酸中毒。这类患者往往需继续机械通气，因而会导致预后不良。气腹患者静脉回心血量减少，心输出量下降。人工气腹与极度头低体位结合可对心肺系统产生更明显的影响。研究表明，人工气腹合并 45°头低体位可使患者左心室灌注压上升 2～3 倍，心输出量下降。而腹压升高引起反射性儿茶酚胺分泌增加，全身血管阻力和平均动脉压也升高。

随着人工气腹的建立，腹腔血管受压，加之儿茶酚胺的分泌，腹腔脏器血流量减少，例如人工气腹合并 45°头低体位下，肾、脾和门静脉血流量均下降，患者的肌酐清除率下降，尿量减少。研究表明，气腹压力大于 15 mmHg 可能导致患者无尿。这些影响的临床意义尚不明确，往往在人工气腹停止后就可恢复正常。但如果人工气腹时间较长，则可能影响脏器的功能，甚至引起药物代谢缓慢。

CO_2 的吸收与手术创面的大小相关，创面越大，吸收越多。CO_2 的大量吸收可导致高碳酸血症。高碳酸血症会带来一系列影响，如患者出现酸中毒，代谢增强，血管包括脑血管扩张，进而导致颅内压增高。

（三）达芬奇机器人手术的特点

达芬奇机器人腹腔镜与常规腹腔镜有所不同。一方面，机器人的机械臂和机身占据的空间较大，麻醉医生的工作空间常常随之缩小。另一方面，患者体位的妥善安置是妇科机器人手术的第一步，是手术成功的首要前提，一旦安置完毕，患者不能再有体位的移动（图 3-2）。因为妇科机器人手术为精细操作，体位移动后术野随之变化，会严重影响手术进行，而且机器人机械臂上连接的套管（Trocar）可能会在患者移动时对患者内脏、神经或血管造成意外伤害，带来严重不良后果。麻醉医生无法在术中对患者的监测设备、气道设备、液体通路等进行调整。达芬奇机器人手术要求麻醉深度充足，患者术中无体动、无滑动，固定稳妥。

此外，妇科机器人手术学习初期往往耗时较长，体位和人工气腹对患者的影响也较大，这也是麻醉医生应考虑到的因素。

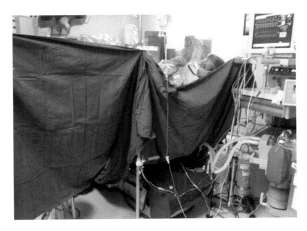

图 3-2　妇科机器人手术中患者完全被覆盖

三、妇科机器人手术的麻醉管理

(一)麻醉前评估

同所有的麻醉一样,妇科机器人手术麻醉前要对患者进行全面的评估。除常规评估外,还应注意如下几个方面。

由于长时间处于头低体位,患者术后易发生颜面、气道水肿,加之高碳酸血症常导致苏醒延迟,甚至拔管后再次意识障碍,因此在术前对患者进行气道评估非常重要。对于已有或怀疑气道问题的患者,应当提高警惕。

因妇科机器人手术中发生外周神经损伤、视觉障碍的风险增加,术前应详细询问患者是否存在外周神经问题和眼部疾病并记录在案。已有眼部疾病者应谨防因术中头低体位致眼压升高而造成不良后果。

头低体位和人工气腹对患者的呼吸和循环系统都有影响,因此慢性阻塞性肺疾病患者发生低氧血症和高碳酸血症的风险增加。对于合并呼吸系统疾病的患者,术前应控制感染,将肺功能改善到最佳状态,并做好术后可能持续机械通气的准备。肺大疱者机器人手术中发生肺大疱破裂的风险增加,故合并肺大疱为相对禁忌证。

缺血性心脏病患者在人工气腹和头低体位下更易发生心输出量下降,对其心功能进行评估甚为重要。若患者曾置入支架,则需详细了解支架置入的时间、位置,支架种类,目前冠状动脉狭窄状况及抗凝药物的使用情况。腔镜手术下止血较为不便,若患者因凝血障碍而发生严重渗血,则陷入被动,因此应把握好抗凝药物停用可能导致的血栓形成和不停用可能导致的渗血间的平衡。心脏内科医生应对此提出会诊意见。

对于既往有腹部手术史的患者,应考虑到腹腔粘连的可能性,这可能导致手术时间延长和出血量增加,麻醉医生应对此做好预案。

子宫内膜癌患者往往合并肥胖,而且随着生活模式的改变,其他疾病合并肥胖者也越来越多。肥胖患者一方面因难气道的风险增加,另一方面常常合并冠状动脉疾病、高血压和肺功能下降。肥胖患者也更易发生体位导致的神经损伤。应对肥胖患者进行详细评估,控制合并疾病,以有效改善其预后。

由于头低体位和 CO_2 人工气腹均可引起颅内压增高,因此颅内高压的患者不宜接受妇科机器人手术。

（二）麻醉技术

麻醉方法首选气管插管全身麻醉。全身麻醉有助于更好地控制呼吸和循环。因患者为极度头低体位，且手术时间往往较长，气管插管可防止反流误吸、保护气道，优于使用喉罩。

在全身麻醉诱导前应建立血压、心电、脉搏氧监测。血压监测宜选择有创动脉压连续监测，一方面因为手术时间往往较长，连续测压准确、实时；另一方面在此种监测方式下，可以间断进行血气分析，观察高碳酸血症和低氧血症的发生情况。由于麻醉医生术中无法对患者进行操作，因此应在术前建立有创监测，对于有出血可能的患者，还应建立两条以上的静脉通道，并稳妥固定。所有的监测设备应妥善连接，必要时用贴膜或胶带予以固定，以防术中脱落而难以重新连接。如前所述，机器人设备占据的空间大，因此有些情况下需要使用加长型的监测设备连线，应有所准备。$PetCO_2$探头是机器人手术必备的监测设备，术中持续监测 $PetCO_2$，必要时进行血气分析，可明确患者 CO_2 吸收情况。

气管插管时应采用加强钢丝螺纹导管，以防导管受压而弯折。固定应稳妥，可使用导管固定器。由于术中无法对气管导管进行调整，而极度头低体位和人工气腹下气管隆嵴向头侧移位，气管导管尖端会进一步向一侧支气管滑动，因此在体位摆放好之后、机械臂固定之前，还应再次对气管导管位置进行确认。

全身麻醉药物的选择不受妇科机器人手术的影响，吸入麻醉或静脉麻醉皆可。但手术时间长和腹腔脏器血流受抑制可能造成药物代谢缓慢和蓄积，可使用不经肝肾代谢和持续输注时半衰期较短的药物，如瑞芬太尼和顺式阿曲库铵等。

妇科机器人手术对患者无体动有严格要求，因此应注意维持足够的麻醉深度和充分的肌松。对患者进行麻醉深度监测，如 Narcotrend 指数或 BIS 监测，以反映患者意识状态，指导麻醉药物用量（图 3-3），有效避免麻醉过浅。目前越来越多的证据支持维持充分的肌松对于腹腔镜手术患者有益，妇科机器人手术中也应及时追加肌松药，有条件者应进行肌松监测，以维持充分的肌松，这样不仅有利于避免患者体动，也可降低腹肌张力，有利于人工气腹的实施。

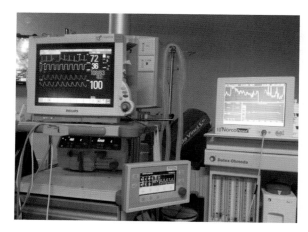

图 3-3　妇科机器人手术中的主要监测设备

（三）气道管理

由于前述人工气腹和体位对呼吸系统的影响，妇科机器人手术中的呼吸参数设置需兼顾气道压力与通气量两个方面。通气量应充足，以使吸收入血的 CO_2 能够被排出，避免高碳酸血症。人工气腹下气道压力升高,过高的气道压力可导致气压伤,因此应减小潮气量以控制气道压力。在这种情况下,为获得充足的通气量,就必须增高呼吸频率。一般呼吸频率设置在 $12\sim20$ 次/分之间,呼吸频率不能无限增高,否则腹压也会增大。对妇科机器人手术而言,极度头低体位是给气道管理造成困难的最大因素。在患者氧合不足的情况下,采用压力控制模式可能有利于患者获得更充足的通气量。呼气末正压通气(PEEP)可以改善肺不张,但单纯设置 PEEP 无效。正确的做法是先手控使气道压力达到 $30\ cmH_2O(1\ cmH_2O=9.8$ Pa)以上再增加 PEEP。尽管多项研究始终显示低潮气量($6\sim8\ ml/kg$)可以改善肺功能和减少肺部并发症,但 PEEP 的最佳水平仍是一个有争议的问题。极度头低体位和人工气腹下 PEEP 的益处可能不再明显,应根据患者的情况综合考虑。也有研究表明,在极度头低体位和人工气腹下使用更高的 PEEP($15\ cmH_2O$)可以明显增加肺部背侧通气量,使术中通气更加均匀、生理效应更好,但术后肺功能无改善,因此较高的 PEEP 在麻醉中的应用尚无定论。

如前文所述,由于激素的原因,许多子宫内膜癌患者偏肥胖,人工气腹下这类患者通气的空间更小,气道压力更高,容易出现限制性通气功能障碍和肺不张,导致高碳酸血症和低氧血症发生的可能性更高。对于类似的患者,有学者推荐使用一种较新的通气模式——压力控制-容量保证通气(PC-VG)模式。该模式采用压力控制通气,同时也设置潮气量,可以在控制压力的同时保证有足够的潮气量将 CO_2 排出。

阻塞性肺部疾病和限制性通气功能障碍的患者 CO_2 排出受阻,妇科机器人手术中更易发生高碳酸血症和低氧血症。如前所述,肺大疱患者不宜进行机器人手术,因为术中肺大疱破裂的风险极高。

由于妇科机器人手术往往耗时较长,有的患者可能发生气道水肿,甚至导致术后呼吸困难,这一并发症在某些手术后发生率可达 0.7%。气道水肿的原因为人工气腹和头低体位引起的静脉过度充盈,长时间手术、气管导管套囊压迫也可能加重水肿。进行套囊泄漏试验,将气管导管套囊压力控制在 $30\ cmH_2O$ 以下为佳。

(四)循环管理

一方面,在建立人工气腹时,可能由于腹膜牵张、迷走神经兴奋而发生心律失常。而人工气腹与头低体位导致的心输出量减少也可引起或加重患者的心律失常。妇科手术患者术前常需进行肠道准备,使得患者容量不足的情况较严重。术前补充血容量,有助于减轻手术造成的心输出量下降,避免发生低血压和心律失常。在摆放和恢复患者体位的时候,动作应轻缓,避免对循环造成影响。

另一方面,头低体位引起上肢、颜面和上气道的水肿,过量输液也可能加重这一水肿。因此,一般推荐术中输液量维持在最低需要量(2000 ml 以下)即可。限制液体输入可以降低并发症发生率,但不应过度限制而导致术后少尿。

(五)术后管理

1. 术后镇痛　妇科机器人手术后疼痛由切口、创面和内脏牵拉等引起。切口浸润麻醉镇痛效果良好,可使用 0.25% 的布比卡因或罗哌卡因浸润麻醉。切口浸润麻醉辅以手术结束前甚至术前给予非甾体抗炎药可达到满意的镇痛效果。也有人尝试使用普瑞巴林加塞来昔布镇痛,效果良好。部分患者可因人工气腹气体刺激膈肌而出现肩部疼痛。导致肩部疼痛的机制尚未明确,可能由腹腔残余 CO_2 刺激膈神经所致。温盐水彻底清洗腹腔和停人工气腹时手工膨肺促进 CO_2 排出有助于预防肩部疼痛。疼痛严重者可使用阿片类药物控制。

κ受体与内脏痛关系密切,因此近年来κ受体激动剂在腹部手术术后镇痛中的作用得到了肯定。纳布啡和布托啡诺是临床使用日益增加的κ受体激动剂,在手术结束前30 min至1 h使用κ受体激动剂来衔接术中的通过抑制阿片受体来镇痛,有助于取得较好的术后镇痛效果。

2. 术后恶心呕吐 妇科手术患者是术后恶心呕吐高发群体,腹腔镜手术更是增加了发生术后恶心呕吐的可能性。若妇科机器人手术耗时较长,则发生术后恶心呕吐的可能性更大。术前使用地塞米松可有效预防术后恶心呕吐。手术结束前给予5-HT$_3$受体阻滞剂如阿扎司琼、昂丹司琼可减少术后恶心呕吐的发生。其他有效的药物还包括氟哌利多、异丙嗪等。联合使用多种药物的多模式镇吐的效果可能更佳。穴位刺激技术如针刺穴位、电针、经皮穴位电刺激已被证实可防治术后恶心呕吐,常用的穴位是内关穴。术后恶心呕吐时,应注意排查有无其他致病因素,如脑水肿、低血糖等,在去除诱因的基础上再给予处理。

四、妇科机器人手术麻醉的并发症及处理

(一)高碳酸血症

动脉血二氧化碳分压($PaCO_2$)高于45 mmHg时,可发生高碳酸血症及酸中毒。高碳酸血症与心律失常、内环境失稳、意识障碍等直接相关,应给予积极处理。可通过增大通气量、增加CO_2排出来纠正高碳酸血症。妇科机器人手术中应严密监测$PetCO_2$,适时进行血气分析,积极纠正酸碱平衡失调,维持内环境稳定。

(二)皮下气肿

皮下气肿在人工气腹手术中并不罕见,其发生与多种因素相关。可能的原因如下:气腹压力大于15 mmHg;建立人工气腹时反复尝试;引导针或套管未进入腹腔;套管数量多于5个;皮肤和筋膜组织与套管贴合不严密;人工气腹时间长于3.5 h等。出现皮下气肿时,可闻及明显的捻发音,尤其以皮下组织疏松处最为明显,有的患者头面颈部可明显肿胀。患者常表现为$PetCO_2$明显升高,常常大于50 mmHg。高碳酸血症严重的患者还可能发生心律失常、窦性心动过速和血压升高。对于有皮下气肿者,还应警惕是否有气胸或纵隔气肿等严重并发症出现。气胸常表现为突发的低氧血症和气道压力增高。

一旦患者出现皮下气肿,应当严密监测$PetCO_2$,评估皮下气肿的程度,排除合并气胸或纵隔气肿的可能性。适度增高通气频率和潮气量,采用纯氧通气,促进CO_2排出。使用一氧化二氮(N_2O)麻醉者应停用N_2O,以防N_2O进入皮下气肿区。手术医生可适度降低患者气腹压力。高碳酸血症严重者应暂停人工气腹,待纠正后再继续。若没有腹壁血管损伤,气胸者在人工气腹停止后,气胸可逐渐吸收消失。若人工气腹停止后1 h气胸仍未消失,可考虑穿刺引流。纵隔气肿一般也可以逐渐吸收消失。

尽管皮下气肿本身并不是一种危险的并发症,在人工气腹停止后往往可以很快消退,但对于一些皮下气肿患者,常常需要继续机械通气来排出CO_2,避免自主呼吸下高碳酸血症难以恢复。需特别注意的是,对于皮下气肿患者,拔管前应评估气道受压情况,以防拔管后发生气道梗阻。术后注意密切监测。

(三)空气栓塞

空气栓塞是罕见但严重的并发症,多发生在建立人工气腹时,由CO_2直接进入血管导致,特点为突发。症状与进入血管的CO_2量有关,患者可表现为$PetCO_2$骤降、心动过速、血压降低,患者可发绀,听诊可闻及某一肺区呼吸音消失和心脏杂音(可为经典的车轮样杂

音）。此时应立即停止人工气腹，将患者置于左倾头低体位，采用纯氧过度通气，必要时立即行心肺复苏。

（四）苏醒延迟

一般认为患者停药后 2 h 仍未苏醒为苏醒延迟。妇科机器人手术后发生苏醒延迟的可能性较高，原因如下：一是手术时间较长，药物蓄积较多；二是长时间的人工气腹造成 CO_2 不断吸收入血引起高碳酸血症，意识恢复慢；三是长时间的极度头低体位造成颅内压增高，脑水肿可能性大。有部分患者在苏醒拔管后，由于组织间隙内 CO_2 缓慢吸收入血，还可能再次出现意识障碍。因此，患者拔管、返回病房后，应继续吸氧以促使 CO_2 排出，避免发生高碳酸血症和低氧血症。还有学者建议，妇科机器人手术后不宜快速拔管，应在小剂量镇静药物维持下，待 CO_2 尽量排出后再拔管。这一观点还有待商榷。

（五）神经损伤

在为患者摆放极度头低体位和截石位的时候，患者可能出现肢体受压或牵拉过度，导致神经损伤。在极度头低体位下，患者会逐渐向头侧滑动，从而导致肢体受牵拉。如前文所述，截石位还可能导致急性挤压综合征。因此，医务工作者们做了很多努力来研究如何预防体位导致的神经损伤，保护措施包括使用肩托、束带，甚至防滑泡沫。在术中应将患者肢体和易受压部位妥善安置固定，必要时垫以海绵垫（图 3-4）。

视神经损伤导致视力减退是严重的并发症。如前文所述，极度头低体位对眼压有影响，而且妇科机器人手术中头部覆盖无菌单，上方的手术器械等有可能对患者眼部造成压迫，造成术后视力减退。角膜暴露也是眼部受损的原因。妥善摆放头部体位，严防面部受压，以及使用啫喱状眼贴可有效保护眼部（图 3-4）。Raz 等在机器人前列腺手术中使用改良的头低脚高位（Trendelenburg 体位），即在头低脚高位基础上将患者头部和肩部置于水平位（图 3-5），该体位可有效降低眼压，促进术后眼压恢复到正常范围，对视神经保护有着积极的作用。

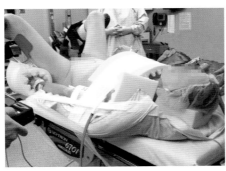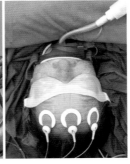

图 3-4　预防神经损伤的装置（肩托、束带、海绵垫、眼贴）

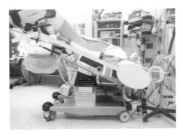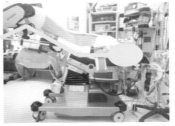

图 3-5　头低脚高位和改良的头低脚高位

五、小结

妇科机器人手术以创伤小、恢复快、预后良好等特点而得到手术医生和患者的青睐。但妇科机器人手术的一些要素，包括极度头低体位、人工气腹、术中患者绝对制动等也为麻醉管理带来了挑战（表3-1）。对患者生理改变的深入了解、与手术医生和护士的良好沟通、细致而有预见性的麻醉策略，是妇科机器人手术麻醉管理成功的关键。

表 3-1　妇科机器人手术对麻醉管理的影响（改编自 Kaye A D 等，2013）

影响因素	产生的影响	应对措施
极度头低体位	血流动力学失稳	补液，放置动静脉导管
	氧合受损	提高吸入氧浓度
	术中无法调整导管	预先稳妥固定；避免气管导管受压
	术后呼吸困难	严密监测，吸氧
	神经损伤	妥善安置体位，安放海绵垫
	角膜受损	使用眼贴
人工气腹	气道峰压和平台压上升，而肺顺应性和肺容量下降，导致通气血流比例失调	严密监测，必要时转换为压力控制通气模式
	肺不张	膨肺；术后持续正压通气
	空气栓塞	警惕，停止吸入 N_2O，降低气腹压力或停止人工气腹
	低血压	补液，使用血管活性药
术中患者绝对制动	术中无法调整气道设备、监测设备等，特别是在紧急情况下	所有设备预先稳妥固定；使用加长型的监测设备连线、加强钢丝螺纹导管等

（路志红）

参 考 文 献

［1］ GAINSBURG D M. Anesthetic concerns for robotic-assisted laparoscopic radical prostatectomy［J］. Minerva Anestesiol，2012，78(5)：596-604.

［2］ LEE J R. Anesthetic considerations for robotic surgery［J］. Korean J Anesthesiol，2014，66(1)：3-11.

［3］ KAYE A D，VADIVELU N，AHUJA N，et al. Anesthetic considerations in robotic-assisted gynecologic surgery［J］. Ochsner J，2013，13(4)：517-524.

［4］ LEE L A. Perioperative visual loss and anesthetic management［J］. Curr Opin Anaesthesiol，2013，26(3)：375-381.

［5］ HSU R L，KAYE A D，URMAN R D. Anesthetic challenges in robotic-assisted urologic surgery［J］. Rev Urol，2013，15(4)：178-184.

［6］ AWAD H，WALKER C M，SHAIKH M，et al. Anesthetic considerations for robotic prostatectomy：a review of the literature［J］. J Clin Anesth，2012，24（6）：494-504.

［7］ OTT D E. Subcutaneous emphysema-beyond the pneumoperitoneum［J］. JSLS，2014，18（1）：1-7.

［8］ STOLZENBURG J U，AEDTNER B，OLTHOFF D，et al. Anaesthetic considerations for endoscopic extraperitoneal and laparoscopic transperitoneal radical prostatectomy ［J］. BJU Int，2006，98（3）：508-513.

［9］ MOLLOY B L. Implications for postoperative visual loss：steep Trendelenburg position and effects on intraocular pressure［J］. AANA J，2011，79（2）：115-121.

［10］ BHANDARI A，MCINTIRE L，KAUL S A，et al. Perioperative complications of robotic radical prostatectomy after the learning curve［J］. J Urol，2005，174（3）：915-918.

［11］ GALYON S W，RICHARDS K A，PETTUS J A，et al. Three-limb compartment syndrome and rhabdomyolysis after robotic cystoprostatectomy［J］. J Clin Anesth，2011，23（1）：75-78.

［12］ KLAUSCHIE J，WECHTER M E，JACOB K，et al. Use of anti-skid material and patient-positioning to prevent patient shifting during robotic-assisted gynecologic procedures［J］. J Minim Invasive Gynecol，2010，17（4）：504-507.

［13］ RAZ O，BOESEL T W，ARIANAYAGAM M，et al. The effect of the modified Z Trendelenburg position on intraocular pressure during robotic assisted laparoscopic radical prostatectomy：a randomized，controlled study［J］. J Urol，2015，193（4）：1213-1219.

［14］ YOUNG C C，HARRIS E M，VACCHIANO C，et al. Lung-protective ventilation for the surgical patient：international expert panel-based consensus recommendations ［J］. Br J Anaesth，2019，123（6）：898-913.

［15］ SHONO A，KATAYAMA N，FUJIHARA T，et al. Positive end-expiratory pressure and distribution of ventilation in pneumoperitoneum combined with steep Trendelenburg position［J］. Anesthesiology，2020，132（3）：476-490.

第四章　妇科机器人手术的配合和管理

达芬奇机器人手术系统在妇科手术中应用范围较广，技术较为成熟。其在妇科的主要应用包括宫颈癌根治术、子宫内膜癌根治术、卵巢癌根治术、子宫切除术、输卵管复通术等，大多数妇科手术有成功使用机器人手术系统完成的报道。

随着达芬奇机器人手术系统在妇科疾病中的应用不断增加，妇科机器人手术对术中配合也提出了更高的要求。手术方式不同，术中配合也不尽相同，下面根据床旁患者手术平台位置不同分为两个部分进行介绍。

第一节　机器人宫颈癌根治术

一、概况

宫颈癌是妇科较为常见的恶性肿瘤，经典的宫颈癌根治术为广泛性全子宫、双侧附件切除术与盆腔淋巴结清扫术，这样做会不可避免地导致膀胱、直肠功能恢复不好等不良事件的发生。随着患者对健康以及生活质量的要求越来越高，保留盆腔自主神经的宫颈癌根治术应运而生，其手术难度更大，对仪器设备的要求也更高，达芬奇机器人手术系统以其精密、精准、灵活等特点而被选择用于该手术。保留盆腔自主神经的宫颈癌根治术针对早期宫颈癌患者在达到手术预期的同时，系统性保留支配膀胱、直肠、阴道、阴蒂的盆腔自主神经功能，从而达到提高生活质量的目的。

二、适应证和禁忌证

（一）适应证
（1）临床分期在ⅡA期以下（含ⅡA期）。
（2）年龄超过70岁者，根据全身情况能否耐受手术而决定。
（3）宫颈残端癌、不宜放疗的宫颈癌患者。

（二）禁忌证
（1）不能耐受手术。
（2）子宫旁（简称宫旁）已有转移。

三、术前准备

（一）入室前准备
1. 心理疏导　做好术前访视工作，帮助患者正确认识疾病，消除患者对手术的恐慌，向患者阐明机器人手术的优势，介绍手术室布局、麻醉方式等，减轻患者的焦虑情绪，取得患者的配合。

2. 术前常规检查　B 超、胸部 X 线、心电图，必要时行 CT 或 MRI 检查等。

3. 皮肤准备　指导患者清洁皮肤，尤其注意洗净脐部。

4. 胃肠道准备　术前禁食 8 h、禁饮 6 h，行清洁灌肠，有效避免胃肠胀气以及消化道内容物过多，降低麻醉风险，使术野充分暴露。

5. 阴道准备　常规灌洗阴道，保持阴道清洁。

（二）入室后准备

1. 麻醉方式　气管插管全身麻醉；行桡动脉穿刺置管，便于有创血压监测和血气分析。

2. 手术体位　膀胱截石位，头低脚高 30°。

3. 注意事项

（1）将防压疮贴贴于患者骶尾部，防止手术时间长导致皮肤压疮的发生。

（2）用腿架及腿垫托起小腿，使腘窝悬空，双下肢分开 80°～90°，膝关节弯曲 90°～100°，避免损伤腓总神经。

（3）双侧肩部安置海绵肩托，头枕硅胶头圈，防止因头低脚高引起体位变动。

（4）患者臀部应超出床缘至少 2 cm，防止操作举宫器时出现上举受限。

（5）做好眼保护，选择合适的眼贴，避免术中眼睑闭合不全导致眼部损伤。

（三）器械及物品的准备

1. 器械及敷料　手术包、剖腹外加、手术盆、腹腔镜器械、机器人手术器械（图 4-1）、腿套包、单双极线、30°镜头等。

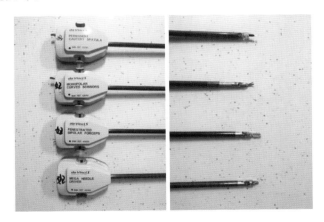

图 4-1　机器人手术器械

2. 一次性用物　机器人专用无菌保护套、电剪保护套、防压疮贴、眼贴、可吸收缝线等。

四、Trocar 定位

第一个孔为镜头臂穿刺孔，在脐上一横指向左侧偏 2～3 cm 处置入 12 mm Trocar；第二个孔为 1 号机械臂穿刺孔，在第一个孔右侧 10～13 cm 偏脚侧 15°～30°处置入机器人专用 8 mm Trocar；第三个孔为 2 号机械臂穿刺孔，在第一个孔左侧 8～10 cm 偏脚侧 15°～30°处置入机器人专用 8 mm Trocar；第四个孔为辅助操作孔，在第一个孔和第二个孔连线的中垂线上偏头侧距离第二个孔不短于 5 cm 处置入 5 mm Trocar；第五个孔也为辅助操作孔，在第二个孔右侧 6～8 cm 偏脚侧 15°～30°处置入 12 mm Trocar。需注意，机器人专用 Trocar 穿刺深度以第二条深黑色标记区刚好露出为宜。

五、机器人定泊

患者手术平台应从偏患者右脚内侧进入，与右下肢平行，与手术床尽量靠近，但要防止在机械臂下拉时压住患者肢体，同时保证镜头臂的三角形在蓝色区域内。

六、手术步骤与术中配合

（一）巡回护士

（1）患者入室后，巡回护士与麻醉医生、手术医生三方共同核对患者信息无误后，建立静脉通道。

（2）骶尾部贴防压疮贴，摆截石位，腘窝处垫衬垫以保护皮肤，手术床单位保持平整、干燥。

（3）协助麻醉医生进行动脉穿刺并固定。

（4）手术开始后连接好各种仪器连线，待手术医生打好各孔后将患者手术平台推至所需位置。

（5）术中注意观察患者生命体征，保证各输液管道通畅，同时注意观察患者尿量和颜色。

（6）及时供给台上手术用物，注意调节各仪器功率使仪器处于良好的工作状态。术中仪器出现报警时，检查并及时处理与记录，特殊情况报告工程师进行检测。

（二）器械护士

（1）准备好所有无菌物品后，于术前 30 min 刷手并整理器械台（图 4-2），检查所有器械的完整性，与巡回护士、手术医生进行物品清点。

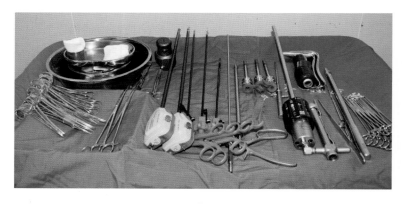

图 4-2　整理器械台

（2）在巡回护士的协助下安装好器械臂、镜头臂和镜头保护套，确保镜头臂的三角形在蓝色区域内并与中心柱成一水平线，将器械臂和镜头臂推至墙角并用无菌中单覆盖以防止被污染。

（3）在巡回护士的协助下将镜头连接好，将线缆摆成"S"形盘于器械台上备用。

（4）白平衡校准：将镜头指向白纸，让整个视野充满白色，按菜单键进行白平衡校准。

（5）3D十字校准：利用十字校准器，将镜头30°向下和30°向上分别依次校准。

（三）术中配合

（1）消毒铺单：上至两乳头连线，下至会阴及大腿上1/3，两侧至腋中线，铺单完成后用14♯导尿管导尿。

（2）建立人工气腹：协助医生建立人工气腹，备已吸入无菌水的10 ml注射器（做滴水试验用），按Trocar位置协助医生合理置入Trocar。

（3）摆放体位：巡回护士将手术床摇至头低脚高30°，并将手术床降到合适位置，以便于助手操作，变换角度时应缓慢进行，防止引起患者血压波动。

（4）机器人定泊：巡回护士将患者手术平台移至手术床旁，到达指定位置，协助定泊。

（5）置入器械：通过大臂按钮和小臂按钮，寻找合适的高度和角度，从镜头臂穿刺孔开始依次原位连接Trocar。镜头30°向上放入Trocar，在可视的情况下放入器械，1号机械臂放入电铲或电剪，2号机械臂放入直头双极电凝，接好连线以保证良好输出。调镜头至30°向下，清洁镜头。

（6）探查盆腹腔。

（7）清扫双侧淋巴结：清扫腹股沟深淋巴结、髂外淋巴结、髂总淋巴结、髂内淋巴结及闭孔淋巴结，将切下的淋巴结放入标本袋内。

（8）处理卵巢悬韧带：近盆壁处钳夹、电凝、切断右侧卵巢悬韧带，查无渗血。近右侧宫角处钳夹、电凝、切断右输卵管峡部、卵巢固有韧带，查无渗血。同法处理左侧附件。

（9）下推膀胱及膀胱角：用单极电铲切断双侧子宫圆韧带，于双侧子宫圆韧带断端间弧形打开子宫阔韧带前叶及膀胱腹膜反折，下推膀胱至宫颈外口下。

（10）游离输尿管、切断子宫动静脉、显露宫旁组织：于左侧盆侧壁腹膜内游离出输尿管。紧贴左侧闭孔的腹下动脉内侧游离出子宫动静脉，游离2～3 cm。电凝后切断，同法处理对侧。

（11）打开输尿管隧道，继续下推膀胱：钳夹子宫动脉断端，显示输尿管隧道起始点，用电铲切开输尿管隧道顶壁，显露并下推输尿管，显露宫旁组织，同法处理对侧。继续分离并下推膀胱。及时清理器械焦痂，清洁镜头，保持镜头清晰。

（12）处理子宫骶韧带、子宫主韧带：于宫颈水平下1～2 cm处打开盆侧壁腹膜及盆底腹膜，下推直肠子宫陷凹组织，充分显露双侧子宫骶韧带、子宫主韧带。距子宫骶韧带、子宫主韧带起始点4 cm处电凝、切断。同法处理对侧。

（13）处理宫旁组织及阴道旁组织：紧贴盆壁分段电凝、切断子宫主韧带、阴道旁组织，处理至两侧阴道旁。

（14）于宫颈外口水平下约4 cm处用电铲环形切开阴道壁，完整切除子宫，经阴道取出切除的子宫。将子宫及盆腔淋巴结交给台下医生进行标本处理，用碘伏棉球消毒阴道残端。

（15）缝合阴道残端：钳夹阴道残端，用薇乔线或倒刺线缝合阴道残端，放置T形引流管。

（16）腹腔镜下检查盆腹腔，冲洗盆腔，见阴道残端周围、闭孔窝、盆侧壁、肠管表面无创面活动性渗血，放尽 CO_2 气体，将机械臂与 Trocar 分离后抬高归位，拔出 Trocar，清点用物，用可吸收缝线进行皮内缝合。

（四）术中配合要点

（1）巡回护士、器械护士、手术医生三人共同准确而细致地清点台上所有物品，如器械、纱布、缝针、螺丝等。

（2）巡回护士应密切关注手术的进展，做到心中有数，忙而不乱；器械护士应做到快、准、稳地传递、安装器械，避免出现错误，避免因为操作不当而损伤组织。

（3）因为机器人手术时间较长及头低脚高位的影响，所以更应做好患者皮肤、眼部的保护，保证各管道通畅，防止医源性损伤的发生。

（4）巡回护士和器械护士应与手术医生及麻醉医生通力合作，保障手术的顺利进行。

（5）机器人手术系统及精密器械价格昂贵，应合理消毒灭菌，妥善安置和存放，并做到定期检查其性能，务必在术中保证其完好的工作状态。

七、术后处理

（一）术后护理

（1）严密监测患者各项生命体征，做好切口疼痛的护理，注意观察有无 CO_2 蓄积等并发症。

（2）保证各管道通畅，并准确、及时记录引流液的量和性状。

（3）防止尿路感染的发生。

（4）术后回访患者，鼓励患者，给予患者战胜疾病的信心。

（二）器械处理

清洁器械表面，喷洒含酶清洁剂，同供应室交接。如遇特殊感染患者，应先将器械浸泡于 2000 mg/l 以上的含氯消毒液里 30 min，然后同以上处理。

（三）手术室处理

擦拭医生控制台、患者手术平台、影像处理平台，整理手术室。

第二节　机器人手术系统的相关管理

一、机器人手术系统的管理

（1）初次安装时详细记录并保存系统的相关信息。

（2）妥善保管各类资料，方便学习和掌握。

（3）选择合适的手术室，合理布局并安放机器人手术系统，妥善固定各种连线，避免缠绕或损坏，专业安装机器人防护罩，正确完成患者与患者手术平台的连接。

①医生控制台、患者手术平台以及影像处理平台放置在手术室三个不同的角落里,以方便使用,避免污染,见图 4-3。

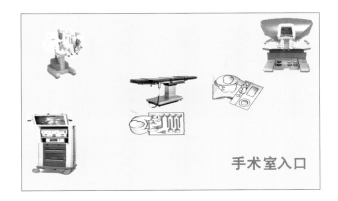

图 4-3 合理布局并安放机器人手术系统

②分别连接三部分的电源线,以及两根蓝色的数据线,用卡线槽妥善固定,见图 4-4。

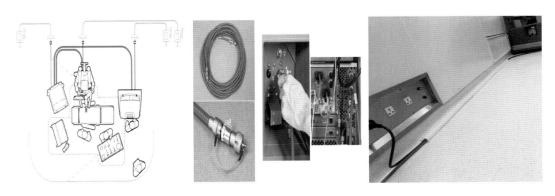

图 4-4 妥善固定各种连线

③专业安装机器人防护罩,见图 4-5。

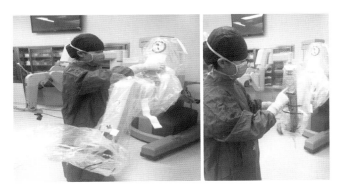

图 4-5 专业安装机器人防护罩

④妥善放置镜头及连线,见图 4-6。
⑤患者与患者手术平台的连接,见图 4-7。

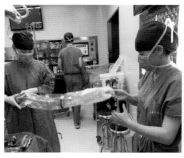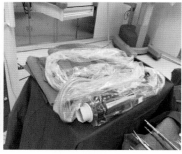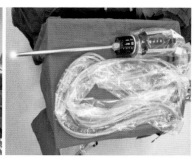

图 4-6　妥善放置镜头及连线

a. Trocar 位置合理。

b. 患者手术平台停泊位置正确。

c. 连接手法正确。

d. 器械臂与镜头臂之间角度合理。

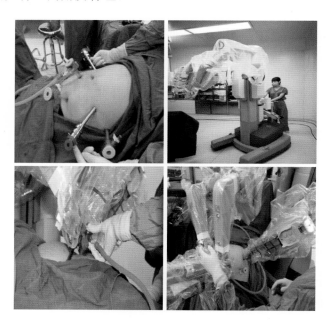

图 4-7　患者与患者手术平台连接

（4）建立"机器人手术系统使用登记表"（图 4-8），详细记录使用者及使用状况，以便发现问题，及时处理。

（5）每周清洁两次，每半年进行一次专人保养和维护，见图 4-9。

（6）机器人手术系统故障的处理。

①识别故障提示信息，见图 4-10。

②建立故障登记表（图 4-11），以积累和查阅处理经验，为撰写论文搜集数据。

③查找成像系统内错误报警编码，及时和工程师沟通，见图 4-12。

使 用 登 记 表					
日期	时数（人次）	机械臂S	成像S	床旁系统	登录人	使用人
28/11	下	良好	良好	良好	李华林	赵林林／杨晓剑
29/11	正	良好	良好	良好	杨成英	陈欣怡／马向东／王体佳
30/11	正	良好	良好	良好	马陵蝶	陈欣怡／王体佳
1/12	下	良好	良好	良好	杨成英	李红明／秦林彬
4/12	下	良好	良好	良好	马雪雪	杨晓剑
5/12	下	良好	良好	良好	杨成英	杨晓剑／郭华
6/12	正	良好	良好	良好	吴海欣	郭华／陈欣怡／王体佳
7/12	下	良好	良好	良好	马雪雪	杨晓剑
8/12	下	良好	良好	良好	小江	李红明

图 4-8　机器人手术系统使用登记表

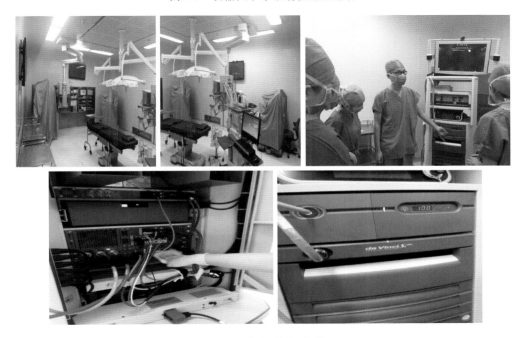

图 4-9　清洁、维护、保养

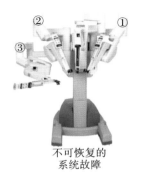
不可恢复的
系统故障

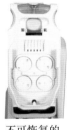
不可恢复的
机械臂故障

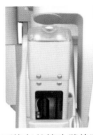
可恢复的镜头臂故障

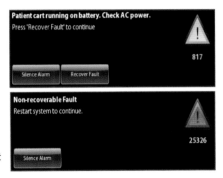

图 4-10　识别故障提示信息

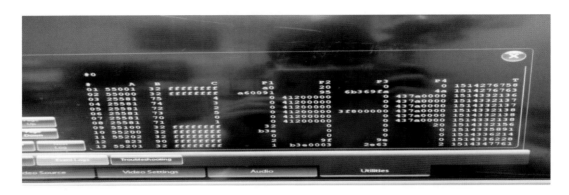

图 4-11 故障登记表

图 4-12 成像系统内错误报警编码

二、机器人手术器械的管理

（1）分类、分科别管理。

（2）对机器人手术器械进行入库登记和追踪，机器人手术器械入库登记表见图 4-13。

（3）建立机器人手术器械卡片，见图 4-14。

（4）登记机器人手术器械剩余次数，机器人手术器械剩余次数登记表见图 4-15。

处理机器人手术器械故障，判断故障原因，及时返厂维修，建立机器人手术器械故障登记表，机器人手术器械故障登记表见图 4-16。

（5）内镜及器械的术后处理：对供应室回收处工作人员进行专业的培训，交接内镜及器械时采用面对面的方式，发现问题及时沟通。

1. 内镜的处理流程

（1）清洁：①检查；②擦洗；③浸泡；④擦洗；⑤冲洗；⑥干燥。

（2）化学消毒：①漂洗；②干燥。

（3）检查、维护及检测。

（4）包装。

手术器械名称	器械编码	LOT N	入库时间	报废时间	备注
Instrument 电铲	420184	184	2015/9/22		
Cadiere 无创单孔心包抓钳	420049	998	2012/12/25		
Wega Needle 强力大针持	420194	072	2012/12/25	2013/4/27	
		058	2012/12/25	2013/9/10	
		071	2012/12/25	2013/7/30	
Large 大号持针器	420006	416	2012/12/25	2013/4/27	
		442	2012/12/25	2013/9/10	
		479	2012/12/25	2013/7/30	
Maryland 弯头双极电凝钳	420172	153	2012/12/25	2013/5/21	
Bipolar Forceps 双极电凝单孔长抓钳	420205	418	2012/12/25	2013/9/11	
		429	2012/12/25	2013/6/6	
Hot Shears 热剪	420179	265	2012/12/25	2013/6/25	
		266	2012/12/25	2013/5/30	
		262	2012/12/25	2013/4/24	
ProGrasp 有创单孔组织抓钳	420093	957	2012/12/25	2013/8/5	
		961	2012/12/25	2013/6/18	
Maryland 弯头双极电凝钳	420172	014	2013/6/2	2013/9/17	

图 4-13　机器人手术器械入库登记表

```
妇科机器人手术器械（6件）
双极电凝单孔长抓钳（420205）：1
电铲（420184）：1
加长吸引器：1              加长无损伤钳：1
加长输尿管钳：1            无损伤钳：1
```

图 4-14　机器人手术器械卡片

（5）灭菌。

（6）存放。

2. 器械的处理流程

（1）超声酶洗。

（2）超声酶洗后：①冲洗；②刷洗；③漂洗；④消毒；⑤干燥。

（3）检查、维护及检测。

（4）包装。

（5）灭菌。

（6）存放。

3. 器械的保养

（1）应用合适的无脂凝胶作为润滑剂进行器械保养。

（2）灭菌前，打开轴节以便于灭菌。

（3）联合运用多种消毒灭菌方式容易导致器械表皮加速老化，应采用一种消毒灭菌方式。

编号	日期	手术名称	器械编码	剩余次数	手术医生	器械护士	巡回护士
1	2013-02-23	达芬奇机器人全子宫切除术	420205 (428)	9	杨红	蒋思瑾	袁圆圆/马莉亚
			420179 (264)	9			
			420194 (054)	9			
			420006 (419)	9			
2	2013-02-27	达芬奇机器人全子宫切除术	420172 (151)	9	杨红	蒋思瑾	袁圆圆/马莉亚
			420179 (264)	8			
			420194 (054)	8			
3	2013-02-28	达芬奇机器人全子宫切除术	420205 (428)	8	陈必良	蒋思瑾	袁圆圆/马莉亚
			420179 (264)	7			
4	2013-02-28	达芬奇机器人全子宫切除术＋双侧输卵管切除术	420205 (419)	9	陈必良	蒋思瑾	袁圆圆/马莉亚
			420179 (256)	9			
5	2013-03-01	达芬奇机器人全子宫切除术	420205 (428)	7	陈必良	蒋思瑾	袁圆圆/马莉亚
			420179 (264)	6			
6	2013-03-01	达芬奇机器人广泛性全子宫双侧附件切除术＋盆腔淋巴结清扫术	420205 (419)	8	陈必良	蒋思瑾	袁圆圆/马莉亚
			420179 (256)	8			
7	2013-03-05	达芬奇机器人全子宫双侧附件切除术＋盆腔淋巴结清扫术	420205 (428)	6	陈必良	蒋思瑾	吴安琪/马莉亚
			420179 (914)	9			
8	2013-03-07	达芬奇机器人广泛性全子宫双侧附件切除术＋盆腔淋巴结清扫术	420205 (428)	5	陈必良	蒋思瑾	田婷/吴安琪
			420179 (358)	9			

图 4-15　机器人手术器械剩余次数登记表

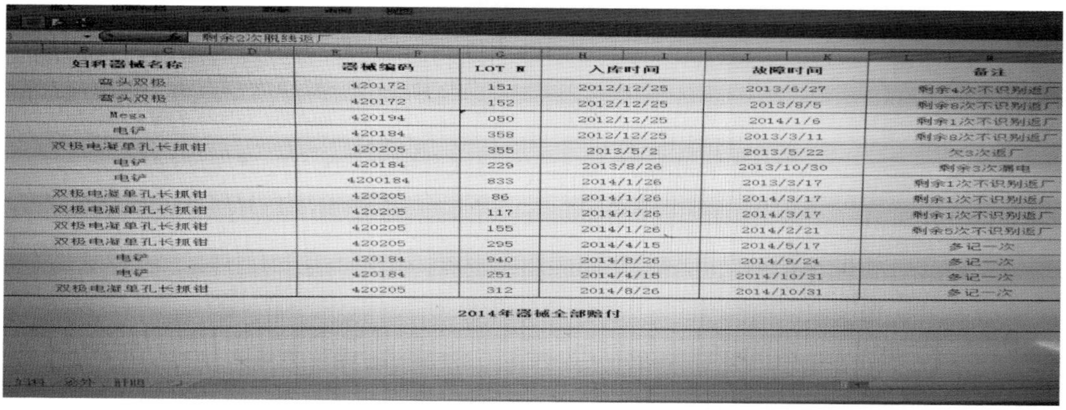

图 4-16　机器人手术器械故障登记表

注：图中有些器械名称用了简称。

三、总结

机器人手术与腔镜手术不同，术中主刀医生不与患者直接接触，而是通过影像处理平台和医生控制台操作控制。因此，机器人手术更多地依赖于设备和器械，设备和器械的优劣直接影响到手术的质量，而设备和器械的维护与管理亦直接影响到手术的顺利、成功与否。精密贵重的达芬奇机器人手术系统的设备和器械由于价格昂贵、做工精细、极易损坏或丢失。能否使设备和器械长期在手术中发挥应有的作用，并把损耗程度降至最低水平，与手术室中对设备和器械的管理密切相关。因此,应制定一套科学、系统、有效的管理制度,以保证达芬奇机器人手术系统的设备和器械在手术中正常运转,确保手术顺利进行。

第三节　机器人外阴癌腹股沟淋巴结清扫术

一、概况

外阴癌是一种比较少见的妇科恶性肿瘤,主要发生于绝经后的女性。由于外阴癌的转移途径是淋巴系统,因此,腹股沟淋巴结有无累及和累及程度是判断外阴癌预后最重要的指标。只有将淋巴结的病理状态和外阴癌原发病灶的大小结合起来才是外阴癌的唯一预后因素。区域性的淋巴结清扫后再行外阴癌原发病灶切除能够提高治疗的彻底性。

西京医院于 2014 年 1 月 26 日成功开展了世界首例达芬奇机器人外阴癌根治术,目前共完成 47 例达芬奇机器人外阴癌根治术,平均手术时间 288 min,平均出血量 65 ml,现将手术流程及术中配合要点总结如下。

二、适应证和禁忌证

(一)适应证

1. 双侧腹股沟淋巴结清扫术适应证

(1)对于外阴鳞癌,ⅠB 期以上和Ⅱ期、间质浸润超过 1 mm 者,至少应行同侧腹股沟淋巴结清扫术。

(2)位于中线及累及小阴唇前部的外阴癌,应行双侧腹股沟淋巴结清扫术。

(3)大的一侧肿瘤也可行双侧腹股沟淋巴结清扫术,特别是同侧淋巴结阳性者,以及怀疑有淋巴转移的黑色素瘤或癌灶厚度超过 0.75 mm 者。

(4)Ⅲ~Ⅳ期的外阴癌患者,如 CT 或 MRI 检查未发现可疑淋巴结,可行双侧腹股沟淋巴结清扫术。

(5)前庭大腺癌行双侧腹股沟淋巴结清扫术。

(6)外阴佩吉特病一般行双侧腹股沟淋巴结清扫术。

(7)对于外阴黑色素瘤,在清扫淋巴结尚有争议时,一般倾向于清扫。

(8)中心性外阴癌(直径>2 cm)肿瘤浸润至远端阴道壁 1~2 cm 及尿道口和肛门者,伴有子宫内膜腺癌和卵巢癌且有腹股沟淋巴结转移者。同期还需行盆腔淋巴结切除术。

2. 单侧腹股沟淋巴结清扫术适应证

(1)外阴外侧小型癌灶(直径<2 cm)。

(2)无双侧腹股沟淋巴结转移征象和患侧腹股沟淋巴结病理活检证实无转移者。

(3)腹股沟区仅有 1~2 个临床阳性淋巴结者应于放疗前行单侧腹股沟淋巴结清扫术。

(二)禁忌证

1. 绝对禁忌证　大多因患者并发症及手术条件限制引起,如未经纠正的休克、颅内压显著增高、视网膜脱落、手术或麻醉监测设备不足等。

2. 相对禁忌证

(1)心肺功能不全。

（2）妊娠。

（3）淋巴结阳性者,最好避免行系统的淋巴结清扫术,因为系统的淋巴结清扫术联合术后放疗可能导致严重的淋巴水肿,建议仅切除增大的腹股沟淋巴结和盆腔淋巴结,术后予以放疗。

（4）腹股沟淋巴结肿大且固定或溃烂者,CT 或 MRI 提示肌肉或股血管受侵。

（5）癌肿与骨固定或远处脏器转移的晚期患者。

三、术前准备

（一）入室前准备

（1）术前 1 d 访视患者。

（2）准备手术用物。

（3）连接机器人手术系统线路,开机自检。

（二）入室后准备

1. 麻醉方式　静脉通道建立完成后,行气管插管全身麻醉。由于 CO_2 人工气腹对呼吸、循环系统有较大的影响,应做好 $PetCO_2$ 和气道压力监测准备。行桡动脉置管,以便于有创血压监测和血气分析。

2. 体位

（1）清扫腹股沟淋巴结时,患者取仰卧位,枕后放置硅胶头圈,头低臀高 15°,双上肢内收于躯体旁,双下肢伸直呈"八"字向外分开约 45°。用宽约束带分别固定双侧小腿,髋关节屈曲,大腿轻度外展,不可过度牵拉,防止关节脱位;臀下置一臀垫以展开腹股沟皮肤,充分暴露股三角以利于手术,并于肘部、骶尾部、足部贴防压疮贴,留置导尿管（注意:手术开始后将腿板向下压 15°～30°）。

（2）行广泛性外阴切除时,改为膀胱截石位。术中更换体位时,妥善固定各种管道,防止滑脱。

3. 物品准备

（1）常规器械:子宫器械、巾钳、7♯刀柄、加长腔镜吸引器、加长腔镜无损伤抓钳、腔镜冲洗穿刺器、手术包、剖腹外加、手术盆。

（2）机器人手术器械:机器人专用 30°镜头、十字校准器、机器人专用 8 mm Trocar、双极电凝单孔长抓钳、电剪。

（3）特殊物品:12 mm Trocar、5 mm Trocar、器械臂保护套、镜头臂保护套、镜头保护套、电剪保护套、吸引器皮条、手套、11♯刀片、20♯刀片、14♯双腔气囊导尿管、引流袋、15♯贝诺斯负压引流管、标本袋、4-0 可吸收缝线、2-0 可吸收缝线、拉力胶、清洁片、7 cm 敷贴、30 cm×20 cm 手术膜、纱布等。

四、手术步骤

（一）切除腹股沟淋巴结

1. 消毒范围　上至脐水平,下至双侧膝关节下 10 cm,左、右至腋中线及双下肢中线。

2. 铺单及导尿顺序

（1）中单（臀下）。

（2）治疗巾（左大腿外侧→左大腿内侧→右大腿内侧→右大腿外侧）。

（3）中单（左小腿）。

（4）加铺治疗巾（左大腿外侧→左大腿内侧→右大腿内侧→右大腿外侧）。

（5）中单（头侧至阴阜）。

（6）直血管钳固定。

（7）导尿。

（8）治疗巾竖形遮盖会阴。

（9）剖腹单→骨科单（右下肢）→中单（左下肢）。

（二）广泛性外阴切除

1. 消毒范围 上至耻骨联合，下至双侧大腿上 2/3，左、右至腋中线及双下肢中线。

2. 铺单顺序

（1）中单（臀下）。

（2）腿套（双下肢）。

（3）治疗巾（对侧）。

（4）中单（头侧至耻骨联合）。

（5）治疗巾（近侧）。

（6）治疗巾（遮挡肛门，巾钳固定）。

（三）术中配合要点

1. 巡回护士

（1）三方核查，动静脉穿刺，合理应用抗生素。

（2）贴防压疮贴、眼贴。

（3）切除腹股沟淋巴结时为人字分腿位；切除外阴时为膀胱截石位。

（4）约束带分别固定在双下肢小腿部位，负极板粘贴在小腿肌肉丰厚处。

（5）三方清点物品。

（6）12 mm Trocar 穿刺完成后建立 CO_2 人工气腹，压力设为 15 mmHg，待所有 Trocar 穿刺完成后，将气腹压力降至 10 mmHg。

（7）患者手术平台位置（具体位置取决于患者的身高）：

①切除左侧腹股沟淋巴结：机械臂从患者头侧左肩处、与床平行直进至脐水平。

②切除右侧腹股沟淋巴结：机械臂从患者床旁大约 45°处进。

（8）腹股沟淋巴结切除完成后撤出机械臂，将患者的体位更换至膀胱截石位，术中更换体位时，妥善固定各种管道，防止滑脱。

（9）术中密切观察患者生命体征，及时供应手术台上所需物品，手术结束缝合切口前再次清点所有物品，记录机器人手术器械剩余次数，完善相关护理记录单。

2. 器械护士

（1）术前 30 min 刷手上台，整理器械台，清点物品。

（2）安装机械臂保护套、中心柱保护套，确保机械臂上数字 1、2、3、4 朝向正前方，将机械臂收至最小化，注意保持无菌。

（3）校准镜头，先30°向下，再30°向上，注意校准时保持十字横平竖直。

（4）Trocar位置（图4-17）：

①镜头臂穿刺孔（12 mm Trocar）：大腿正中距离腹股沟韧带20~22 cm处。

②器械臂穿刺孔（8 mm Trocar）：镜头臂穿刺孔左侧8 cm、偏头侧30°处放置1号机械臂Trocar；镜头臂穿刺孔右侧8 cm、偏脚侧30°处放置2号机械臂Trocar。

③辅助孔（5 mm Trocar）：镜头臂穿刺孔与1号机械臂穿刺孔连线中点，偏脚侧。

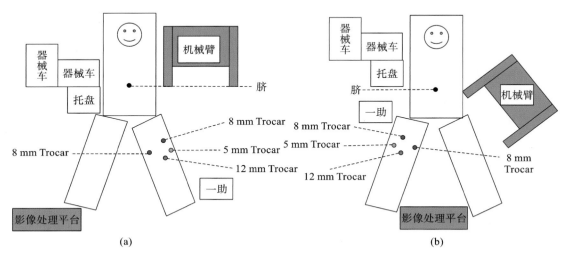

图4-17　Trocar位置

（5）将机械臂与Trocar连接，连接完成后将机械臂轻微向上抬起，避免压伤患者。擦拭镜头并安装至镜头臂，1号机械臂安装电剪，2号机械臂安装双极电凝单孔长抓钳，连接单双极线，将镜头换至30°向下。

（6）分离腹股沟韧带→游离股血管鞘→游离大隐静脉→清扫股三角区的淋巴结→切除股静脉旁淋巴结→切除腹股沟韧带至卵圆窝区域淋巴结，由辅助孔放入标本袋，取出淋巴结。

（7）蒸馏水冲洗→外用盐水冲洗→放置引流管→清点物品→美容缝合→贴手术膜。

（8）更换体位后广泛性切除外阴，清点物品，用2-0可吸收缝线缝合。

五、术后处理

（1）患者：术后将患者双下肢放平，待其麻醉清醒后为患者穿好衣服，整理术中护理记录单，将患者安全送至麻醉恢复室。

（2）机器人手术系统：拆除使用过的器械臂、镜头臂、镜头保护套，将机械臂恢复至备用状态，填写机器人手术系统使用登记表及机器人手术器械剩余次数登记表。

（3）器械：与供应室回收处工作人员当面交接并清点手术器械。

（4）整理手术室。

六、总结

达芬奇机器人双（单）侧腹股沟淋巴结清扫术＋广泛性外阴切除术治疗外阴癌疗效确切，安全可行。新开展的手术方式应用于外科领域会给手术室护理人员带来新的挑战，根据手术顺利完成的流程,总结术中配合经验,制定操作规范,管理好各种仪器设备和高值医用耗材,熟练完成术中配合,优化机器人手术护理管理策略,使机器人手术的术中配合流程更加细致、紧密,势必会使更多的患者从中获益。

（吴安琪　党　笑）

参 考 文 献

［1］　林少丹,谢玲玲,林仲秋.外阴癌淋巴结切除适应证和争议［J］.中国实用妇科与产科杂志,2017,33(12):1226-1229.

［2］　林仲秋,谢玲玲.FIGO 2012 妇癌报告解读 1:外阴癌［J］.国际妇产科学杂志,2013,40(1):100-102.

［3］　林仲秋,谢玲玲,林荣春.《FIGO 2015 妇癌报告》解读连载五——外阴癌诊治指南解读［J］.中国实用妇科与产科杂志,2016,32(1):47-53.

［4］　林仲秋.FIGO/IGCS 妇科恶性肿瘤分期及临床实践指南:外阴癌［J］.国际妇产科学杂志,2008,35(1):75-76.

［5］　张琛,李艺,崔恒.卵巢癌淋巴结切除适应证和争议［J］.中国实用妇科与产科杂志,2017,33(12):1223-1226.

［6］　张豪锋,张军,贺建业.腔镜辅助小切口腹股沟淋巴结切除术治疗外阴癌［J］.中国微创外科杂志,2017,17(3):220-223.

［7］　周海宁,关惠军,丁景华,等.手术室腹腔镜设备及器械的管理［J］.护理学杂志,2006,21(12):48-49.

［8］　路琴,阮蒙蒙,宋妍春,等.腹腔镜手术器械与设备的使用、保养和管理体会［J］.解放军护理杂志,2009,26(10):61-62.

［9］　李文姬,卢惠玲,韦南茉,等.五常法在手术室腹腔镜管理中的应用［J］.中国护理管理,2005,5(3):52-53.

［10］　中国抗癌协会妇科肿瘤专业委员会.外阴恶性肿瘤诊断和治疗指南(2021 年版)［J］.中国癌症杂志,2021,31(6):533-545.

［11］　蒋励,王建六,朱兰,等.全国女性外阴阴道疾病诊治进展学术研讨会纪要［J］.中华妇产科杂志,2008,43(7):483-485.

第五章 妇科机器人手术的围手术期管理

第一节 概　　述

机器人手术是将计算机技术结合自动化、远程通信技术与传统腹腔镜手术操作技术相结合，以使手术更精准、操作更便捷的全新手术方式。其具有高清三维成像系统、操作更灵活精准、能够远程联合手术等显著特点，是人类医学史上一场伟大革命。机器人手术较常规腹腔镜手术创伤更小，更加精细，出血更少，手术并发症发生率更低，更适用于高龄、高危、手术复杂的患者，是一种具有广泛应用前景的手术方式，越来越受到临床各科室的重视。

妇科疾病多发生于盆腔内，传统的腹腔镜手术多在狭窄的盆腔内完成，操作过程受到空间及视野限制，手术器械进入后活动幅度受限，操作不稳定，对于需要精细分离、缝合等操作的手术相对困难。而达芬奇机器人手术系统具有720°活动机械手腕，灵活度及操控性更强，精准度大大提高，能在盆腔狭小空间内完成精细的操作。达芬奇机器人手术在妇科疾病中的应用越来越广泛，科学的妇科机器人手术围手术期管理对于患者术后康复尤为重要。

第二节 术 前 管 理

一、完善检查

妇科手术前患者需完善常规检查、专科检查及特殊检查，以排除手术禁忌证。常规检查包括三大常规、感染四项、肝肾功能、心电图、电解质、影像学；专科检查包括妇科常规检查、妇科B超，根据不同的疾病还包括组织病理学、HPV检测等；特殊检查包括肺功能检测、超声心动图检查、双下肢动静脉超声、全身PET-CT。

二、术前评估

妇科手术医生及麻醉医生应在术前仔细询问患者病史，全面评估患者的营养状态及术前合并症，评估手术指征以及麻醉、手术风险，初步确定患者是否具备进行机器人手术的基础和条件，必要时请相关科室会诊并予以针对性治疗。

此外，还应对患者的心理、经济及社会关系进行评估，了解患者及其家属对机器人手术的理解及接受程度。

三、术前宣教

术前宣教应当由主管医生、麻醉医生以及护士共同完成，可采用口头、文字、图片以及视频等多种形式，对预期目的、手术效果、手术费用、入院前准备、围手术期处理流程（包括手术及麻醉过程)、患者需要配合完成的步骤、术后康复、出院标准、生活质量等内容进行详细介绍。术前宣教可缓解患者术前焦虑、恐惧及紧张情绪,提高患者的参与度、配合度,有助于围手术期疼痛管理、术后早期进食、术后早期活动等项目的顺利实施。

四、术前指导

术前指导可以采用团体形式进行,以便患者相互间分享感受。也可采用个别会谈方式,这样能更深入了解患者的感受和问题。

(一)术后并发症的预防

认真进行预防术后并发症的宣传指导工作,包括床上使用便器,术后的深呼吸、咳嗽、咳痰、翻身及收缩和放松四肢肌肉的运动等。要求患者在护士指导后能独立重复完成,直至完全掌握。让患者及其家属理解术后尽早下床活动对促进胃肠功能恢复,预防坠积性肺炎和深静脉血栓形成等并发症发生的重要性。高龄患者的重要脏器趋于老化,修复能力降低,耐受性差,术前应全面评估,并进行必要的处理,为手术创造条件,尽可能预防术后并发症的发生。

(二)术前营养和膳食指导

积极处理术前合并症,如贫血、营养不良等,改善患者的身心状况。术前营养状态直接影响术后康复过程,护士应根据患者具体营养状态和膳食习惯指导其饮食。尤其是高龄患者或合并糖尿病等代谢疾病的患者,需与营养师共同协商调整饮食结构,制订合理的食谱,以保证机体术前处于最佳的营养状态。

(三)拟实施手术的介绍

用通俗易懂的语言向患者介绍手术名称及过程,解释术前准备的内容及各项准备工作所需时间、必要的检查程序等,包括如何接受检查、可能出现的不适感觉等,使患者了解术后所处的环境状况,如从手术室安全返回病房后,可能需要继续静脉输液、必要时吸氧、留置引流管、安置监护设备等。同时让患者家属了解护士经常观察、记录病情是术后护理常规,目的在于及时发现异常情况,不必紧张。术前要使子宫切除患者了解其术后不再出现月经,卵巢切除患者会出现停经、潮热、阴道分泌物减少等症状,症状严重者,术后需进行雌激素补充治疗。

五、术前准备

(一)皮肤准备

皮肤准备范围上至剑突下,下至大腿上 1/3 及外阴部,两侧至腋中线。妇科机器人手术对脐孔清洁度要求较高,可用肥皂液浸泡脐孔,用棉签擦干,再依次用液体石蜡、碘伏擦拭,达到彻底清洁脐孔的效果。

(二)阴道准备

需在术前进行阴道准备,具体方法与妇科常规腹腔镜手术的阴道准备相同。目前采用术前阴道填塞一次性壳聚糖阴道填塞吸附栓的方法,此药具有止血、抑菌、吸附的作用,可避免术中将阴道细菌带入腹腔造成感染,操作方法简单方便,避免了传统冲洗方法导致患者出现紧张、焦虑的情绪。

（三）肠道准备

采用饮食管理联合机械性肠道准备的方法，术前进少渣饮食，避免摄入糖类、豆类、奶类，以免引起术后肠胀气，并行肠道准备。

机械性肠道准备包括口服导泻剂（顺行）和灌肠（逆行）。常用的导泻剂有番泻叶、50%硫酸镁、20%甘露醇、复方聚乙二醇电解质散、磷酸钠盐。其中复方聚乙二醇电解质散效果最好，已被临床广泛应用。灌肠是由肛门经直肠灌入液体，达到软化粪块、刺激肠蠕动、促进排便和清洁肠道的目的。常用液体有 0.1%~0.2% 肥皂水、甘油灌肠剂、等渗盐水、清水。一般情况下，术前一 d 下午口服导泻剂，若效果不佳，可视情况给予灌肠。

对于无胃肠功能紊乱（如胃排空障碍、消化道梗阻、胃食管反流或胃肠道手术史等）的非糖尿病患者，推荐术前（麻醉诱导前）6 h 禁食乳制品及淀粉类固体食物（油炸、脂肪及肉类食物需禁食 8 h 以上），术前 2 h 禁食清流质食物。术前 2 h 摄入适量清饮料（推荐 12.5% 碳水化合物饮料，饮用量应不大于 5 ml/kg，或总量≤300 ml，可选择复合碳水化合物饮料，如含麦芽糖糊精的饮料，以促进胃排空），有助于缓解术前口渴、紧张及焦虑情绪，减轻围手术期胰岛素抵抗，减少术后恶心呕吐（postoperative nausea and vomiting，PONV）及其他并发症的发生。

（四）其他

护士要在术前认真核对药物敏感试验、交叉配血试验结果等，必要时应与血库取得联系，保证术中血源供给。手术当日清晨，护士宜尽早看望患者，核查患者体温、血压、脉搏、呼吸等，长发患者应将头发梳成辫子，头戴布帽以防更换体位时弄乱头发或头发被呕吐物污染。询问患者自我感受，一旦发现月经来潮、表现得过度恐惧或抑郁的患者，需及时通知医生，若非急诊手术，应协商重新确定手术时间。需认真核对患者姓名、住院号、床号等病历资料，全面复习各项辅助检查报告，若发现异常，及时与医生联系。接往手术室前应允许患者家属或亲友有短暂的探视时间，并取下患者可活动的义齿、发夹、首饰及贵重物品交患者家属保管。确保患者术前处于最佳身心状态，正确无误地完成患者由病房到手术室的交接过程，并签字确认。患者离开病房后，应整理床单位，备好心电监护仪、吸氧装置等。

六、心理支持

研究表明，术前抑郁和焦虑是手术患者最突出的心理特征，加之患者对机器人手术这一新型技术的陌生感以及对自己病情的担忧，术前患者心理反应会进一步加重。护士应根据患者的年龄、文化程度、性格、职业等对其进行个体化的术前宣教，通过介绍新技术在世界范围内的推广应用情况以及机器人手术相对于传统腹腔镜及开腹手术的优势，让患者充分了解手术的方式方法、治疗效果以及疾病转归，从而减轻患者术前抑郁和焦虑情绪，使患者树立战胜疾病的信心，使其身心处于一个最佳的待术状态。

第三节　术中管理

一、预防性使用抗生素

预防性使用抗生素有助于减少手术部位感染。术前通过皮试选择合适的抗生素，在切皮前 30 min～1 h 静脉滴注完毕。当手术时间超过 3 h 或超过抗生素半衰期的 2 倍或术中出血量超过 1500 ml 时,应重复给药。

二、麻醉

麻醉方式为全身麻醉。具体方式及注意事项可参见本书的相应章节。

三、术中低体温的预防

推荐术中持续监测体温,并采取主动保温措施,保证体温＞36 ℃。可以借助加温床垫、暖风机、输血输液加温装置等。术后应继续采用保温措施,以保证患者离开手术室时体温＞36 ℃。此外,还需警惕术中体温过高,手术时间较长特别是接受肿瘤细胞减灭术的患者,可能因继发全身炎症反应而出现体温过高,体温过高同样会导致术后不良结局。

四、术中补液

补液首选平衡盐溶液,可减少高氯性代谢性酸中毒的发生。对于较小型手术,可给予1～2 l 平衡盐溶液,并根据患者的血压、呼吸频率、心率和血氧饱和度调整补液量及补液速度。对于中型、较大型手术,可以配合适量胶体溶液,但需警惕其潜在的致出血及肾功能损伤的风险。对于大型手术,如肿瘤细胞减灭术,推荐采用"目标导向液体治疗"策略,即建立连续血流动力学监测(包括每搏量、心输出量、收缩压变异率及每搏量变异度等),以 1～2 ml/(kg·h)平衡盐晶体液为基础,动态监测和调整补液量,维持血压下降值不大于正常血压的 20％,心率加快值不大于正常心率的 20％,尿量＞0.5 ml/(kg·h),血乳酸≤2 mmol/l,中心静脉血氧饱和度($ScvO_2$)＞65％,每搏量变异度≤13％。因机器人手术中的头低脚高位以及人工气腹可干扰血流动力学监测结果的判断,故术中补液量常少于开腹手术。

五、术后恶心呕吐(PONV)的预防

PONV 的高危因素包括年龄＞50 岁、女性、妇科手术、腹腔镜手术、晕动症、既往 PONV史、非吸烟、使用吸入性麻醉剂、麻醉时间长、使用阿片类药物、肥胖等。因而 PONV 在妇科手术患者中较为常见。PONV 的预防措施如下:尽量减少高危因素、预防性用药。一线止吐药包括 5-HT_3 受体抑制剂(如昂丹司琼)、糖皮质激素;二线止吐药包括丁酰苯类药物、抗组胺类药物、抗胆碱能药物以及吩噻嗪类药物。

六、CO_2 人工气腹管理

机器人手术需穿刺后注入 CO_2 建立人工气腹完成手术操作,同时多因手术复杂且手术时间长,腹腔内 CO_2 压力相对较高,易造成大量 CO_2 吸收而出现高碳酸血症。人体对 CO_2的吸收与术中气腹压力呈正相关,若术中气腹压力较高或腹腔镜套管漏气,腹内 CO_2 经套管周围裂隙逸入组织间隙并经腹膜大量吸收入血,引起高碳酸血症及酸中毒,交感肾上腺兴奋性增加,机体受 CO_2 压力和化学因素的影响会出现心动过速、高血压、颅内压增高等严重后果,甚至会引起全身重要脏器损伤和生理功能紊乱。因此术中应持续监测呼吸状态和血氧饱和度,维持合理的气腹压力,必要时进行血气分析,纠正酸中毒。

七、体位管理

将患者安置于准备好的手术床上,取改良截石位(将患者双侧小腿放在支腿架上,腘窝悬空,双下肢分开90°~110°,大腿与腹部基本保持同一水平)。使用可调节式支腿架,根据患者下肢的长度和机械臂的活动范围,将支腿架调整到合适的位置,以锁骨为支点,合理地安置肩托并使用硅胶垫,头部垫硅胶头圈,双上肢固定于身体两侧,在会阴放置海绵垫。

机器人手术时患者处于头低脚高位,这种体位会使全身血流重新分布,加上气腹带来的影响,患者眼压可出现持续性增高,进而引起结膜水肿。因此,术中应为患者涂眼膏、贴眼贴。

此外,机器人手术除了有常规手术造成的皮肤损伤外,因机械臂的垂直压力作用,增加了皮肤急性压疮发生的可能,所以手术床应使用硅胶垫,对体位安置中压疮易发点用防压疮贴给予保护。

八、医用管道的放置

(一)胃管

术中不常规放置鼻胃管,如有较多气体进入胃中,可以插胃管吸引,但应在患者麻醉清醒前予以拔除。

(二)引流管

放置引流管不能减少吻合口瘘等并发症的发生,也不能早期识别手术部位感染及腹腔内出血,反而会影响患者术后早期活动,延长住院时间,因此,不推荐常规放置引流管。在广泛性子宫切除术中,以及存在手术创面感染、吻合口张力较大、血运不佳或其他影响切口愈合的不良因素时,可考虑放置引流管,但术后应尽早拔除。

(三)导尿管

留置导尿管会影响患者术后早期活动,延长住院时间,并且会增加尿路感染的风险。因此,除接受广泛性子宫切除的患者外,不推荐留置导尿管,如需放置,也应尽早拔除。

第四节   术后管理

一、病情观察

(一)生命体征与意识

术后评估患者的生命体征及意识:中小型手术患者,手术当日每小时测量1次血压、脉搏、呼吸,监测10 h至生命体征平稳;大型手术及危重患者必须密切观察,每15~30 min测量1次血压、脉搏、呼吸及观察瞳孔、神志,直至病情稳定,随后可改为每小时测量1次或遵医嘱定时测量,并做好记录。

因术后卧床、活动量少、切口疼痛、呼吸运动受限等原因,患者可能存在低效性呼吸型态,故术后常规低流量吸氧3 h,持续监测呼吸和血氧饱和度,指导患者做深呼吸、有效咳嗽训练。

术后应注意保暖,必要时使用输液加温装置以维持正常体温及舒适度,须避免贴身放置热水袋,以免烫伤。发热是患者术后最常见的症状。由于手术创伤的应激反应,术后患者的体温可升高 0.1~1 ℃,一般不超过 38 ℃,临床称之为外科手术热或吸收热,术后 1~2 d 逐渐恢复正常。若术后 24 h 内的体温过高(39 ℃以上),常为代谢性或内分泌异常、低血压、肺不张或输血反应等引起。若术后 3~6 d 发热或体温降至正常后再度发热,应警惕继发感染的可能,如手术切口、肺部及尿路感染等。如果发热持续不退,要密切注意是否由更为严重的并发症所引起,如体腔内术后残余脓肿等。故术后需持续监测体温及伴随症状,及时检查切口部位有无红、肿、热、痛或波动感。对发热患者给予物理降温和/或退热药物,必要时需结合病史进行胸部 X 线、超声、CT,切口分泌物涂片和培养,血培养,尿液检查等,寻找病因并进行针对性治疗。

(二)血糖

围手术期血糖应控制在 10~11.1 mmol/l 或更低,血糖过高可能会引起术后感染、增高围手术期死亡率,血糖过低可能会诱发低血糖或心脑血管损伤。术前未诊断为糖尿病的患者,术后 72 h 随机高血糖值与死亡率、感染性或非感染性并发症发生率相关,因此术后对非糖尿病患者进行血糖监测和控制也极为重要。

(三)切口观察

机器人手术切口较小,缝合简单、渗血少,可隔日更换 1 次敷料。术后观察切口愈合情况,切口有无渗血、渗液,切口及周围皮肤有无发红,及时发现切口感染、切口裂开等异常,按无菌原则更换切口敷料,保持切口敷料清洁、干燥,无须特殊护理。

(四)其他监测项目

特殊监测项目需根据原发疾病及手术情况而定,对于中型及较大型手术或病情复杂的危重患者,术后需详细记录 24 h 液体出入量;如果术中有大量血液、体液丢失,术后早期应监测中心静脉压。呼吸功能或心脏功能不全者可采用 Swan-Ganz 导管以监测肺动脉压、肺动脉楔压及混合静脉血氧分压等。

二、管道管理

妇科机器人手术后常见的管道有导尿管、阴道引流管、腹腔引流管、盆腔引流管等。术后应区分各管道放置的部位和作用,做好双标识,妥善固定。术后注意观察管道有无扭曲、压迫或堵塞,若引流液黏稠,可通过负压吸引防止管道堵塞,保持管道通畅,观察并记录引流液的量、性状和颜色。

医护人员应熟悉各类管道的拔管指征,结合患者具体情况酌情拔除引流管及导尿管。若引流管为预防性引流渗液而留置,则需保留至超过所预防的并发症可能发生的时间后再拔除,一般为术后 5~7 d;对于预防性引流渗血的阴道或腹腔引流管,若引流液甚少,可于术后 1~2 d 拔除;胃肠减压管在肠功能恢复、肛排气后拔除。其他引流管视具体情况而定。部分情况需要适当延长导尿管拔除时间。

三、饮食管理

对于妇科机器人手术患者,建议术后 4~6 h 开始进食;对于特殊手术患者或营养不良患者,包括接受肠切除吻合术的患者,建议术后 24 h 内开始饮食过渡或根据治疗需要调整饮食。术后早期进食不仅不会增高肠瘘、肺部感染的发生率,而且能够保护肠黏膜功能,防止肠道菌群失调和异位,促进肠道功能恢复,减少围手术期并发症的发生。延迟经口进食可能会延缓切口愈合或导致更容易发生感染,并可能导致虚弱和患者开始活动时间的延迟。

术后早期蛋白质的摄入应足量,足量的蛋白质摄入比足量的能量摄入更重要。除存在肠道功能障碍、肠缺血或肠梗阻的患者外,对多数患者推荐在手术当日通过进食或口服营养补充(ONS)摄入高蛋白质。

相关专家共识指出,术后营养支持首选 ONS 和蛋白粉辅助(2～3 次/日),以满足蛋白质和能量的需要,当口服不能满足目标量(推荐摄入量的 50%)时,依次考虑管饲肠内营养和肠外营养,不推荐术后早期给予肠外营养。一旦患者恢复通气,可由流质饮食转为半流质饮食,摄入量根据胃肠耐受量逐渐增加。当经口摄入量少于推荐摄入量的 60% 时,应添加肠内营养制剂,补充碳水化合物、蛋白质、维生素和微量元素。

四、休息与活动

患者返回病房后根据手术情况安置患者体位。常规卧床 6 h 后可取半坐卧位,患者清醒、生命体征平稳后改低坡卧位,取引流管一侧侧卧,以便于引流,鼓励患者在床上做深呼吸、间歇翻身、四肢主动与被动活动等;肥胖患者取侧卧位,以利于呼吸和静脉回流。

早期活动有利于增加肺活量、减少肺部并发症的发生、减轻胰岛素抵抗、改善血液循环、促进切口愈合、预防深静脉血栓形成、促进肠蠕动恢复及减少尿潴留的发生,从而缩短住院时间。充分的术前宣教、理想的术后镇痛、早期拔除引流管等均有助于患者术后早期下床活动。机器人手术切口小、创伤小、患者疼痛轻,术后 1 d 即可下床活动,2～3 d 可出院。因此,应鼓励患者早下床,建立每日活动目标,逐日增加活动量,促进患者更好、更快地恢复。活动时,固定好各引流管,防止跌倒,并予以协助。

五、疼痛管理

妇科机器人手术后疼痛的情况相对较少。通常情况下,普通妇科手术后 24 h 内疼痛最剧烈,术后 2～3 d 逐渐减轻。另外,患者术后咳嗽、深呼吸、下床行走和关节功能锻炼时可引起术后活动性疼痛。剧烈疼痛可影响各器官的正常生理功能和患者休息,并增强术后应激反应。积极的术后镇痛治疗可以降低围手术期心血管并发症、肺不张、感染、下肢血栓形成及肺栓塞的发生率。

术后应观察患者疼痛的时间、部位、性质和规律,每 4 h 对患者进行 1 次疼痛视觉模拟评分法(VAS)评分,若评分>3 分,则需上报急性疼痛管理(APS)小组并给予干预。鼓励患者表达疼痛的感受,简单解释切口疼痛的规律。尽可能满足患者对舒适的需要,如协助变换体位、减少压迫等。在指导患者开展功能锻炼前,一方面应告知其早期活动的重要性,取得配合;另一方面还要根据患者的身体状况,循序渐进地指导其开展功能锻炼,若患者因疼痛无法完成某项功能锻炼,及时终止该锻炼并采取镇痛措施。

药物镇痛方面,加速术后康复(ERAS)提倡多模式镇痛,以达到有效的运动痛控制(VAS 评分≤3 分),降低疼痛相关不良反应发生率,加速患者术后早期的肠功能恢复,确保完成术后早期进食及早期下床活动的目标。多模式镇痛联合应用多种镇痛药物和方法,使镇痛作用相加或协同,同时减少每种药物的剂量,降低相应不良反应发生率,从而达到最大的效应与不良反应比。《妇科手术加速康复的中国专家共识》建议使用以非甾体抗炎药(NSAID)为基础的多药联合镇痛方案,如静脉注射氟比洛芬酯 50～100 mg 或帕瑞希布钠

40 mg,每日 2 次。尽量减少阿片类药物的应用,研究显示减少常规阿片类药物和导泻剂(如多库酯钠或乳果糖)的使用,可改善肠道功能。

部分患者术后会出现两侧肋部及肩胛区疼痛,是由于术中建立人工气腹的 CO_2 排出不完全,CO_2 聚集在膈肌下产生碳酸并刺激膈肌导致术后肩背部疼痛。术后延长吸氧时间、按摩肩背疼痛部位可缓解症状。常规处理为持续低流量吸氧 2~8 h 以促进 CO_2 排出,减少碳酸对膈神经的刺激,从而减轻肩部疼痛及腹胀等症状。若疼痛难以忍受,可遵医嘱给予镇痛药物控制。

六、并发症管理

妇科机器人手术后的并发症发生率不高,可能发生的并发症包括以下几种。

(一)切口并发症

妇科机器人手术后切口并发症的发生率极低。若术后 3~4 d,切口疼痛加重,切口局部有红、肿、热、压痛或波动感等,伴有体温升高、脉率加快、白细胞计数升高或腹腔引流液性状异常等,可怀疑为切口感染。切口感染与切口内留有无效腔、血肿、异物或局部组织供血不良,合并有贫血、糖尿病、营养不良或肥胖等因素有关。为预防切口感染,术中要严格遵守无菌原则,严密止血,防止残留无效腔、血肿或异物等;保持切口清洁、敷料干燥;加强营养支持,增强患者抗感染能力;合理使用抗生素。如发生感染,感染早期给予局部理疗,使用有效抗生素;清理切口后,放置凡士林油纱条(布)引流,定期更换敷料。

(二)呼吸系统并发症

1.肺部感染 术后呼吸运动受限、气道分泌物积聚及排出不畅可导致肺部感染,常发生在大型手术后,高龄、有长期吸烟史、术前合并呼吸道感染者更易发生肺部感染。故术后需要协助患者取半坐卧位,病情许可时应尽早下床活动;保持病室适宜温湿度;鼓励患者卧床期间每小时重复做深呼吸 5~10 次,协助其翻身、叩背,促进呼吸道内分泌物排出;教会患者有效咳嗽、咳痰的方法;痰液黏稠者予以雾化吸入,必要时应用祛痰药物。

2.肺栓塞 引起术后肺栓塞的因素较多,术后肺栓塞常见于年龄＞50 岁、合并下肢深静脉血栓形成、合并创伤、合并软组织损伤、合并心肺疾病、合并肥胖、合并某些血液病等情况。一旦发生肺栓塞,则需要密切监测患者生命体征,嘱患者绝对卧床休息;合理使用溶栓和抗凝药物治疗;给予吸氧,必要时予以气管插管及机械通气。

(三)泌尿系统并发症

尿路感染是最常见的泌尿系统并发症,常起自膀胱,若上行感染,则可引起肾盂肾炎。急性膀胱炎主要表现为尿频、尿急、尿痛,伴或不伴排尿困难,一般无全身症状。急性肾盂肾炎表现为畏寒、发热、肾区疼痛等。尿路感染的发生与多种因素有关,如长期留置导尿管或反复多次导尿、身体抵抗力差等。术后尿路感染以沿尿道逆行感染为主,多见于自身菌群感染,其次为导尿管内逆行感染,致病菌多源于集尿系统和储尿袋。

为了预防尿路感染,需要在导尿时严格遵守无菌原则,尽量缩短导尿管留置时间;留置导尿管后加强会阴及导尿管护理,保持尿道口、会阴清洁。同时规范更换储尿袋并妥善固定,维持集尿系统清洁,保持导尿系统通畅和密闭,不随意冲洗膀胱;鼓励患者多饮水,保持每日尿量在 1500 ml 以上,以生理性冲洗尿路。若发生尿路感染,观察尿液,留取尿标本并及时送检,根据尿培养及药物敏感试验结果选用有效抗生素控制感染。

导尿管的拔除时机与尿潴留的发生与否密切相关,导尿管的拔除时机选择得当可减少尿潴留的发生。预拔管前夹闭导尿管,待膀胱充盈,膀胱内压逐渐升高,患者有明显尿意或小腹膀胱区胀痛感、排尿欲望强烈时,根据排尿反射及体位的生理特点,拔除导尿管,嘱患者自主排尿。

(四)消化系统并发症

1. 腹胀　机器人手术后部分患者腹胀是由术中建立人工气腹,残留在腹腔内的 CO_2 排出不完全所致。术后鼓励患者早期下床活动,腹胀随胃肠蠕动恢复可自行缓解。

若术后数日仍未排气且兼有腹胀,可能是腹膜炎或其他原因所致的肠麻痹。妇科手术患者术后肠麻痹及肠梗阻是影响患者术后恢复的主要因素之一。患者取半坐卧位,按摩其腹部,维持水、电解质和酸碱平衡,及早纠正低血钾、酸中毒等能有效降低腹胀的发生率。ERAS 通过多种途径预防术后肠梗阻。具体措施如下:多模式镇痛、减少阿片类药物用量、控制液体入量、实施微创手术、不留置鼻胃管、咀嚼口香糖、早期进食、早期下床活动,以及使用番泻叶、硫酸镁、乳果糖等导泻剂。

若腹胀伴有阵发性绞痛、肠鸣音亢进,可能是早期肠粘连或其他原因所引起的机械性肠梗阻,应做进一步检查并进行相应处理,如胃肠减压、肛管排气或用高渗溶液低压灌肠,使用促进肠蠕动的药物,如新斯的明肌内注射等。对腹腔内感染或机械性肠梗阻导致的腹胀,非手术治疗不能改善者,应做好再次手术的准备。

2. 术后恶心呕吐(PONV)　腹部手术 PONV 发生率高达 30%,在高危人群(如老年人、肥胖者及其他共病患者)中高达 70%。PONV 最常见的原因是麻醉反应,待麻醉作用消失后症状常可消失;也可因药物影响导致,常见的引起 PONV 的药物有环丙沙星等抗生素、静脉用复方氨基酸、脂肪乳剂等;严重腹胀和水、电解质及酸碱平衡失调等也可引起 PONV。PONV 可引起脱水、电解质紊乱、进食延迟和吸入性肺炎。进食延迟可能导致血栓栓塞事件发生,如深静脉血栓形成和肺栓塞。

PONV 风险评分高的患者应预防性使用 $5-HT_3$ 受体抑制剂,如托烷司琼;常规止吐药(如甲氧氯普胺、环唑嗪或昂丹司琼)也可用于预防 PONV,另外,有研究显示,嚼口香糖能刺激迷走神经从而预防 PONV;术后应避免使用可能引起呕吐的药物,如阿片类药物;处理可能引起呕吐的诱因,如低血糖。

如果患者发生恶心呕吐,应将患者头偏向一侧,及时清除呕吐物;使用镇痛泵者,暂停使用;可以给予止吐药、镇静药物及解痉药物,或行针灸治疗。对于持续性呕吐者,应查明原因并处理。

(五)下肢深静脉血栓形成

深静脉血栓形成多见于下肢,起初患者常感腓肠肌疼痛和紧束感,或腹股沟区出现疼痛和压痛,继而出现下肢凹陷性水肿,沿静脉走行有触痛,可扪及条索状变硬的静脉。下肢深静脉血栓形成的危险因素包括手术导致组织破坏,反复穿刺置管或输注高渗性液体,术后腹胀,长时间制动、卧床等引起下腔静脉及髂静脉回流受阻,刺激性药物等致血管壁和血管内膜损伤,癌细胞的分解及体液的大量丢失致血液凝集性增高等。

静脉血栓栓塞(VTE)的预防贯穿整个围手术期(高危患者可持续至术后 28 d),患者入院后应积极完成 VTE 风险评估,结合 Caprini 血栓评分表,采取不同的预防措施:低危、中危患者建议改善生活方式,如戒烟、戒酒,避免久卧、久坐等,同时结合物理预防,如术后鼓励患者早期下床活动,卧床期间进行肢体的主动和被动运动,鼓励患者家属按摩患者下肢比目鱼肌和腓肠肌,也可使用弹力袜、间歇充气加压泵(IPC)装置等促进血液循环;高危、极高危患者可联合物理预防和药物预防(低分子肝素或肝素),可考虑使用低分子肝素联合弹力袜或IPC装置治疗。对于血液处于高凝状态者,可预防性口服小剂量阿司匹林,妇科微创手术中,如患者无恶性肿瘤、肥胖、VTE病史及高凝状态,不推荐延长抗凝治疗时间。

一旦下肢深静脉血栓形成,立即制动以防血栓脱落,严禁经患肢静脉输液及局部按摩;抬高患肢,局部湿敷50%硫酸镁,选择恰当、有效的方式进行溶栓治疗,必要时置入静脉滤网预防血栓脱落后引起的严重并发症。

(六)CO₂人工气腹相关并发症

术中 CO_2 人工气腹使腹压增高,导致膈肌上抬、肺顺应性降低、有效通气量减少、心输出量减少、心率减慢、下肢静脉淤血、内脏血流减少,从而对心肺功能产生影响。常见的 CO_2 人工气腹相关并发症包括高碳酸血症与酸中毒、皮下气肿、气胸、心包积气、气体栓塞、心律不齐、下肢静脉淤血、静脉血栓形成、腹腔内器官缺血、体温下降等。具体表现:腹胀、皮下捻发音;呼吸困难、气促;低体温;心律失常、血压增高、颅内压增高等。严重时气肿可影响患者呼吸进而危及生命。

护理监测时要特别注意监测呼吸频率、呼吸深度和血氧饱和度,保持气道通畅,避免持续高流量吸氧,予以低流量吸氧,因过度吸氧可抑制呼吸中枢使呼吸变慢、变浅,不利于 CO_2 排出,必要时做血气分析,纠正酸中毒。若发生皮下气肿,一般可不给予特殊处理,24 h后气肿可自行吸收,症状轻者延长吸氧时间,取半坐卧位, CO_2 可自行吸收;当皮下气肿较多、面积较大或引起高碳酸血症和血 pH 值下降时,需给患者间断吸氧和应用碱性药物,并密切观察患者呼吸情况,鼓励患者多翻身、尽早下床活动,促进皮下气肿自行吸收。

七、心理支持

因长时间手术体位固定及麻醉恢复后出现疲劳感,留置导尿管出现不适感,急迫想了解病灶是否彻底切除,对病理结果及下一步的治疗方案不确定而忐忑不安等,患者术后多出现无力感、烦躁及担忧。因此,护理人员应增强与患者的沟通,加强巡视,建立相互信任的护患关系,鼓励患者说出自身想法,明确其心理状态,及时了解其思想动态,给予适当的解释和安慰;满足其合理需求,提供有关术后康复、疾病方面的知识,帮助患者缓解术后不适;帮助患者建立疾病康复的信心,告知其配合治疗与护理的要点;鼓励患者加强生活自理能力,指导患者正确面对疾病及预后,帮助患者消除顾虑,有针对性地进行疏导、鼓励,以增强患者的信心。

八、出院指导

(一)出院基本标准

缩短住院时间及早期出院,并非妇科机器人手术或 ERAS 的唯一目的,应结合患者的病情及术后恢复情况,制订个体化的出院标准。基本的出院标准如下:恢复半流质饮食;停止静脉补液;口服镇痛药物可良好镇痛;切口愈合良好,无感染迹象;器官功能状态良好,可自由活动。

(二)健康指导

结合患者具体情况,告知患者恢复期间的健康相关知识及注意事项。恢复期间应保证充足的睡眠,适当运动有助于预防盆腔粘连和下肢深静脉血栓形成,活动量按照循序渐进的原则,从少到多、从轻到重,避免剧烈运动及重体力劳动,避免久坐久蹲,注意休息,劳逸结合,合理安排工作时间。恢复期患者合理摄入均衡饮食,避免辛辣刺激性食物,多进高纤维素、高维生素、高蛋白质食物及含铁类食物,少食多餐,饮食规律,防止暴饮暴食。需继续治疗者,遵医嘱按时、按量服药,定期复查。留置导尿管的患者应预约拔除导尿管时间,并告知患者导尿管护理的注意事项:保持引流袋及导尿管清洁,注意引流袋位置不可高于耻骨联合;多饮水,保持会阴清洁、干燥,每日用温开水擦洗会阴 2 次,以预防逆行尿路感染。避免暴力牵拉导尿管而造成尿道损伤,出血,导尿管脱落、堵塞等严重并发症,带管时间较长者 1 个月后需更换。禁止性生活和盆浴 3 个月。切口拆线后用无菌纱布覆盖 1～2 d,以保护局部皮肤。

(张红菊　董　宪)

参 考 文 献

[1] 王海丽,张瑾,邹佳雯.妇科达芬奇机器人系统辅助手术的围手术期管理[J].中国临床医学,2018,25(3):466-469.

[2] 中华医学会外科学分会,中华医学会麻醉学分会.加速康复外科中国专家共识及路径管理指南(2018 版)[J].中国实用外科杂志,2018,38(1):1-20.

[3] 中华医学会肠外肠内营养学分会,中国医药教育协会加速康复外科专业委员会.加速康复外科围术期营养支持中国专家共识(2019 版)[J].中华消化外科杂志,2019,18(10):897-902.

[4] 中华医学会妇产科学分会加速康复外科协作组.妇科手术加速康复的中国专家共识[J].中华妇产科杂志,2019,54(2):73-79.

[5] 张红菊,马真胜,卓娜,等.妇科机器人手术现状及其护理[J].护理研究,2015,29(5A):1551-1553.

[6] 孙森森,刘盈盈,裴越,等.快速康复外科理念在妇科围手术期管理中的应用及进展[J].中国计划生育和妇产科,2020,12(10):52-55.

[7] 高晨曦,李丰鑫,田东立,等.达芬奇机器人辅助下单孔腹腔镜手术在妇科领域的应用和发展前景[J].实用妇产科杂志,2020,36(6):436-439.

[8] 郝亮,张红菊,马真胜,等.1 例达芬奇机器人辅助下行累及右心房的子宫静脉内平滑肌瘤切除术的围术期护理[J].护理研究,2017,31(1):124-126.

[9] 邓慧平,黄转明,黄雪玲,等.综合护理预防妇科腹腔镜手术头低脚高位引发眼球结膜水肿的效果分析[J].中外医学研究,2020,18(9):113-115.

[10] 梁艳梅,刘东霞.达芬奇机器人手术系统在妇科肿瘤手术中的护理[J].全科护理,2016,14(33):3511-3512.

[11] 赵剑侠,高明芳,侯娟茹,等.机器人辅助腔镜手术中体位的安全管理及护理体会[J].中华腔镜外科杂志(电子版),2016,9(6):382-384.

[12] 孟奇,徐明娟.机器人手术系统在妇科恶性肿瘤复发治疗中的临床应用[J].机器人外科学杂志(中英文),2020,1(4):294-299.

[13] 冯淑杰,曲波,聂夏子,等.机器人手术在妇科领域的应用现状及进展[J].机器人外科学杂志(中英文),2020,1(3):212-219.

［14］ 袁琳,王静,朱红艳,等.加速康复外科在妇科微创手术围术期应用的临床研究[J].中华妇幼临床医学杂志(电子版),2020,16(6):733-738.

［15］ IAVAZZO C,GKEGKES I D. Enhanced recovery programme in robotic hysterectomy [J]. Br J Nurs,2015,24(16):S4-S8.

［16］ LONG E,KEW F. Patient satisfaction with robotic surgery[J]. J Robot Surg,2018,12(3):493-499.

第六章　妇科机器人手术与ERAS

第一节　概　述

近30年来,外科学发生了重大革命性变革,并逐步形成三大发展方向:微创外科、人工智能和加速康复外科(enhanced recovery after surgery,ERAS)。

微创外科是通过微小创伤或微小入路,将特殊器械、物理能量或化学药剂送入人体内部,完成对人体内病变的灭活、畸形切除、创伤修复或重建等外科手术操作,以达到治疗目的的医学科学分支。微创外科是临床医学界跨世纪的高新科技,其中最杰出、最典型的代表是内镜技术,如腹腔镜技术、达芬奇机器人手术系统等。伴随着微创外科的蓬勃发展,妇科手术也由传统的开放手术迅速发展为以腹腔镜手术、达芬奇机器人手术等为主导的微创方式,实现在精准、微创及损伤控制的理念下完成手术,降低创伤应激反应。

手术方式发生翻天覆地的变化,围手术期管理理念也由传统模式逐步向ERAS发生转变。ERAS是以循证医学证据为基础,以减少手术患者生理及心理的创伤应激反应为目的,通过外科、麻醉、护理、营养等多学科协作,对围手术期处理的临床路径予以优化,从而减少围手术期应激反应及术后并发症、缩短住院时间、促进患者康复的围手术期管理理念。ERAS是2018年世界医学十大创新之一,它不是一种技术,而是一种理念,是一个思想及实践体系。ERAS打破了传统的临床认识和原则,革新了外科治疗的理念和技术。

第二节　ERAS发展现状及核心理念

一、ERAS发展史及现状

ERAS产生于20世纪90年代,1997年由"加速康复外科之父"、丹麦外科医生Henrik Kehlet首次提出,并广泛应用于国外外科临床实践。2007年,黎介寿院士首次将ERAS引进国内,该理念在结直肠外科的应用最为广泛,并逐渐延伸至心胸外科、肝胆外科、骨科、泌尿外科、妇产科等领域。

目前,国际上已相继发布了择期结直肠手术、胃手术、盆腔手术、胰十二指肠手术、妇产科手术等的ERAS指南或专家共识。2018年,中华医学会外科学分会和中华医学会麻醉学分会共同组织制定了《加速康复外科中国专家共识及路径管理指南(2018版)》,规范了胃手术、结直肠手术、肝胆外科手术、胰十二指肠切除术等领域的ERAS管理路径。2021年,中华医学会外科学分会、中华医学会麻醉学分会对2018版指南进行了修订,发布了《中国加速康复外科临床实践指南(2021)》。新版指南在与国际相关指南接轨的同时,兼顾我国国情及临床实际,为更规范地实施ERAS临床路径提供了参考和指导。

ERAS 在妇科领域的应用可追溯到 2001 年,Moller 等首次将 ERAS 模式应用到妇科手术并取得成功之后,ERAS 便逐步应用于妇科各类手术围手术期管理。2016 年 ERAS 协会制定了适用于妇科手术(包括妇科恶性肿瘤手术)的 ERAS 指南,并于 2019 年进行了更新。同年,中华医学会妇产科学分会加速康复外科协作组发布了《妇科手术加速康复的中国专家共识》,为我国妇科手术领域中规范、有序地开展 ERAS 提供了参考和指导。

二、ERAS 核心理念

ERAS 临床路径贯穿于住院前、术前、术中、术后、出院后的完整治疗过程。它主要强调以服务患者为中心的核心理念,以开展循证医学为基础,通过多学科合作的模式,应用现代科技手段,尽力减少机体对手术创伤等产生的应激反应,加速康复进程,并通过建立数据库指导未来发展。

ERAS 注重团队建设,强调两个"M"。

第一个 M(multidisciplinary team):多学科综合治疗协作团队。ERAS 临床路径打破学科界限和壁垒,建立外科、麻醉、护理、营养等专业人员协作团队,并开展专业培训,提高团队成员对 ERAS 临床路径的认知水平和执行能力。

第二个 M(multimodal approach):多模式、个体化原则。实施 ERAS 过程中应充分认识到临床诊疗的复杂性,医疗行为与临床效果间存在的不确定性及患者的个体差异性。

因此,ERAS 及相关路径的实施必须以循证医学及多学科合作为基础,既要体现以加速康复为主要目的的核心理念,也要兼顾患者的基础疾病、手术类别、围手术期并发症等具体情况。

三、ERAS 实施策略

一是术前患者体质储备和心理护理。二是减少手术、护理等操作对机体的应激刺激。三是阻断应激信号的转导。四是鼓励术后尽早活动和给予肠内营养,快速提升机体自我修复能力。

第三节　妇科机器人手术实施 ERAS 的主要内容与 ERAS 应用于妇科机器人手术的新思考

一、妇科机器人手术实施 ERAS 的主要内容

(一)术前部分

1. 评估与宣教

(1)术前评估:术前应全面筛查患者营养状态、心肺功能及基础疾病,并经相关科室会诊予以针对性处理;审慎评估手术指征、麻醉与手术风险及患者耐受性等,针对伴随疾病及可能发生的并发症制订相应预案,初步确定患者是否具备进入 ERAS 相关路径的条件。

(2)术前宣教:手术医生、麻醉医生及护士通过口头、书面等多种形式,对 ERAS 的预期目的、入院前准备(包括戒烟、戒酒)、围手术期处理流程、患者需要配合完成的步骤、术后康复、出院标准等内容进行详细的介绍。术前宣教可提高患者的参与度和配合程度,有助于围

手术期疼痛管理及术后早期进食、早期活动等 ERAS 项目的顺利实施。妇科机器人手术 ERAS 入院前评估流程见图 6-1。

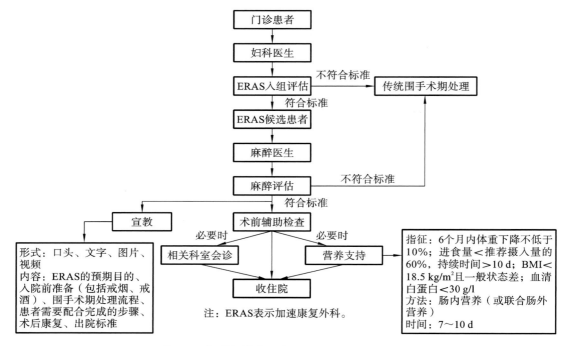

图 6-1　妇科机器人手术 ERAS 入院前评估流程

2. 纠正术前贫血及营养不良

（1）纠正术前贫血：术前应充分识别贫血及其原因，并予以纠正；对于择期手术的患者，推荐将静脉注射或口服铁剂作为贫血的一线治疗方案；术前输血及应用促红细胞生成素并不能改善手术结局，应尽量避免。

（2）纠正术前营养不良：术前营养状态与围手术期结局密切相关，对重度营养不良患者进行术前营养支持，其术后并发症发生率可降低 50%。术前应对患者的营养状态进行全面评估，对有营养不良风险的患者制订营养诊疗计划，包括营养评定、营养干预与监测。

当存在下述任一情况时，应予以术前营养支持：①6 个月内体重下降不低于 10%；②进食量＜推荐摄入量的 60%，持续时间＞10 d；③BMI＜18.5 kg/m² 且一般状态差；④血清白蛋白＜30 g/l。营养支持首选肠内营养，当肠内营养无法满足基本营养需求时，可考虑联合肠外营养，治疗时间一般为 7～10 d。

3. 取消术前常规机械性肠道准备

术前机械性肠道准备（如口服泻药或清洁灌肠）不但不能减少手术部位感染及吻合口瘘的发生，反而可导致患者焦虑、脱水及电解质紊乱。

对于妇科良性疾病的手术，建议取消术前常规机械性肠道准备；预计有肠损伤可能，如深部浸润型子宫内膜异位症、晚期卵巢恶性肿瘤，病变可能侵及肠管，或患者存在长期便秘时，可给予肠道准备，并建议同时口服覆盖肠道菌群的抗生素。临床常见的机械性肠道准备用药为渗透性泻药，如复方聚乙二醇电解质散，一般患者对此药耐受性良好，可避免引起电解质紊乱。

4. 术前 6 h 禁食固体食物，术前 2 h 禁食清流质食物，术前 2 h 摄入碳水化合物饮料 传统手术前禁食禁饮的时间长，常导致患者处于饥饿、焦虑及脱水状态。

无胃肠功能紊乱的非糖尿病患者，推荐麻醉诱导前 6 h 禁食乳制品及淀粉类固体食物，油炸、脂肪及肉类食物需禁食 8 h 以上。术前 2 h 禁食清流质食物，摄入适量清饮料，推荐摄入 12.5% 的碳水化合物饮料，如含麦芽糖糊精的碳水化合物饮料，有助于缓解术前口渴、紧张及焦虑情绪，减轻围手术期胰岛素抵抗，减少术后恶心呕吐及其他并发症的发生。

5. 避免术前使用镇静药物 避免在术前 12 h 内使用镇静药物，因其可使术后苏醒及活动时间推迟。对于存在严重焦虑症状的患者，可使用短效镇静药物，但需注意短效镇静药物作用时间可持续至术后 4 h，有可能影响患者早期进食及活动。老年患者术前应慎用抗胆碱药及苯二氮䓬类药物，以降低术后谵妄的发生风险。

6. 术前停止激素补充治疗及停用口服避孕药 对于接受激素补充治疗的患者，建议术前 4 周停止或改用雌激素外用贴剂，正在口服避孕药的患者应更换为其他避孕方式。

7. 静脉血栓栓塞（venous thromboembolism，VTE）高风险患者评估及术前预防性抗凝治疗

（1）VTE 高风险评估：恶性肿瘤、化疗、复杂手术（手术时间≥3 h）和长时间卧床的患者是 VTE 的高危人群。血栓弹力图、D-二聚体、下肢血管超声检查、CT 血管成像（CTA）等方法，有助于 VTE 风险评估及诊断。

（2）术前预防性抗凝治疗：①排除活动性出血、高出血风险等禁忌证后，所有因恶性肿瘤行复杂手术的患者均应给予普通肝素（unfractionated heparin，UFH）或低分子肝素（low molecular weight heparin，LMWH）进行预防性抗血栓治疗；②建议从术前开始采取预防性措施；③机械性预防措施如肢体锻炼、使用间歇性压力梯度仪等，可作为药物性预防的辅助措施，但不能作为唯一措施，术中可考虑使用 IPC 促进下肢静脉回流，在使用肝素后 12 h 内应避免进行椎管内麻醉操作；④药物性预防和机械性预防的联合应用有助于预防高危患者的血栓形成；⑤对于接受复杂手术的肿瘤患者，建议行 7～10 d 的药物性预防；⑥对于合并 VTE 高风险因素（如运动受限、肥胖、有 VTE 病史）行机器人盆腹腔复杂手术的肿瘤患者，术后建议持续应用 LMWH 4 周。对低危患者可视具体情况而定。

8. 术前皮肤准备及预防性使用抗生素

（1）术前皮肤准备：ERAS 下常规微创手术不行外阴部备皮。必要时行外阴部备皮。推荐手术当天备皮，操作应轻柔，避免皮肤损伤。

（2）预防性使用抗生素：清洁手术（Ⅰ类切口）无须预防性使用抗生素，但妇科手术切口多为清洁-污染切口（Ⅱ类切口），预防性使用抗生素有助于减少手术部位感染。

应用原则如下：①预防性用药应针对可能的污染细菌种类，按照合理使用抗生素原则选择抗生素，尽量选择单一抗生素；②应在切皮前 30～60 min 输注完毕；③如果手术时间>3 h 或超过所用药物半衰期的 2 倍，或成人术中出血量>1500 ml，可在术中重复给药；④对于肥胖（BMI>35 kg/m² 或体重>100 kg）患者，应增加剂量。

9. 多模式镇痛 术前预防性镇痛。术前根据手术类型进行预防性镇痛可缓解术后疼痛，降低术后谵妄发生风险以及减少术后镇痛药物剂量。术前用药包括 NSAID、选择性环氧合酶-2（COX-2）抑制剂等。

（二）术中部分

1. 全身麻醉、区域阻滞麻醉或两者联合 麻醉方式可为全身麻醉、区域阻滞麻醉或两者联合。麻醉药物的选择应以术后患者能够快速苏醒、无药物残留效应和方便快速拔管为原则。麻醉诱导阶段可选用丙泊酚、芬太尼、瑞芬太尼等,麻醉维持阶段可使用静脉麻醉或吸入麻醉,前者术后恶心呕吐(PONV)发生率较低。术中应尽量减少阿片类药物的应用,必要时可以辅以小剂量短效阿片类药物,如瑞芬太尼。肌松药推荐使用罗库溴铵、维库溴铵等中效药物。应对麻醉深度进行监测,避免麻醉过浅导致术中知晓,麻醉过深导致苏醒延迟、麻醉药物不良反应的发生率增高。维持脑电双频指数(bispectral index,BIS)在 40～60,或维持吸入麻醉剂呼气末浓度为最低肺泡有效浓度的 70%～130%,老年患者避免长时间 BIS<45。采用肺功能保护通气策略可减少术后呼吸系统并发症的发生,如潮气量 6～8 ml/kg,正压通气压力 5～8 cmH$_2$O,吸入氧浓度(FiO$_2$)<60%,维持动脉血二氧化碳分压(PaCO$_2$)在 35～45 mmHg。采用间断肺复张性通气可有效防止肺不张。

2. PONV 的预防　PONV 在妇科手术患者中较为常见,PONV 的高危因素包括年龄>50 岁、女性、妇科手术、腔镜手术、晕动症、既往 PONV 史、非吸烟者、使用吸入性麻醉剂或 N$_2$O、麻醉时间长、使用阿片类药物、肥胖等。PONV 防治共识推荐,对于存在 PONV 高危因素的患者提倡使用两种及以上止吐药联合预防 PONV。

一线止吐药包括 5-HT$_3$ 受体抑制剂(如昂丹司琼)、糖皮质激素;二线止吐药包括丁酰苯类药物、抗组胺类药物、抗胆碱能药物以及吩噻嗪类药物。PONV 发生后,推荐使用 5-HT$_3$ 受体抑制剂,如用药效果欠佳,可联合应用其他止吐药。

3. 尽量采用微创手术方式　ERAS 提倡在精准、微创及损伤控制理念下完成手术,减少创伤性应激。应根据患者的个体情况、所患疾病以及术者的技术水平等,选择腹腔镜、机器人辅助等手术路径。

机器人手术将计算机技术、自动化技术、远程通信技术及传统腹腔镜技术相结合,是操作更为精准、更为便捷的全新手术方式。腹腔镜手术器械进入狭窄盆腔后活动幅度受限,操作不稳定,精细分离、缝合等操作相对困难。而达芬奇机器人手术系统灵活度及操控性更强,精准度大大提高。机器人手术较常规腹腔镜手术,创伤更小,精准度更高,出血量更少,手术并发症更少,更适合高龄、高危、手术复杂的患者,是一种具有广泛应用前景的手术方法。

4. 优化术中补液　①根据血流动力学指标进行个体化液体治疗,必要时输注血液制品;②头低体位患者避免大量输注晶体液,颜面肿胀者必要时给予利尿和脱水治疗;③行腹腔镜手术者,需密切关注 PCO$_2$,必要时行血气分析,按需调节机械通气参数,避免发生高碳酸血症。

5. 术中体温监测与保温　实时监测术中体温,维持体温在 36 ℃以上,采取必要的保温措施,如盖保温毯、将使用的液体及气体加温等。

6. 避免置入鼻胃管　术中置入的管道数量直接影响到术后的康复进程。术中置入鼻胃管不能减少术后肠瘘的发生,反而会增加术后肺部感染的风险,以及患者术后不适感,一般不置入。如果胃胀气明显,术中可置入鼻胃管,但应该在手术结束前取出。

7. 避免置入引流管

(1)腹腔引流管的置入。置入腹腔引流管既不能减少吻合口瘘等并发症的发生,也不能早期识别手术部位感染及腹腔内出血,反而会影响患者术后早期活动,延长住院时间。因此,不推荐置入腹腔引流管,只有在根治性子宫切除术存在手术创面感染、吻合口张力较大、血运不佳时,才考虑置入引流管,但术后应尽早拔除。

(2)导尿管的置入。留置导尿管可影响术后活动,并且增加尿路感染的风险。除根治性子宫切除术外,不推荐置入导尿管。

8. 多模式镇痛 对于妇科腹腔镜手术,目前尚无高质量的证据评价各种镇痛方式的效果,建议使用以 NSAID 为基础的多药联合镇痛方案。

(三)术后部分

1. 多模式镇痛 采用多模式镇痛方案,目标如下:①有效的运动痛控制(VAS 评分<3分);②较低的镇痛相关不良反应发生率;③促进患者术后早期肠功能恢复;④帮助患者术后早期下床活动,降低术后跌倒风险。

局麻药切口浸润或连续浸润镇痛、外周神经阻滞联合低剂量阿片类药物患者自控静脉镇痛(patient controlled intravenous analgesia,PCIA)联合 NSAID 可作为机器人手术的镇痛方案。局麻药可选用罗哌卡因、利多卡因和布比卡因等。以激动 μ 受体为主的阿片类药物可致肠麻痹,而以激动 κ 受体为主的阿片类药物的肠麻痹及 PONV 等不良反应较轻,同时可有效缓解手术导致的内脏痛,可以考虑使用。

2. 术后抗凝治疗 VTE 高风险患者术后需继续抗凝治疗,可考虑使用低分子肝素联合应用弹力袜或 IPC。如果患者没有恶性肿瘤、肥胖、VTE 病史及高凝状态,不推荐延长抗凝治疗时间。

3. 术后 24 h 内开始饮食过渡 在传统管理中,患者在麻醉清醒后仍须禁食 4~6 h 或肛门排气后方可进食。大量研究证实,术后早期进食不会增高肠瘘、肺部感染的发生率,并且能够促进肠道功能恢复,减少围手术期并发症。常规妇科手术后即刻可饮水,术后 4~6 h 即可开始进食;对于妇科恶性肿瘤患者,包括接受肠切除吻合的患者,也应在术后 24 h 内开始饮食过渡。

4. 术后 24 h 停止静脉补液 当经口能量摄入量少于推荐摄入量的 60% 时,应增加口服肠内营养制剂。如果患者能耐受经口进食,同时口服镇痛药物能达到理想的镇痛效果,可考虑在术后 24 h 撤除静脉通道。

5. 术后适当应用缓泻剂 略。

6. 术后咀嚼口香糖以促进肠道功能恢复 略。

7. 术后血糖控制在 10~11.1 mmol/l 或更低水平 围手术期血糖>11.1 mmol/l 与不良手术结局相关。建议将血糖控制在 10~11.1 mmol/l 或更低水平。当血糖超过上述范围上限时,可考虑胰岛素治疗,并监测血糖,警惕低血糖的发生。不推荐进行强化胰岛素治疗,因为其会增加低血糖的发生风险,并可诱发心律失常、癫痫及脑损伤。

8. 术后 24 h 内拔除导尿管 应根据病情及时解除鼻胃管和引流管限制。遵医嘱尽早拔除导尿管,协助患者下床排尿。

9. 术后 24 h 内尽早下床 传统康复理念主张患者术后卧床休息,但血栓形成、胃肠功能恢复缓慢等发生率明显增高。分析表明,早期下床活动有助于减少呼吸系统并发症、降低VTE 风险。应帮助患者制订合理的活动计划,每天记录活动情况,鼓励患者在术后 24 h 内尽早下床活动,并逐渐增加活动量。

二、ERAS 应用于妇科机器人手术的新思考

将 ERAS 应用于机器人手术围手术期管理,一定要以患者为中心,将加速康复、医护一体化、多学科协作的理念贯穿于术前、术中、术后各个环节,真正做到严于术前,慎于术中,善于术后。

　　现如今,ERAS 正在不断更新和拓展。术前预康复指对拟行择期手术的患者,通过术前一系列干预措施改善其生理及心理状态,以提高其对手术应激的反应能力。预康复的主要内容包括:①术前贫血的纠正;②预防性镇痛;③衰弱评估;④术前锻炼;⑤认知功能评估;⑥术前炎症控制;⑦术前心理干预。

　　当然,ERAS 是循序渐进、不断更新的过程。随着手术技术的创新、精神麻醉药品的迭代更新、护理理念的不断完善,ERAS 尚无固定的模式,需要外科、麻醉、护理等多学科全方位的合作和交流,深入探索不同疾病和手术对机体的影响。

　　ERAS 应用于妇科机器人手术尚缺乏高质量证据的支持,积极开展多中心随机对照研究以及真实世界研究,有助于更加客观地评价 ERAS 在妇科机器人手术中应用的安全性及有效性。

(董　宪)

参 考 文 献

[1]　中华医学会外科学分会,中华医学会麻醉学分会.加速康复外科中国专家共识及路径管理指南(2018 版)[J].中国实用外科杂志,2018,38(1):1-20.

[2]　GUSTAFSSON U O,SCOTT M J,SCHWENK W,et al. Guidelines for perioperative care in elective colonic surgery:Enhanced Recovery After Surgery(ERAS®)Society recommendations[J]. World J Surg,2013,37(2):259-284.

[3]　MORTENSEN K,NILSSON M,SLIM K,et al. Consensus guidelines for enhanced recovery after gastrectomy:Enhanced Recovery After Surgery(ERAS®)Society recommendations[J]. Br J Surg,2014,101(10):1209-1229.

[4]　NYGREN J,THACKER J,CARLI F,et al. Guidelines for perioperative care in elective rectal/pelvic surgery:Enhanced Recovery After Surgery(ERAS®)Society recommendations[J]. World J Surg,2013,37(2):285-305.

[5]　LASSEN K,COOLSEN M M,SLIM K,et al. Guidelines for perioperative care for pancreaticoduodenectomy:Enhanced Recovery After Surgery(ERAS®)Society recommendations[J]. World J Surg,2013,37(2):240-258.

[6]　TROWBRIDGE E R,DREISBACH C N,SAROSIEK B M,et al. Review of enhanced recovery programs in benign gynecologic surgery[J]. Int Urogynecol J,2018,29(1):3-11.

[7]　NELSON G,KALOGERA E,DOWDY S C. Enhanced recovery pathways in gynecologic oncology[J]. Gynecol Oncol,2014,135(3):586-594.

[8]　NELSON G,ALTMAN A D,NICK A,et al. Guidelines for pre- and intra-operative care in gynecologic/oncology surgery:Enhanced Recovery After Surgery(ERAS®)Society recommendations—Part Ⅰ[J]. Gynecol Oncol,2016,140(2):313-322.

[9]　NELSON G,ALTMAN A D,NICK A,et al. Guidelines for postoperative care in gynecologic/oncology surgery:Enhanced Recovery After Surgery(ERAS®)Society recommendations—Part Ⅱ[J]. Gynecol Oncol,2016,140(2):323-332.

[10]　NELSON G,BAKKUM-GAMEZ J,KALOGERA E,et al. Guidelines for perioperative

care in gynecologic/oncology：Enhanced Recovery After Surgery（ERAS）Society recommendations——2019 update［J］. Int J Gynecol Cancer，2019，29（4）：651-668.

［11］ 中华医学会妇产科学分会加速康复外科协作组. 妇科手术加速康复的中国专家共识 ［J］. 中华妇产科杂志，2019，54（2）：73-79.

［12］ ARNOLD A，AITCHISON L P，ABBOTT J. Preoperative mechanical bowel preparation for abdominal，laparoscopic，and vaginal surgery：a systematic review［J］. J Minim Invasive Gynecol，2015，22（5）：737-752.

［13］ ANJUM N，REN J，WANG G，et al. A randomized control trial of preoperative oral antibiotics as adjunct therapy to systemic antibiotics for preventing surgical site infection in clean contaminated，contaminated，and dirty type of colorectal surgeries ［J］. Dis Colon Rectum，2017，60（12）：1291-1298.

［14］ WADE R G，BURR N E，MCCAULEY G，et al. The comparative efficacy of chlorhexidine gluconate and povidone-iodine antiseptics for the prevention of infection in clean surgery：a systematic review and network meta-analysis［J］. Ann Surg，2021，274（6）：e481-e488.

［15］ 王海丽，张瑾，邹佳雯. 妇科达芬奇机器人系统辅助手术的围手术期管理［J］. 中国临床医学，2018，25（3）：466-469.

［16］ GAN T J，DIEMUNSCH P，HABIB A S，et al. Consensus guidelines for the management of postoperative nausea and vomiting［J］. Anesth Analg，2014，118（1）：85-113.

［17］ 杨庭娟. 全身麻醉术后恶心呕吐发生与防治研究进展［J］. 现代医药卫生，2023，39（13）：2295-2299，2312.

第七章　机器人盆腹腔粘连松解术

一、概况

粘连是指炎症、手术干预或肿瘤手术后在相邻组织之间形成纤维带。一旦发生腹膜损伤，受影响的组织之间就会形成纤维带，并充满不同类型的细胞。除了纤维蛋白的形成，手术创伤导致机体免疫系统局部激活也与细胞因子释放和白细胞渗透增加有关。细胞因子如肿瘤坏死因子、白细胞介素等导致纤维化系统不平衡，从而诱导和增强粘连形成。

55%～100%的腹部手术后可能发生粘连。10%～20%的粘连患者会出现严重的健康问题，包括慢性疼痛和女性继发性不孕，甚至肠梗阻等。粘连甚至是女性继发性不孕的最常见原因。妇科肿瘤手术中，发生粘连的患者常有既往手术史、炎症史。所以，妇科手术医生经常面临着难以接近和无法辨认的解剖结构、手术时间延长、器官损伤风险增加、经济负担增加等问题。这还不包括因生活质量下降和可能的后遗症导致的相关后续费用。

盆腹腔粘连通常是手术后形成的，但也可以是先天性的。所以，粘连是组织损伤后修复的结果，与手术所造成的锐性损伤、机械性损伤、热损伤、感染、热辐射、局部缺血、脱水及异物反应等多种因素有关。组织损伤基础上继发一系列病理生理反应，使正常处于分离状态的盆腔脏器或组织间出现了纤维组织（一种具有结合、支持周围结构功能的组织），从而导致脏器或组织之间发生粘连。

根据病因的不同，腹膜粘连可分为先天性腹膜粘连和获得性（炎症后或术后）腹膜粘连。一些研究者认为粘连也可以分为三大类：在手术部位形成的粘连、在非手术部位重新形成的粘连及在之前粘连溶解后形成的新粘连。这些粘连是内部愈合过程和炎症反应（物理反应、化学反应、感染等）的一部分。粘连可能发生在身体的任何器官或部位，例如腹腔、盆腔、胸腔、眼内空间、关节空间。因粘连的原因和位置不同，它们可能是有益的（组织愈合）或有害的（导致并发症，如可导致慢性疼痛、不孕不育、肠梗阻或关节运动范围缩小）。盆腹腔粘连是迄今为止最常见的粘连，可累及盆腹腔所有脏器。

机器人手术中术野清晰可辨，灵活精巧的机械臂操作精准、细致，可减少脏器及盆腹壁的损伤；分离粘连区的血管确切，可减少出血量，且能最大限度降低因出血、创伤而诱发粘连的概率。

二、盆腹腔粘连形成的原因及病理生理机制

粘连是炎症或刺激后在器官、结构内部或结构之间形成纤维组织。粘连形成的原因尚未完全明了，常发生于正常腹膜组织损伤后。损伤可由手术、创伤、炎症、感染或盆腹腔内异物引起。粘连可能与缺血缺氧、组织损伤、炎症反应以及瘢痕体质等因素相关。粘连的形成经历不同的阶段，类似于正常的伤口愈合过程。

粘连形成机制涉及三个重要的创伤诱导过程：①抑制纤维蛋白溶解（简称纤溶）和细胞

外基质降解系统；②炎症反应的诱导涉及细胞因子和生长因子的产生，生长因子是组织纤维化的关键调节因子；③向间皮细胞和间皮下成纤维细胞输送血液后诱导组织缺氧，缺氧导致缺氧诱导因子-1α的表达增加和血管内皮生长因子（负责胶原形成和血管生成）表达增加。

当腹膜受到损伤时，其表面的间皮细胞坏死脱落，暴露出结缔组织。损伤部位的基质肥大细胞释放大量组胺、激肽等血管活性物质，局部血管通透性增加，局部组织在缺氧基础上发生氧化应激损伤，局部大量游离的氮氧自由基进一步诱发局部炎症反应，加重组织损伤。局部的炎症反应和血液凝固释放的趋化因子刺激损伤组织周围的正常间皮细胞，以及由间皮母细胞分化来的新生间皮细胞迁移到受损伤部位，形成多个间皮细胞岛，并在纤溶作用促进下进一步分裂、增殖、覆盖受损伤的腹膜表面，形成新的腹膜。血管通透性增加导致炎性渗出，在局部形成纤维蛋白基质，进而在相邻的组织之间形成纤维蛋白束，此过程发生在术后 3～5 d。正常情况下，腹膜纤维蛋白沉积为一过性病理生理过程，72 h 内即被纤溶系统清除。但在组织缺血等条件下，纤溶系统活性受到抑制，纤维蛋白束无法被清除。纤维蛋白沉积占据优势则形成早期粘连。一旦成纤维细胞与血管潜入纤维蛋白束，引起胶原沉积，局部血管化，即形成永久性粘连，此过程大约在术后 7 d 完成。总之，术后盆腹腔粘连起源于腹膜损伤，启动于炎症反应，爆发于局部修复，其病理生理过程迅速、可级联放大且具有一定的复杂性。

三、盆腹腔粘连的并发症

盆腹腔粘连可能导致一些严重的并发症，而且会增加再次手术的难度及副损伤的发生风险，如肠管、膀胱、输尿管的损伤，延长手术时间并增加出血的风险。与开腹手术相比，腹腔镜手术并不能明显减少术后粘连的发生。盆腹腔粘连是肠梗阻、女性继发性不孕和异位妊娠的最常见原因，也可引起慢性腹部和盆腔疼痛，粘连性小肠梗阻是盆腹腔粘连最严重的后果。实验和临床研究关于开腹或腹腔镜粘连松解术后再发粘连概率的结果也不一致。

（一）不孕症

术后粘连可影响双侧附件的解剖结构，干扰配子、胚胎的运输，进而影响患者生育功能。腹部手术的患者中有 23% 因不孕症接受相关治疗。目前针对粘连松解术与不孕症的唯一相关研究为小规模的回顾性分析，研究对象为 147 例腹腔镜探查术中诊断为附件粘连的不孕症患者，观察组 69 例接受粘连松解术，术后 12 个月和 24 个月的自然妊娠率分别为 32%、45%，对照组 78 例明确诊断后未进行粘连松解术，术后 12 个月和 24 个月的自然妊娠率分别为 11%、16%，依据美国生殖医学会（ASRM）粘连分级标准，足月妊娠率与手术时粘连评分呈负相关。粘连的形成影响患者的生育结局，导致不孕症的发生，与不孕症存在明确的相关性（证据等级 B2）。

（二）慢性腹痛/盆腔痛

据不完全统计，妇科手术或胃肠道手术后慢性腹痛/盆腔痛的发生率为 20%～40%。目前关于慢性腹痛/盆腔痛与术后粘连的关系尚不明确。粘连的严重程度与疼痛程度之间也无直接相关关系。研究显示，粘连松解术仅对存在致密性肠粘连的患者有缓解疼痛的作用，粘连松解术后再发粘连的概率和程度依然无确凿证据可循。尚无确凿证据能够证明目前所采取的预防和降低粘连形成的措施能够有效降低术后慢性腹痛/盆腔痛的发生率。肠粘连松解术或附件粘连松解术对缓解慢性腹痛/盆腔痛的价值尚难准确评估（证据等级 C2）。

(三)粘连性肠梗阻

粘连形成是小肠梗阻最常见的致病原因。肠梗阻患者中因腹腔粘连所导致者占比约为74%。20%以上的手术患者在术后第1年即出现粘连相关临床症状,其中因粘连性小肠梗阻再入院率约为4.5%。资料表明,妇科手术相关粘连性肠梗阻的发生率为1.2%～3%。在妇科手术中,子宫切除术后更容易继发粘连性小肠梗阻(证据等级A1)。

另外,粘连会显著增大再次手术的难度,增高再次手术时肠道损伤等并发症的发生率,延长手术时间,导致术后愈合和恢复时间延迟,并增高术中输血的概率。Ten Broek等针对盆腹腔手术后粘连的Meta分析包括39项研究共7654例患者,结果表明,再次腹部手术时,因粘连导致肠切除的发生率为3.3%;其中16项研究涉及2565例患者,再次手术时一并行粘连松解术,肠切除发生率为5.8%;再次手术时间较初次手术时间平均延长15.2 min。手术的器官/部位也是影响粘连发生与否的重要因素之一,在妇科开腹手术中,涉及卵巢的手术最有可能并发术后严重粘连。手术路径也是影响粘连发生与否的重要因素之一(证据等级B1)。一项针对72270例有盆腹腔手术史的患者的临床资料分析显示,腹腔镜手术较开腹手术可以使粘连相关再入院风险降低32%。

四、盆腹腔粘连的分类及分级

根据病因,盆腹腔粘连可以分为手术损伤所致的盆腹腔粘连,以及非手术因素所导致的盆腹腔粘连。根据改良的ASRM粘连分级标准,可以按照粘连的严重程度将盆腹腔粘连分为轻度、中度、重度三级。

为评价粘连形成情况,目前临床上多参考1996年改良的ASRM粘连分级标准(表7-1),按照术中所见粘连的性质和范围进行评分,评分≥5分为重度粘连。术后粘连的分型见表7-2。

表 7-1　改良的 ASRM 粘连分级标准(1996 年)

术中所见粘连的性质和范围★	评分/分	粘连分级
无粘连	0	无
膜状,<25%	1	轻度
膜状,25%～50%	2	轻度
膜状,≥51%	3	中度
致密,<25%	4	中度
致密,25%～50%	5	重度
致密,≥51%	6	重度

注:★术中所见粘连的范围指手术医生对15个解剖部位粘连程度的综合评价,这些部位包括子宫前壁、子宫后壁、前腹壁、直肠子宫陷凹等。

表 7-2　术后粘连的分型

类型	粘连情况
1 型	新粘连形成(即以前无粘连的部位发生粘连)
A	非手术操作部位发生粘连
B	粘连松解部位以外的其他手术部位发生粘连

续表

类型	粘连情况
2 型	再粘连形成(即原行粘连松解术部位再度发生粘连)
A	粘连仅发生于原行粘连松解术部位
B	粘连不仅发生于原行粘连松解术部位,也发生于其他部位

五、适应证和禁忌证

(一)适应证

开展妇科机器人手术时发现盆腹腔粘连。

(二)禁忌证

(1)严重腹胀妨碍 Trocar 进入盆腹腔且工作空间受限。

(2)重度腹膜炎可能需要行肠切除术和肠处理。

(3)血流动力学不稳定。

(4)严重的合并症,如心肺疾病,妨碍人工气腹的建立。

(5)手术医生的经验不足。

六、术前准备

(一)术前认真评估盆腹腔粘连的程度

术前对可能碰到的盆腹腔粘连的性质、范围等进行认真的评估至关重要。上次手术时间、有无腹膜炎史、是否为瘢痕体质均是盆腹腔粘连评估的重要指标。B 超检查动态观察定点部位,主要是穿刺孔处有无肠管或脏器粘连。

(二)第一穿刺孔的选择

应以尽量避开盆腹腔粘连处、避免意外损伤为原则。粘连主要发生在腹壁切口处,第一穿刺孔离原切口 5 cm 以上可提高闭合法穿刺的成功率和安全性。另外,置入气腹针后可用注水试验初步检验气腹针是否在腹腔内。注入 CO_2 时应观察气压上升情况,如进气少而气压上升太快,则有误入粘连的网膜腔或肠管的可能,应做变换穿刺角度、重新穿刺等调整,必要时可考虑开放法放置。首选开放法还是闭合法建立人工气腹,国内外学者有不同意见,应根据术前评估与术中具体情况灵活应用。

(三)第二穿刺孔的选择

原则是方便下一步松解盆腹腔粘连的同时兼顾原发疾病的处理。

(四)穿刺孔互通原则

对于有腹部手术史伴盆腹腔粘连的病例,由于盆腹腔粘连的不确定性和不规则性,行机器人手术时,不应将观察孔、操作孔、辅助孔绝对化和机械化,只要方便暴露与松解粘连,各孔间可互换,以清楚显露粘连,便于手术操作。

(五)松解粘连的原则

镜下直视松解,宁伤腹膜不伤肠管;无临床粘连症状、不影响下一步对原发病灶处理的盆腹腔粘连可不予松解。

（六）重视超声刀在处理盆腹腔粘连中的作用

超声刀止血切割时能量波及范围小，不易损伤周围器官，视野清晰，处理粘连时有明显的优势。

（七）肠道准备

预计盆腹腔粘连严重的患者可行肠道准备。术前禁食，尽量减少肠内容物，减小肠腔压力，消除肠壁水肿，纠正患者水、电解质与酸碱平衡失调，维持内环境稳态，改善患者营养状态。肠壁水肿严重的患者予以利尿剂、脱水剂，梗阻肠袢内细菌过度生长产生盲袢综合征的患者及时予以抗生素治疗。根据患者症状、体征及辅助检查结果选择手术时机。

七、手术步骤

盆腹腔粘连可延长患者手术时间，增加术中出血量、器官损伤的风险，影响患者术后恢复，而且可以继发慢性腹痛/盆腔痛、肠梗阻，严重影响广大女性患者的生活质量。手术治疗后会发生新的粘连，并使粘连面积更大、程度更严重。所以，盆腹腔粘连患者的手术管理，不仅包括手术本身，还包括术后并发症的预防等。

（一）建立人工气腹

如果术前 B 超诊断脐周围有粘连，机器人手术建立人工气腹时应谨慎。气腹针穿刺接气腹机后显示腹压为 0 时才可注入气体，且在开始注入气体后应先以低速让腹压逐渐上升，如腹压突然上升，应考虑气腹针进入网膜、腹膜或其他部位，应调整气腹针位置让其回到腹腔空隙中。如经调整气腹针，气腹机显示腹压仍高，持续报警，应考虑有严重粘连致气体弥散障碍，此时应中转开腹手术，切勿勉强手术。第一穿刺孔的选择应尽量避开有粘连存在的部位，以避免穿刺损伤为原则。在距离原手术切口 5 cm 以上处置入 Trocar 是提高穿刺安全性的措施之一。开放法建立人工气腹是避免损伤的一种理想的方式。

（二）初始通道

进入腹腔的初始通道应远离以前的瘢痕区域，因为大多数开腹手术切口涉及腹壁的粘连形成。在大多数情况下，左侧肋下区域似乎是一个安全的选择。进入盆腹腔粘连患者腹部有以下几个方面的困难：①难以找到合适的穿刺点；②因腹胀导致工作空间相对不足；③肠胀气不仅占据空间，而且使肠壁变薄并有潜在损伤风险；④牵拉及显像受限；⑤浆膜表面容易挫伤，有出血的可能。致密的粘连可能会模糊这个区域后面的肠管，因此，在剥离脂肪、不透明组织时应小心。

粘连严重时，先用一个机械臂进入腹部松解腹膜上的部分粘连后再做穿刺孔完成手术操作。松解不盲目追求彻底，以能暴露病灶、完成病灶切除为原则，对不孕症患者以游离出双侧输卵管和卵巢为目标。

（三）松解粘连

机器人手术时可使用各种器械松解粘连，如单极电钩、电剪、电铲、超声刀等。对有经验的手术医生来说，松解血管良好的粘连是一项熟悉的技能。薄膜粘连是最容易松解的。较为疏松的粘连可用吸引器头做钝性分离，组织间纤维粘连带呈膜状、索状，可用电剪进行分离，以较快地分离组织而不出血。腹壁上的粘连应尽可能用超声切割器松解而少用电凝松解，防止术后再次粘连。对于粘连较致密、范围较宽且易出血的部位，最好用超声刀松解，以减少出血。用超声刀切断组织时,钳夹组织越紧,切割越快,但是止血作用越差;钳夹组织越松,则切割越慢,但止血效果越好。松解粘连时不能造成腹膜破损太大,以免术后发生广泛的皮下气肿。松解肠管与腹壁的粘连时,应操作轻柔,遵循宁伤腹壁、勿伤肠管的原则,尽可能保留肠管的完整性。创面的小血管渗血用双极电凝一般均能止血。

（四）分离方法

松解粘连时松解部位应远离肠管,尽量避免损伤肠壁。对肠管与膀胱、子宫等脏器粘连或肠管与肠管粘连的患者,松解粘连时用超声刀离断或用剪刀进行锐性分离。如果粘连部位血运丰富,则应用钛夹或 Hem-o-lok 夹夹闭后再切断粘连部位,以减少出血。粘连松解后进一步仔细检查分离后的肠管与组织有无损伤或出血,如出现损伤,应及时用可吸收缝线缝合,再按顺序进行肠管排列。

基本的器械包括无损伤钳、具有烧灼功能的剪刀和超声解剖需要的器械。与开腹手术一样,牵引和反牵引是机器人手术成功与否的关键因素。在大多数情况下,只要有足够的牵引和反牵引,就可以确定剥离的无血管面。电灼应避免在肠外进行,以避免无意的传导损伤。需要注意的是,小肠电损伤可能不能立即被发现,而表现为延迟穿孔。适当的止血在腹腔镜手术中是至关重要的。可使用钝性器械如吸引器做拨、挑、推、送、翻转等动作进行探查。对于肠肠间膜性粘连未造成肠管成角者,可不予以松解;肠管与腹壁间的粘连多数有间隙,松解较容易;严格遵从原有解剖结构松解病变区域,充分探查,避免遗漏;瘢痕性粘连则无间隙可循,尤其是粘连段较长时极易损伤肠管或进入腹壁肌层引起出血而导致术野不清。有时,对于因粘连、过度牵拉导致肝、脾被膜撕裂而出血时,中转开腹手术是比较明智的选择。

如有卡压肠管部分坏死,需取辅助小切口行坏死肠管切除,仔细止血,用生理盐水冲洗腹腔,将肠管尽量按顺序排列,避免扭转。根据情况选择是否放置腹腔引流管。

（五）肠粘连分级

肠粘连分级标准如下:Ⅰ级为轻度粘连,有 1～2 处局限性粘连,可钝性分离完成松解;Ⅱ级为中度粘连,有 2 处以上的 Ⅰ 级样局限性粘连,通常需进行部分锐性分离,部分粘连处有新生血管形成;Ⅲ级为重度粘连,存在不易钝性分离的广泛性粘连,只能以锐性分离完成松解,粘连处有明确的新生血管形成;Ⅳ级为极重度粘连,肠管相互纠结成团或与网膜、腹膜相互粘连,仅能锐性分离完成松解,往往很难避免粘连器官的损伤。

（六）粘连类型

机器人手术的术野立体感强、纵深感好、空间定位准确,使复杂的解剖结构变得层次分明,也使得分离、切割、缝合、结扎等基本操作变得更加精确,缩短了手术时间,同时清晰的组织层次、更为精准的操作也保证了更为精确的分离与止血,减少了术中出血量及周围组织的副损伤,可降低手术并发症发生率,而且与腹腔镜手术相比具有一定优势。

妇科机器人手术时所见的各种盆腹腔粘连类型及处理见图 7-1 至图 7-37。

八、术后处理

（一）生命体征

危重患者可以转入监护病房。术后短时间内可能有不超过 38 ℃ 的手术热,术后 2～3 d 可恢复;如果发热不退,提示并发感染。

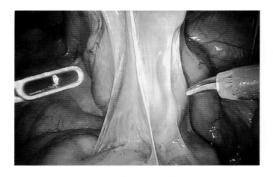

图 7-1　肠管与腹壁粘连（一）

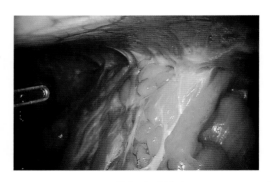

图 7-2　肠管与腹壁粘连（二）

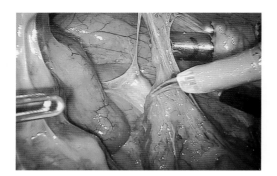

图 7-3　肠管、大网膜与腹壁粘连

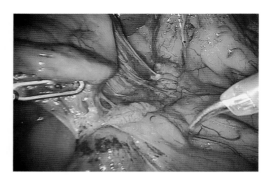

图 7-4　肠管与大网膜粘连

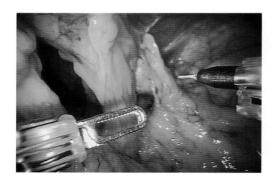

图 7-5　腹壁、卵巢与大网膜粘连

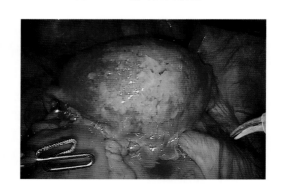

图 7-6　子宫与肠管粘连

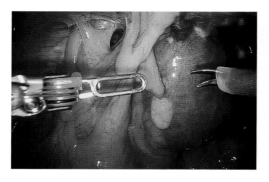

图 7-7　腹壁与子宫、肠管粘连

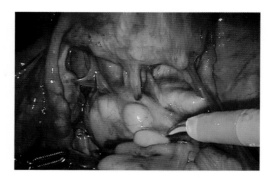

图 7-8　子宫与肠管、大网膜粘连（一）

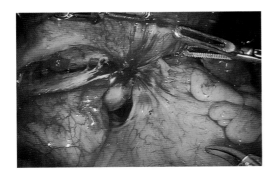

图 7-9　子宫与肠管、大网膜粘连(二)

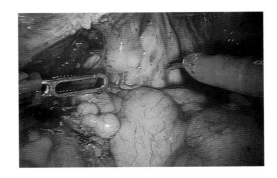

图 7-10　子宫与肠管、卵巢、大网膜粘连

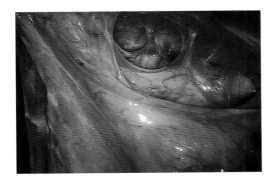

图 7-11　肠管与腹壁、大网膜粘连

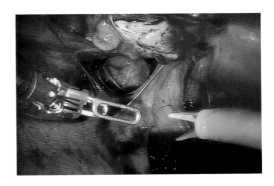

图 7-12　腹壁与肠管、卵巢、输卵管、大网膜粘连

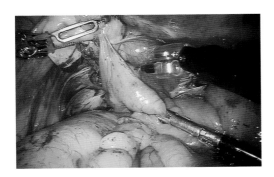

图 7-13　松解肠管与卵巢、盆底腹膜粘连

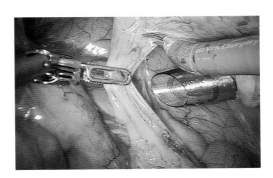

图 7-14　松解大网膜与腹壁粘连

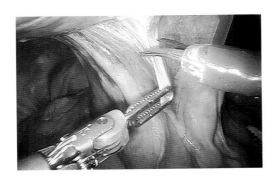

图 7-15　松解肠管与腹壁粘连(一)

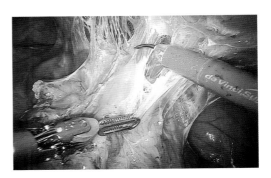

图 7-16　松解肠管与腹壁粘连(二)

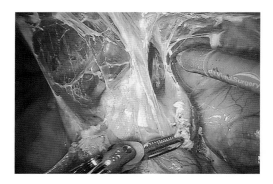

图 7-17　松解肠管与腹壁粘连（三）

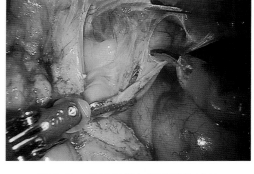

图 7-18　松解肠管与腹壁粘连（四）

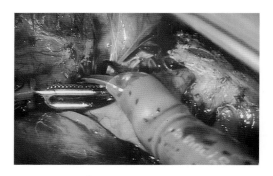

图 7-19　松解肠管与腹壁粘连（五）

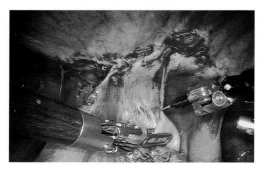

图 7-20　松解肠管与腹壁粘连（六）

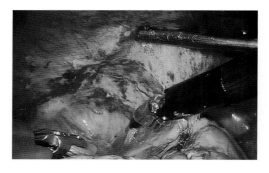

图 7-21　松解肠管与腹壁粘连（七）

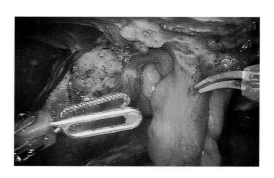

图 7-22　松解肠管与大网膜、腹壁粘连（一）

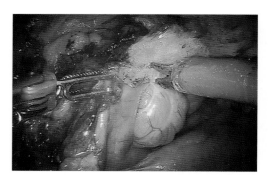

图 7-23　松解肠管与大网膜、腹壁粘连（二）

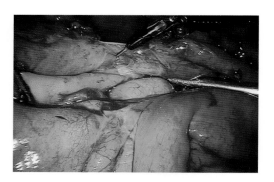

图 7-24　松解肠管与肠管粘连（一）

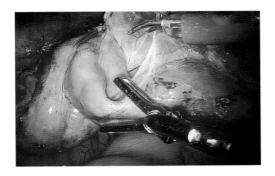

图 7-25 松解肠管与肠管粘连（二）

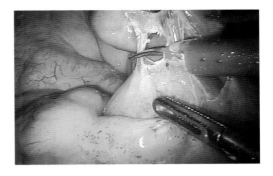

图 7-26 松解肠管与肠管粘连（三）

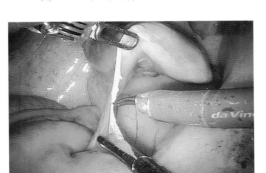

图 7-27 松解肠管与肠管粘连（四）

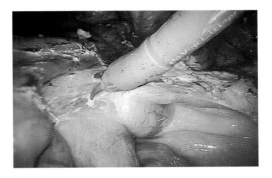

图 7-28 松解肠管与肠管粘连（五）

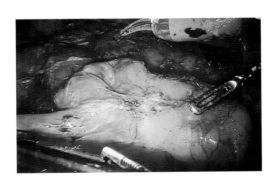

图 7-29 松解肠管与肠管粘连（六）

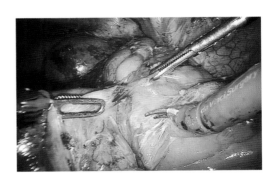

图 7-30 松解肠管与肠管粘连（七）

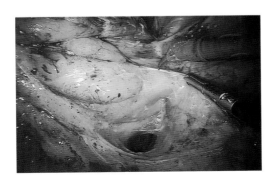

图 7-31 松解肠管与盆壁粘连（一）

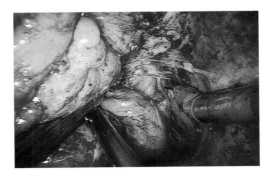

图 7-32 松解肠管与盆壁粘连（二）

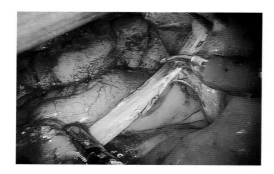

图 7-33　松解肠管与盆壁粘连（三）

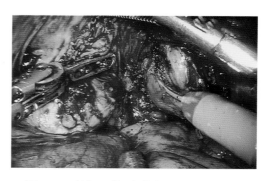

图 7-34　松解肠管、卵巢与子宫、盆壁粘连

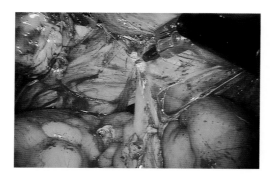

图 7-35　松解肠管与子宫粘连（一）

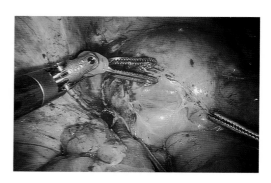

图 7-36　松解肠管与子宫粘连（二）

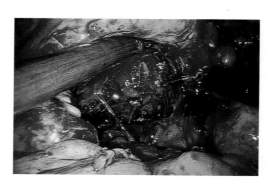

图 7-37　松解肠管与子宫粘连（三）

（二）引流

观察引流是否通畅，检测引流液的量和性状。

（三）并发症

观察有无其他并发症。

（四）饮食

无消化道损伤者，术后及早进食；有消化道损伤者，术后 2～3 d 禁食，根据情况处理。

九、并发症及其防治

妇科手术后 10 年内有 1/3 以上的患者因盆腹腔粘连或相关疾病需再次手术。盆腹腔粘连可能导致的不良后果主要有以下几个方面：①因盆腹腔脏器正常解剖位置改变增加再次腹腔镜手术的难度，有时需中转开腹手术；术前常需先行粘连松解术，术中损伤血管、肠管、膀胱和输尿管等的风险增加，使住院时间延长、再次入院率升高。再次手术患者术后患病率、死亡率均升高。②粘连波及肠管、输卵管或卵巢时可导致肠梗阻、不孕症等严重后果，仍可受孕者易发生异位妊娠。盆腹腔粘连是术后近期并发小肠梗阻最常见的原因，术后25年内小肠梗阻发生率高达29%，再次手术极易误伤肠管（开腹手术误伤率为19%，腹腔镜手术误伤率为10%），不孕症患者中约40%与盆腹腔粘连有关，15%由盆腹腔粘连单一因素造成。③因盆腔充血、盆神经牵拉可导致慢性盆腔痛、痛经和性功能障碍等，粘连松解术效果不理想。

多达10%的盆腹腔粘连患者的手术中，可能发生意外的肠损伤。这些伤害可使肠道内容物泄漏到盆腹腔，并导致盆腹腔脓肿或手术部位感染。这些并发症可导致住院时间延长、护理费用增加以及患者整体发病率和死亡率升高。早期或术中识别任何并发症至关重要。与任何其他术后患者一样，粘连松解术后患者容易出现常见的并发症，如深静脉血栓形成、肺部感染、手术部位感染和尿路感染。术后应监测患者可能发生的并发症，并采取适当的预防措施。

十、效果评价

微创手术（腹腔镜手术和机器人手术）是处理粘连的首选方式。微创手术可减少术后粘连的形成，最大限度地减轻疼痛和缩短住院时间。进入腹腔时要格外小心，因为腹壁上经常有几条扩张的小肠和黏附结构，它们很容易受伤。使用开放法获得第一个腹腔镜穿刺孔是谨慎安全的，尤其是当预计粘连严重时。通常使用有或没有能量源的剪刀进行粘连的锐性分离。电钩在微创手术中更为常见。谨慎避免热效应的横向扩散至关重要。现在，双极电外科设备，如血管闭合系统或超声刀已被广泛使用，可以减少出血量和缩短操作时间。微创手术的引入显著减少了术后粘连的发生。机器人手术系统在粘连松解术中的应用具有一定的优势。

粘连的治疗始终是临床上难以攻克的难点，故对于粘连的"防"重于"治"。创伤、组织缺血缺氧及炎症反应是形成粘连的主要原因，所以手术过程中要做到减少创伤、减少出血及降低炎症反应发生率。大量研究表明，微创手术后粘连的发生率相比开腹手术明显降低，因其切口尺寸更小、腹膜损伤小、出血少，且气腹压力有助于止血；相对闭合的手术环境可以保持组织湿度并降低术后感染率；避免了手套滑石粉、纱布碎屑等异物的污染。

（一）操作精准，减少创伤及出血

盆腹腔粘连为盆腹腔脏器及腹膜之间的异常纤维连接。达芬奇机器人手术系统凭借其三维立体视野，对粘连的起末、与脏器之间的立体关系显示清晰，灵活精巧的机械臂操作精准、细致，可减少脏器及腹壁的损伤；分离粘连区的血管确切，可减少出血，且能最大限度降低因出血、创伤而诱发粘连的概率。

达芬奇机器人手术系统凭借其放大的高清术野，对组织解剖层次、血管及神经辨识更清晰；充分分离血管，可预先将待切除病灶周围的血管凝闭，减少周围组织损伤，有效减少术中出血；联合精巧灵活、过滤生理性手部震颤的机械臂，可大幅提高手术操作精准度，将人为动作影响降到最低。妇科临床工作中，子宫内膜异位症被认为是易于形成粘连的主要疾病，盆腔多伴中重度粘连，导致慢性盆腔痛、不孕、盆腔肿物等临床症状或体征，手术的难度随粘连程度的增加而增加。多项研究表明，达芬奇机器人手术系统应用于子宫内膜异位症的治疗有绝对的优势,特别是对于需要广泛解剖和适当解剖重建或结直肠受累的子宫内膜异位症、深部浸润型子宫内膜异位症。

Chong G O 等对比机器人与传统腹腔镜下保留神经宫颈癌根治术的治疗效果,机器人组平均出血量((54.90±31.5)ml)低于腹腔镜组((201.9±148.4)ml),差异有统计学意义;机器人组无术中输血病例,而腹腔镜组有 4 例患者术中行输血治疗。这充分说明了机器人手术系统高清的术野、机械臂精准的解剖探查能使术者更精准地进行病灶或脏器的切除,手术创伤小、出血少,展现出了传统腹腔镜无法超越的技术优势。

(二)缝合操作灵活,减少电凝器械应用,止血确切

为了进一步降低术后粘连的发生率,术中应减少甚至避免随意使用电凝器械止血,以免留下更多的坏死组织,且过度电凝结痂可导致周围组织缺氧、氧化应激高反应,增加粘连形成可能性。粘连形成的机制中,创面出血可促进粘连形成,腹腔积血亦是导致术后粘连形成的主要原因。因此既要止血充分,又要最大限度减少电凝器械的应用,需要术者具备高超的缝合止血技术。达芬奇机器人腹腔镜器械的腕部可以多方向转动,并可过滤生理性手部震颤,使每一步手术操作精准、稳定、安全;灵活自如且高质量地完成缝合、打结等高难度手术操作,减少电凝器械的使用,可降低创面愈合不良、出血、腹腔积血等相关并发症的发生率,进而减少手术粘连的形成。在临床工作中,子宫肌瘤切除术是术后易发生致密粘连的术式,创面大、出血多,且术后感染、血肿等并发症发生率高。Iavazzo C 等研究发现,腹腔镜子宫肌瘤切除术与达芬奇机器人子宫肌瘤切除术相比,中转开腹手术率高出 4.5 倍。Sheu B C 等通过对比达芬奇机器人手术及腹腔镜手术后子宫切口愈合情况发现,达芬奇机器人子宫肌瘤切除术患者术后血肿的发生率明显低于传统腹腔镜组,子宫创面愈合更佳、术后瘢痕形成更少。这说明达芬奇机器人手术缝合更为确切、牢固,缝合肌层之间空隙更小,子宫创面修复良好,可减少创面局部出血,且降低了术后粘连的发生风险。

(三)缩短手术时间,降低炎症反应

Krielen P 等回顾性分析了腹腔镜手术或开腹手术患者术后 5 年内因术后粘连返院治疗情况,腹腔镜手术患者术后因与粘连直接相关的疾病而再入院率明显低于开腹手术患者。在多变量分析中,腹腔镜手术将因与粘连直接相关的疾病而再次入院风险降低了 32%,将因与粘连可能相关的疾病而再次入院风险降低了 11%,但发生粘连的风险仍然很高。其指出,即使在广泛实施腹腔镜手术后,与粘连相关疾病的发生率仍然很高。腹腔内急性炎症的严重程度与创伤因素的持续时间和强度呈正相关。目前研究指出,腹腔镜手术 CO_2 人工气腹可引起浅表性间皮缺氧,增加粘连的发生风险。动物实验结果表明,随着腹压增加和暴露时间的延长,盆腔粘连发生率增高。腹腔组织温度过高、组织干燥均会促进粘连形成,手术时间与粘连的发生率呈正相关。Peter C 等通过比较分析机器人与传统腹腔镜全子宫切除术＋盆腔淋巴结切除术后疗效指出,机器人组手术时间短于传统腹腔镜组,差异有统计学意义。去除机器人组准备时间,机器人组凭借术野清晰、操作灵活等绝对优势可明显缩短手术时间,预防盆腹腔粘连的优势明显。

(四)术后恢复快,住院时间短

疼痛是术后发生应激反应的主要原因,机体释放一系列的内源性物质和活性物质后,可导致淋巴细胞减少、白细胞增多、网状内皮细胞处于抑制状态、单核细胞活性下降、手术创伤愈合延迟。疼痛亦会引起交感神经系统兴奋,反射性地抑制胃肠道功能,而术后胃肠道功能

的快速恢复对于盆腹腔粘连的预防有积极作用,良好的肠蠕动可以避免短时间内手术创面形成的薄弱纤维蛋白附着,从而减少粘连的形成。综上所述,术后疼痛的抑制及胃肠道功能的恢复对于粘连的预防有积极的作用。Louie B E 等对比达芬奇机器人手术与传统腹腔镜手术围手术期疗效的研究表明,达芬奇机器人手术系统可更好地减轻术后疼痛、加快术后恢复。

Sussfeld J 等通过对比达芬奇机器人手术与传统腹腔镜手术的疗效后指出,达芬奇机器人手术系统能提高手术效果,减少围手术期并发症,降低腹腔镜手术中转开腹手术的风险,并提出,妇科手术中深部浸润型子宫内膜异位症最宜采取达芬奇机器人手术,突出了达芬奇机器人手术在治疗盆腹腔粘连方面的优势。

总之,盆腹腔粘连扭曲了正常解剖结构,使可视化更加困难,增加了手术难度。粘连可使机器人手术中转开腹手术的风险增加,影响围手术期结果。机器人手术的安全性和可行性及其相对于腹腔镜手术的优势已经得到证实,与腹腔镜手术相比,最有效的优势是非计划中转开腹手术的比例更低。机器人手术可以作为一种有效的方法来进行更安全的粘连松解,并降低以前腹部微创手术中粘连患者的中转开腹手术率,证明了机器人手术在进行粘连松解方面的优势。

十一、技术现状及展望

术后盆腹腔粘连是妇科医生关注度相对较低的问题,因为很少有人发现术后粘连相关问题且人们对术后粘连对日常生活的影响没有充分的了解。现有证据表明,尽管人们对粘连的形成机制尚未完全了解,但与常规腹部手术相关的粘连的分级较高。

(一)手术与粘连的基础研究

腹腔是由腹膜构成的体腔。腹膜由单层扁平间皮细胞及少量结缔组织构成,薄而光滑,呈半透明状。间皮细胞的功能依赖于由胶原蛋白、成纤维细胞、脂肪细胞、疼痛受体以及血液和淋巴血管组成的结缔组织。腹膜具有许多功能,包括选择通透、免疫诱导和调节、组织修复、抑制肿瘤播散、上皮-间质过渡,以及超滤。由于其所具有的结构和功能,腹膜可以被认为是一个器官,而不仅仅是肠道和骨盆器官的生理保护屏障。当腹膜暴露在手术创伤、透析物质或传染性损伤中时,多种炎症因子被激活,导致腹膜纤维化和粘连。

手术创伤处可在几分钟内产生血小板和纤维蛋白沉积。几小时后,凹陷区域被组织修复细胞(如巨噬细胞)覆盖。表皮修复从手术后第 1 天开始,第 3 天终止。如果表皮修复因纤维化减少、局部炎症等而延迟,则成纤维细胞从第 3 天开始生长,第 5 天生成血管,导致粘连形成。

有研究表明,减少粘连形成的措施如下:预防盆腹腔内的急性炎症;建立人工气腹使用的 CO_2 中 N_2O 的添加量大于 5%;将盆腹部冷却到 30 ℃;采取抗干燥措施(通入 CO_2、N_2O 或 He 等加热增湿气体);缩短手术时间;小心止血,彻底灌洗,损伤部位使用屏障,给予地塞米松等。

通常有以下几种策略来避免粘连:采取适宜的手术技术,使用药物治疗,应用液体材料和固体屏障。手术旨在尽可能减少创伤或防止受伤组织在术后相互接触。然而,广泛开展微创手术既没有减少并发症,也没有大幅度降低费用,且液体解决方案的应用也没有令人信服的证据。预防粘连的固体屏障包括各种类型的生物可吸收膜和凝胶。凝胶比生物可吸收膜更灵活,通常更容易应用和再吸附。凝胶屏障的功效取决于所使用的材料及其保留时间。

（二）微创手术与粘连

现代医学提倡精细的手术操作，术中始终贯彻微创手术理念至关重要（证据等级 C1）。依据术前和术中粘连分级标准，术中应使用防粘连屏障类药物（证据等级 A1），4％艾考糊精及透明质酸（证据等级 A1）、羧甲基壳聚糖（证据等级 B1）等液体材料可有效阻断或减轻术后粘连的发生，降低粘连相关不良事件发生率及再次手术难度（证据等级 A1）。非抗生素类抗炎药物的应用及利用晶体混合液、肝素进行腹腔冲洗（证据等级 D2）在预防术后粘连发生中的作用存在较大争议。同时注意，尽管有防粘连的措施，但是术者一定要摒弃依赖术中建立防粘连屏障来弥补手术技术不足的理念。建议利用粘连高危评分方法识别可能发生粘连的高危患者，针对这类人群选择多种方法相结合的合理手段，降低术后粘连的发生率，使患者获益最大化。

总之，机器人手术突破了腹腔镜技术发展的一些局限，提高了手术的精准度和可行性。相较于传统腹腔镜手术，机器人手术具有如下优势：①微创：机器人手术系统借助智能化机械臂及 3D 成像系统达到手术微创效果，患者术后疼痛轻、恢复快、住院时间短、感染及出血风险均大大降低。②操作精细稳定：术者术野与操控手柄在同一方向，手眼协调自然；可按比例缩小操作的动作幅度，且可过滤生理性手部震颤，提高手术精准度，降低误操作的风险；机械手体积小且高度灵活，可灵活自如地完成手术操作。③图像清晰稳定：高清 3D 摄像头及显像设备的应用使术野完全达到 3D 效果，更能清晰辨认解剖结构，且能使术野放大 10～15 倍，进一步提升手术精准度，减少副损伤。④减轻术者疲劳：术者采取坐姿，且可自行调整摄像头，有利于节省体力，降低因疲劳而出现差错的概率。

十二、粘连防治研究与应用

防粘连产品种类很多，包括生物可吸收膜、凝胶、液体材料等。防粘连效果的评估方法和标准尚未统一，目前倾向于采用美国生育学会（现改为美国生殖医学会）修订的附件粘连评分法（AFS 评分法）。该评分法对每侧附件的粘连部位、类型和范围进行独立评分、定量分析，并可预测粘连可能导致的结局。

（一）生物可吸收膜

防粘连生物可吸收膜的主要功能为物理隔离手术部位与附近腹膜或邻近器官，阻止它们相互粘连。临床研究表明，腹部手术后在创面放置生物可吸收膜，术后肠鸣音恢复时间、排气时间均明显短于术后无干预的对照组患者，术后各项体征均优于无干预的对照组患者，且具有良好的生物相容性和安全性。生物可吸收膜能较好地预防术后粘连，降低再次手术的风险。生物可吸收膜的主要缺点是作用位点仅限于放置部位，外科医生需准确判断可能发生粘连的部位。由聚乳酸透明质酸、羧甲基纤维素、聚乳酸、聚（乳酸-乙醇酸）共聚物/聚乙二醇等组成的各种生物可吸收膜在临床上都有应用。动物实验研究结果表明，新型的载药纳米膜结合了药物预防和物理隔离的优势，疗效更好。

（二）凝胶

凝胶类防粘连产品的优点是半衰期较长（1～2 周），与防粘连生物可吸收膜相比，使用更方便，特别适用于不规则表面。医用透明质酸钠凝胶是一种无色、透明、均匀的凝胶状液体，主要成分为透明质酸钠和生理平衡液等，特点为纯度高、黏弹性好、生物相容性良好，无菌、无致热原、无刺激，不引起过敏反应。术中，将其涂抹于需保护部位附近的肠管或内脏表面,发挥物理隔离的作用。此外,新型防腹腔粘连凝胶也已上市,如0.5%透明质酸铁凝胶,以喷雾方式给药的聚乙二醇水凝胶具有更快速吸收的特点。

(三)液体材料

手术防粘连液——赛必妥,主要成分为水溶性羧甲基壳聚糖,具有较好的生物安全性,且能抑制成纤维细胞生长。医用可降解防术后粘连壳聚糖(粘停宁)为新型天然生物材料,主要成分为壳聚糖,具有良好的生物相容性,可被机体吸收。羧氨基葡聚多糖钠生物胶体液(术尔泰)与几丁糖是临床常见的防粘连产品。术尔泰为羧氨基葡聚多糖的高分子衍生物,不仅能保护组织纤溶酶原激活物的活性,促进上皮组织和功能修复,缩短伤口愈合时间,还能抑菌抗炎,预防肠粘连的效果较好。几丁糖安全无刺激,不引起过敏反应,生物相容性良好,在体内可降解吸收,具有促进组织生长修复、广谱抑菌等生物特性,同时,其性状黏稠,具有较好的润滑与生物屏障作用。

总之,妇科微创手术后防粘连产品的使用效果由于手术复杂以及研究设计、样本量等的差异而受到影响,基于同类Meta分析的结论更具科学性。临床报道的Meta分析显示,透明质酸钠凝胶可降低腹腔镜子宫肌瘤切除术后腹膜粘连的发生率,但用于其他妇科疾病术后防粘连的效果需验证。抗粘连凝胶和水化漂浮制剂对于减轻术后盆腹腔粘连有效,但是否可改善粘连性疼痛和生殖结局指标有待确认,潜在的副作用也需要进一步观察,采用AFS评分法进行评估便于分析比较。目前还没有能证实妇科腹腔镜手术后防粘连产品的使用效果(如改善盆腔痛、生殖结局和生活质量等指标)和安全性的可靠数据。

妇科实践中常有低估术后粘连严重程度及防粘连重要性的倾向,必须提高对术后防粘连重要性的认识,熟练的手术技巧结合防粘连产品的应用有望减少妇科腹腔镜手术后粘连,改善临床结局。迄今尚无一种防粘连产品能适用于任何临床条件。因此,有必要研发适用性更广、效果更好,特别是适用于妇科微创手术的防粘连产品。此外,深入研究粘连形成途径和分子机制,明确正常愈合和粘连形成中成纤维细胞在病理生理学及分子生物学机制上的差异,有助于识别术后易发生粘连的高危患者,也有利于推动术后粘连及其后遗症防治研究的发展。

(陈必良 邹 伟)

参 考 文 献

[1] KONINCKX P R,GOMEL V,USSIA A,et al. Role of the peritoneal cavity in the prevention of postoperative adhesions,pain,and fatigue[J]. Fertil Steril,2016,106 (5):998-1010.

[2] TEN BROEK R P G,KRIELEN P,DI SAVERIO S,et al. Bologna guidelines for diagnosis and management of adhesive small bowel obstruction(ASBO):2017 update of the evidence-based guidelines from the world society of emergency surgery ASBO working group[J]. World J Emerg Surg,2018,13:24.

[3] TULANDI T,COLLINS J A,BURROWS E,et al. Treatment-dependent and treatment-independent pregnancy among women with periadnexal adhesions[J]. Am J Obstet Gynecol,1990,162(2):354-357.

[4] MARANA R,RIZZI M,MUZII L,et al. Correlation between the American Fertility

Society classifications of adnexal adhesions and distal tubal occlusion, salpingoscopy, and reproductive outcome in tubal surgery[J]. Fertil Steril,1995,64(5):924-929.

[5]　VAN DEN BEUKEL B A,DE REE R,VAN LEUVEN S,et al. Surgical treatment of adhesion-related chronic abdominal and pelvic pain after gynaecological and general surgery:a systematic review and meta-analysis[J]. Hum Reprod Update,2017,23(3):276-288.

[6]　TABIBIAN N,SWEHLI E,BOYD A,et al. Abdominal adhesions:a practical review of an often overlooked entity[J]. Ann Med Surg(Lond),2017,15:9-13.

[7]　MILLER G,BOMAN J,SHRIER I,et al. Etiology of small bowel obstruction[J]. Am J Surg,2000,180(1):33-36.

[8]　LOWER A M,HAWTHORN R J,ELLIS H,et al. The impact of adhesions on hospital readmissions over ten years after 8849 open gynaecological operations:an assessment from the Surgical and Clinical Adhesions Research Study[J]. BJOG,2000,107(7):855-862.

[9]　杨京晶,王山米,梁梅英,等.剖宫产术后急性肠梗阻的临床分析[J].中国妇产科临床杂志,2011,12(1):39-41.

[10]　冯秀丽,王志启,张春芳,等.妇科手术后肠梗阻的危险因素分析[J].中国妇产科临床杂志,2015,16(1):33-36.

[11]　TEN BROEK R P,ISSA Y,VAN SANTBRINK E J,et al. Burden of adhesions in abdominal and pelvic surgery:systematic review and met-analysis[J]. BMJ,2013,347:f5588.

[12]　KRIELEN P, STOMMEL M W J, PARGMAE P, et al. Adhesion-related readmissions after open and laparoscopic surgery:a retrospective cohort study (SCAR update)[J]. Lancet,2020,395(10217):33-41.

[13]　NEVIS I F,VALI B,HIGGINS C,et al. Robot-assisted hysterectomy for endometrial and cervical cancers:a systematic review[J]. J Robot Surg,2017,11(1):1-16.

[14]　CHONG G O,LEE Y H,HONG D G,et al. Robot versus laparoscopic nerve-sparing radical hysterectomy for cervical cancer:a comparison of the intraoperative and perioperative results of a single surgeon's initial experience[J]. Int J Gynecol Cancer,2013,23(6):1145-1149.

[15]　BRAUN K M,DIAMOND M P. The biology of adhesion formation in the peritoneal cavity[J]. Semin Pediatr Surg,2014,23(6):336-343.

[16]　IAVAZZO C,MAMAIS I,GKEGKES I D. Robotic assisted vs laparoscopic and/or open myomectomy:systematic review and meta-analysis of the clinical evidence[J]. Arch Gynecol Obstet,2016,294(1):5-17.

[17]　SHEU B C, HUANG K J, HUANG S C, et al. Comparison of uterine scarring between robot-assisted laparoscopic myomectomy and conventional laparoscopic myomectomy[J]. J Obstet Gynaecol,2020,40(7):974-980.

[18]　OTT D E. Laparoscopy and tribology:the effect of laparoscopic gas on peritoneal fluid[J]. J Am Assoc Gynecol Laparosc,2001,8(1):117-123.

[19] YESILDAGLAR N，KONINCKX P R. Adhesion formation in intubated rabbits increases with high insufflation pressure during endoscopic surgery[J]. Hum Reprod，2000，15(3)：687-691.

[20] LIM P C，KANG E，PARK D H. Learning curve and surgical outcome for robotic-assisted hysterectomy with lymphadenectomy：case-matched controlled comparison with laparoscopy and laparotomy for treatment of endometrial cancer[J]. J Minim Invasive Gynecol，2010，17(6)：739-748.

[21] LOUIE B E，FARIVAR A S，AYE R W，et al. Early experience with robotic lung resection results in similar operative outcomes and morbidity when compared with matched video-assisted thoracoscopic surgery cases[J]. Ann Thorac Surg，2012，93(5)：1598-1604.

[22] SUSSFELD J，SEGAERT A，RUBOD C，et al. Role of robotic surgery in the management of deep infiltrating endometriosis[J]. Minerva Ginecol，2016，68(1)：49-54.

[23] ZIEGLER N，DE WILDE R L. Reduction of adhesion formation after gynaecological adhesiolysis surgery with 4DryField PH—a retrospective，controlled study with second look laparoscopies[J]. J Obstet Gynaecol，2022，42(4)：658-664.

[24] TORRES-DE LA ROCHE L A，CAMPO R，DEVASSY R，et al. Adhesions and anti-adhesion systems highlights[J]. Facts Views Vis Obgyn，2019，11(2)：137-149.

第八章 机器人卵巢肿瘤剥除术及附件切除术

一、卵巢肿瘤概述

(一)引言

卵巢由胚胎时期的副中肾管发育形成,胚胎 4 周时副中肾管发育为原始性腺索,5～7 周形成未分化腺。卵巢为一对扁椭圆形的性腺,是产生与排出卵子,并分泌甾体激素的性器官。卵巢由外侧的卵巢悬韧带和内侧的卵巢固有韧带悬于盆壁与子宫之间,借卵巢系膜与子宫阔韧带相连,表面无腹膜,属盆腔内的游离器官。卵巢前缘中部有卵巢门,神经、血管通过卵巢悬韧带经卵巢系膜在此出入卵巢;卵巢后缘游离。卵巢的大小、形状随年龄不同而有差异。青春期前卵巢表面光滑;青春期开始排卵后,卵巢表面逐渐凹凸不平。育龄期女性卵巢大小约4 cm×3 cm×1 cm,重 5～6 g,呈灰白色;绝经后卵巢逐渐萎缩变小、变硬,妇科检查时不易触到。卵巢表面无腹膜,由单层立方上皮覆盖,此上皮称为生发上皮。生发上皮的深面有一层致密纤维组织,称为卵巢白膜。再向内为卵巢实质,卵巢实质分为外层的皮质和内层的髓质。皮质是卵巢的主体,由大小不等的各级发育卵泡、黄体和它们退化形成的残余结构及间质组织组成;髓质与卵巢门相连,由疏松结缔组织及丰富的血管、神经、淋巴管以及少量与卵巢悬韧带相延续的平滑肌纤维构成。

卵巢主要由卵巢动脉供血。卵巢动脉自腹主动脉分出(左侧可来自左肾动脉),在腹膜后沿腰大肌下行至骨盆腔,跨过输尿管与髂总动脉下段,经卵巢悬韧带进入卵巢系膜,并与子宫动脉吻合。卵巢动脉在卵巢门分支后进入髓质,进一步分支形成毛细血管网,再由毛细血管网集合成静脉,与同名动脉伴行,右侧卵巢静脉注入下腔静脉,左侧卵巢静脉注入左肾静脉。卵巢的血供除了来源于卵巢动脉外,还来源于子宫动脉的分支——卵巢支,两部分动脉在输卵管下方的子宫阔韧带两层间构成吻合弓,从吻合弓发出许多小支分布于卵巢、输卵管及子宫壁。卵巢血供的分布变化很大,根据卵巢动脉及子宫动脉卵巢支两者对卵巢的供应关系,可分为 4 种类型。Ⅰ 型:卵巢动脉及子宫动脉在卵巢门吻合的共同营养型;Ⅱ 型:卵巢动脉及子宫动脉分别进入卵巢内、外侧的各营养一半型;Ⅲ 型:仅由子宫动脉供血的子宫动脉优势型;Ⅳ 型:仅由卵巢动脉供血的卵巢动脉优势型。

卵巢肿瘤临床多无症状,常在体检行超声检查时被发现,或因肿瘤继续增大甚至占据盆腔,出现腹部膨隆、尿频、便秘、气急、心悸等压迫症状而就诊被发现。卵巢肿瘤可以发生破裂、扭转、坏死、感染等并发症,破裂的发生率约为 3%。因卵巢囊肿恶变发生率较高,如卵巢囊肿持续存在,建议手术切除肿物而达到明确病理诊断和治疗的目的。卵巢囊肿的组织病理学多样,应根据组织病理学及患者情况选择治疗方式。对于要求保留内分泌功能的年轻女性,卵巢成熟囊性畸胎瘤、子宫内膜异位囊肿等卵巢良性肿瘤,最常见的治疗方式为卵巢囊肿剥除术。

　　微创是现代外科发展的必然趋势,腹腔镜手术是外科领域具有重要意义的微创手术,然而传统腹腔镜手术仍存在深度感知受限、术野稳定性欠缺、震颤扩增、学习曲线长及长时间手术时术者易疲劳等局限性。机器人手术系统的出现使微创手术进入了一个新的发展阶段,机器人手术系统具有更加微创、操作精细稳定、图像清晰、减缓术者疲劳等优势。针对卵巢肿物,在腹腔镜下可轻松完成卵巢囊肿剥除术或附件切除术,相对而言,机器人手术的优势并不明显,反而因为机器安装等因素延长了总手术时间,提高了医疗费用。以往,卵巢肿物直径≥12 cm、盆腹腔粘连严重或考虑不排除卵巢恶性肿瘤的情况均为腹腔镜手术的禁忌证,随着机器人手术系统在国内不断推广且在妇科手术中的应用日益广泛,机器人手术系统凭借其高清的 3D 影像技术、稳定灵活的精细操作,大大拓展了腹腔镜手术的适应证,突破了腹腔镜手术的一些限制,提高了手术的精准度、安全性及可行性,促使妇科手术向更精细、更微创的方向发展,具有广阔的应用前景。

　　同时,随着女性生育年龄的推迟和三孩政策的开放,女性对于卵巢功能及生育功能的保护越来越重视。卵巢的主要功能是排卵和分泌激素。卵细胞储备在胎儿期已基本固定,出生后不再增多。卵巢实质分为皮质和髓质,皮质在外层,内有数以万计的始基卵泡及致密结缔组织;髓质在中央,无卵泡,含有疏松结缔组织及丰富的血管、淋巴管以及少量与卵巢悬韧带相延续、对卵巢运动有作用的平滑肌纤维。术中必须保留正常的卵巢皮质及保护相关的卵巢血管。机器人手术系统操作精准,可减少术中对卵巢皮质的损伤,保护卵巢血管,灵活的缝合技术亦可以减少能量器械的使用,避免热损伤,最大限度地保护卵巢功能。

(二)卵巢肿瘤的组织学分类

　　卵巢肿瘤是常见的妇科肿瘤,可发生于任何年龄。其中恶性肿瘤早期病变不易被发现,晚期病例缺乏有效的治疗手段,致死率居妇科恶性肿瘤首位。卵巢的肿瘤组织成分非常复杂,是全身各脏器原发肿瘤类型最多的器官,不同类型肿瘤的组织学结构和生物学行为均存在很大差异。世界卫生组织(WHO)制定的女性生殖器官肿瘤组织学分类(2014 版)将卵巢肿瘤分为 14 大类,其中主要组织学类型为卵巢上皮性肿瘤、卵巢生殖细胞肿瘤、卵巢性索间质肿瘤及卵巢转移性肿瘤。

　　1. 卵巢上皮性肿瘤　　此型为最常见的组织学类型,占 50%～70%,可分为浆液性肿瘤、黏液性肿瘤、子宫内膜样肿瘤、透明细胞肿瘤、布伦纳瘤和浆液-黏液性肿瘤,各类别依据生物学行为进一步分为良性肿瘤、交界性肿瘤(不典型增生肿瘤)和癌。育龄期女性中 90.5%的附件包块是良性的,其中恶性卵巢上皮性肿瘤和恶性卵巢非上皮性肿瘤的总体发生率为5%,恶性卵巢上皮性肿瘤是最常见的类型。

　　2. 卵巢生殖细胞肿瘤　　此型是来源于生殖细胞的一组肿瘤,占 20%～40%,可分为卵巢畸胎瘤、卵巢无性细胞瘤、卵巢卵黄囊瘤、卵巢胚胎性癌、卵巢非妊娠性绒癌、混合型生殖细胞肿瘤等。

　　3. 卵巢性索间质肿瘤　　此型来源于原始性腺中的性索及间质组织,可分为纯间质肿瘤、纯性索肿瘤和混合型性索间质肿瘤。根据组织学特征,卵巢性索间质肿瘤可分为卵巢纤维瘤、卵巢卵泡膜细胞瘤、卵巢颗粒细胞瘤、卵巢支持-间质细胞瘤、卵巢硬化性间质瘤等亚型,除了卵巢纤维瘤和大多数卵巢硬化性间质瘤外,其他类型肿瘤通常具有激素活性,可出现雌激素或雄激素分泌过量而导致的相应症状和体征。如果患者出现性早熟的症状和体征,如乳房发育、阴道流血、多毛、声音变粗、阴蒂肥大、痤疮增多等,有可能是卵巢性索间质肿瘤或功能性卵巢肿瘤的征兆。

4. 卵巢转移性肿瘤　此型由邻近的生殖道肿瘤转移而来,如输卵管癌或子宫内膜癌,很少从宫颈癌转移而来。除此之外,常见的非妇科转移性肿瘤有乳腺癌、结直肠癌、阑尾癌、胰腺癌或胃癌。

(三)卵巢肿瘤的临床表现

1. 良性肿瘤　肿瘤较小时多无症状,常在妇科检查时偶然发现。肿瘤增大时,常感腹胀或腹部扪及肿块。肿瘤增大至占满盆腹腔时,可出现尿频、便秘、气急、心悸等压迫症状。检查见腹部膨隆,叩诊实音,无移动性浊音。双合诊和三合诊检查可在子宫一侧或双侧触及圆形或类圆形肿块,多为囊性,表面光滑,活动度好,与子宫无粘连。

2. 恶性肿瘤　早期常无症状。晚期主要症状为腹胀、腹部肿块、腹水及其他消化道症状,部分患者可有消瘦、贫血等恶病质表现,功能性肿瘤患者可出现不规则阴道流血或绝经后出血。妇科检查可扪及肿块,多为双侧,实性或囊实性,表面凹凸不平,活动度差,常伴有腹水。三合诊检查可在直肠子宫陷凹处触及质硬结节或肿块,有时可扪及上腹部肿块及腹股沟、腋下或锁骨上肿大的淋巴结。

(四)卵巢肿瘤的诊断

1. 影像学诊断　超声是评估卵巢肿瘤首选的影像学检查方法,不仅可确定卵巢肿瘤的特征(透光度、回声、分隔厚度、附壁乳头状结构和囊内实性成分),还可以动态地观察其血流灌注状况。在肿瘤实性组织成分中见到大量不规则新生血管网可作为肿瘤良、恶性鉴别的要点。

在高度怀疑恶性肿瘤时,需进一步行 CT、MRI 或 PET 检查。CT 检查能较详细地观察肿瘤内部细微结构,对肿瘤性质的判断优于超声,同时对评价肿瘤的范围、淋巴结及脏器转移情况具有更大优势。MRI 组织分辨率高,可以确定复杂肿块的起源和特征。目前数字化三维重建技术不仅可以重建肿瘤的立体轮廓,显示肿瘤的位置、大小、与毗邻器官的关系,还可以清晰、完整地重建肿瘤的供血情况,对妇科良、恶性肿瘤鉴别诊断也有一定价值。

2. 肿瘤标志物诊断　肿瘤标志物通常包括糖类抗原 125(CA125)、CA19-9、甲胎蛋白(AFP)、癌胚抗原(CEA)、人附睾蛋白 4(HE4)、抑制素 A、β-人绒毛膜促性腺激素(β-hCG)、乳酸脱氢酶(LDH)和雌二醇(E2)等。大约只有 50% 的 Ⅰ 期卵巢癌患者在诊断时 CA125 水平升高,但 CA125 水平可能受子宫内膜异位症、子宫腺肌病、盆腔炎性疾病、妊娠、月经、胰腺炎、肝硬化和腹膜炎等的影响。HE4 在卵巢肿瘤中的表达水平因组织学类型不同而异,在 93% 的浆液性肿瘤、100% 的子宫内膜样肿瘤和 50% 的透明细胞肿瘤中表达,与黏液性肿瘤无关。恶性卵巢生殖细胞肿瘤可导致 AFP、β-hCG 和 LDH 水平升高。卵巢颗粒细胞瘤与抑制素 B、E2 和抗米勒管激素(AMH)水平升高有关。CA19-9 水平升高与卵巢畸胎瘤、卵巢黏液性肿瘤有关,但消化道癌、胆囊癌和胰腺癌等也可使 CA19-9 水平升高。未成熟卵巢畸胎瘤 AFP 水平可略有升高。5% 的卵巢无性细胞瘤含合胞体滋养层,可分泌 β-hCG。CEA 水平在很多良、恶性疾病中均可升高,诊断的特异性差。美国 FDA 批准了 2 种不同的血清肿瘤标志物测试面板:OVA1 和卵巢恶性肿瘤风险算法(ROMA)。OVA1 包含 5 种不同的血清肿瘤标志物:CA125、β2-微球蛋白、转铁蛋白、转甲状腺素、载脂蛋白 A1。ROMA 可确定绝经前和绝经后女性患恶性肿瘤的风险。在 ROMA 分析中,HE4 和 CA125 这两个血清肿瘤标志物被结合在一个 logistic 回归模型中,结合患者绝经状态可进行恶性肿瘤的风险评估。

(五)卵巢良性肿瘤的分类

卵巢良性肿瘤可分为卵巢非赘生性囊肿和卵巢赘生性囊肿两大类。

1.卵巢非赘生性囊肿　卵巢非赘生性囊肿包括卵泡囊肿、卵巢黄体囊肿、卵巢黄素囊肿、卵巢冠囊肿、卵巢子宫内膜异位囊肿以及卵巢炎性肿块等。

(1)卵巢生理性囊肿。

①卵泡囊肿:在生长发育过程中,卵泡发生闭锁或不破裂,致卵泡液积聚,形成卵泡扩张,直径>25 mm时称卵泡囊肿,直径在15～25 mm之间时称囊状卵泡。卵泡囊肿多为单个,故又称孤立性卵泡囊肿,可发生于育龄期女性,尤多见于月经初潮不久的少女。卵泡囊肿隆起、单发,偶可多发,直径很少超过40 mm,罕有70～80 mm者。腹腔镜下可见囊肿位于皮质内或下方,囊壁薄,表面光滑,呈灰白色或暗紫色,囊液呈水样或呈血性。

②卵巢黄体囊肿:多发生于育龄期女性,由供应黄体的血管、淋巴系统发生紊乱或黄体在血管形成期出血过多及垂体促性腺激素过度分泌等引起,妊娠期女性出现卵巢黄体囊肿的机会较多。正常黄体和妊娠期黄体直径小于20 mm,若黄体直径达20～30 mm,则称囊状黄体;若直径>40 mm,则称黄体囊肿。腹腔镜下可见卵巢表面光滑,囊肿呈琥珀色、单房性,囊壁薄、半透明,内含清亮液体。

③卵巢黄素囊肿:由于垂体分泌的过多促黄体生成素促使卵泡增大和黄素化,卵泡分泌大量液体而形成囊肿。在用大量人绝经期促性腺激素(HMG)促排卵时,引起卵巢过度刺激综合征发生,同样也会形成卵巢黄素囊肿。滋养细胞肿瘤及妊娠期女性由于产生大量β-hCG,刺激闭锁卵泡的卵泡膜细胞黄素化,也可以形成卵巢黄素囊肿。

(2)卵巢冠囊肿:来源于残留的中肾管或副中肾管,位于输卵管系膜与卵巢门之间。可以发生于任何年龄,以育龄期女性多见。卵巢冠囊肿大小不一(5～170 mm),呈圆形或卵圆形。小的卵巢冠囊肿无症状,多因不孕、早孕行B超检查发现,也可以在妇科检查时,偶尔发生扭转出现急性腹痛行手术时得到诊断。腹腔镜下可以看到卵巢与囊肿完全分开,囊壁菲薄,呈透明状,囊壁本身满布血管网,输卵管被扩张的囊肿抻长,环抱于囊肿的上端或后方,单房多见,偶见多房,壁薄,内为清亮液体。偶尔见卵巢冠囊肿癌变。

(3)卵巢子宫内膜异位囊肿:一般见于育龄期女性,以25～45岁女性多见。约80%患者病变累及一侧卵巢。患者多合并痛经、不孕症。腹腔镜下可见囊肿大小不一,直径多在50 mm左右,偶尔可大至100～200 mm,表面呈灰蓝色。囊肿内含柏油样、似巧克力色液体,故又称卵巢巧克力囊肿。囊肿多与子宫后方、子宫阔韧带后叶及盆侧壁粘连,活动度差。

(4)卵巢炎性肿块:由卵巢脓肿衍化而来,常继发于输卵管的化脓性感染,二者并存时称输卵管卵巢囊肿,患者常有长期附件炎及不孕症病史。腹腔镜下可以发现肿块呈葫芦状,壁薄、表面较光滑,常累及双侧,与周围组织有粘连,活动受限制。

2.卵巢赘生性囊肿　卵巢赘生性囊肿包括卵巢上皮性肿瘤、卵巢生殖细胞肿瘤、卵巢性索间质肿瘤等。

(1)卵巢上皮性肿瘤:主要包括卵巢浆液性囊腺瘤及卵巢黏液性囊腺瘤两类。

①卵巢浆液性囊腺瘤:可发生于任何年龄,以育龄期女性多见,约占所有卵巢良性肿瘤的25%,可发生于妊娠期。大多数为单侧性、单房、球形,活动度好,大小不等,腹腔镜下可见肿瘤表面光滑、呈囊性、壁薄,囊内充满淡黄色清亮液体。单侧、单房卵巢浆液性囊腺瘤可以长大至充满整个盆腹腔,囊内都是清亮的液体。

②卵巢黏液性囊腺瘤:好发年龄为 30～50 岁,约占卵巢良性肿瘤的 20%,可发生于妊娠期。单侧多见,呈圆形或卵圆形,大多数为多房,囊内容物不透明,黏稠液似胶冻样,呈白色略带淡蓝色,有时易与卵巢浆液性囊腺瘤相混淆。腹腔镜下可以发现肿瘤表面光滑,呈灰白色,体积较大或巨大,囊壁略厚,有弹性,有时外壁可见数个囊性突起,表面略呈淡黄色。

(2)卵巢生殖细胞肿瘤:其中最常见的是成熟卵巢畸胎瘤,又称卵巢皮样囊肿,为卵巢常见的良性肿瘤,占 10%～20%,多为单侧,双侧者仅占 10%～17%。肿瘤大小不等,可发生于任何年龄,以 20～40 岁居多,可发生于妊娠期。囊内容物常见毛发、油脂、骨骼等组织。腹腔镜下可见肿瘤中等大小,呈圆形或卵圆形,表面光滑,质韧,有时囊壁很薄,可见囊内黄色液体及毛发状物。卵巢畸胎瘤由于大小中等,而且囊内含有骨骼等组织,活动时因重力原因容易发生蒂扭转,发生率约为 10%。卵巢囊肿蒂扭转是卵巢肿瘤的并发症之一,妊娠合并卵巢肿瘤也可发生卵巢囊肿蒂扭转。腹腔镜下可以发现卵巢囊肿蒂扭转的不同表现,扭转可以从 180°到 360°不等,甚至可以扭转几圈,卵巢囊肿由于缺血,出现组织变性、坏死,表面呈紫黑色。

(3)卵巢性索间质肿瘤。

①卵巢卵泡膜细胞瘤:有内分泌功能的卵巢实性肿瘤,因能分泌雌激素,故有导致患者女性化的作用。其为良性肿瘤,多发于单侧,大小不一。腹腔镜下可见肿瘤呈圆形或卵圆形,也有分叶状的,表面被覆有光泽、薄的纤维包膜。

②卵巢纤维瘤:占卵巢肿瘤的 2%～5%,多见于中年女性,单侧居多,双侧者占 2%～10%。腹腔镜下可见肿瘤中等大小,表面光滑,呈乳白色或灰白色,有些呈分叶状或结节状膨胀性生长,边界清,实性,坚硬。

(六)卵巢良性肿瘤的治疗原则

对于育龄期女性,如果肿块直径<50 mm,B 超及妇科检查确定囊性、囊内无乳头、无症状,可密切随访,大部分可自然消退。随访期间,如囊肿持续 2～3 个月不消退,或持续增大,或出现实性成分,或提示恶性可能,则应手术切除。绝经后女性一旦发现卵巢肿块,应积极手术治疗,因为此年龄段卵巢肿块多为器质性病变。卵巢良性肿瘤的手术方式和范围应依据肿瘤性质、大小,有无并发症以及患者年龄等情况综合分析确定。

1. 卵巢囊肿剥除术　适用于未生育及年轻患者,排除恶性可能后,尽量行卵巢囊肿剥除术,保留正常卵巢组织。

2. 一侧附件切除术　适用于年龄较大且已生育过的女性,或怀疑恶性且对侧卵巢外观无异常者。

3. 双侧或单侧附件及子宫切除术　适用于年龄较大合并有子宫良性病变者,若年龄≤50 岁,应行单侧附件切除术;年龄>50 岁或绝经后的患者可以考虑行双侧附件切除术,但必须征得患者及其家属同意并签署手术知情同意书。

二、手术适应证

(1)附件肿块经 2 个月以上期待疗法治疗仍未消失。

(2)绝经后发现附件肿块。

(3)合并有症状的附件肿块如卵巢囊肿蒂扭转。

三、手术禁忌证

1. 绝对禁忌证

（1）合并严重的心脑血管疾病及肺功能不全等内、外科疾病，不能耐受麻醉或腹腔镜手术。

（2）严重的凝血功能障碍、血液病。

（3）膈疝。

2. 相对禁忌证

（1）广泛盆腹腔粘连。

（2）巨大附件肿物，或影像学检查提示囊内为乳头状、不均质性回声，肿瘤标志物水平明显升高，未排除恶性可能。

（3）晚期或广泛转移的妇科恶性肿瘤。

四、术前准备

（1）常规检查：三大常规（血常规、尿常规、大便常规），心电图，胸部 X 线，盆腔 B 超，CA125、CA19-9、CA153、AFP、β-hCG 等肿瘤标志物检测，选择性检测血 E2、P、FSH、LH、T、PRL 等，必要时行盆腔 CT 或 MRI 检查，排除恶性可能。

（2）病情评估：综合分析病史、症状、体征和辅助检查结果，全面评估患者健康状况，对卵巢肿块的良、恶性以及组织学类型做出尽可能准确的判断，明确腹腔镜手术的目的，制订适宜的诊治方案。对于已经明确诊断的卵巢良性肿块，腹腔镜手术的目的是治疗；对于性质未明的卵巢肿块，腹腔镜手术的目的首先是明确诊断，其次是根据探查和术中病理学检查结果确定适宜的治疗方案；对于未能排除恶性可能的卵巢肿块，应预约术中冰冻切片病理学检查，如果不具备腹腔镜下卵巢癌细胞减灭术的条件，应该做好开腹手术的准备。

（3）知情同意：术前应将病情和诊疗计划告知患者本人及其家属，以取得理解与合作，特别是应将腹腔镜检查和手术的必要性、优缺点及术中、术后可能出现的各种并发症和特殊情况向患方讲解清楚，并在自主选择的原则上签署手术知情同意书。

（4）备皮、肠道及阴道准备。

五、手术步骤

（一）建立人工气腹、调整体位

于脐部穿刺气腹针建立人工气腹，CO_2 人工气腹压力维持在 $11\sim14$ mmHg。多数采用头低脚高位，根据手术需要可采用膀胱截石位以便于操作举宫器或进行阴道手术。

（二）取穿刺孔置入 Trocar

脐上正中距离耻骨联合 $20\sim25$ cm 向左偏 $2\sim3$ cm 处置入 12 mm Trocar 并连接机器人镜头臂；于镜头臂穿刺孔右侧 $10\sim12$ cm 偏脚侧 $15°\sim30°$ 处置入 8 mm Trocar 并连接 1 号机械臂；于镜头臂穿刺孔左侧 $8\sim10$ cm 偏脚侧 $15°\sim30°$ 处置入 8 mm Trocar 并连接 2 号机械臂；于 1 号机械臂穿刺孔与镜头臂穿刺孔连线正中偏头侧 5 cm 处置入 10 mm Trocar。亦可取脐部为第一穿刺孔，置入镜头臂；第二穿刺孔位于脐右侧 $10\sim12$ cm 偏脚侧 $0°\sim30°$ 处，置入 1 号机械臂；第三穿刺孔位于脐左侧 $8\sim10$ cm 偏脚侧 $0°\sim30°$ 处，置入 2 号机械臂；第四穿刺孔为辅助孔，位于第一与第二穿刺孔连线中垂线上方 $5\sim8$ cm 处（图 8-1）。

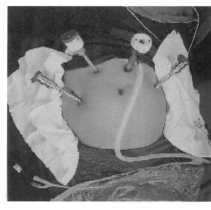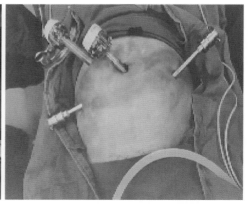

图 8-1　腹壁穿刺孔

（三）镜下探查并连接安装达芬奇机器人患者手术平台

注意子宫的大小、色泽以及浆膜是否光滑、完整，双侧输卵管是否正常，子宫骶韧带是否增粗或缩短，盆腔有无积液、是否粘连，盆腔腹膜及盆段直肠是否正常等。特别要注意卵巢囊肿的大小、位置、质地、色泽、活动度、表面有无血管及有无粘连等。最后依次检查阑尾、升结肠及肠系膜、肝、横膈、脾、胃、大网膜、横结肠、降结肠、小肠及其系膜、乙状结肠等，可疑之处应在镜下取活组织行冰冻切片病理学检查。

镜下卵巢囊肿的良、恶性鉴别：尽管术前已初步排除了恶性，但由于卵巢恶性肿瘤没有特异性的检查，因此，卵巢囊肿的良、恶性应该结合腹腔镜下所见进行综合判断。良性肿瘤在腹腔镜下多表现为单侧、圆形或椭圆形、完全囊性或以囊性为主、表面光滑、无粘连，一般无腹水。而恶性肿瘤多为双侧，实性或以实性为主，可有粘连、形态不规则、血供丰富，甚至破裂和出现种植结节，多伴有腹水，也可出现盆腹腔的广泛种植和转移。腹膜面种植结节与粟粒样盆腹腔结核鉴别时应行腹腔镜下活检，行冰冻切片病理学检查，根据病理学检查结果决定手术方式。

探查完毕后移动达芬奇机器人患者手术平台，将机械臂与腹壁 Trocar 连接。置入镜头及手术器械，各机械臂蓝色灯亮起后，可在医生控制台开始手术。连接后，手术台不得再进行调整。

（四）暴露卵巢囊肿

镜下确定卵巢的位置，将囊肿从盆底找出来，如果囊肿与盆壁间有粘连，应先松解粘连，游离卵巢。抬起子宫，显露囊肿，助手钳夹卵巢固有韧带或卵巢悬韧带或用无损伤钳自卵巢囊肿下方向上挑起，将卵巢囊肿掏出。

（五）囊肿剥除及附件切除

1. 选择切口与切开包膜　选择一个恰当的切口，此切口应既容易完整剥除囊肿，又有利于保护卵巢功能。一般选择在平行于卵巢门水平远端，做一弧形切口，切口大小根据囊肿大小决定。一般可使用单极电剪切开包膜，操作时将单极电剪横面轻轻置于要切开的包膜上，轻踩电极开关，点到即止，只用切开少许包膜即可（图 8-2）。如卵巢囊肿表面张力不大，亦可利用机械臂钝性撕开卵巢皮质，减少能量器械的使用，从而最大限度降低卵巢功能损伤的概率。

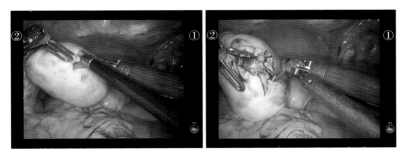

图 8-2　切开卵巢囊肿表面皮质

2.剥离囊肿　助手固定囊肿并显露包膜,术者用右手 1 号机械臂双极钳钳夹切开的包膜,用左手 2 号机械臂持针器轻轻分离并逐步插入包膜内,张开持针器,扩大分离囊肿与包膜间隙,两个机械臂可交替进行。打开包膜间隙后,术者两手分别钳夹包膜两切缘并向两侧稍用力,钝性撕拉包膜。当卵巢皮质分离过半时,术者可用右手 1 号机械臂双极钳钳夹并上提包膜,左手 2 号机械臂持针器以相反的方向向下轻压囊肿,分离包膜间隙,逐步将囊肿完全剥离。剥离至卵巢门时,往往有致密纤维组织与囊肿相连,且血供丰富,极易出血,可用双极钳电凝后再剪断,这样可避免出血(图 8-3)。

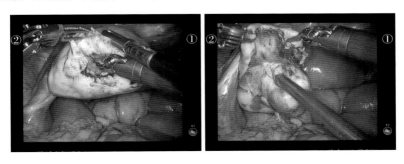

图 8-3　剥离囊肿

3.处理创面出血点　这是保护卵巢皮质(即保护卵巢功能)最关键的步骤,无论采用缝合止血还是电凝止血,都不能破坏卵巢皮质。卵巢皮质对热损伤特别敏感,而且残留的皮质非常薄,采用双极钳电凝止血时不能大范围电凝,应该定位止血。肿瘤剥除后,助手持吸引器,用水冲洗创面,先看清出血点,再用双极钳对出血点进行电凝,操作时,点到即止,不可时间过长,同时助手可用水冲洗,以起到冷却降温的作用,减少卵巢皮质热损伤。电凝止血顺序一般先内后外,或先上后下。因为如果先电凝外周,则会导致卵巢皮质内卷,卵巢门附近创面暴露不良,如果先电凝下方出血点,则上方血液向下流,使创面模糊,导致出血点不清晰,破坏过多的皮质。特别注意卵巢门或卵巢固有韧带附着处的止血,此处血供丰富,出血较多,可钳夹出血点进行电凝,这样止血更为确切,必要时缝扎止血(图 8-4)。

4.缝合、修复剩余卵巢组织　用 3-0 可吸收缝线缝合修复剩余卵巢组织,准确对合卵巢皮质的边缘组织,尽量恢复圆形或椭圆形结构。避免有粗糙创面暴露,防止术后粘连形成,影响输卵管的蠕动或拾卵功能。缝合过程中缝线不可过紧、过密,以免造成卵巢组织血供异常(图 8-5)。

5.取出囊肿　将囊肿放进标本袋,自辅助孔取出。如果是单纯浆液性囊肿,可在标本袋

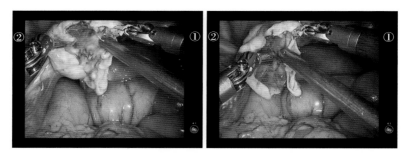

图 8-4　处理创面出血点

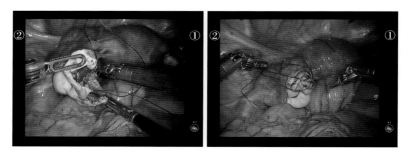

图 8-5　缝合、修复剩余卵巢组织

中刺破并吸出囊液后,再牵拉出囊壁;如果是畸胎瘤,则先吸出脂肪,再逐一钳夹毛发、头皮及牙齿等组织;如果是卵巢纤维瘤,由于组织较硬,用子宫粉碎器在标本袋内逐一旋切成条状取出,尽量保证肿瘤碎块留在标本袋内,避免"飞"到盆腹腔各处,引起医源性肿瘤种植。亦可扩大穿刺孔至直径为 1.5～2.0 cm,于标本袋中在可视下分次切开、取出肿物,过程中尽量保证标本袋的完整性,注意无瘤原则(图 8-6)。

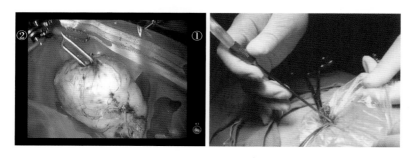

图 8-6　取出囊肿

6. 附件切除　助手通过辅助孔向内上方提拉患侧附件,寻找左侧盆侧壁输尿管,看清其蠕动方向后,为防止电凝时热传导对输尿管的损伤,双极钳靠近卵巢门钳夹、电凝左侧卵巢悬韧带,用单极电剪切断,沿子宫阔韧带内疏松组织分次电凝并切断至宫角部,紧贴宫角部钳夹、切断卵巢固有韧带及输卵管根部,完整切除患侧附件。

7. 结束手术　用生理盐水冲洗盆腹腔(图 8-7),彻底检查各创面没有出血、渗血后,可以考虑于盆腔放置防粘连产品。取出镜头及手术器械,将机械臂与 Trocar 分离,移开达芬奇机器人患者手术平台,排出气体,可视下退出 Trocar,缝合穿刺孔,结束手术。

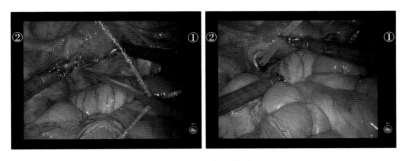

图 8-7　冲洗盆腹腔

六、术后处理

（1）监测生命体征：麻醉苏醒后患者回病房，利用心电监护仪持续监测血压、脉搏、心率、呼吸及血氧饱和度 2 h。

（2）吸氧：术后应常规吸氧 2 h。

（3）镇痛：如果需要可以使用镇痛泵。

（4）饮食与补液：麻醉复苏后即可给予半流质饮食，拔除导尿管，肛门排气后即可给予普通饮食。

（5）活动：麻醉复苏后鼓励患者早期活动，降低血栓形成的风险。一般 24 h 后即可下床活动，如无特殊情况，术后 2～3 d 即可出院。

（6）抗生素的应用：术后一般预防性应用抗生素，如合并盆腔炎性疾病或已有感染征象，应酌情选用强效、广谱抗生素并延长应用时间。

（7）随访：术后 1 个月门诊复查，了解术后恢复情况。

七、并发症及其防治

（一）脏器损伤

1. 输尿管损伤　因盆腔粘连行盆腔粘连松解术，尤其在分离致密组织，如分离、剥除卵巢子宫内膜异位囊肿时，必须熟悉输尿管解剖结构，在分离盆侧壁腹膜粘连时注意其走行，必要时游离输尿管。电凝盆侧壁出血点时，切记输尿管的位置，因为出现粘连后输尿管有可能已与盆侧壁腹膜紧密相连，如果在该部位盲目电凝止血，必然会损伤输尿管。避免损伤的关键是术中看清输尿管，对于出现盆侧壁腹膜粘连者，最好的办法是游离输尿管。

2. 肠管损伤　如果肿瘤与肠管粘连，分离过程就有可能造成肠管损伤，特别是能量器械热损伤。因此，松解粘连应用单极凝、切，必须分清解剖层次，不得贴近肠管组织操作。

（二）出血

1. 剥离面出血　卵巢囊肿剥离后创面出血多见于解剖层次不清时。剥离卵巢囊肿时，全层切开囊肿包膜直达囊壁，紧贴囊肿剥离包膜后再剪开包膜。同时边剥离、边用双极钳快速电凝止血，囊肿剥离时，止血过程也已完成。对于创面出血，切忌长时间盲目电凝，盲目电凝不仅止血效果差，对正常卵巢的损伤也大。如果使用电凝止血，应该选择双极电凝，双极电凝时损伤面小、深度浅，能很好地保护卵巢皮质。如果出血点靠近卵巢门，由于接近卵巢动脉，出血量大，止血也困难，不能反复多次电凝，否则会造成卵巢血管损伤，影响卵巢血运。

助手用吸引器冲洗剥离面,准确定位出血点后快速电凝止血,双极电凝时,亦可用吸引器冲洗剥离面,通过局部降温减少热损伤。

2. 卵巢门出血　多发生在卵巢门或卵巢固有韧带附着处附近,因为该处一般会出现致密纤维组织与卵巢相连,而且血供丰富,容易造成出血,可以用双极钳电凝出血点。如果止血困难,不可过多电凝,否则会造成卵巢组织及血管的损伤,可以使用缝扎止血,缝扎止血效果好,损伤也小。机器人机械臂操作灵活,可在完整剥除囊肿后缝合关闭囊腔,减少电凝止血,优势突出。同时缝合修复剩余卵巢组织时,准确对合卵巢皮质的边缘组织,浆膜化修复卵巢,减少粘连的发生,同时能更好地保护卵巢皮质的排卵功能。

（三）囊肿破裂及内容物污染

剥离囊肿时应辨清解剖关系,避免粗暴撕拉。对于已经完整剥除的卵巢囊肿,先把剥除后的囊肿置于髂窝,将无菌标本袋经穿刺孔放入盆腔,分开袋口,术者与助手互相配合,将剥除的囊肿放入标本袋中,自辅助孔 Trocar 拉出腹壁外,然后穿刺、抽吸囊内液体,逐一取出囊内容物及囊壁,最后完整取出标本袋。穿刺、抽吸时应注意不要穿破标本袋,也不能在标本袋内容物尚多时大力牵拉,以免造成标本袋破裂和囊内容物外溢。对于含有骨骼等坚硬物质者,必要时可适当扩大切口以将其完整取出。切忌暴力拉出,以免挤破标本袋,将组织物遗留在腹腔,甚至发生夹破肠管的危险。最安全的取出方法是在腹腔镜的监视下由腹壁切口取出。

（四）肿瘤扩散

腹腔镜下卵巢囊肿剥除术在剥除和取出囊肿过程中有时会出现囊肿破裂,机器人腹腔镜手术因其得天独厚的优势,能很大程度降低囊肿破裂概率。如囊肿囊内液体外渗,良性囊肿剥除术后可能出现腹膜炎或肿瘤种植,应迅速吸去渗出的囊液,防止污染扩散。用大量水反复冲洗盆腔,且冲洗时控制冲洗水量,使其局限在盆腔。

腹腔镜下卵巢囊肿剥除术中偶尔发现恶性肿瘤,发生率极低,如肿瘤破裂,便会污染盆腹腔,使临床分期升高。对于破裂后才确诊的恶性卵巢上皮性肿瘤,除补充必要的手术外,还要仔细冲洗盆腹腔,缝合各穿刺孔的腹膜及各层组织,术后根据石蜡标本病理学检查结果辅以正规的化疗。为预防不良情况的发生,术前对于肿块性质的评估是手术能否实施的关键。通过病史、妇科检查、实验室检查（如 CA125、CA19-9、CA153、AFP、β-hCG 等肿瘤标志物检测）,以及相关影像学检查（如盆腔 B 超,必要时行盆腔 CT 或 MRI 检查）,排除恶性可能。同时慎用穿刺抽液,对有娴熟腹腔镜手术经验的医生来说,肿块大小并不是该术式的禁忌证,但肿块内容物对术式的选择有极大的影响。

笔者对于巨大的完全为囊性或以囊性为主的卵巢囊肿,多采取达芬奇机器人单孔腹腔镜手术。众所周知,近几年单孔腹腔镜手术（laparoendoscopic single-site surgery, LESS）发展迅猛,其与传统腹腔镜手术相比,优势更加明显,除了能减轻术后疼痛、促进术后康复外,其还能将手术瘢痕隐藏于脐部,达到美容的效果（图 8-8）。因 LESS 存在桶状视野、缺乏手术三角、拥挤效应、操作时间长、难度大等局限,故手术适应证也存在局限,尤其是对于操作复杂的手术。机器人手术系统通过远程控制、三维成像、仿生学和人体工程学技术等创新科技,部分突破了传统 LESS 操作中的障碍,拓宽了 LESS 适应证。通过脐部开放性切口穿刺抽液缩小肿块,直视下在囊肿表面先做荷包缝合,然后穿刺抽液,放液后扎紧囊肿穿刺孔,防止残留液体外溢。

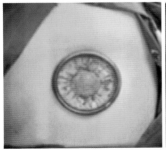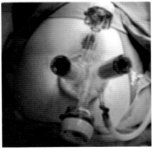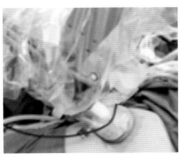

图 8-8　单孔穿刺器

八、技术现状及展望

在微创理念的推广下,达芬奇机器人手术系统在妇科手术中的应用日益广泛,凭借其三维高清视野与操作灵活的机械臂使妇科手术向更精细、更微创的方向发展,在减少手术出血、减轻手术创伤及加快术后康复等方面展示出了显著的优势,在临床上有着广阔的应用前景。机器人卵巢囊肿剥除术剥除囊肿后留下来的是卵巢皮质,即所谓的包膜,非常薄而且内含大量卵细胞。剥除囊肿时包膜创面都会出血,必须止血。止血方法无非是缝合及电凝。腹腔镜下缝合止血需要娴熟的镜下缝合技巧,否则耗时长,反而会增加出血机会,电凝止血是比较常用的方法。机器人仿真手腕可模拟人手在狭小的空间进行精细操作,缝合操作难度大大降低,在达到良好止血效果的同时,能保护正常卵巢皮质,减少能量器械造成的热损伤。

随着医患对微创化和美观化的进一步追求,LESS 应运而生。机器人手术也逐渐向机器人单孔腹腔镜手术(R-LESS)发展。LESS 有其固有的技术难点:首先因器械之间距离近,相互干扰,出现所谓的"筷子效应";其次就是操作手术受限。2013 年经美国 FDA 认证,R-LESS 应用于妇科临床。目前已经发展到第四代达芬奇机器人手术系统(达芬奇机器人手术 Xi 系统),其中达芬奇机器人手术 SP 系统主要为单孔设计,采用更小巧的柔性操作手臂,切口更小,操控性更强。虽然 R-LESS 仍处于起步阶段,其有效性及安全性尚需更多临床研究加以证实,但在未来其有望得到越来越广泛的应用。

（王　军）

参 考 文 献

[1] SCHEIB S A,FADER A N. Gynecologic robotic laparoendoscopic single-site surgery: prospective analysis of feasibility,safety,and technique[J]. Am J Obstet Gynecol, 2015,212(2):179. e1-179. e8.

[2] PARK Y,SONG A,JEE J,et al. Changes in anti-Müllerian hormone values for ovarian reserve after minimally invasive benign ovarian cystectomy:comparison of the Da Vinci robotic systems(Xi and SP)and the laparoscopic system[J]. Sci Rep,2024, 14(1):9099.

[3] CARBONNEL M,REVAUX A,FRYDMAN R,et al. Single-port approach to benign gynecologic pathology. A review[J]. Minerva Ginecol,2015,67(3):239-247.

［4］ GUNGOR M,KAHRAMAN K,OZBASLI E,et al. Ovarian cystectomy for a dermoid cyst with the new single-port robotic system［J］. Minim Invasive Ther Allied Technol，2015,24(2):123-126.

［5］ KWAK Y H,LEE H,SEON K,et al. Da Vinci SP single-port robotic surgery in gynecologic tumors:single surgeon's initial experience with 100 cases［J］. Yonsei Med J,2022,63:179-186.

［6］ KURUP M,BIDARAHALLI S,JAYARAM S. Robotic surgery in gynaecology:a retrospective evaluation of an experience at a single centre［J］. J Obstet Gynaecol India,2024,74(1):53-59.

［7］ SWETERLITSCH K M,MEYER R,OHAYON A,et al. Clinical trial racial and ethnic disparities in minimally invasive gynecologic surgery［J］. J Minim Invasive Gynecol,2024,31(5):414-422.

第九章　机器人子宫肌瘤切除术

一、子宫肌瘤概况

子宫肌瘤是妇科常见疾病之一,在 30～50 岁女性中多发,发病率难以准确统计,估计育龄期女性中发病率达 25%,但根据尸体解剖统计的发病率达 50% 以上。因临床多无症状,故临床报道的发病率远低于其真实发病率。患者症状与子宫肌瘤的位置、生长速度及子宫肌瘤变性有着密切的关系,可表现为月经过多、经期延长、淋漓出血及月经周期缩短,也可出现阴道分泌物增多或阴道排液等症状。子宫肌瘤较大时可扪及腹部肿块,压迫膀胱、直肠或输尿管时会出现相应的压迫症状。子宫肌瘤可影响子宫腔(简称宫腔)形态、阻塞输卵管开口或压迫输卵管使其扭曲变形等,从而导致不孕,严重影响患者的身心健康和生活质量。

二、子宫肌瘤的治疗

子宫肌瘤的治疗方法有期待疗法、药物治疗及手术治疗等。治疗方式的选择取决于子宫肌瘤的位置、大小、数量、临床症状、年龄、生育要求及患者的主观意愿等,目前手术治疗仍是主要的治疗方式,而术式的选择则需要根据患者病情及意愿而定。

(一)期待疗法

子宫肌瘤临床发病率远低于其真实发病率,临床中并非所有的子宫肌瘤都对人体产生危害,也并非所有的子宫肌瘤都能够被诊断证实。既然如此,子宫肌瘤与子宫和人体共存是客观存在的,也是能够被现实接受的。虽然因健康体检而意外发现的子宫肌瘤或者在盆腹腔手术中被证实的子宫肌瘤病例很多,但当子宫肌瘤的位置、大小不构成临床危害时,大多数患者采取单纯随访观察的方式即可顺利进入绝经期,从而避免不必要的手术治疗。

子宫肌瘤的期待疗法是指不进行任何医疗干预,通过定期随访监测子宫肌瘤发展状态的一种手段。一般适用于子宫肌瘤较小且无症状者,尤其适用于围绝经期的患者。围绝经期子宫肌瘤期待疗法的指征如下:年龄在 40 岁以上,开始出现绝经迹象,较小的浆膜下或肌壁间肌瘤,无临床症状。此外,若年轻患者的子宫肌瘤体积小于妊娠 8 周时胚胎的体积,且不伴随明显的症状和并发症,也可采取期待疗法。接受期待疗法的患者需定期随访,需要每3～6 个月进行一次临床及影像学检查。一般情况下,绝经后子宫肌瘤可逐渐萎缩,但对于症状加重、子宫肌瘤持续增大,或生长迅速怀疑恶变者,应积极进行干预。

(二)药物治疗

尽管子宫肌瘤确切的发病机制尚无定论,但子宫肌瘤好发于性激素分泌旺盛的育龄期女性。子宫肌瘤在青春期前少见,绝经后子宫肌瘤发展停止或子宫肌瘤缩小以及妊娠期子宫肌瘤有增大的倾向等均提示性激素对子宫肌瘤的生长起着调控作用。治疗子宫肌瘤的药物分为两大类:一类只能改善月经过多的症状,不能缩小子宫肌瘤体积,如激素类避孕药、氨甲环酸、NSAID 等;另一类既可改善贫血症状又能缩小子宫肌瘤体积,如促性腺激素释放激素激动剂(GnRHa)和米非司酮等。

药物治疗子宫肌瘤的适应证:①子宫肌瘤导致月经过多、贫血或压迫症状,不愿手术者;②子宫肌瘤切除术或子宫切除术前预处理以纠正贫血、缩小子宫肌瘤和子宫体积,为手术治疗做准备;③子宫肌瘤患者妊娠前可使用药物缩小子宫肌瘤和子宫体积,为妊娠做准备;④多发性子宫肌瘤切除术后,预防子宫肌瘤近期复发;⑤有手术治疗禁忌证者;⑥因个人或医学指征推迟手术的患者。以下情况禁用药物治疗:①子宫肌瘤生长较快或子宫肌瘤发生变性,不能排除恶变者;②有异常子宫出血时须排除子宫内膜病变,必要时行宫腔镜检查或刮诊;③怀疑浆膜下肌瘤发生蒂扭转时。

一般而言,75%的患者经过1年左右药物治疗会有所好转。但除 GnRHa 类药物外,其余药物均未将子宫肌瘤列入其适应证中。药物治疗子宫肌瘤的疗程长,有副作用和停药后复发的缺点。

(三)手术治疗

与其他实性肿瘤一样,手术在子宫肌瘤治疗中起着举足轻重的作用。通过手术切除子宫肌瘤或子宫,可以快速缓解由子宫肌瘤产生的临床症状,是治疗子宫肌瘤的主要选择。近年来,随着微创手术的普及,经宫腔镜、腹腔镜和阴道途径的手术,以其创伤小、恢复快等优势广泛应用于子宫肌瘤的治疗。子宫肌瘤切除术适应证如下:①子宫肌瘤合并月经过多或异常出血,甚至导致难以纠正的贫血,或压迫泌尿系统、消化系统、神经系统等而出现相关症状,经药物治疗无效;②严重腹痛、性交痛或慢性腹痛,有蒂扭转引起的急性腹痛;③排除其他原因,考虑子宫肌瘤是导致不孕的唯一原因;④子宫肌瘤患者准备妊娠时,若子宫肌瘤直径≥4 cm,建议切除子宫肌瘤(相对手术指征);⑤绝经后未行激素补充治疗但子宫肌瘤仍生长;⑥疑有恶变。

根据子宫肌瘤生长部位、子宫肌瘤大小及手术入路的不同,子宫肌瘤的术式也不同。除宫腔镜手术外,其他几种入路手术依据患者有无生育要求及对器官保留的意愿来选择,临床主要使用全子宫切除术及子宫肌瘤切除术。

子宫肌瘤切除术的主要目标是去除病灶、减少出血量、防止术后粘连并保持子宫肌层的完整性。在切除所有的子宫肌瘤后,医生必须小心地修复子宫壁,将子宫出血、感染和瘢痕情况降至最低,若未能确切缝合子宫创面,后续体力劳动时或妊娠晚期有子宫破裂风险。

1. 经腹手术 经腹手术包括开腹手术及腹腔镜手术两种方式。对于有生育要求、子宫肌瘤数目较多、子宫肌瘤直径大(直径>10 cm)、特殊部位的子宫肌瘤、盆腔严重粘连导致手术难度增大或可能增加未来妊娠时子宫破裂风险者,宜行开腹手术(开腹手术相对指征)。对于可能存在不能确定恶性潜能的平滑肌瘤甚至平滑肌肉瘤者,肌瘤粉碎过程中可能存在肿瘤播散的风险(证据等级 B3),应选择开腹手术。

应尽可能从一个切口取出更多的肌瘤,开腹手术的子宫切口为纵切口,腹腔镜手术应考虑手术操作的便利性、缝合的角度和难度、子宫肌瘤的位置、肌纤维及血管的走行等选择合适的切口位置。对有生育要求的患者,尽量减少能量器械的使用,以降低热损伤对肌层愈合的影响,术中尽可能切除所有子宫肌瘤。开腹手术因易于操作、训练周期短而成为最经典的传统术式。

腹腔镜子宫肌瘤切除术因具有创伤小、术后恢复快、住院时间短等优势而成为近年来广泛开展的术式。2014 年,美国 FDA 发出对肌瘤粉碎器使用的警告并停止其临床使用,在一定程度上限制了腹腔镜子宫肌瘤切除术的发展。国内各专家通过标本袋内半密闭粉碎、全封闭取物装置内粉碎、经腹壁切口取瘤、经脐取瘤、经阴道切开取瘤等方法大大降低了子宫肌瘤播散种植风险。2020年，美国FDA更新相关通知，提出在完全密闭条件下使用肌瘤粉碎器是可行的。随着各类密闭装置的上市，腹腔镜子宫肌瘤切除术的发展迎来了春天。

2. 经阴道手术　经阴道手术是指通过人体自然腔道进行手术，与开腹手术相比，具有减少围手术期并发症、缩短住院时间、减轻疼痛、改善生活质量、恢复快、不需昂贵的医疗设备以及医疗费用低等特点。经阴道子宫肌瘤切除术适应证：子宫活动度好的已婚患者、子宫肌瘤数目≤2个（相对指征）、子宫肌瘤直径≤6 cm（相对指征），位于宫颈、子宫峡部、子宫下段、子宫前后壁的子宫肌瘤。

手术禁忌证：①阴道炎症、阴道狭窄、阴道畸形无法显露术野；②重度盆腔粘连，子宫活动度受限，有可能伤及盆腔器官；③2次或2次以上腹部手术史，尤其是剖宫产史（相对禁忌），有增加手术难度、中转开腹手术可能；④年老不能耐受手术或不能取膀胱截石位；⑤可疑盆腔恶性肿瘤。实际操作中阴道术野小、操作空间局限、盆腔粘连、子宫体积大导致术野显露不清、分离子宫膀胱间隙困难等原因，可导致手术难度大，可能存在周围脏器损伤及出血多的风险，术前需充分评估，决定是否选择其他入路的手术。

经阴道单孔腹腔镜手术（V-NOTES）融合了腹腔镜手术和经阴道手术的优点，扩大了经阴道手术的适应证。

3. 经宫腔镜手术　适应证：0型黏膜下肌瘤；Ⅰ、Ⅱ型黏膜下肌瘤，肌瘤直径≤5.0 cm；肌壁间肌瘤，肌瘤表面覆盖的肌层厚度≤0.5 cm；各类脱入阴道的子宫或宫颈黏膜下肌瘤；宫腔长度≤12 cm；子宫大小小于妊娠10周时正常大小，排除子宫内膜及肌瘤恶变。除绝对禁忌证外，宫颈瘢痕致宫颈坚硬不能充分扩张为经宫腔镜手术的禁忌证。术中应注意出血、子宫穿孔、宫颈损伤、膨宫液吸收与稀释性低钠血症等并发症的发生。术前应充分进行宫颈预处理，把握手术时间及膨宫液使用量。

此外，机器人手术（经腹手术及经阴道手术）在复杂性子宫肌瘤切除中具有独到优势。

（四）其他微创、无创或局部治疗

与传统的子宫肌瘤切除术和子宫切除术相比，还有一些通过缩小子宫肌瘤体积，或破坏子宫内膜缓解子宫肌瘤症状的治疗方法，虽不易取得子宫肌瘤组织进行病理学检查，但是多数更加微创甚至无创，治疗方法各有优势及局限性。

常用的方法包括高强度聚焦超声消融（high intensity focused ultrasound ablation，HIFUA）、子宫动脉栓塞（uterine artery embolization，UAE）、经皮微波消融（percutaneous microwave ablation，PMWA）、射频消融术（radiofrequency ablation，RFA）、冷冻治疗（cryotherapy）及子宫热球治疗（uterine balloon therapy）等。这些方法在一定程度上避免了行有创手术，抑制了子宫肌瘤的生长及减轻了临床症状，取得了一定的临床疗效，但是，仍然面临较多的问题，如对较大子宫肌瘤能否达到满意的疗效、对多发子宫肌瘤如何减少残留与复发、对卵巢功能的远期影响、再次妊娠子宫破裂的风险、不易取得子宫肌瘤组织进行病理学检查排除恶变的风险等。

1. HIFUA　HIFUA是近年来兴起的新型治疗方法，其在超声或MRI引导下，将超声源发出的超声波聚焦于体内的目标区域，形成高能量密度的焦点，使焦点区域的组织快速升温，瞬间温度达到65～100 ℃，在很短的时间内发生凝固性坏死，继而被机体溶解吸收或发生纤维化。

HIFUA在破坏组织细胞的同时，对子宫肌瘤组织内微血管网络也产生破坏效应。

HIFUA 可使大部分有症状的子宫肌瘤患者症状减轻,明显提高包括性生活质量在内的生活质量。目前临床缺乏公认的 HIFUA 治疗适应证,文献报道其可以治疗各种大小的子宫肌瘤(直径1~13 cm),且可以同时治疗多个病变,手术时间短,术后无须住院。不良反应包括腹痛(11%~12%)、下肢和背部疼痛(6%~8%),严重的副作用包括皮肤烧伤等,与此相关的不良事件的数量可能会随着操作人员经验的增加而减少。需要注意的是,HIFUA 治疗引起的子宫肌壁局部的凝固性坏死可能使妊娠子宫肌壁弹性降低,子宫破裂风险增加,故通常选择无生育要求的患者。近年来有学者对有生育要求的患者也尝试进行该项治疗,并有成功妊娠的报道,但是,对于尚未生育的患者,此方法仍非首选,HIFUA 仍要谨慎选择。

2. UAE　1995 年 Ravina 首次成功将 UAE 应用于子宫肌瘤的治疗。其原理是通过栓塞剂选择性阻断瘤体血管,使瘤体急性缺血而坏死,瘤体缩小甚至消失。栓塞剂一般为聚乙烯醇(polyvinyl alcohol,PVA)颗粒。相对于手术而言,UAE 因其出血少、住院时间短等优势,适用于希望保留子宫而无生育要求,或有多次子宫肌瘤切除史、盆腹腔粘连严重而不愿再次手术的患者。其主要并发症有栓塞后综合征,如下腹痛、发热、恶心、呕吐等。研究表明,UAE 后子宫平均体积缩小率为 49.54%,子宫肌瘤平均体积缩小率为 57.58%,随访过程中子宫肌瘤体积缩小幅度最大时间段是在 UAE 后 3~6 个月。在一些前瞻性研究中,UAE 后 3 年子宫总体积显著缩小,平均缩小率高达 65%。

禁忌证同血管造影,无绝对禁忌证。此外,UAE 可能引起卵巢功能衰竭,治疗前、后应测定基础卵泡刺激素及雌激素水平,密切关注卵巢功能。相关术后妊娠的资料显示,UAE 后产科并发症较子宫肌瘤切除术后多,尤其是早产、自然流产、胎盘异常及产后出血。因此,对于希望生育的患者,仍然建议首选子宫肌瘤切除术。此外还可能出现治疗后闭经、宫腔粘连、子宫肌瘤复发等问题,目前缺少长期疗效的临床资料。因此,需要严格、谨慎地开展此项治疗技术,不断总结经验。

三、机器人子宫肌瘤切除术

(一)机器人子宫肌瘤切除术应用现状

2007 年,一项比较机器人子宫肌瘤切除术和经腹子宫肌瘤切除术的研究显示,机器人子宫肌瘤切除术可以减少估计出血量(195.7 ml vs 354.7 ml,$P<0.05$)、降低并发症发生率和缩短住院时间(1.48 d vs 3.62 d,$P<0.05$),但延长了手术时间(231.38 min vs 154.41 min,$P<0.05$)和增加了成本。2018 年一篇 Meta 分析纳入 20 项研究,涉及 2852 例患者,结果提示机器人子宫肌瘤切除术并发症发生率、估计出血量、中转开腹手术率、术后出血率均明显低于传统腹腔镜手术。在生育和产科结局方面,2020 年一项回顾性队列研究纳入 53 例患者,平均每例患者(2±1.5)个子宫肌瘤,平均直径(69±17.7)mm,约 15.1%穿透宫腔,5.7%在术后宫腔镜检查中发现宫腔粘连,有生育要求的患者临床妊娠率为 52.8%,活产率为 41.5%,其中剖宫产率为 70.8%,未有子宫破裂病例报告。结果显示这项技术在治疗因子宫肌瘤导致的不孕症患者方面前景广阔。

尽管机器人手术具有很多独特的优势,但触觉反馈的缺失是其最大的不足。机器人手术容易遗漏位置较深、多发的子宫肌瘤,为避免该情况发生,目前主要依赖于术前 MRI 结果及术中超声检查。此外,机器人机械臂力度较大,术中无法感知打结力量,可能造成打结过紧、组织缺血坏死以及缝线断裂等,因此打结的松紧度主要依赖于目测。

(二)手术适应证

目前尚无公认的机器人子宫肌瘤切除术的适应证,若无开腹指征,子宫肌瘤的数量、位置、大小是首要考虑因素。一般认为,达芬奇机器人子宫肌瘤切除术适用于子宫大小小于妊娠 16 周时正常大小、肌瘤最大直径<15 cm、肌瘤数量<5 个的患者(相对适应证)。Saccardi 等研究指出,肌壁间肌瘤直径>8 cm 或浆膜下肌瘤直径>12 cm 是腹腔镜手术的禁忌证,这类肌瘤将延长手术时间、增加术中出血量,同时中转开腹手术率增高,但子宫肌瘤或子宫大小的标准依赖于术者的手术技巧,技术熟练的机器人手术医生可以完成数量更多、体积更大、位置特殊(子宫阔韧带内、宫颈、宫角区、子宫血管区等)的子宫肌瘤切除术,同时不增加手术并发症。

通常称妊娠 12～16 周大小的子宫为大子宫,超过妊娠 16 周大小的子宫为超大子宫,在临床医生技术熟练的前提下,机器人手术系统在大子宫肌瘤甚至超大子宫肌瘤切除术中的优势主要体现在灵活度和缝合技术上。机器人机械臂更加灵活,可 540°旋转操作,机械臂在有限空间的可操作性更大,可轻易到达传统腹腔镜难以到达的区域,降低特殊部位子宫肌瘤切除术的难度,减少术中出血量。在缝合技术方面,机器人具有 EndoWrist 器械,持针器可 360°旋转,降低了缝合和打结难度,加快了缝合速度,强有力的机械臂更容易达到甚至超越开腹缝合的要求。

(三)术前准备

术前需充分评估患者病情,总体包括病史采集、体格检查及辅助检查三个方面,严格把握手术指征,选择最佳手术入路。拟行机器人手术的患者,术前应充分排除可能存在恶性潜能的平滑肌瘤甚至平滑肌肉瘤,避免手术导致的种植和播散,影像学检查如 MRI 与弥散加权成像(DWI)相结合有助于区分子宫肉瘤与子宫良性肿瘤,血清 CA125 或 LDH 水平升高对子宫肉瘤有提示意义。其次应评估术前贫血状态,肌瘤的数目、位置、大小,排除腺肌瘤等,经阴道盆腔超声检查和盆腔 MRI 具有重要意义。术前应充分告知患者深在的较小肌瘤可能无法切除,术后有继续生长和复发风险。

对于术前子宫较大、贫血较重的患者,可先进行药物预处理,如 GnRHa、米非司酮等。术前给予 GnRHa 可以减少 85％的子宫平滑肌瘤贫血患者的阴道出血,也可以明显缩小肌瘤体积,增加手术安全性,降低腹腔镜手术和经阴道手术中转开腹手术率,还可以降低术中出血和输血风险,促进切口愈合和术后恢复,促进合理和安全用血。但由于使用 GnRHa 会使子宫与肌瘤间自然组织层次不清而增加切除难度,并且 GnRHa 使小肌瘤缩小,可能会因无法定位切除而增加复发的风险。

对于特殊部位的子宫肌瘤(如子宫阔韧带肌瘤压迫输尿管),必要时于术前放置输尿管导管以减少术中输尿管损伤。

无特殊情况时无须灌肠、应用泻药等肠道准备,术前 1 d 自主排便或使用开塞露促进排便,以使术后肠道功能快速恢复;术前需清理脐部,清理过程中避免脐深部损伤,预防术后感染。

(四)手术方法

1. 麻醉和体位 患者全身麻醉后进行双腔支气管插管,取膀胱截石位,留置导尿管。臀部应超出手术床沿 3 cm 左右,必要时用举宫器举宫以协助暴露肌瘤位置。在头下、颈部、手臂下方、腋下、肩部等固定支架处放置软垫,避免手臂过度外展,防止皮肤压伤及神经、血管损伤。

在水平位于脐部穿刺并置入气腹针建立人工气腹。①若经密闭标本袋用肌瘤粉碎器取瘤,在经脐孔上缘 4 cm 左旁 2 cm 处置入 12 mm Trocar,连接机器人镜头臂,将患者置于头低脚高位,于镜头臂穿刺孔右侧 12 cm 偏脚侧 15°处置入 8 mm Trocar,连接 1 号机械臂,于镜头臂穿刺孔左侧 8 cm 偏脚侧 15°处置入 8 mm Trocar,连接 2 号机械臂,于 1 号机械臂穿刺孔与镜头臂穿刺孔连线中垂线上方头侧 5 cm 处置入 10 mm Trocar,作为辅助孔。②若经脐切开取瘤,则于脐孔处置入 12 mm Trocar,插入机器人镜头臂,其余不变。若肌瘤大、位置高,打孔方式同上述方法①,取瘤时另行切开脐部。

2. 手术步骤

(1)切开前处理:将稀释的垂体后叶素(12 U＋80 ml 生理盐水)注入正常部位的子宫肌层(接近肌瘤处)(图 9-1),有助于减少出血量和缩短手术时间。但应注意高血压患者禁用,注射时监测血压、心率。向肌瘤假包膜注射生理盐水("打水垫")能够协助分离肌瘤和肌层界限,使层次更清晰,分离肌瘤更容易,有效减少术中出血量(图 9-2)。生理盐水注入量为 10 ml 至 200 ml 不等(根据肌瘤大小及数目而定)。

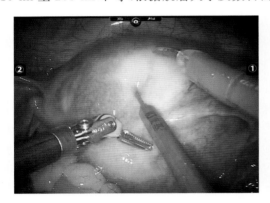 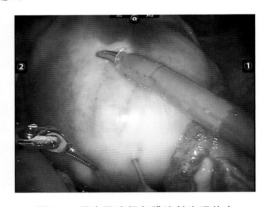

图 9-1　子宫肌层注射垂体后叶素稀释液　　图 9-2　子宫肌瘤假包膜注射生理盐水

对于术前评估出血风险较高的子宫肌瘤,术前子宫动脉栓塞或术中子宫动脉临时阻断能有效减少出血量。打开子宫阔韧带前叶,向内侧牵引卵巢悬韧带,沿输尿管外侧向前分离,识别髂内动脉,打开直肠侧间隙和膀胱侧间隙,裸化子宫动脉,用无创血管阻断夹临时阻断子宫动脉起始部,肌瘤切除且创腔缝合后开放血管。

(2)手术切口设计与实施:手术切口的选择应有利于缝合,一般在肌瘤最突出的位置横向切开子宫浆膜和肌层,暴露肌瘤。因机器人持针器可 360°旋转,术中可根据肌瘤位置选择合适的切口方向。切口长度应与肌瘤长径相当或略小,浆膜下肌瘤可选择梭形切口,长度可根据肌瘤与子宫壁的关系而定。

对于宫颈前壁肌瘤,应先打开膀胱腹膜反折,下推膀胱至瘤体下,在肌瘤近宫体侧横向切开包膜;宫颈后壁肌瘤(必要时在举宫器的协助下暴露瘤体)选择斜形纵向切口,切开包膜后下推膀胱暴露肌瘤;宫颈侧壁肌瘤应根据位置先打开子宫阔韧带前叶或后叶,在肌瘤最突出处做切口。

对于子宫阔韧带内肌瘤,需先辨认输尿管走向,在肌瘤外突明显的部位切开子宫阔韧带前叶或后叶,切口长约为肌瘤直径的 2/3,深达肌瘤。

对于宫角部、子宫下段近子宫动脉处的肌瘤,在设计切口时,均应与上述重要部位保持 1 cm 左右的距离,以免在分离、缝合过程中输卵管开口、子宫血管、输尿管等发生撕裂、封闭或成角。

切开子宫前需松解盆腔粘连,尤其子宫和肌瘤与周围重要脏器粘连时。

使用单极电铲/电剪切开子宫浆膜层与肌层达肌瘤表面(图 9-3)。

(3)切除肌瘤结节:助手使用抓钳或肌瘤螺旋钩抓持肌瘤,保持张力,用单极电铲或电剪紧贴肌层分离假包膜,完整切除肌瘤结节。术中应结合探查所见和术前影像学评估结果,尽可能切除所有可探及的肌瘤结节,必要时辅助术中超声探测。

若肌瘤切除中穿透子宫内膜层,则应使用 3-0 可吸收缝线连续或间断缝合内膜层,关闭宫腔,用大量生理盐水冲洗创面,以减少术后感染及子宫内膜异位症的发生,避免剩余缝线用于其他部位缝合,术后应用抗生素。

(4)缝合子宫缺损:用 0 号可吸收缝线(推荐使用倒刺线)逐层缝合瘤腔底层、肌层、浆膜层缺损,注意不留无效腔,预防术后血肿形成,并将多余的浆膜层和肌层切除;可在常规缝合浆膜层后,进行 1～2 层连续内翻缝合(褥式缝合),加固缝合的同时减小子宫表面创面,充分浆膜化,减少术后粘连,减少无效腔形成(图 9-4)。

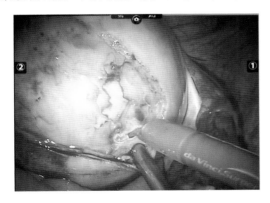
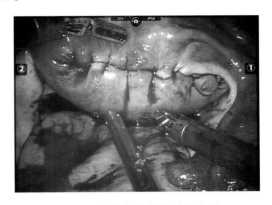

图 9-3　用单极电铲/电剪切开子宫浆膜层与肌层　　　　图 9-4　褥式缝合肌层对合良好

若为多发性子宫肌瘤切除术,则应逐一关闭子宫缺损,最大限度保持子宫形态。

(5)取出肌瘤和冲洗盆腹腔:采用密闭标本袋经脐取瘤法取瘤,取消肌瘤粉碎器的应用,可以最大限度做到无瘤术。

将所有肌瘤结节装入标本袋,核对切除肌瘤数量正确无误,闭合标本袋。延长脐部穿刺孔达 2.5～3 cm(若非脐部打孔,则切开脐部 2～3 cm),置入切口保护套撑开切口。经脐孔在标本袋内用冷刀分块取出肌瘤结节,注意不要损坏标本袋,全部肌瘤取出后检查标本袋有无破损。若肌瘤结节较大,可适当延长脐部切口。用温生理盐水冲洗盆腹腔,吸净冲洗液,注意观察有无散落的肌瘤碎片,避免肌瘤寄生种植。一般无须留置盆腔引流管。

此外,对于未经脐孔置入镜头臂的患者,也可通过延长腹壁穿刺孔至 2～2.5 cm,将完整装袋的肌瘤结节经腹壁切口分块取出;还可经阴道后穹隆或阴道后壁切开取瘤,装袋完整取瘤后用 2-0 可吸收缝线连续缝合腹膜及阴道壁黏膜,取瘤过程中监视腹腔内情况,避免分块取出时伤及肠管。

(6)止血防粘连:检查有无盆腹腔创面及腹壁穿刺孔出血,肌瘤切除术后粘连多为肌性粘连,建议于子宫创面及盆腹腔粘连松解处放置防粘连产品。

(7)关腹:清点纱布、器械无误后缝合腹壁切口,注意脐部切口需由内向外逐层关闭,可由其他 Trocar 置入镜头,确保腹膜缝合确切,防止切口疝的形成。

(8)术后处理:术后常规应用缩宫素 10 U 肌内注射,每日 2 次,根据术中情况决定用药时间,一般用药 3 d 左右;若术中创面大、出血多,可间隔应用卡前列甲酯栓、缩宫素静脉滴注等加强宫缩,减少出血,同时监测血红蛋白等指标。

若无特殊部位肌瘤与输尿管、膀胱等关系密切的情况,一般术后 12～24 h 拔除导尿管。

(9)并发症及其防治:术后并发症主要包括腹腔镜相关并发症,如穿刺伤、气体栓塞、皮下气肿、头皮血肿、周围脏器(输尿管、膀胱、直肠等)损伤,此外还有胃肠道反应、呼吸系统感染、腹腔出血等,处置同普通腹腔镜手术。

(张　颐)

参 考 文 献

[1]　子宫肌瘤的诊治中国专家共识专家组.子宫肌瘤的诊治中国专家共识[J].中华妇产科杂志,2017,52(12):793-800.

[2]　FILIPOWSKA J,ŁOZIŃSKI T. Magnetic resonance-guided high-intensity focused ultrasound(MR-HIFU) in treatment of symptomatic uterine myomas[J]. Pol J Radiol,2014,79:439-443.

[3]　UKYBASSOVA T,TERZIC M,DOTLIC J,et al. Evaluation of uterine artery embolization on myoma shrinkage:results from a large cohort analysis[J]. Gynecol Minim Invasive Ther,2019,8(4):165-171.

[4]　NARAYAN A,LEE A S,KUO G P,et al. Uterine artery embolization versus abdominal myomectomy:a long-term clinical outcome comparison[J]. J Vasc Interv Radiol,2010,21(7):1011-1017.

[5]　ADVINCULA A P,XU X,GOUDEAU S Ⅳ,et al. Robot-assisted laparoscopic myomectomy versus abdominal myomectomy:a comparison of short-term surgical outcomes and immediate costs[J]. J Minim Invasive Gynecol,2007,14(6):698-705.

[6]　WANG T C,TANG H Y,XIE Z Y,et al. Robotic-assisted vs. laparoscopic and abdominal myomectomy for treatment of uterine fibroids:a meta-analysis[J]. Minim Invasive Ther Allied Technol,2018,27(5):249-264.

[7]　HUBERLANT S,LENOT J,NERON M,et al. Fertility and obstetrical outcomes after robot-assisted laparoscopic myomectomy[J]. Int J Med Robot,2020,16(1):e2059.

[8]　SACCARDI C,GIZZO S,NOVENTA M,et al. Limits and complications of laparoscopic myomectomy:which are the best predictors? A large cohort single-center experience[J]. Arch Gynecol Obstet,2014,290(5):951-956.

[9]　STOVALL T G,MUNEYYIRCI-DELALE O,SUMMITT R L,Jr,et al. GnRH agonist and iron versus placebo and iron in the anemic patient before surgery for leiomyomas:a randomized controlled trial. Leuprolide Acetate Study Group[J]. Obstet Gynecol,1995,86(1):65-71.

[10]　SUTTON A L,ACOSTA E P,LARSON K B,et al. Perinatal pharmacokinetics of azithromycin for cesarean prophylaxis[J]. Am J Obstet Gynecol,2015,212(6):812. e1-812. e6.

［11］ SONG T,HAN Y G,SUNG J H. Comparison between the vascular control technique and conventional technique for reducing operative blood loss during robot-assisted myomectomy［J］. Int J Med Robot,2019,15(6):e2038.

［12］ 郝敏,程科研,赵卫红. 特殊部位子宫肌瘤诊治策略［J］. 中国实用妇科与产科杂志,2016,32(2):151-154.

第十章　机器人子宫切除术

一、子宫切除术的发展史

传统全子宫切除术的两种手术方式分别是开腹子宫切除术和阴式子宫切除术。1989年，Reich 等首次报道了腹腔镜下子宫切除术，1993 年刘彦完成了国内第一例腹腔镜下全子宫切除术。随着腹腔镜设备及器械的不断更新，术野更加清晰，手术器械更加灵活。能量器械的发展促使腹腔镜手术在妇科领域迅速普及，腹腔镜手术现已成为妇科应用最多的手术。达芬奇机器人手术系统的问世，标志着妇科微创手术进入新时代。

达芬奇机器人手术系统由医生控制台、患者手术平台和影像处理平台三个部分组成。与传统手术相比，医生控制台可以消除手术过程中人手的震颤，稳定手术操作；患者手术平台的床旁机械臂可以在相对狭窄的解剖区域进行 360° 自由旋转运动，突破了人手极限，且比人手更灵活，有助于精准地进行手术操作；影像处理平台的三维立体成像功能可以使术野放大超过 10 倍，更能反映人体真实解剖结构。其精细的操作在妇科复杂手术中具有无可比拟的优势。自 2005 年达芬奇机器人手术系统被批准用于妇科手术后，其在国内外获得快速发展。2005 年 Beste 等报道成功完成 10 例机器人全子宫切除术，手术时间为 148～277 min，术中出血量为 25～350 ml，子宫重量为 49～227 g，无机器人手术相关并发症发生。研究表明，美国的所有子宫切除手术中，机器人子宫切除术的占比从 2007 年的 0.5% 上升到 2010 年的 9.5%，机器人子宫切除术的患者出血量更少、术后疼痛更轻、住院时间更短，与其他多数报道类似，表明机器人子宫切除术是一项安全、有效的新技术。

二、腹腔镜子宫切除术的分类

(一)腹腔镜辅助阴式子宫切除术

腹腔镜辅助阴式子宫切除术(LAVH)指在腹腔镜下处理附件、盆腔粘连等，处理到宫颈内口的水平，而阴道、宫颈、子宫骶韧带、子宫主韧带，包含或不包含子宫动脉，都经阴道处理。

(二)腹腔镜下子宫次全切除术或宫颈以上子宫切除术

腹腔镜下子宫次全切除术或宫颈以上子宫切除术(LSH 或 LASH)指在腹腔镜辅助下，在子宫血管以下切除宫颈水平以上的宫体部，宫颈原位保留。

(三)腹腔镜下全子宫切除术

腹腔镜下全子宫切除术(TLH)指通过腹腔镜使宫体、宫颈与子宫主韧带、子宫骶韧带完全脱离，并修复阴道。

(四)机器人辅助腹腔镜子宫切除术

机器人辅助腹腔镜子宫切除术(RALH)指在外科手术机器人协助下进行的腹腔镜子宫切除术，可以是全子宫切除术，也可以是子宫次全切除术。

三、机器人子宫切除术

（一）机器人子宫切除术应用现状

大量临床研究表明,机器人手术在疗效、术中出血、术后恢复时间、手术并发症、外科医生学习曲线等方面都具有明显优势。目前机器人手术在国内尚未普及,因其手术费用较高,在良性疾病中的应用发展受限,而对于肥胖、大子宫、多次手术导致重度盆腔粘连的患者,机器人手术具有无可比拟的优势。

机器人子宫切除术的优势主要体现在以下方面:高清三维术野可使医生在术中更加精细地分离血管,减少出血,确切止血;松解粘连过程中因操作精细,可减少出血及周围脏器损伤,尤其盆腔狭窄、粘连严重的患者获益更多;具有滤除人手震颤功能且术者可以采取坐姿,减轻术者疲劳,降低因复杂手术长时间固定姿势而发生手术失误的概率;对于肥胖患者,术中无须克服腹壁的反作用力,术野暴露更加清晰;多方位操作的腕关节降低了手术难度,缩短了手术时间,降低了并发症的发生率。Corrado 等对 655 例 BMI$>$30 kg/m^2 的子宫内膜癌患者的研究结果提示,相比于腹腔镜组,机器人组中转开腹手术率低、住院时间短,其他术后短期结果无显著差异,其认为机器人手术安全可行。

机器人手术存在术前机器调试、对接,术中因各种原因需重新对接等导致手术时间延长,机器人手术系统缺乏触觉和压力反馈,无法感知操作力度以及手术费用较高等不足,未来可以通过不断更新设备等来获得更高的性价比,使其在良性疾病中获得推广。

（二）手术适应证和禁忌证

机器人辅助腹腔镜子宫切除术的适应证包括多发性子宫肌瘤、子宫腺肌病或腺肌瘤、子宫内膜良性病变、子宫内膜不典型增生、早期子宫内膜癌、宫颈癌前病变等。一般子宫大小达妊娠 20 周时正常大小以上为相对禁忌证,临床实践中子宫大小的标准取决于术者的手术熟练度和手术技巧,超大子宫非绝对手术禁忌。

（三）术前准备

术前需充分评估患者病情,包括病史采集、体格检查及辅助检查三个方面,严格把握手术指征,选择最佳手术入路。拟行机器人手术的患者,术前应充分排除宫颈浸润癌、Ⅱ期以上子宫内膜癌、大子宫患者阴道狭窄、重度盆腔粘连无法置镜、其他具有开腹手术指征的疾病等。需对既往手术史、子宫大小、子宫位置、宫旁情况等进行综合评估,对于术前子宫较大、贫血较重的患者,可先进行药物预处理,如 GnRHa、米非司酮等。术前给予 GnRHa 可以减少 85% 的子宫平滑肌瘤贫血患者的阴道出血,也可以明显缩小子宫体积,增加手术安全性,降低腹腔镜手术和阴式手术中转开腹手术率,还可以降低术中出血和输血风险,促进切口愈合和术后恢复,促进合理和安全用血。必要时术前放置输尿管导管以减少术中输尿管损伤。

术前评估术中粘连可能性不大的患者无须灌肠等肠道准备,术前 1 d 自主排便或用开塞露促进排便,促使术后肠道功能快速恢复;术前需清理脐部,清理过程中避免脐深部损伤,预防术后感染。

（四）麻醉和体位

患者全身麻醉后进行双腔支气管插管,取膀胱截石位,留置导尿管。臀部应超出手术床沿 3 cm 左右,两腿之间夹角约 120°,以便于助手举宫。在头下、颈部、手臂下方、腋下、肩部等固定支架处放置软垫,避免手臂过度外展,防止皮肤压伤及神经、血管损伤。

在水平位于脐部穿刺并置入气腹针建立人工气腹,脐孔上缘 4 cm 左旁 2 cm 处置入 12 mm Trocar,连接机器人镜头臂,将患者置于头低脚高位,于镜头臂穿刺孔右侧 12 cm 偏脚侧 15°处置入 8 mm Trocar,连接 1 号机械臂,于镜头臂穿刺孔左侧 8 cm 偏脚侧 15°处置入 8 mm Trocar,连接 2 号机械臂,于 1 号机械臂穿刺孔与镜头臂穿刺孔连线中垂线上方头侧 5 cm 处置入 10 mm Trocar,作为辅助孔。根据子宫大小调整镜头臂位置,可适当上移,穿刺时注意避免胃、肠损伤,必要时可在打孔前留置胃肠减压管,术后即可拔除。

（五）手术步骤

1. 处理双侧附件（或双侧输卵管）及子宫圆韧带

（1）切除双侧附件:打开子宫阔韧带前叶（图 10-1）及后叶腹膜,分离、暴露卵巢悬韧带,卵巢悬韧带保留端留置血管夹 2 枚,用双极电凝及单极电铲凝切双侧卵巢悬韧带至双侧宫角（图 10-2 和图 10-3）。

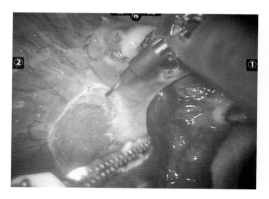

图 10-1　打开子宫阔韧带前叶

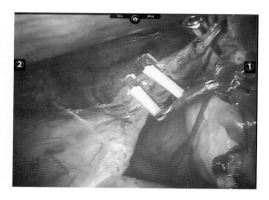

图 10-2　用血管夹处理卵巢悬韧带

切除双侧输卵管:提起输卵管伞端,沿输卵管系膜凝切至双侧宫角,切除双侧输卵管。

（2）切开子宫圆韧带:输尿管位于以髂外血管、卵巢血管和子宫圆韧带为界的间隙中,必要时可向下钝性分离间隙内的膜样组织,暴露输尿管。钳夹、电凝、切断双侧子宫圆韧带（图 10-4）。尽管大多数腹腔镜手术在子宫切除术开始时切断子宫圆韧带,然而保持子宫圆韧带完好对于手术可能是有帮助的,因为它可以提供一个参考点,当进入腹膜后间隙时它还能提供一种反牵引力。安全的子宫切除应准确识别输尿管的走行和随时分离血管蒂,有效分离和封闭血管,减少输尿管损伤。

（3）必要时可先切除较大的肌瘤或囊肿,暴露术野。

2. 打开膀胱子宫腹膜反折　用单极电铲或电剪于"黄白交界处"打开膀胱子宫腹膜反折,直至双侧子宫圆韧带内侧,下推膀胱至举宫杯杯缘下方约 1 cm 处,暴露膀胱宫颈间隙和膀胱阴道间隙（图 10-5 和图 10-6）。

3. 处理子宫血管　处理子宫血管是子宫切除术中最关键的步骤,这一过程中应小心,勿损伤输尿管。助手将子宫摆向对侧,于举宫杯缘用单极电铲或电剪仔细分离血管周围组织,暴露子宫动脉上行支,尽量裸化血管,避开输尿管后用双极电凝凝闭子宫动脉上行支（注意避免仅夹持部分血管）,充分电凝止血后切断血管,将离断的血管推向举宫杯缘下方,同法处理相应静脉及对侧血管,子宫动脉保留端可用血管夹夹闭。

关于子宫血管离断时机,也可选择暂不切断子宫血管,阴道穹隆切开后切至双侧子宫血管处一并凝闭切断,此时薄化血管周围组织,避免因电凝不充分所致出血（图 10-7）。

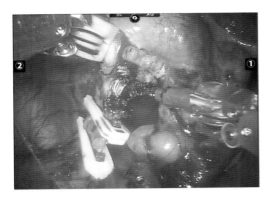

图 10-3　凝切卵巢悬韧带

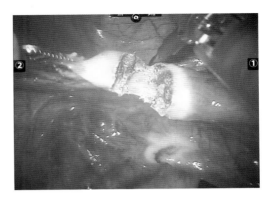

图 10-4　凝切子宫圆韧带

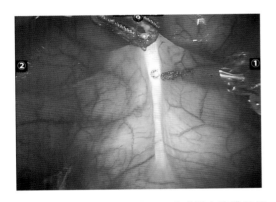

图 10-5　于"黄白交界处"打开膀胱子宫腹膜反折

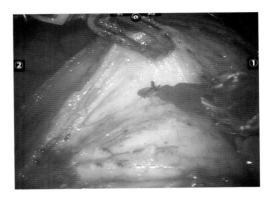

图 10-6　下推膀胱

4. 处理子宫主韧带、子宫骶韧带　可不特殊处理子宫主韧带、子宫骶韧带。切开阴道穹隆至子宫主韧带、子宫骶韧带增厚区域时,充分电凝、确切止血即可。

5. 切开阴道壁　子宫置于盆腔正中,上推子宫保持张力,用单极电铲或电剪沿举宫杯缘自阴道前壁开始环形切开阴道壁,即"摸着石头(举宫杯缘)过河"。举宫杯缘将阴道穹隆撑起后,膀胱已推至举宫杯缘下方,输尿管在举宫杯缘下方,因此沿着举宫杯缘切开是安全的。环形切开阴道壁,完全游离子宫,助手将子宫自阴道取出。

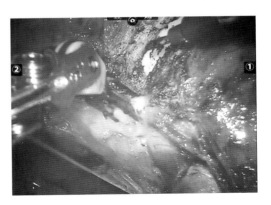

图 10-7　切开阴道壁后于双侧子宫血管区凝切子宫血管

　　也可在沿着举宫杯缘切开阴道前壁时,中间保留长约 2 cm 阴道前穹隆不完全离断,从而起悬吊、固定子宫的作用,防止阴道前壁完全离断后,子宫后仰造成阴道后壁暴露、切开困难。最后切开保留的部分阴道前穹隆,完全游离子宫并经阴道取出(图 10-8 和图 10-9)。

　　6. 标本取出及冲洗盆腹腔　助手缓慢退出举宫杯,将宫颈带入阴道内,避免宫颈落入腹腔造成污染;关闭气腹机,置入窥器暴露宫颈,直视下用宫颈钳钳夹宫颈,向外牵拉子宫,尽量完整、匀速地取出子宫,注意保护会阴,大子宫可分块取出,避免暴力操作导致阴道壁裂伤。

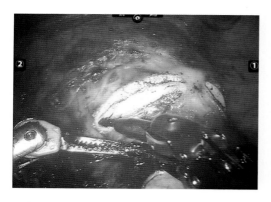

图 10-8　不完全切开阴道前壁（中段保留）

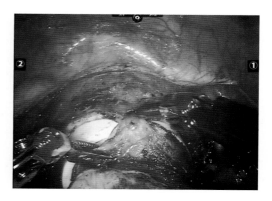

图 10-9　最后离断阴道前壁

　　对于良性疾病，可直接经阴道取出子宫，若为恶性疾病或癌前病变，则需在子宫游离后将标本装袋，装袋过程中避免宫颈及宫内容物污染腹腔，将标本袋开口拉至阴道口，于袋内分块取出（若子宫大）；亦有术者于阴道壁切除位置上方缝合或结扎阴道壁，使有瘤区封闭，遵循无瘤原则，减少肿瘤的播散。

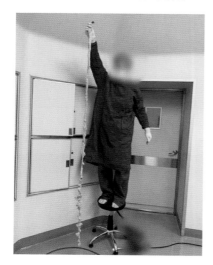

图 10-10　大子宫经阴道切开、取出
（"削苹果"法）

　　大子宫经阴道取出方法：可用手术刀于大子宫的子宫峡部上方"之"字形切开，于子宫卡顿位置逐渐切开，将子宫拉长后经阴道取出，或采用"削苹果"法将子宫缩小取出，切开过程中注意不要伤及阴道壁。若子宫装袋取出，切开时注意不要切破标本袋，取出子宫后应检查标本袋完整性（图 10-10）。

　　取出标本后用稀释的碘伏液冲洗阴道残端及周围组织，用温生理盐水冲洗盆腹腔，冲洗液自阴道流出，助手用碘伏消毒阴道，无菌手套内塞入纱布卷填塞阴道，再次建立人工气腹。

　　子宫取出后应立即剖视标本，必要时送冰冻病理学检查以协助诊断，更换手套后继续进行手术。

　　7. 缝合阴道残端　缝合阴道残端时可采取连续缝合法或间断缝合法。一般无须经阴道留置引流管。

　　连续缝合法：用 1-0 可吸收缝线自阴道残端右侧缝合打结，助手协助提线，向头侧牵拉，协助暴露阴道残端，术者对合阴道残端，向左连续锁边全层缝合至左侧端，再返回缝合至右侧端与原打结线打结。此法缝合至左侧阴道角处时可能因缝隙狭窄而无法完全暴露阴道黏膜，不能确保阴道内黏膜层光滑，甚至造成左侧阴道角止血不确切。现多数医生采取先缝合左侧阴道角，再以上述方法自右侧阴道角向左侧缝合其余阴道壁组织的方法，以减少术后因阴道残端息肉形成及阴道角缝合不确切导致的出血。近年来，倒刺线的应用大大降低了阴道残端缝合的难度，无须助手协助牵拉，可降低连续缝合中缝线牵拉不够导致的出血风险。

　　间断缝合法：于两侧阴道角处分别用 1-0 可吸收缝线行 8 字缝合即可。必要时可于阴道残端中间位置另加一针 8 字缝合，查看无出血即可。

　　8. 止血防粘连　检查有无盆腹腔创面及腹壁穿刺孔出血，必要时于阴道残端、盆腹腔创面处放置止血产品或防粘连产品。

9. 关腹　清点纱布、器械无误后缝合腹壁切口,较大的腹壁穿刺孔需由内向外逐层关闭,可由其他 Trocar 置入镜头,确保腹膜缝合确切,防止切口疝的形成。

（六）术后处理

常规应用抗生素(半无菌手术预防性应用抗生素至术后 48 h,必要时可延长);可于术后第 1 天早晨拔除导尿管,若患者术后当日状态良好,也可于术后当日拔除导尿管,鼓励患者早期下床活动;子宫切除后禁止性生活及盆浴 2 个月,门诊复查时注意观察阴道残端愈合情况,查看有无阴道残端息肉形成,根据复查结果指导患者恢复正常性生活及体力活动时间。

（七）并发症及其防治

机器人子宫切除术的并发症同腹腔镜手术。此处主要介绍切除过程中可能导致主要周围脏器(如膀胱、输尿管、肠管)损伤的原因、处理及预防。

1. 膀胱损伤

(1)膀胱损伤的原因:研究发现,52%～82%的医源性泌尿系统损伤患者由妇科手术所致。子宫切除中膀胱损伤的发生率为 0.13%～3.6%,输尿管损伤的发生率为 0.1%～1.8%。

既往手术史导致膀胱和周围组织粘连,可能增加膀胱损伤风险;下推膀胱时暴力操作,解剖关系不清,也可能增加膀胱损伤风险。术中一旦怀疑膀胱损伤,应立即探查,必要时经导尿管向膀胱内注射稀释的亚甲蓝溶液或生理盐水,确定损伤部位及大小,必要时辅以膀胱镜检查。

(2)膀胱损伤的处理:术中及时发现并行修补术的膀胱损伤一般预后良好。请泌尿外科医生台上会诊,于膀胱损伤部位用 2-0 可吸收缝线连续全层缝合,加固缝合浆肌层。

膀胱修补后需再次向膀胱内注射稀释的亚甲蓝溶液或生理盐水,检查是否有漏孔。术后留置导尿管 1～2 周,其间避免膀胱充盈,促进膀胱愈合;术后应用抗生素,嘱患者多饮水,降低尿路感染风险。拔除导尿管后仍需关注患者排尿情况,注意尿量、尿色,不明原因发热等。

(3)膀胱损伤的预防:对于粘连严重的患者,用冷剪刀松解粘连,避免不必要的能量器械的应用,若出血,用可吸收缝线缝合止血。怀疑膀胱损伤时应及时排查,不可存侥幸心理,造成膀胱阴道瘘等严重后果。

在膀胱周围操作时注意观察尿色,必要时用稀释的亚甲蓝溶液或生理盐水充盈膀胱或用膀胱镜检查,协助诊断。

2. 输尿管损伤

(1)输尿管损伤的原因。

①操作损伤:盆腔粘连严重,尤其是附件区粘连严重致无法辨别输尿管走行时,处理卵巢血管及松解粘连时易损伤输尿管;输尿管解剖位置变异、双输尿管等也是术中意外损伤输尿管的常见原因。

②热损伤:腹腔镜手术中能量器械的应用是导致热损伤的重要原因。机器人手术因具有三维视野,在进行输尿管周围操作时可以在空间上远离输尿管,降低能量器械对输尿管造成热损伤的概率。

(2)输尿管损伤的处理:若术中发现输尿管过度游离、血运差、发生热损伤,或其他可疑输尿管损伤,请泌尿外科医生台上会诊,根据损伤情况,行输尿管支架置入术、输尿管端端吻合术或输尿管膀胱吻合术。

(3)输尿管损伤的预防:对于术前估计粘连严重可能导致无法辨别输尿管走行的患者,术前行输尿管支架置入术,协助术中辨别输尿管,用冷剪刀游离输尿管,防止热损伤。

3.肠管损伤　肠管损伤包括小肠、乙状结肠、直肠损伤等,主要是撕裂伤、热损伤、穿刺伤等。

(1)肠管损伤的原因。

①操作损伤:松解严重盆腔粘连时可能造成肠管撕裂伤,肠胀气增加 Trocar 穿刺伤风险。

②热损伤:在肠管周围使用能量器械可能造成肠管热损伤。

(2)肠管损伤的处理:若术中怀疑直肠损伤,可用 50 ml 注射器自肛门注入 200～300 ml气体,在盆腔内用生理盐水浸没直肠,观察注气过程中是否有气泡自直肠内排出,若有气泡,则证明直肠有漏孔。

术中怀疑肠管损伤时请普外科医生台上会诊,根据损伤情况,行肠修补术、肠吻合术或肠造瘘术等,术后应注意禁食时间,避免肠瘘及感染的发生。

(3)肠管损伤的预防:术中松解致密粘连时尽量使用冷剪刀锐性分离,避免钝性分离造成撕裂伤或能量器械造成热损伤,术前留置胃肠减压管可减少因肠胀气所致的肠管穿刺伤,同时有利于术野的暴露,减少其他手术并发症的发生。术前估计盆腹腔粘连严重时,应进行肠道准备。

(八)技术现状及展望

随着机器人手术的逐渐推广,机器人手术技术日益成熟,在复杂性子宫切除术中具有明显优势。目前美中不足的便是经济问题,手术成本高。未来若能通过技术改革降低成本,扩大对机器人手术医生的培训规模,机器人手术系统将可能成为手术室标配。

（张　颐）

参 考 文 献

［1］　REICH H,DECAPRIO J,MCGLYNN F. Laparoscopic hysterectomy[J]. J Gynecol Surg,1989,5(2),213-216.

［2］　BESTE T M,NELSON K H,DAUCHER J A. Total laparoscopic hysterectomy utilizing a robotic surgical system[J]. JSLS,2005,9(1):13-15.

［3］　WRIGHT J D,ANANTH C V,LEWIN S N,et al. Robotically assisted vs laparoscopic hysterectomy among women with benign gynecologic disease[J]. JAMA,2013,309(7):689-698.

［4］　CORRADO G,VIZZA E,CELA V,et al. Laparoscopic versus robotic hysterectomy in obese and extremely obese patients with endometrial cancer:a multi-institutional analysis[J]. Eur J Surg Oncol,2018,44(12):1935-1941.

［5］　STOVALL T G,MUNEYYIRCI-DELALE O,SUMMITT R L,Jr,et al. GnRH agonist and iron versus placebo and iron in the anemic patient before surgery for leiomyomas:a randomized controlled trial[J]. Obstet Gynecol,1995,86(1):65-71.

［6］ SUTTON A L，ACOSTA E P，LARSON K B，et al. Perinatal pharmacokinetics of azithromycin for cesarean prophylaxis［J］. Am J Obstet Gynecol，2015，212（6）：812. e1-812. e6.

［7］ TEELUCKDHARRY B，GILMOUR D，FLOWERDEW G. Urinary tract injury at benign gynecologic surgery and the role of cystoscopy：a systematic review and meta-analysis［J］. Obstet Gynecol，2015，126（6）：1161-1169.

［8］ JELOVSEK J E，CHIUNG C，CHEN G，et al. Incidence of lower urinary tract injury at the time of total laparoscopic hysterectomy［J］. JSLS，2007，11（4）：422-427.

第十一章　机器人输卵管吻合术

一、概况

(一)输卵管结构与功能

输卵管由胚胎时期的副中肾管(米勒管)的中段分化、演变而来,由前后子宫阔韧带上的腹膜覆盖,悬于子宫外、卵巢上方。输卵管是一对长 8~15 cm、粗细不均的管道,在宫角处与宫腔连通,向外到伞端开口于腹腔。大体分为间质部、峡部、壶腹部及漏斗部,间质部与峡部之间称子宫-输卵管连接,峡部与壶腹部之间称壶腹部-峡部连接,这些连接部位的管壁较厚,管腔变化大。

间质部是埋于宫角肌层的部分,此段短而管腔狭窄,长约 1 cm,直径 0.1~4 mm,并随平滑肌的收缩而变化,黏膜的纤毛细胞在靠近子宫侧减少。

峡部是最狭窄的部分,直径 0.1~2.0 cm,长 3~6 cm,肌层较厚,由内纵、中环及外纵的平滑肌组成,黏膜皱褶减少。纤毛细胞仅占上皮细胞总数的 20%~30%。峡部是精子获能、顶体反应及精子储存的主要部位,排卵一旦发生,储存于此的精子即缓慢地释放到壶腹部去受精。

壶腹部为峡部向外延伸膨大的部分,壁薄而弯曲,管腔较宽大,长 5~8 cm,直径 5~10 mm,但壶腹部-峡部连接处直径仅 1~2 mm。此处黏膜皱褶丰富,由单层纤毛、分泌细胞和基底细胞组成,其中纤毛细胞占 40%~60%,多于其他细胞,且富含微纤毛,其摆动朝向宫腔。有内环、外纵两层平滑肌。此处是卵子受精的地方。

漏斗部又称伞部,是输卵管开口于腹腔的一端,周缘有多个放射状的不规则突起,形成许多须状细伞,其中有一较长的伞沿子宫阔韧带边缘伸至卵巢,形状像一把撑开的雨伞覆盖或接近卵巢表面。其黏膜皱褶丰富,上皮由纤毛及分泌细胞组成,纤毛细胞占 60% 以上。纤毛运动呈旋涡状,可吸抓卵子并向宫腔输送。

对输卵管绝育术后组织学、细胞学显微及超显微的观察发现,随绝育时间的延长,纤毛细胞脱落,黏膜受损,包涵体增加,但 5 年以内及 5 年以上病变无显著性差异。对绝育术后的输卵管进行基础及临床研究发现,绝育术后的输卵管会产生一系列的病理改变。

(二)输卵管吻合术

输卵管结扎术是一种普遍的避孕方法。尽管患者在术前经过仔细考虑,但仍会遇到结扎后后悔的情况。据报道,结扎后后悔的发生率为 3%~8%。研究显示,输卵管结扎后表达后悔的累积概率随着结扎后时间的延长而增高。后悔结扎的主要因素之一是结扎时女性年龄较小,其他因素包括孩子死亡、婚姻状况变化,以及由于家庭社会经济状况的改善而希望再生一个孩子。

输卵管结扎后有两种治疗方法:输卵管吻合术和体外受精(IVF)。输卵管逆转的传统治疗方法是通过开腹手术进行输卵管吻合。在引入显微外科技术后,输卵管吻合的结果得到了极大改善。报道显示,使用显微外科技术进行输卵管吻合后的妊娠率为 57%～84%,异位妊娠的相关风险为 2%～7%。较常报道的影响输卵管吻合后妊娠率的两个因素是吻合时女性的年龄和吻合后剩余输卵管的长度。腹腔镜显微外科器械的改进使得人们可以通过腹腔镜进行输卵管吻合术。据报道,腹腔镜输卵管吻合术后有良好的妊娠结果。报道显示,腹腔镜输卵管吻合术后的妊娠率与显微手术后无差别。

输卵管是结构简单而功能复杂的管道,管腔小,滑动,管壁薄,血运丰富,深居盆腔内,任何创伤都可影响输卵管的功能。手术技巧对妊娠的影响不容忽视,施行输卵管吻合术时术者必须具有扎实的外科手术基本功;每一步操作都须仔细、轻柔,不可挤压输卵管,不可在输卵管上做无目的、不必要的钳、夹,尽量避免损伤血管;不可用纱布擦拭输卵管的吻合面及伞端,应保持术野的湿润和清晰。既往实施的开腹输卵管吻合术,由于手术创伤较大,以及术中创面暴露及术后粘连的发生等,术后妊娠率较低,为 10%～30%。腹腔镜输卵管吻合术在一定程度上提高了恢复生育功能的概率,但对术者缝合技巧要求较高,缝合时输卵管损伤发生率较高,导致术后妊娠率仍不尽如人意,在 35% 左右。

达芬奇机器人手术系统的出现,打破了输卵管吻合术后妊娠率不高的瓶颈。具有高清晰术野和手术操作灵巧、精准的机器人手术系统的应用,不仅可以提高输卵管吻合术后妊娠率,而且该系统具有易操作、安全性高和临床疗效显著等优势。

二、适应证和禁忌证

(一)适应证

(1)输卵管结扎术后患者。

(2)输卵管局部粘连梗阻患者。

(3)双侧输卵管长度在 6 cm 以上。

(4)月经规律。

(二)禁忌证

(1)结核、慢性盆腔炎等造成输卵管病变。

(2)患有严重内、外科疾病,心肾功能不全,不能耐受妊娠与分娩者。

(3)子女因免疫缺陷病、遗传性疾病而夭折者,从优生优育角度考虑不宜手术。

(4)再婚者,其丈夫无生育功能。

(5)年龄超过 40 岁,已出现更年期综合征,或经检查提示卵巢无排卵或卵巢功能早衰。

三、术前准备

(一)输卵管吻合术的时间

应选择在月经干净后 3～7 d,不宜安排在月经期及月经中期。输卵管和子宫、宫颈、阴道一样是雌激素和孕酮的靶器官,电镜下输卵管上皮细胞在月经刚结束时高度最低,仅为 10～15 μm,增殖晚期达 30 μm,分泌细胞高度和纤毛细胞高度相等,管腔内缘整齐。至分泌期,纤毛细胞变矮、变宽,使分泌细胞突出。分泌晚期,分泌细胞核破裂,细胞质溢入管腔,细胞高度变矮,管腔内缘高低不平。电镜扫描还观察到,分泌细胞大小和内部形态有明显的周期性变化,输卵管不同节段的改变亦有差异。目前,多认为输卵管纤毛细胞在月经周期中有一定的形态改变和再生现象,故在月经周期的增殖期手术有利于输卵管上皮细胞的修复。

（二）麻醉、体位及穿刺

（1）患者取头低脚高截石位。

（2）全身麻醉成功后，选择脐周切口，置入 12 mm Trocar，导入目镜光源，双侧腹直肌外缘分别置入 2 个 8 mm Trocar、1 个 5 mm Trocar，连接 1、2 号机械臂和助手辅助操作器械，建立人工气腹。

四、手术步骤

（一）操作要点

（1）使用极微细、锐利的双极剪，剪开结扎瘢痕周围浆膜层，尽量完整保留浆膜层。准确点状止血，避免过度止血，严禁反复电灼而损伤输卵管，尤其是输卵管黏膜组织。

（2）缝合时先从 6 点钟处开始。进针方向：从一头断端浆膜层进针至肌层出针，即从外向内缝合第一针；从另一断端的肌层进针至浆膜层出针，将结打在输卵管浆膜层。打结要轻柔，切勿拉得过紧。

（3）同法缝合 12 点钟处、3 点钟处、9 点钟处，一共缝 4 针即可达到吻合效果，避免过多缝合。

（4）全层缝合浆肌层，勿穿透输卵管黏膜层，吻合口黏膜对合准确尤为重要。输卵管黏膜层具有强大的再生和爬行能力，能很好地自行对合，故缝合黏膜层有害无益。

（5）避免过度缝合浆膜层。如两吻合口附近浆膜层缺损过多，不必勉强缝合，也可以不加以缝合，以免输卵管扭曲，造成不通或不畅。如果担心粘连，可以覆以防粘连膜等类似物。

（二）操作步骤

（1）探查输卵管原结扎部位（图 11-1）。

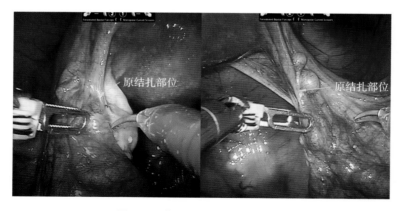

图 11-1　探查输卵管原结扎部位

（2）用生理盐水配制 1：200000 的肾上腺素稀释液，在输卵管原结扎部位周围浆膜下注入肾上腺素稀释液，形成水垫，减少分离出血（图 11-2）。

（3）剪开结扎瘢痕周围浆膜层，游离出结扎断端（图 11-3）；切断盲端（图 11-4 和图 11-5），清晰显示输卵管两断端的输卵管口。

（4）用 7-0 可吸收缝线间断缝合输卵管肌层和浆膜层（图 11-6 至图 11-10）。

（5）输卵管缝合后，向宫腔注射亚甲蓝显示通畅（图 11-11）。

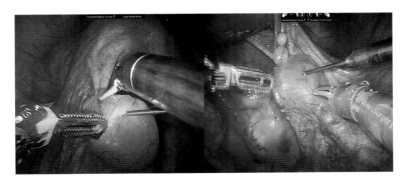

图 11-2　在输卵管原结扎部位周围浆膜下注入肾上腺素稀释液，形成水垫

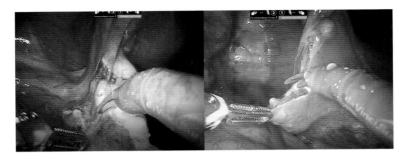

图 11-3　游离出结扎断端

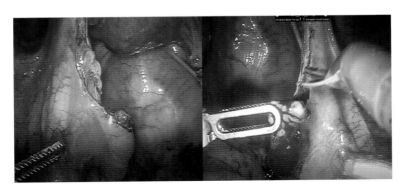

图 11-4　切断盲端（一）

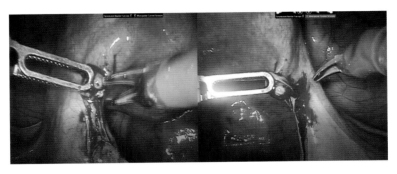

图 11-5　切断盲端（二）

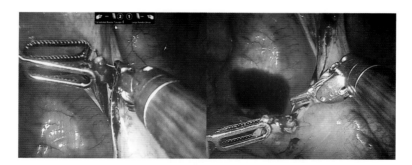

图 11-6　用 7-0 可吸收缝线间断缝合左侧输卵管肌层（一）

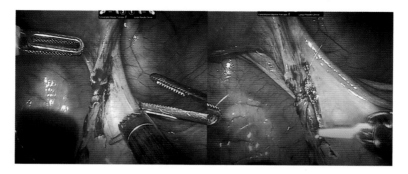

图 11-7　用 7-0 可吸收缝线间断缝合左侧输卵管肌层（二）

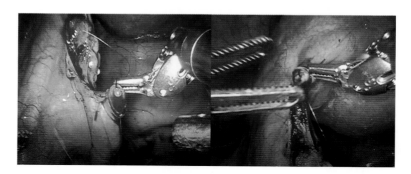

图 11-8　用 7-0 可吸收缝线间断缝合左侧输卵管肌层（三）

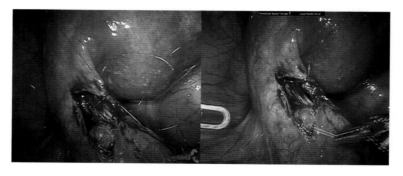

图 11-9　用 7-0 可吸收缝线间断缝合左侧输卵管肌层（四）

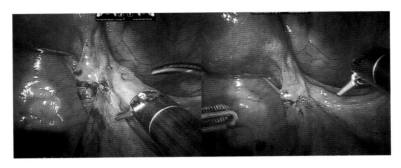

图 11-10 用 7-0 可吸收缝线间断缝合右侧输卵管浆膜层

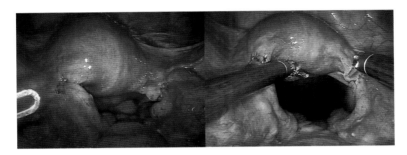

图 11-11 输卵管缝合后,向宫腔注射亚甲蓝显示通畅

五、术后处理

输卵管吻合术后应按妇科腹部手术常规处理,麻醉医生及手术医生送患者回病房,主班护士或值班护士立即接待,并交接术中情况及术后护理注意事项。因输卵管吻合术是微创选择性手术,手术目的性强,术后尤其要注意以下几点。

(1)鼓励患者早期下床活动:术后 12～24 h 可拔除导尿管,并可下床活动。

(2)因肠蠕动恢复快,在肠蠕动恢复后立即给予无奶流质饮食,第 2 天可进软食到普食。

(3)预防性或治疗性使用抗生素,抗生素的种类及配伍可根据术中情况、术后体温、血常规变化决定,一般术后使用抗生素 5～7 d。

(4)术后早期通液:输卵管吻合术后 5 d 左右,在白带常规检查正常的前提下,可行输卵管通液 1～2 次,在通液过程中要注意无菌操作及推注药液的速度、压力。

(5)出院前要再次向患者及其家属交代出院后注意事项及卫生保健内容,如休息、饮食、营养、卫生、性生活、妊娠等方面知识,尤其是定期检查及随诊的重要性。

(6)术后随访:记录预后情况,包括宫内妊娠率、持续妊娠、活产、流产和随后的异位妊娠情况。术后常规随访分别在术后 1 周、6 个月、12 个月和 24 个月时进行,但已经妊娠者除外。常规血液检查和缝合在术后 1 周时进行。在随访期间,对同意者在术后 6 个月时进行子宫输卵管造影,并在术后 12 个月和 24 个月监测和分析妊娠结局。

六、并发症

机器人输卵管吻合术并发症比较少,包括以下几种。

(1)术中出血以及血肿:出血和血肿均为术中过度牵拉或钳夹而损伤输卵管、输卵管系膜所致,有时与局部创面血管结扎松弛等有关。

（2）术中感染:包括腹壁切口感染、盆腔感染及全身感染。感染可能与手术侵入有关,也可能与机体抵抗力低下有关。

（3）脏器损伤是手术的严重并发症,可以出现膀胱、肠管等多脏器的损伤,特别是在腹腔镜、机器人辅助下手术时,有时电灼烧也可能造成迟发性损伤。

（4）输卵管吻合术后异位妊娠。

七、效果评价

输卵管吻合术经历了开腹肉眼吻合、开腹显微外科吻合、腹腔镜下吻合、机器人辅助吻合的发展过程。

传统开腹输卵管吻合术肉眼分辨率低,手术创伤大,手术部位水肿、炎症反应重,成功率低。显微外科技术在输卵管吻合术中的应用,虽然使成功率有所提高,但仍然无法解决开腹所带来的创伤大、瘢痕大、手术时间长、出血较多、极低的复通率和术后妊娠率等问题。以腹腔镜微创方式行输卵管吻合术是输卵管吻合术的一次进步,已被广泛采用,大大提高了复通率和术后妊娠率,具有创伤小、恢复快、出血少,以及避免开腹造成组织液的蒸发、术后粘连等优势,但缝合困难这一影响手术成功的关键因素,对术者技术水平提出了较高要求。若术者缝合技术不熟练导致缝合时间长,则成功率偏低。

机器人输卵管吻合术拥有巨大的技术优势。达芬奇机器人手术系统拥有三维视野、高清晰的 10 倍及以上放大视野,操作精准、灵活,加上具有符合人体工程学设计的舒适医生控制台,克服了传统腹腔镜杠杆效应的缺陷,提高了外科手术的精准度,从而扩大了传统微创手术的应用范围。机械臂的操作手可完全模仿人手腕动作,具有 7 个自由度,其活动范围远大于人手,且易于掌握,在输卵管瘢痕的清除、断端的吻合上,可达到手随脑动的程度,大大增高了吻合的成功率。

在一项回顾性队列研究中,97 例接受机器人手术的患者的术后妊娠率为 71%,活产率为 62%。但机器人手术并非没有缺点。机器人手术的最大限制因素就是成本。机器人手术系统价格昂贵,并且通常需要高昂的维护费用。一项 Meta 分析包括 27 项随机对照试验,比较了不同外科亚专科常规腹腔镜手术和机器人手术的治疗结果,发现机器人手术显著延长了手术时间,增高了术中并发症发生率以及中转开腹手术率。触觉反馈的丧失一直是一个有争议的问题。例如,可以合理地假设触觉反馈的丧失会导致不必要的组织损伤或线结张力不足,但这一直存在争议,特别是在显微外科手术的情况下。

八、技术现状及展望

在过去的 30 年中,显微外科输卵管吻合术已用于希望妊娠的输卵管结扎患者。输卵管吻合时的年龄是输卵管吻合术妊娠结局的最重要因素。吻合时年龄小于 35 岁的女性的预期累计宫内妊娠率大于 70%。在这些女性中,大多数妊娠发生在术后 18 个月内。输卵管总长度似乎也是输卵管吻合术的预后因素之一。已有报道显示,当输卵管总长度短于 4 cm 时会有不良妊娠结局。

外科医生的经验会影响输卵管吻合术的结果。腹腔镜输卵管吻合术是一种具有挑战性的手术,它需要较高的手术技能,并被认为是一种先进的腹腔镜手术。然而,手术器械也可能发挥重要作用,腹腔镜器械的大小、缝合材料的类型和烧灼术的使用也可能影响妊娠结局。

对于希望在输卵管结扎后妊娠的女性来说,另一种治疗方法是 IVF。欧洲试管婴儿监测计划显示,在欧洲 18 个国家的 521 个人类生殖中心,接受试管婴儿治疗的患者中,每个试管婴儿周期的妊娠率接近 27%。在美国,已经取得了更好的结果,每个试管婴儿周期的妊娠率达到 36.5%。这表明输卵管吻合术后的妊娠结局比 IVF 的效果更好。

腹腔镜输卵管吻合术始于 20 世纪 80 年代后期,此后随着技术的进步而不断改进。与开放性显微外科方法类似,腹腔镜输卵管吻合术通常采用双层技术,可使用 6-0 至 10-0 缝线进行微缝合,也可用倒钩缝线代替传统缝线,不需要在腹腔镜下打结。在术中和术后的子宫输卵管造影中确认输卵管通畅。

比较研究显示,开腹输卵管吻合术和腹腔镜输卵管吻合术的成功率相似,总妊娠率为 80%,宫内妊娠率为 77%～78%,从手术到妊娠的时间也相当。腹腔镜手术时间比开腹手术时间长,这与学习曲线长有关。然而,与开腹手术相比,腹腔镜手术后的平均住院时间更短,镇痛需求更低,美容效果更好。尽管腹腔镜手术有许多优点,但由于放大倍率及其非人体工程学设计的限制,腹腔镜引导的输卵管吻合术并没有像其他妇科手术那样受欢迎。

当诊断出输卵管妊娠时,最常见的做法是行输卵管切除术。关于当对侧输卵管健康时,对患侧输卵管进行保守治疗是否能改善妊娠结局的争论仍在继续。然而,当唯一存在的输卵管受到影响时,应认真考虑保持输卵管的完整性的必要性。患者的病史、同侧粘连和对侧输卵管功能是影响后续生育功能的已知因素,应个体化分析,以确定哪种治疗是合适的。当双侧输卵管切除术导致两个输卵管缺失时,输卵管因素不孕症可以通过辅助生殖技术来克服。当甲氨蝶呤治疗无效时,可以选择其他保守手术,包括输卵管切开术和部分切除术。然而,据报道,这些保守手术会增高再次输卵管妊娠的概率,并且在输卵管损伤严重时无法进行。完全切除受影响的输卵管部分的好处是不会留下任何可能影响输卵管通畅的残留组织。有学者尝试对受影响的输卵管部分进行节段切除后行吻合术,但是腹腔镜技术的非人体工程学设计和开放性显微外科手术的侵入性限制了其广泛应用。作为替代方案,输卵管切开术的实施频率更高,但出血和残留滋养细胞组织的风险也影响了其受欢迎程度。输卵管切开术后的妊娠率为 60.7%～67.0%,据报道,残留滋养层细胞组织发生率为 20%。高达 20% 的病例中转为输卵管切除术,通常输卵管切开术仅适用于小的未破裂输卵管。由于组织切除不完全或发生再出血,4%～5% 的病例需要进行清理手术。此外,在 3%～12% 的病例中观察到受累输卵管复发输卵管妊娠。有研究表明,机器人手术的人体工程学设计允许对中位直径为(3.47±1.33) cm 的输卵管妊娠破裂者行输卵管吻合术。对于甲氨蝶呤给药后输卵管破裂的患者,机器人引导下再吻合是可行的。此外,在 24 个月的随访期内,没有观察到残留滋养层细胞组织,也没有观察到输卵管妊娠。

根据先前的腹腔镜检查报告,输卵管结扎再吻合后 12～48 个月随访的妊娠率为 55%～85%,机器人手术的妊娠率为 68%～83%,与先前输卵管结扎术后的报道相符。切除异位肿块时应尽量减少热损伤,并且残余输卵管长度与妊娠率呈正相关。仅切除滋养层侵袭部分,同时保留仅受妊娠囊或血凝块鼓胀影响的输卵管的其余部分,可以最大限度地减少有效输卵管长度的缩短。输卵管的这些继发性扩张是可逆的,可通过术后输卵管造影证实。与输卵管结扎术后的输卵管吻合术不同,这些患者中有许多潜在的输卵管功能障碍,保持输卵管通畅性并不能确保功能的完整性。

　　与输卵管结扎术后的输卵管吻合术相比,输卵管妊娠破裂后的输卵管吻合术需要考虑某些显著特征。输卵管植入物高度血管化,病变的形态和解剖部位不可预测。因此,与输卵管结扎术后的输卵管吻合术相比,输卵管妊娠破裂后的输卵管吻合术变得更加困难。此外,需要切除的输卵管节段通常更长、更膨胀,因此吻合后近端和远端皮瓣之间有更大程度的差异。输卵管妊娠后接受输卵管吻合术的患者尽管术中结局较好,但妊娠率可能较低,因此应予以重视。

　　机器人手术由于没有触觉反馈,在处理脆弱的组织和缝合时,比较困难。输卵管节段切除后输卵管吻合术的长期结局和妊娠率应在今后通过对更多患者进行试验来总结。使用达芬奇机器人手术系统进行输卵管节段切除后的输卵管吻合术是保持输卵管完整性和保留生育功能的可行方法。

(陈必良)

参 考 文 献

[1]　WEINBERG L,RAO S,ESCOBAR P F. Robotic surgery in gynecology:an updated systematic review[J]. Obstet Gynecol Int,2011,2011:852061.

[2]　BEDAIWY M A,BARAKAT E M,FALCONE T. Robotic tubal anastomosis:technical aspects[J]. JSLS,2011,15(1):10-15.

[3]　DHARIA PATEL S P,STEINKAMPF M P,WHITTEN S J,et al. Robotic tubal anastomosis:surgical technique and cost effectiveness[J]. Fertil Steril,2008,90(4):1175-1179.

[4]　CAILLET M,VANDROMME J,ROZENBERG S,et al. Robotically assisted laparoscopic microsurgical tubal reanastomosis:a retrospective study[J]. Fertil Steril,2010,94(5):1844-1847.

[5]　RODGERS A K,GOLDBERG J M,HAMMEL J P,et al. Tubal anastomosis by robotic compared with outpatient minilaparotomy[J]. Obstet Gynecol,2007,109(6):1375-1380.

[6]　DEGUELDRE M,VANDROMME J,HUONG P T,et al. Robotically assisted laparoscopic microsurgical tubal reanastomosis:a feasibility study[J]. Fertil Steril,2000,74(5):1020-1023.

[7]　KAVOUSSI S K,KAVOUSSI K M,LEBOVIC D I. Robotic-assisted tubal anastomosis with one-stitch technique[J]. J Robot Surg,2014,8(2):133-136.

[8]　SATO K,NISHIJIMA Y,TABE K,et al. Tips and techniques for laparoscopic tubal reanastomosis:a case report[J]. Tokai J Exp Clin Med,2021,46(3):137-141.

[9]　GODIN P A,SYRIOS K,REGE G,et al. Laparoscopic reversal of tubal sterilization:a retrospective study over 135 cases[J]. Front Surg,2019,5:79.

[10]　NATALIA FLORINA B, ANA MARIA P, RADU B, et al. Laparoscopic tubal reanastomosis outcomes—case reports[J]. Maedica(Bucur),2018,13(3):235-237.

[11]　PARK J H,CHO S,CHOI Y S,et al. Robot-assisted segmental resection of tubal

pregnancy followed by end-to-end reanastomosis for preserving tubal patency and fertility:an initial report[J]. Medicine(Baltimore),2016,95(41):e4714.

[12] MADISON A,ALAMRI L,SCHWARTZ A,et al. Conventional laparoscopy is the better option for tubal sterilization reversal:a closer look at tubal reanastomosis[J]. Womens Health Rep(New Rochelle),2021,2(1):375-380.

第十二章 机器人宫颈癌手术

第一节 宫颈癌概述

宫颈癌仍然是女性因癌症死亡的常见原因,尤其在发展中国家。WHO数据显示,全球每年新发宫颈癌病例超60万人,每年超过34万名女性患者死于宫颈癌。我国2022年新增病例约15.1万人,死亡约5.6万人。宫颈癌主要治疗手段仍然是手术切除子宫和行充分的淋巴结切除术。

一、宫颈癌手术方法的历史

自100年以前宫颈癌根除术诞生至今,手术方法在理念和技巧方面发生了许多重大改变,有里程碑意义且得到大家认可的有奥地利的韦特海姆(Wertheim)、日本的冈林(Okabayashi)和美国的梅格斯(Meigs)等提出的术式,他们对不同切除范围的根治性手术进行了仔细描述和实施。但是受地域、语种、交流、学术见解等的影响,出现了相同的解剖结构采用不同的解剖名称等问题。

(一)韦特海姆术式

1912年,奥地利医生韦特海姆发表了一篇具有里程碑意义的文章,该文章详细介绍了被称为"子宫癌扩大开腹手术"的技术,内容包括术中情况、术后挑战及术后5年患者数据的回顾性分析,该术式即现在广为人知的开腹根治性子宫切除术。从那时起,宫颈癌的外科治疗取得了显著的进展。

抗生素和输血技术的应用使围手术期的发病率和死亡率急剧下降,韦特海姆术式应用越来越广,不断得到改进。特别值得注意的是韦特海姆对区域淋巴结的治疗,只有在发现明显肿大时才会切除。他主张沿着髂外、髂内和闭孔血管及骶区寻找可触及的淋巴结,并注意到即使很小的淋巴结也可能具有与癌浸润一致的可触及特征。与他同时代的一些人认为应切除整个淋巴系统,对此,他认为这是不可能做到的,也没有必要这样做。关于这一主张的争议持续了近40年,这推动了梅格斯对手术方式的主要修改,提高了术后患者生存率。

(二)冈林术式

1911年,日本外科医生高山报道了根据韦特海姆术式实施的开腹根治性子宫切除术。韦特海姆在他的手稿中并没有明确手术切除的界限,高山认为韦特海姆术式并没有切除足够的宫旁组织,从而阻碍了最大可操作性的实现。通过扩展切除盆侧壁宫旁组织,高山报道的可手术率为81.5%,包括许多晚期病例。这一数字远远超过了韦特海姆所达到的50%的可手术率。1921年,高山的学生冈林进一步修改高山的方法,采用新的方法分离膀胱子宫韧带后叶。冈林认为膀胱子宫韧带后叶是构成输尿管位于膀胱后方、宫颈和阴道前方的解剖学基础,冈林术式扩大了膀胱周围和直肠周围间隙。

(三)梅格斯术式

在接下来的几十年里,人们对宫颈癌根治性手术的支持越来越少,因为新发现的放射疗法已经在许多恶性肿瘤的治疗中处于领先地位。到 20 世纪中期,放射疗法的死亡率和复发率超过了根治性手术,人们的注意力又转向了外科治疗。

1951 年,美国妇科医生梅格斯报道了治疗宫颈癌的一种新手术方法——腹式根治性子宫切除术结合盆腔淋巴结清扫术。尽管他的腹部根治性子宫切除术是按照韦特海姆术式进行的,但梅格斯坚持认为他的手术不仅仅是"韦特海姆子宫切除术的复兴"。1951 年成为宫颈癌治疗历史上具有里程碑意义的一年。

梅格斯术式与韦特海姆术式有几个不同之处,其中一个不同之处是需要最大限度地扩大切除宫旁组织和子宫阔韧带至盆侧壁,类似于高山的入路。梅格斯认为,这种修改是极其重要的,并引用了许多病例,如果没有这种扩大切除,包含癌细胞的淋巴管和淋巴结将被遗漏。他还指出,膀胱功能障碍发生率的增高与手术范围扩大有关。

梅格斯指出,韦特海姆术式只切除那些肿大或有明显迹象提示有癌变浸润的淋巴结,他认为淋巴结不能通过检查、触诊或可视化来确定,淋巴结阳性或阴性的唯一证据是摘除后在病理实验室进行的检查。因此,他建议加入盆腔淋巴结清扫术。

二、宫颈癌手术分型

1974 年由美国妇产科医师学会(ACOG)推荐,Piver、Rutledge 和 Smith 报道了用于治疗宫颈癌的五种类型开腹根治性子宫切除术。

随着人们对盆腔解剖认识的深入,以及手术设备、手术技术和循证医学的发展,人们发现 Piver-Rutledge-Smith 分型(简称 Piver 分型)有若干不足之处,而且存在着较大缺陷。Piver 分型的不足:Ⅰ型并不是根治性子宫切除术,Ⅴ型目前已经基本不用,Ⅲ型和Ⅳ型的分类理由和解剖描述不清楚;保留神经的根治性子宫切除术、超广泛性子宫切除术及保留生育功能的手术也未被纳入上述分类;Piver 分型仅适用于开腹手术,未考虑到腹腔镜手术以及阴式手术;Piver 分型解剖学标志描述不甚清楚,执行较为困难,差异较大,难以统一标准,特别是宫旁切缘标志不清,手术范围很难控制。

为了将欧洲癌症治疗研究组织的临床试验标准化,使修订后的分类更具实用性和临床意义,Querleu 及 Morrow 在 2007 年日本东京的国际会议上讨论,并于 2008 年在《柳叶刀-肿瘤学》杂志上发表了另一种根治性子宫切除术的分类,即 Q-M 分型。根据国际上的讨论和主要专家的共识,Q-M 分型将根治性子宫切除术分为 A～D 型,并获得了越来越多的关注。尽管有学者对此分类有一些反对意见,但它仍被认为是根治性子宫切除术最合适的分类方法。

Q-M 分型统一了术中应用的解剖学术语,将解剖学标志作为宫旁组织切除范围的参考点,明确宫旁组织切除范围是确定手术分型的标准。Q-M 分型包括保留神经的手术、根治性宫颈切除术和腹腔镜手术等一些手术新理念。Q-M 分型不仅在手术描述上更为准确,也体现了手术的个体化治疗及保留功能的理念。但是 Q-M 分型并非尽善尽美,尚需进一步补充和完善。Q-M 分型是一种描述性分型,在指导临床应用的作用上不能与 Piver 分型相比较。另外,Q-M 分型的切缘位置是人为规定的,并无组织病理学支持(表 12-1)。

表 12-1　Q-M 分型

分类	切除范围	输尿管
A 型（宫颈旁最少切除型）	宫颈旁组织切除至输尿管内侧，但在宫颈外侧；子宫骶韧带及膀胱子宫韧带基本不切除；阴道切除最少（一般少于 10 mm），不切除阴道旁组织	触诊或直视（打开输尿管隧道，但不游离于输尿管床）
B 型（切除宫颈旁组织达输尿管）	宫颈旁组织切除至输尿管隧道水平，部分切除子宫骶韧带及膀胱子宫韧带；不切除宫颈旁组织中子宫深静脉下方的骶丛；阴道至少切除 10 mm 或离肿瘤下缘不少于 10 mm	暴露并推向外侧
B1 型	如上描述	
B2 型	如上描述并切除子宫旁淋巴结	
C 型（切除宫颈旁组织至与髂内血管系统交界处）	切除膀胱子宫韧带至膀胱水平；切除距肿瘤或宫颈下缘 15～20 mm 的阴道及与之相关的阴道旁组织	完全游离
C1 型	保留自主神经	
C2 型	不保留自主神经	
D 型（外侧扩大的切除型）	切除宫颈旁组织达盆壁，血管达髂内血管系统以上，暴露坐骨神经根	完全游离
D1 型	切除宫颈旁组织达盆壁	
D2 型	切除宫颈旁组织达盆壁，切除下腹下血管及附属筋膜或肌肉组织（盆腔内扩大切除）	

根治性子宫切除术都与淋巴结切除相结合，淋巴结切除分级如下：

1 级：髂内及髂外淋巴结。

2 级：髂内、髂外、髂总及骶前淋巴结。

3 级：2 级加肠系膜下动脉水平下腹主动脉旁淋巴结。

4 级：3 级加肾静脉水平下腹主动脉旁淋巴结。

三、宫颈癌临床分期

宫颈癌的国际临床分期至今已近 100 年历史。随着人们对肿瘤自然规律认识的深入以及临床经验的积累，宫颈癌临床分期在不断地修订。宫颈癌国际临床分期始于 1929 年，并于 1937 年、1950 年、1961 年、1970 年、1985 年、1994 年、2009 年和 2018 年多次修订。2018 年 10 月在巴西里约热内卢召开的第 22 届 FIGO 大会上发布了宫颈癌的新分期标准（FIGO 2018）。新分期对旧分期（FIGO 2009）进行了补充和修改，增加了影像学检查和病理学检查内容，对肿瘤大小的分层更加细化，并且将淋巴转移纳入了分期，体现了宫颈癌近年来的诊治进展，更符合当下的临床实践需求。

2019 年 4 月，Bhatla 等对 FIGO 2018 宫颈癌分期做了进一步的介绍，并对有争议性的问题进行了评论和建议。2019 年 11 月，《国际妇产科学杂志》又刊登了对此前发布的 FIGO 2018 宫颈癌分期中存在的错误进行更正的说明，主要是将Ⅰ期和Ⅱ期中病灶浸润深度或肿瘤大小"＝"临界值时的分期由采用较高分期更正为采用较低分期（共 12 处更正）。差之毫厘,失之千里,一个"="位置的变化,造就了Ⅰ期和Ⅱ期宫颈癌精准分期的分水岭,这直接决定着患者治疗方案的选择及预后的判断。

经修订的 FIGO 2018 宫颈癌分期(表 12-2)的发布,开启了宫颈癌分期由临床分期向临床结合手术-病理分期的转变。

表 12-2　FIGO 2018 宫颈癌分期

分期	描述
Ⅰ期	病灶严格局限于宫颈(即使扩散至宫体,也不改变分期)
ⅠA期	仅在显微镜下诊断的浸润癌,所测量间质浸润深度≤5 mm
ⅠA1期	所测量间质浸润深度<3 mm
ⅠA2期	3 cm≤所测量间质浸润深度≤5 mm
ⅠB期	所测量间质浸润深度>5 mm 的浸润癌(病变范围超过ⅠA期),病变局限于宫颈
ⅠB1期	肿瘤最大径线≤2 cm 的浸润癌
ⅠB2期	2 cm<肿瘤最大径线≤4 cm 的浸润癌
ⅠB3期	肿瘤最大径线>4 cm 的浸润癌
Ⅱ期	肿瘤侵犯超出子宫,但未扩散到阴道下 1/3 或骨盆壁
ⅡA期	无宫旁浸润
ⅡA1期	肿瘤最大径线≤4 cm 的浸润癌
ⅡA2期	肿瘤最大径线>4 cm 的浸润癌
ⅡB期	有宫旁浸润,但未达骨盆壁
Ⅲ期	病灶累及阴道下 1/3,和/或扩散到骨盆壁,和/或导致肾积水或无功能肾,和/或累及盆腔和/或腹主动脉旁淋巴结
ⅢA期	病灶未扩散到骨盆壁
ⅢB期	病灶扩散到骨盆壁,和/或引起肾积水或无功能肾
ⅢC期	盆腔和/或腹主动脉旁淋巴结受累,无论病灶的大小与范围(采用 r 与 p 标记,r 表示影像学诊断,p 表示病理诊断)
ⅢC1期	仅有盆腔淋巴结转移
ⅢC2期	有腹主动脉旁淋巴结转移
Ⅳ期	肿瘤播散超出真骨盆或(病理证实)侵及膀胱或直肠黏膜。泡状水肿不能分为Ⅳ期
ⅣA期	肿瘤侵及膀胱或直肠黏膜
ⅣB期	肿瘤播散至远处器官

四、FIGO 2018 宫颈癌分期的主要改变

FIGO 2018 宫颈癌分期纳入了影像学检查及病理学检查内容,这一更新对指导患者治疗及判断预后有着极其重要的作用。

(一)ⅠA期不再考虑水平浸润宽度

ⅠA期指从原发病灶起源的上皮或腺体基底膜向下浸润深度<5 mm,不再考虑水平浸润宽度。主要原因是水平浸润宽度测量结果可能会受人为因素影响。

对鳞癌而言,浸润深度<5 mm而水平浸润宽度>7 mm者非常少见。而腺癌往往为多点病灶,水平浸润宽度常大于7 mm。因此,若参照旧分期的水平浸润宽度标准,许多极早期宫颈腺癌患者会被分为ⅠB1期。在FIGO 2018宫颈癌分期公布之前,许多宫颈腺癌病理专家已不再采用水平浸润宽度这个指标,而是按Silva分型来诊断。

ⅠA期诊断应主要基于完整病灶的镜下检查,组织标本可通过宫颈环形电切术或冷刀锥切术获取,也可以是宫颈切除或全子宫切除标本。宫颈锥切后切缘阳性应归为ⅠB1期。淋巴脉管间隙浸润(LVSI)不改变分期,但会影响治疗决策,ⅠA1期伴LVSI(+)需参照ⅠA2期处理,术后补充治疗也需参考Sedlis标准或"四因素模型"。扩散至宫体本身并不改变预后和治疗决策,因此是否扩散至宫体不影响分期。

(二)ⅠB期细分为3个亚型

原有的2个ⅠB期亚型分为3个亚型,规定了ⅠB1期和ⅠB2期的范围。肉眼可见的病灶可直接进行宫颈活检,肉眼不可见的病灶行宫颈锥切术以明确诊断。根据肿瘤最大径线,以2 cm为截断值,将原分期中ⅠB1期(肿瘤最大径线≤4 cm)分割为新的ⅠB1期(肿瘤最大径线≤2 cm)和ⅠB2期(2 cm<肿瘤最大径线≤4 cm),原分期中的ⅠB2期(肿瘤最大径线>4 cm)更改为ⅠB3期(肿瘤最大径线>4 cm)。应利用影像学检查辅助评估肿瘤大小,如MRI、CT、PET-CT、超声等。对于肿瘤最大径线>1 cm的宫颈肿瘤,MRI是最佳影像学检查方法。

(三)ⅢC期增加淋巴转移分期

最重要的一个变化就是将淋巴转移纳入分期系统,提示淋巴转移在肿瘤进展及预后判断中的重要性。新分期将有淋巴转移者定义为ⅢC期,仅累及盆腔淋巴结为ⅢC1期,累及腹主动脉旁淋巴结为ⅢC2期。

(四)增加影像学检查及病理学检查内容

影像学检查及病理学检查结果可以用于分期,而不再局限于原有的临床分期。在分期上,影像学检查发现盆腔淋巴结转移,分期应标注为ⅢC1r;病理学检查发现盆腔淋巴结转移,分期应标注为ⅢC1p。术前无论影像学检查还是病理学检查证实有淋巴转移者,建议首选同步放化疗,避免双重治疗叠加带来严重的副作用。

MRI是影像学检查评估肿瘤最大径线>1 cm患者的最好选择,同时可用于评估患者对治疗的反应,及时发现疾病复发和潜在的并发症。对经验丰富的医生来说,超声也具有很高的诊断准确性。新分期系统建议在评估阴道及宫旁受侵情况时,以临床检查为准。

影像学检查可用于评估疾病累及范围,但病理诊断仍是金标准。针对中晚期宫颈癌,可经腹膜外或腹腔镜行盆腔或腹主动脉旁淋巴结清扫,即手术分期,以准确判定淋巴转移情况,为制订精准放疗方案做准备。此外,前哨淋巴结(SLN)检测敏感性高,特异性好,假阴性率在可接受范围。该检测的主要目的是缩小淋巴转移低风险患者淋巴结切除范围,主要适用于肿瘤最大径线≤2 cm,且术前及术中评估均未发现淋巴结增大和淋巴转移证据的早期患者。

五、宫颈癌治疗原则

宫颈癌诊治可参照中国常见妇科恶性肿瘤诊治指南、NCCN指南及FIGO指南。其中,中国常见妇科恶性肿瘤诊治指南参考国际、国内临床研究及中国的临床实践,符合中国特色;NCCN 指南特点是更新快,参照最新循证医学证据;而 FIGO 指南面向全世界,兼顾了经济欠发达地区的实际情况。

宫颈癌综合治疗强调不能简单地把几种治疗方法叠加,而是要根据分期有计划、分步骤实施治疗,并根据手术结果和放疗后肿瘤消退情况予以调整,各期宫颈癌均可放疗,但无手术禁忌的早期宫颈癌以手术治疗为主;中晚期宫颈癌以放疗为主,化疗作为辅助治疗,起到放疗增敏作用;晚期复发宫颈癌采用化疗与手术治疗及放疗配合的姑息治疗,提倡积极支持治疗,鼓励参加临床试验。

宫颈癌治疗前需综合考虑众多因素,如患者年龄、身体状况、肿瘤大小、生育意愿、分期等,其中,分期是决定肿瘤治疗选择的重要因素。宫颈癌主要采用手术治疗或放疗,放疗适用于各期患者,手术治疗仅适用于早期患者。

(一)新分期思考与挑战

FIGO 2018 宫颈癌分期在大量循证医学证据基础上做出了较大改动,微小浸润癌忽略水平浸润宽度,浸润癌强调肿瘤大小、淋巴转移状态对患者生存及预后的影响,为更好地指导临床制订合理的治疗方案奠定了重要基础。

然而,加入淋巴转移确定分期也会带来一些争议,如既往均以肿瘤大小或扩散范围进行分期,而ⅢC 期纳入淋巴转移参与分期是否符合临床预后特征,还需要更多的宫颈癌患者生存数据予以验证。病变局限于宫颈而无宫旁组织浸润应为Ⅰ期,一旦发现淋巴转移,根据新版分期标准,将被分到ⅢC 期,患者预后是否劣于ⅢA、ⅢB 期有待验证。因此,高分期预后优于低分期预后的现象可能是新版分期的局限性,即无法很好地将淋巴转移分期与 TNM 分期中的 T 分期结合。同时,FIGO 对于ⅢC 期患者并无分层治疗推荐,全部推荐行同步放化疗,但实际上部分ⅢC1 期患者也可以采用手术+放疗。此外,在 TNM 分期中,腹主动脉旁淋巴结转移为ⅣB 期,其预后差于ⅣA 期,而 FIGO 2018 宫颈癌分期将其归为ⅢC2 期。所以,在临床上对于ⅢC 期的诊断及评估应该谨慎。FIGO 2018 宫颈癌分期有影像学诊断与病理诊断的参与,需要多学科合作,影像学检查结果和阳性淋巴结判读尤为重要。

(二)FIGO 2018 宫颈癌分期治疗原则

宫颈癌以手术治疗和放疗为主,化疗为辅。手术治疗适用于早期宫颈癌。可根据期别和扩散程度选择宫颈锥切术、全子宫切除术、根治性子宫切除术等。合适的ⅣA 期患者可考虑行盆腔廓清术。

1. 微小浸润癌(FIGO Ⅰ A 期)

(1)Ⅰ A1 期:需保留生育功能且 LVSI(−)者可行宫颈锥切术,切缘阴性者随访。不需保留生育功能者和老年患者推荐行筋膜外全子宫切除术。可选择开腹、经阴道或经腹腔镜手术。LVSI(+)时,应行改良根治性子宫切除术+盆腔淋巴结切除术。

(2)Ⅰ A2 期:此期有可能发生淋巴转移,因此需行 B 型或范围更大的根治性子宫切除术,还需切除盆腔淋巴结。在低风险病例中,单纯全子宫切除术或宫颈切除术+盆腔淋巴结切除术或前哨淋巴结切除术可能已足够。需保留生育功能者可选择:①宫颈切除术+腹腔镜/机器人(或腹膜外)盆腔淋巴结切除术。②经腹、经阴道或腹腔镜/机器人根治性宫颈切除术+盆腔淋巴结切除术。

2. 浸润癌(FIGO Ⅰ B1 期、Ⅰ B2 期、Ⅱ A1 期)　首选手术治疗,通常包括 C 型根治性子宫切除术和盆腔淋巴结切除术。可采用开腹、腹腔镜或机器人手术。

（1）FIGO ⅠB1期：标准治疗方式是 C 型根治性子宫切除术和盆腔淋巴结切除术。符合以下条件时属于低危：肿瘤最大径线＜2 cm，宫颈间质浸润小于50％，影像学检查无淋巴转移。

需保留生育功能的ⅠA2～ⅠB1期患者可行根治性宫颈切除术，切除宫颈及宫旁组织，将子宫和阴道残端吻合。可经腹、经阴道或在腹腔镜/机器人辅助下进行手术。

（2）FIGO ⅠB2、ⅡA1期：初治包括手术治疗或放疗，取决于患者因素和当地卫生资源，二者疗效相当。手术治疗优势如下：①根据组织病理学检查结果确定准确的术后分期及后续个体化治疗方案；②去除耐放疗肿瘤；③有可能保留卵巢功能，对于术后需要放疗的患者，术中可以将卵巢移至远离照射野的位置。

C 型根治性子宫切除术为基本术式，切除范围包括子宫、宫旁组织、阴道上段、部分阴道旁组织及盆腔淋巴结。前哨淋巴结显像尚处于试验阶段，需更多证据才能被纳入常规推荐。

3. FIGO ⅠB3、ⅡA2期 这两期肿瘤较大，易合并其他高危因素，如淋巴结阳性、宫旁组织阳性或阴道切缘阳性，这些高危因素均增加了复发风险和术后辅助放疗的可能性。除了淋巴转移，其他增加盆腔复发风险的危险因素包括肿瘤最大径线＞4 cm、LVSI（＋）、宫颈外1/3间质浸润。对于这部分患者，术后辅助盆腔外照射可降低局部复发率并延长患者无进展生存期（PFS）。但是双重治疗会增加患者发生严重并发症的风险。治疗方式的选择取决于可采用的资源以及肿瘤和患者的相关危险因素。以铂为基础的同步放化疗（CCRT）是FIGO ⅠB3、ⅡA2期患者更好的治疗选择。已经证实 CCRT 作为术后辅助治疗优于单纯放疗。

在放疗设备稀缺地区，可考虑应用新辅助化疗（NACT），其作用如下：①降低分期以提高手术治疗的彻底性和安全性；②控制微转移和远处转移。NACT 与标准治疗相比是否能改善预后尚有争议。NACT 后手术范围不能缩小，仍行根治性子宫切除术和盆腔淋巴结切除术。NACT 后很难确定是否需要辅助治疗，因为 NACT 可能改变了病理结果从而影响辅助放疗/CCRT 的适应证评估。建议将 NACT 用于临床研究或者在缺乏放疗设备的地区应用 NACT，需要注意的是，特别大的病灶和腺癌对 NACT 的反应率较低。

4. FIGO ⅣA期或复发宫颈癌 FIGO ⅣA期仅有中心病灶但未累及骨盆或远处转移的患者极少。初治或复发时属于这种情况者可考虑行盆腔廓清术，通常预后不良。

第二节　机器人宫颈癌 Q-M 分型 A 型手术

一、概况

一直以来，我们广泛使用的术语"前面/后面""深部/表面""内部/外部"是令人困惑而不规范的。根据国际解剖学术语，我们应该使用统一标准的解剖学术语。宫旁组织的术语描述如下。

腹侧宫旁组织：打开膀胱子宫腹膜反折并下推膀胱形成的子宫膀胱间隙和膀胱侧间隙之间的组织。膀胱侧间隙形成于膀胱外侧韧带内侧，其中包含脐动脉和膀胱上动脉。腹侧宫旁组织可分离成两个部分：一部分在输尿管终末端部位（头侧的膀胱子宫韧带至尾侧的膀胱阴道韧带）；另一部分在输尿管平面的其他侧面。膀胱神经末端平行于输尿管。

背侧宫旁组织：由直肠子宫韧带、直肠阴道韧带（直肠柱）和盆腔自主神经背侧部分组成的复合体结构。冈林间隙可在直肠外侧分离创建，侧面为直肠系膜，中间含自主神经，分离目的是保留膀胱神经功能。拉氏间隙与冈林间隙不同,拉氏间隙的内侧为直肠、背侧为骶骨、外侧为髂内血管。

侧方宫旁组织:宫颈旁组织,常称为宫颈旁或阴道旁的组织结构。宫颈旁是一个复杂的结构,具有各种各样的解剖结构,对手术处理影响很大。宫颈旁组织包含宫颈的主要血管和淋巴管,由两部分组成:内侧部分,较密集,呈纤维状;外侧部分,由血管、神经周围的软淋巴结及脂肪组织组成。描绘两部分边界最稳定的解剖标志是远端输尿管。然而,子宫静脉的数量可能不同,子宫深静脉并不完全代表宫颈旁的尾侧界限。与任何淋巴结清扫术一样,宫颈旁侧面与淋巴结相关的组织可以在保留血管和神经的情况下被切除。

机器人宫颈癌 Q-M 分型 A 型手术(下称 A 型手术)是局限性根治性子宫切除术。这种个体化手术的目的是确保将宫颈全部切除,直至阴道穹隆,以及宫颈旁边缘。

二、适应证和禁忌证

(一)适应证

(1) Ⅰ A1 期宫颈癌。

(2)肿瘤最大径线<2 cm、盆腔淋巴结阴性、无深间质侵犯、无淋巴血管间隙侵犯的Ⅰ B1 期浸润性宫颈癌。

(3)晚期宫颈癌在放疗、化疗或两者兼备后偶尔行 A 型手术。

(二)禁忌证

不适宜进行机器人手术者;虽具有手术指征,但存在机器人手术时相对危险性增加的情况,如人工气腹状态与体位可能会使心肺疾病加重,所以严重心肺疾病是机器人手术的绝对禁忌证。

1. 绝对禁忌证

(1)任何难以耐受麻醉的患者,包括有严重心血管疾病及呼吸功能不全者,人工气腹影响回心血量,导致心功能失代偿者等。

(2)严重出血性疾病,包括凝血功能障碍及血液病患者。

(3)弥漫性腹膜炎、肠梗阻、广泛的腹壁瘢痕或腹腔内广泛粘连、先天性膈疝患者。

2. 相对禁忌证

(1)过度肥胖或极度消瘦。

(2)既往腹部手术史或患感染性肠道疾病。

(3)局限性腹膜炎或既往有可疑结核性腹膜炎。

(4)脐周围有感染灶存在。

(5)腹腔内有大的肿块。

三、术前准备

(一)辅助检查

老年患者应重点检查心、肺、肝、肾功能,特别是高血压、冠心病、糖尿病等患者。

(二)局部清洁

腹部特别是脐部应清洁。阴道应排除炎症并冲洗干净。

（三）麻醉前用药

目的在于解除焦虑，提高痛阈，抑制腺体分泌，消除不利反射和减少麻醉不良反应。麻醉前用药应因人而异。常用的方法是地西泮 10 mg、阿托品 0.5 mg 或东莨菪碱 0.3 mg 术前 30 min 肌内注射。

（四）肠道准备

肠道清洁剂有多种，复方聚乙二醇（PEG）电解质散为首选。复方 PEG 电解质散不影响肠道的吸收和分泌，是目前最为安全且有效的肠道清洁剂。常规术前 6 h 服药。其他如磷酸钠盐溶液、甘露醇、番泻叶等，不作为一线药物推荐。

（五）预防血栓

静脉血栓栓塞（VTE）包括肺血栓栓塞症（PE）和深静脉血栓形成（DVT）。VTE 是妇科手术常见并发症，患者个体因素包括高龄、VTE 病史、恶性肿瘤及恶性肿瘤的治疗史（应用激素、放化疗）、妊娠或产后、肥胖、应用口服避孕药等；手术操作相关因素包括手术时间、手术类型、麻醉方式等。应动态评估患者的 VTE 风险及出血风险，选择一种机械预防和/或药物预防方法，并及时调整预防策略。

1. 机械预防

（1）使用弹力袜：过膝弹力袜优于膝下弹力袜。

（2）使用间歇充气加压泵（IPC）：建议每天使用至少 18 h。

2. 药物预防

（1）普通肝素：5000 U 皮下注射，2 次/天。术前 2 h 开始给药。

（2）低分子肝素：皮下注射，1 次/天。不同的低分子肝素用于普通外科 VTE 预防的剂量有所不同，建议参照药品说明书给药。考虑到出血风险，目前推荐术前 12 h 给药。以依诺肝素为例，对于中等风险的患者，可于术前 12 h 开始给予 2000 U 或 4000 U，皮下注射，1 次/天；对于高危患者特别是合并恶性肿瘤的患者，建议术前 12 h 开始给予 4000 U，皮下注射，1 次/天。对于肥胖患者，可能需要更大剂量的低分子肝素。

3. 机械预防禁忌证

（1）腿部局部情况异常（如皮炎、坏疽、近期接受皮肤移植手术）。

（2）下肢血管严重的动脉硬化或其他缺血性血管病。

（3）心力衰竭、肺水肿、下肢深静脉血栓形成等。

4. 药物预防禁忌证　活动性出血、活动性消化性溃疡、凝血功能障碍、恶性高血压、细菌性心内膜炎、严重肝肾功能损害、既往有肝素诱导的血小板减少症及对肝素过敏者。

（六）器械准备

术者的手术习惯不同，可能使用不同的机器人手术器械等。

四、手术步骤

探查盆腔：了解子宫、附件及其病变，明确有无粘连，以及与周围脏器的关系。有异常时，还应探查横膈、肝、脾、胃、肠、大网膜等。

与腹腔镜手术一样，机器人手术常要用举宫器。举宫时需要注意以下几点：患者取膀胱截石位，臀部外缘一定要在手术床沿外 5 cm，固定好肩托。

（一）处理附件

将子宫及输卵管、卵巢推向侧上方，术者用双极钳将子宫阔韧带前叶提起，避开血管，由外向内沿宫角方向，用单极电铲、电剪或超声刀切开子宫阔韧带前叶（图 12-1）；避开血管切开子宫阔韧带后叶，裸化卵巢悬韧带，于高位用 Hem-o-lok 夹钳夹卵巢悬韧带，亦可以用双极电凝切断卵巢悬韧带（图 12-2），并注意钳夹时断端过短可能会导致血管滑脱，或误伤输尿管。

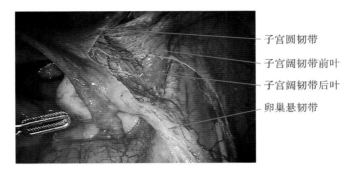

子宫圆韧带
子宫阔韧带前叶
子宫阔韧带后叶
卵巢悬韧带

图 12-1　切开右侧子宫阔韧带前叶

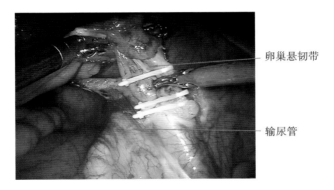

卵巢悬韧带

输尿管

图 12-2　切断右侧卵巢悬韧带

（二）处理子宫圆韧带

A 型手术是局限性根治性子宫切除术，需要打开子宫阔韧带腹膜，以利于输卵管识别。距子宫附着点 3 cm 处，大致在子宫圆韧带中间部位电凝、切断子宫圆韧带（图 12-3）。

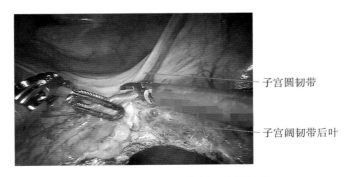

子宫圆韧带

子宫阔韧带后叶

图 12-3　电凝、切断右侧子宫圆韧带

(三)剪开膀胱腹膜反折,推开膀胱

提起膀胱腹膜反折中央的疏松部分并剪开,向两侧剪开至双侧子宫圆韧带断端。用双极钳提起膀胱腹膜反折,向下及两侧钝性剥离膀胱筋膜与宫颈筋膜间的疏松组织,充分推开膀胱,达宫颈下方一段距离,侧边达宫颈旁 1 cm(图 12-4)。剪开膀胱腹膜反折时,深度要适中,太深容易出血,且不易剥离,太浅则容易剥破。如切开厚度适宜,层次清楚,下推膀胱多能顺利进行,且很少出血。若膀胱与宫颈相连牢固,可用剪刀剪开中间的组织。

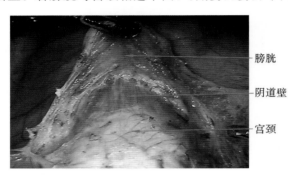

膀胱

阴道壁

宫颈

图 12-4　剪开膀胱腹膜反折,推开膀胱

(四)分离及剪开子宫阔韧带后叶

助手将子宫推向侧方,贴近子宫切开子宫阔韧带后叶至子宫骶韧带附近,轻轻推开子宫阔韧带内疏松组织,即可暴露出子宫动、静脉。此处为无血管区,组织疏松,容易分离,如有小血管,可予以电凝。

保留卵巢的手术需要切断卵巢固有韧带,其实卵巢固有韧带的肌性组织中并无大血管,处理这里时常常出血是因为忽略了输卵管系膜里迂曲密布的血管,所以一定要分出层次,仔细凝闭后再考虑离断。

(五)处理侧方宫旁组织(子宫主韧带)及子宫血管

宫旁组织较多,可以用超声刀分离、切断,也可选择双极电凝后用剪刀离断。机器人手术系统使用的能量器械可导致热损伤。热量的大小取决于能量器械所钳夹组织面积的大小。所以机器人手术注重的是慢工出细活,切不可为了节省时间大刀大揽,应该像剥洋葱一样逐层分离,利用各个间隙,充分裸化血管。

机器人手术的手术器械有单极器械、双极器械、超声刀。超声刀虽然是靠电能转换为机械能,振荡摩擦产生切割和凝闭血管的作用,但是它超高频的振荡摩擦所产生的热量同样不可忽视。超声刀工作时的温度相对于单极器械、双极器械均较低,只有 80 ℃左右,但是,停止工作后,刀头温度持续在 60~80 ℃的时间最长可达 45 s,远超过单极器械、双极器械不工作时的时间。如果超声刀刀头还未冷却就接触到小肠、输尿管等敏感组织器官,就可能发生术中无法发现的隐匿损伤。长时间不间断双极电凝会出现外焦里嫩的现象,导致离断时或离断后仍出血。单极电凝产生火花时的温度可达 800 ℃,极易导致热损伤。

处理宫旁组织及子宫动脉上行支时需要举宫助手与术者很好地配合。举宫的一个作用是转换方向,暴露要操作的部位;另一个很重要的作用是牵引提拉,使操作部位的组织有张力,这样才能使一些间隙充分显露出来,还可以使一些组织器官离开原来的解剖位置,方便操作。将举宫器用力向患者头侧平推后,子宫动脉与输尿管就会产生一定的安全距离,这个

时候在举宫器上缘电凝离断血管就变得很安全。处理子宫血管的时候,尽量先处理右侧再处理左侧,因为右侧输尿管比左侧输尿管离宫旁组织远一点。

子宫阔韧带前、后叶剪开后,子宫动、静脉便可清楚暴露,可见到血管跳动,同时可清晰辨别输尿管走行。将子宫向上推向一侧,输尿管与宫颈之间分离出一定的空间,在距离宫颈旁组织约 0.5 cm 处切断子宫动脉及宫旁组织(图 12-5)。为了避免损伤输尿管,可以单独处理子宫动脉。

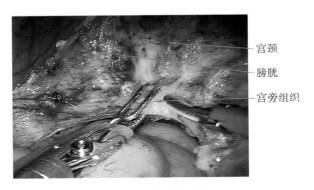

图 12-5 切断子宫动脉及宫旁组织

(六)处理背侧宫旁组织(子宫骶韧带)

将子宫推向腹侧,即可见到呈燕尾形的两条子宫骶韧带,电凝切断之。子宫骶韧带离断位置不可过高,以免增加手术分离难度。在两断端之间,打开子宫后壁腹膜,钝性分离并推开直肠至宫颈外口以下。

(七)切开阴道前壁,切除子宫

暴露出宫颈与阴道连接区域,检查并确定宫旁组织已全部充分剥离后,在阴道前穹隆处切开,沿穹隆环形切断阴道,切除子宫,并自阴道取出(图 12-6)。

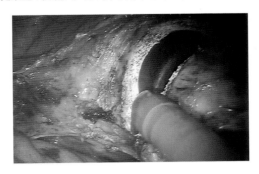

图 12-6 切开阴道前壁

(八)缝合阴道残端

用碘伏消毒阴道残端,冲洗盆腹腔,检查有无活动性出血,吸净积液。用可吸收缝线间断或连续缝合阴道残端,必要时放置引流管。

五、术后处理

机器人手术的切口小,患者恢复时间明显缩短,不过机器人全子宫切除术后还是需要注意一些事项,如切口护理、生活起居、营养摄取和病情观察等。

(1)切口护理:观察切口是否有红、肿、流脓等现象,以免感染的发生。

(2)生活起居:患者术后需要维持舒适的生活,并且进行少量的运动,以助于身体康复。术后 2 周可恢复往日的作息。

(3)营养摄取:正常情况下麻醉苏醒后就可以恢复进食,一开始建议患者进食米汤,若进食后没有不适,则可以进食流质食物,第 2 天可以恢复正常饮食。

(4)病情观察:患者手术结束回病房后需要进行心电监护,目的是监测生命体征,每小时 1 次,待 4～6 次平稳后可改为每天 1 次,术后 24 h 内应当严密观察病情变化。

(5)子宫切除后应当预防性使用抗生素。

六、并发症及其防治

主要并发症是输尿管损伤。术中通过直接观察(打开输尿管隧道后)确定输尿管的位置。手术目的是确保完全切除宫颈。处理输尿管时避免机械损伤或热损伤,同时避免损伤输尿管末端的供血动脉。

七、效果评价

根治性子宫切除术不是单一的手术。显然,我们需要一个国际公认的根治性子宫切除术分类体系,该体系将被手术医生、研究团体、国家和国际社会所接受和使用。技术评估和质量控制应该是每一项手术活动的基本组成部分。先前的研究表明,与开腹手术相比,机器人手术可以减少出血量,减少并发症,缩短住院时间。另外一项回顾性研究表明,机器人根治性子宫切除术和开腹手术在复发率和死亡率方面没有差异。

尽管具有里程碑意义的 LACC 试验是迄今为止报道的最高水平的证据,但目前微创手术在某些案例中仍是可接受的选择。LACC 试验中只有 16％的早期宫颈癌患者接受了机器人手术,还需要更多的信息来解释导致早期宫颈癌患者接受微创根治性子宫切除术后生存期较短的原因。

在两种手术方法中没有观察到肿瘤最大径线＜2 cm 的患者的生存差异。因此,鉴于病变小或肿瘤最大径线＜2 cm 的患者的数据有限,对于部分病例,机器人手术可能仍然是一个合适的选择。

八、技术现状及展望

A 型手术并非简单的筋膜外子宫切除术。输尿管的位置必须直接确定。可在子宫动脉与输尿管的交叉处横切宫旁组织。宫颈旁组织横切位置在输尿管内侧、宫颈外侧。在输尿管和宫颈之间的中间部分切除宫颈旁组织,并与宫颈尾端平行,直到打开阴道侧穹隆。因为输尿管没有完全分开而导致输尿管扭转或热损伤是一个令人担忧的问题。直肠阴道韧带和膀胱子宫韧带容易辨别,首先在子宫侧一段距离处分开,但在直肠或膀胱处不分开。直肠阴道韧带和膀胱子宫韧带切除约 5 mm。未涉及宫颈旁阴道部分的切除。阴道切除很少,通常少于 10 mm。

宫颈外切缘无任何浸润病灶是早期宫颈癌手术的主要目标。虽然在某些情况下行阴道切除术可能造成过度治疗,但若不切除就有切缘阳性甚至导致宫颈间质切除不完全的风险。然而,术前行宫颈锥切术的患者可避免行阴道切除术。

现在的目标是定义一种新的手术选择（即"最小根治性手术"），它的切除范围比标准的改良根治性子宫切除术（B 型）要小，但比单纯的或筋膜外子宫切除术/宫颈切除术要大。一般来说，不推荐任何特定类型的根治性手术来应对所有临床情况。虽然保守手术治疗早期宫颈癌的趋势可能是合理的，但是到目前为止，没有明确的证据能保证"简单"手术是安全的。

第三节　机器人宫颈癌 Q-M 分型 B1 型手术

一、概况

机器人宫颈癌 Q-M 分型 B 型手术（下称 B 型手术）亦称为输尿管旁宫颈切除术。此手术切除范围包括输尿管宫颈旁组织、部分背侧宫旁组织（子宫骶韧带）和腹侧宫旁组织（膀胱宫颈韧带）。B 型手术分为 B1 型手术和 B2 型手术。B1 型手术是一种改良的根治性子宫切除术（不切除子宫旁淋巴结）；B2 型手术是在 B1 型手术的基础上切除子宫旁淋巴结，目的是尽可能彻底切除盆腔淋巴结。

B 型手术虽然类似于 Piver Ⅱ 型的改良根治性子宫切除术，但两者的理念不同，手术切除的范围也不同。主要的异同点如下。

（1）输尿管处理：两者相同。B 型手术打开输尿管隧道前叶，将输尿管推向外侧。

（2）子宫动脉处理：B 型手术子宫动脉切断位置在输尿管的正上方。

（3）腹侧宫旁组织处理：腹侧宫旁组织是膀胱宫颈韧带，由膀胱中静脉和膀胱下静脉组成。膀胱中静脉和膀胱下静脉都是子宫深静脉的属支，变异很大。B1 型手术切除部分膀胱宫颈韧带。

（4）侧方宫旁组织处理：侧方宫旁组织主要由子宫动脉、子宫浅静脉、淋巴结、脂肪组织、子宫深静脉和深部的盆腔自主神经等组成。B1 型手术在输尿管隧道水平切除侧方宫旁组织。

（5）背侧宫旁组织处理：背侧宫旁组织就是子宫骶韧带。B 型手术一般先打开子宫直肠腹膜反折，下推直肠，在子宫直肠腹膜反折水平切断子宫骶韧带。

（6）阴道切开：B 型手术在距离阴道穹隆 1 cm 处环形切开阴道。

总之，Q-M 分型手术根据明确的解剖学标志来确定宫旁组织的切除范围。

二、适应证和禁忌证

（一）适应证

早期宫颈浸润癌或偏早的 Ⅰ B1 期宫颈癌。

（二）禁忌证

同 A 型手术。

三、术前准备

同 A 型手术。

四、手术步骤

Q-M 分型 B1 型手术的要点包括打开输尿管隧道前叶，将输尿管推向外侧。在输尿管隧道水平切除侧方宫旁组织。切除宫颈旁与子宫深静脉尾侧(后、深)的腹下丛;部分切除背侧宫旁组织(子宫骶韧带)和腹侧宫旁组织(膀胱宫颈韧带);在宫颈下方切除约 10 mm 的阴道,而不是彻底切除阴道旁组织;膀胱阴道韧带未切除。不清扫子宫旁淋巴结。

(一)附件处理

对于保留卵巢切除输卵管的患者,切断输卵管系膜,切断卵巢固有韧带,于近宫角处切断卵巢与子宫血管吻合支,向头侧方向剪开卵巢悬韧带前、后叶至直肠旁沟位置。为避免损伤输尿管,必须认清输尿管跨越髂总动脉的位置,在其侧方提起后腹膜并切开,再向下沿输尿管走行切开。此处腹膜薄,输尿管位置表浅,往往透过腹膜即能看到。不能确认者,可用器械轻轻刺激,可以看到输尿管蠕动(图 12-7 至图 12-15)。

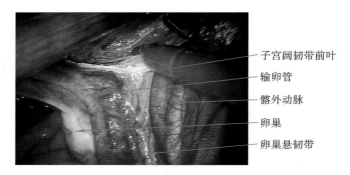

图 12-7   剪开右侧子宫阔韧带前叶

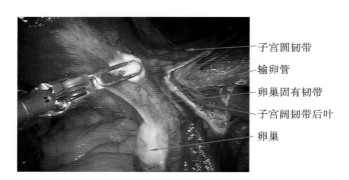

图 12-8   凝闭右侧输卵管宫角部位

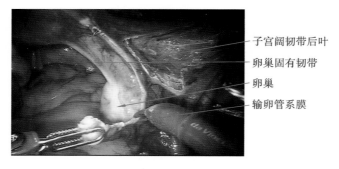

图 12-9   切断右侧输卵管系膜

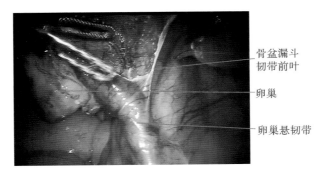

骨盆漏斗
韧带前叶

卵巢

卵巢悬韧带

图 12-10 剪开右侧卵巢悬韧带前叶

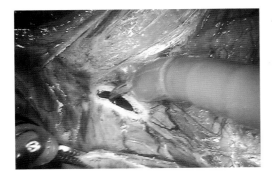

图 12-11 剪开右侧子宫阔韧带后叶

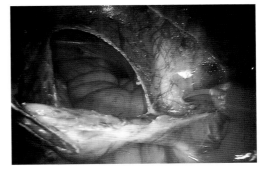

图 12-12 剪开右侧卵巢悬韧带后叶

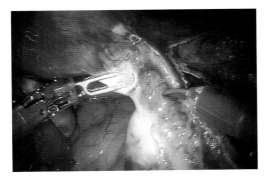

图 12-13 凝闭右侧卵巢固有韧带

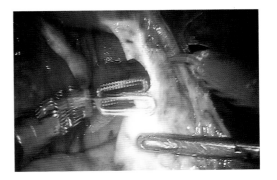

图 12-14 切断右侧卵巢固有韧带

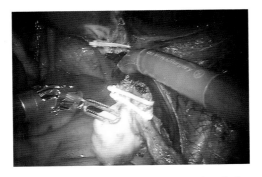

图 12-15 切断右侧卵巢与子宫血管吻合支

(二)盆腔淋巴结切除

切除髂总淋巴结：暴露髂总动脉前方及内侧的髂总淋巴结，切除淋巴结时按解剖学特点从外至内、由远及近，包围性地切除。淋巴结及脂肪组织的分离以锐性分离较好，可准确切除有关组织及克服因钝性分离对周围组织的挤压所造成癌细胞扩散的缺点。切除淋巴结时根据淋巴管走向，在淋巴管较少处切开，在淋巴管较多处的上、下端凝闭（图 12-16）。

切除髂外淋巴结：沿髂外动脉纵向剪开髂外动脉外鞘，自上而下切除血管周围的淋巴结及脂肪组织。注意不要损伤腰大肌内侧、距血管很近的生殖股神经（图 12-17）。

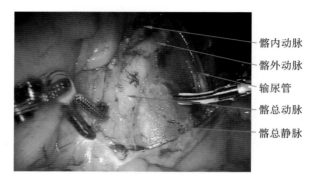

图 12-16　切除右侧髂总淋巴结

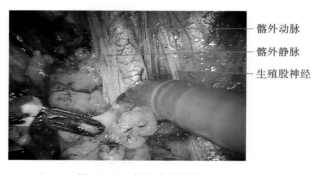

图 12-17　切除右侧髂外淋巴结

切除腹股沟深淋巴结：在髂外血管的最下段内侧腹股沟韧带下方有较大的腹股沟深淋巴结，其下即为旋髂深静脉，在切除淋巴结时注意保护，防止损伤。由于该处淋巴管较粗，在切除淋巴结时，凝闭其远侧端，以减少术后淋巴囊肿的形成（图 12-18 和图 12-19）。

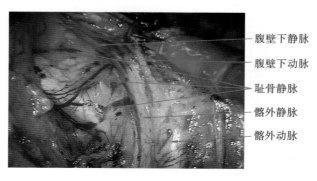

图 12-18　切除右侧腹股沟深淋巴结

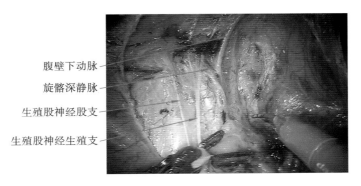

腹壁下动脉
旋髂深静脉
生殖股神经股支
生殖股神经生殖支

图 12-19　切除左侧腹股沟深淋巴结

切除髂内淋巴结:此组淋巴结小,沿髂内静脉走行,部位较深。暴露髂内动脉,分离、切除其上方及外侧的脂肪组织、淋巴结(图 12-20)。

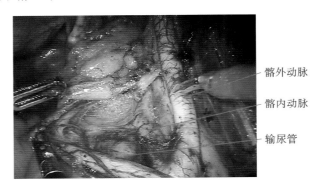

髂外动脉
髂内动脉
输尿管

图 12-20　切除右侧髂内淋巴结

切除闭孔淋巴结:先暴露闭孔窝。将膀胱向内侧推开,将髂外静脉向外侧推开,在髂内动脉的外侧继续分离,直达闭孔窝。闭孔窝位于髂外静脉与盆壁之间。分离闭孔窝内脂肪组织、淋巴结,其后方即为闭孔神经,平行于盆侧壁。切除淋巴结时,需特别小心,防止损伤血管与神经(图 12-21)。

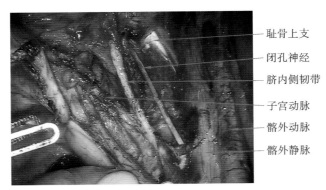

耻骨上支
闭孔神经
脐内侧韧带
子宫动脉
髂外动脉
髂外静脉

图 12-21　切除右侧闭孔淋巴结

(三)下推膀胱

打开膀胱子宫腹膜反折,分离膀胱宫颈间隙和膀胱阴道间隙(图 12-22),下推膀胱至宫颈外口处,从中间开始向两侧分离。宫颈及阴道两侧血供丰富,下推膀胱时以顺血管走行方向向两侧横推为宜,以免损伤两侧静脉丛。向外侧方推开膀胱,进一步显露阴道侧间隙。

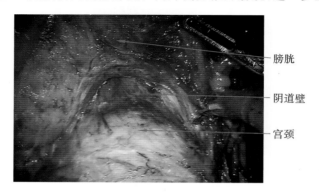

图 12-22　分离膀胱阴道间隙

(四)输尿管、子宫动脉处理

输尿管是 B1 型手术最重要的解剖学标志。侧方宫旁组织的切除范围定位于输尿管内侧,所以在侧方宫旁组织切除前需要显露输尿管。因子宫动脉切断位置在输尿管的正上方,故需要分离子宫动脉与输尿管之间的组织。

B1 型手术中,要打开输尿管隧道。分离输尿管内侧"胳肢窝",仔细分离子宫动脉与输尿管之间的组织(图 12-23 和图 12-24),凝闭并切断由子宫动脉分出的输尿管血管,显露输尿管隧道顶部。输尿管隧道顶部主要由子宫动脉和输尿管"膝部"位置的膀胱浅静脉组成,切断顶部子宫动脉和输尿管"膝部"位置的膀胱浅静脉(图 12-25 至图 12-27)。扩大阴道侧间隙,缩短膀胱宫颈韧带(输尿管隧道顶部或前叶)宽度,切除部分膀胱宫颈韧带,外推输尿管。输尿管隧道后叶亦称膀胱阴道韧带,B1 型手术中只切除靠近宫颈的部分膀胱宫颈韧带。

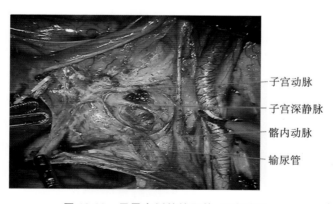

图 12-23　显露右侧的输尿管、子宫动脉

(五)背侧宫旁组织切除

先横向切开子宫直肠腹膜反折(图 12-28),在子宫骶韧带内侧,将直肠侧壁推离,中间部分继续分离直肠与阴道壁。在子宫直肠腹膜反折位置切断子宫骶韧带(图 12-29),子宫骶韧带主要由纤维结缔组织组成而无主要血管,所以可以轻松切断。切除子宫骶韧带后,子宫活动度增加。

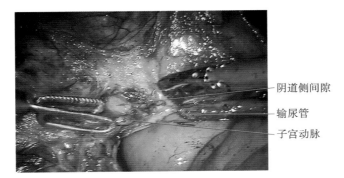

图 12-24　分离右侧的输尿管、子宫动脉

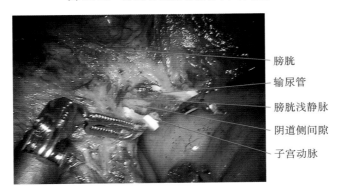

图 12-25　处理膀胱浅静脉

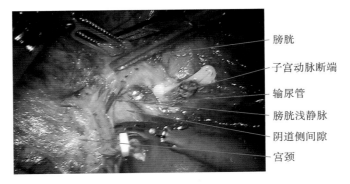

图 12-26　切断右侧的子宫动脉(输尿管水平)

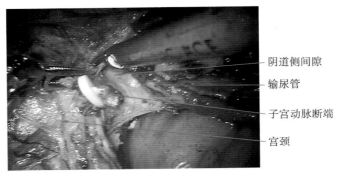

图 12-27　切断膀胱浅静脉

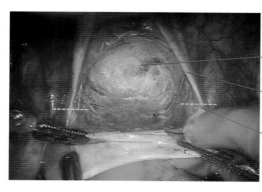

图 12-28　切开子宫直肠腹膜反折

子宫直肠间隙
背侧宫旁组织
背侧宫旁组织切断水平

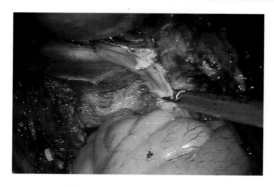

图 12-29　切断子宫骶韧带

B1 型手术子宫骶韧带的切除位置在子宫直肠腹膜反折水平,所以子宫骶韧带外侧及输尿管下方的盆内脏神经不会受损。

(六)侧方宫旁组织处理

侧方宫旁组织包括子宫动脉、子宫浅静脉、子宫深静脉、深部的盆腔自主神经和周围的淋巴结、脂肪组织等。B1 型手术切除范围是在输尿管隧道水平内侧切除侧方宫旁组织,所以主要是切除子宫动脉、子宫浅静脉、子宫深静脉的子宫属支和周围淋巴结、脂肪组织。子宫深静脉的属支包括子宫支、膀胱支、阴道支等,变异很大,而且呈网状,术中尽量单独分离、凝闭、切断子宫深静脉(图 12-30 和图 12-31)。

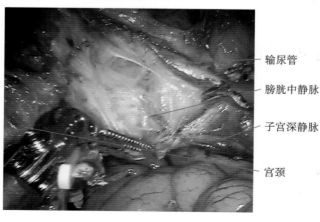

输尿管
膀胱中静脉
子宫深静脉
宫颈

图 12-30　显露右侧膀胱中静脉

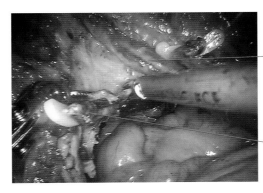

输尿管

子宫动脉断端

图 12-31　切断右侧侧方宫旁组织（子宫深静脉子宫支等）

（七）腹侧宫旁组织处理

腹侧宫旁组织是指膀胱宫颈韧带（亦有称膀胱阴道韧带），主要由膀胱中静脉和膀胱下静脉等组成。盆腔自主神经的膀胱支亦位于膀胱中静脉和膀胱下静脉的下方。B1 型手术仅部分切除膀胱宫颈韧带，所以不会损伤盆腔自主神经。

（八）阴道处理

在距离阴道穹隆 1 cm 处环形切开阴道壁，取出阴道，缝合阴道残端。

五、术后处理

（1）密切注意血压、脉搏：特别是在术后 12 h 内尤应重视。同时注意引流管渗液、渗血情况，如有休克等并发症，及早发现，及时处理。

（2）记录液体出入量：注意体内电解质及酸碱平衡。

（3）饮食：一般是术后 1～2 d 进流质饮食，排气后改进半流质饮食，以后逐渐恢复普通饮食。

（4）抗生素：术后常规应用抗生素预防感染。

（5）留置导尿管：术后开放引流，注意尿量、尿色，术后 1 d 可以拔除。

（6）阴道或腹壁引流管：于术后视引流量拔除，局部应注意护理。

六、并发症及其防治

（一）膀胱及输尿管损伤

膀胱及输尿管损伤包括直接损伤及缺血性损伤两类。直接损伤是由于不熟悉解剖位置或解剖有变异造成的误伤。缺血性损伤则由局部血液循环受阻，造成缺血性坏死所致。如出现泌尿系统瘘，且瘘洞不大，可延长留置导尿管时间 4～6 周。若保守治疗无效，及早进行手术治疗。

（二）出血

分离子宫主韧带、输尿管隧道时，常易发生盆底静脉出血，应找到出血点并凝闭之。如损伤大血管，则需行无创性缝合或吻合。术后早期出血多由止血不确切或结扎线头松脱所致。

（三）感染

术前有潜在感染、术时污染或术后继发感染。根据情况采取预防性或治疗性抗感染措施。

（四）盆腔腹膜后淋巴囊肿

淋巴结清除后，腹膜后留有无效腔；回流的淋巴潴留，形成囊肿。预防措施在于细致地凝闭淋巴管断端。盆腔腹膜后留置引流管，可避免淋巴囊肿形成。

七、效果评价

根治性子宫切除术不是单一的手术。不同临床分期的宫颈癌采用不同类型的手术。明确腹侧、背侧和侧方宫旁组织的切除范围。明确止血的方式方法，以评估新技术或设备对根治性子宫切除术结果的影响，如出血量或并发症发生率。

八、技术现状及展望

不同类型的根治性子宫切除术的详细描述至关重要。鉴别根治性子宫切除术类型的关键是宫旁组织的切除范围。宫旁组织包括三个部分（腹侧、侧方和背侧），应该精确地确定切除范围。如果肿瘤生长不对称，宫颈两侧的手术方式可能不同。切除或摘除其他器官或结构（如膀胱、输尿管、直肠、盆底肌）不应被纳入分类系统。Q-M 分型也适用于根治性宫颈切除术和根治性宫旁切除术（通常不适合单纯子宫切除术），有助于使不同类型的手术标准化，增强妇科肿瘤临床实践的可重复性和协调性。

B1 型手术对应于 Piver 改良根治性子宫切除术。其不需要识别盆腔自主神经，并且腹下丛仍然完整保留。打开输尿管隧道前叶。仅切除一小部分腹侧宫旁组织。侧方宫颈旁组织由于输尿管隧道被打开，与宫颈分离，并向外侧移位，但未与侧方或腹侧宫旁组织分离，因此切除边缘位于输尿管床的内侧，可水平切除 1～1.5 cm。输尿管动脉从子宫动脉在输尿管的交叉处分出，可以作为一个有用的标志，通常很容易识别。子宫骶韧带切除平面与侧方宫旁组织（子宫主韧带）相对应。

Sert 和 Abeler 于 2006 年首次描述机器人根治性子宫切除术。机器人手术有助于减少术中出血量，明显优于传统腹腔镜手术。根据现有的数据，早期宫颈癌患者机器人手术后长期生存率并不低于开腹手术。机器人手术是安全、有效的，与开腹和腹腔镜手术相当，甚至在手术创伤和术后恢复方面更有利。

Park 等通过系统回顾和 Meta 分析研究机器人根治性子宫切除术的临床安全性和有效性，比较围手术期的有效性、肿瘤学结局，发现与传统手术（腹腔镜或开腹手术）相比，机器人根治性子宫切除术并发症发生率、切口感染率、术后发热比例、尿路感染率和输血率明显更低，两组之间的生存结局相似。相对于开腹或腹腔镜手术，机器人手术的住院时间更短。针对研究设计和样本的特点进行的亚组分析和敏感性分析发现，机器人手术输血率显著低于开腹或腹腔镜手术。

2020 年，陈必良等发表在 *Gynecologic Oncology* 的"Comparison between robot-assisted radical hysterectomy and abdominal radical hysterectomy for cervical cancer: a multicentre retrospective study"是迄今关于机器人宫颈癌手术与开腹手术比较的最大样本的回顾性总

结。宫颈癌数据来源于陈春林教授团队建立的宫颈癌专科疾病数据库,由南方医科大学南方医院医学伦理委员会审核。该研究是一项全国性、多中心、回顾性队列研究,汇总了2004年1月至2016年12月中国大陆40家医院连续治疗的10314例ⅠA1期伴LVSI(＋)至ⅡA2期宫颈癌患者,其中1048例接受机器人根治性子宫切除术,9266例接受开腹根治性子宫切除术,比较机器人根治性子宫切除术和开腹根治性子宫切除术患者的3年总生存期(OS)和无病生存期(DFS)。结果发现,机器人根治性子宫切除术与开腹根治性子宫切除术患者的3年OS和DFS相似。在控制人口统计学、社会经济和临床变量的多变量分析中,机器人根治性子宫切除术被确定为3年DFS的独立预后因素(95%CI 1.09~1.52,HR 1.20),表明机器人根治性子宫切除术患者的复发或死亡风险是开腹根治性子宫切除术患者的1.20倍。该研究的另一个重要发现是,在ⅠB1期肿瘤最大径线<2 cm的亚组患者中,机器人根治性子宫切除术和开腹根治性子宫切除术在多因素分析中均显示出相似的3年OS和DFS。

第四节　机器人宫颈癌 Q-M 分型 B2 型手术

一、概况

B2型手术是在B1型手术的基础上切除子宫旁淋巴结。该术式首次单独列出子宫旁淋巴结这个概念,将子宫旁淋巴结切除纳入宫颈癌根治性手术,说明子宫旁淋巴结切除在宫颈癌手术中具有特殊性,且对宫颈癌手术预后有重要意义。

(一)癌细胞淋巴转移

宫颈癌转移以淋巴转移为主,控制淋巴转移的发生,阻断癌细胞的转移途径,对延长患者的生命及降低死亡率,具有重要的意义。

癌细胞侵入淋巴管后,首先经淋巴结的输入淋巴管进入淋巴结被膜下的淋巴窦,并在该处生长繁殖,从而累及整个淋巴结。癌细胞在淋巴窦内的转移速度缓慢,淋巴结可使癌细胞的扩散速度变慢,因而成为阻止癌细胞扩散的屏障,但当癌细胞在淋巴结增殖至一定程度时,可沿淋巴结的输出淋巴管继续扩散,最后经过淋巴干及淋巴导管(胸导管及右淋巴导管),进入颈静脉角,形成血行转移,累及肺或全身各器官。

(二)癌细胞淋巴转移的逆行性转移

当淋巴管阻塞或淋巴结被破坏时,就会发生逆行性转移。例如宫颈、直肠和膀胱三个器官的淋巴在髂内淋巴结汇合,然后注入髂总淋巴结及腰淋巴结。如果宫颈癌引起淋巴管堵塞,癌细胞可通过上述逆行性转移途径,侵入直肠及膀胱。

(三)髂总淋巴结

盆腔淋巴结分为壁侧淋巴结和脏侧淋巴结。壁侧淋巴结位于盆壁内侧,沿盆腔动脉和静脉主干(髂总动、静脉,髂外动、静脉,髂内动、静脉)及其分支走行。脏侧淋巴结位于盆腔脏器附近,沿着髂内动脉的脏支或直肠上动脉的分支分布,多按照淋巴结所伴随的脏器名称命名为该器官旁淋巴结,例如位于宫颈两侧的淋巴结称为子宫旁淋巴结。

髂总淋巴结位于髂总动脉和髂总静脉周围,根据淋巴结与髂总动、静脉的位置关系,髂总淋巴结分为内侧、中间、外侧三组。位于腹主动脉分叉处下方、两侧髂总动脉起始部位之间的腹主动脉下淋巴结亦应该被归为髂总淋巴结。

（1）髂总外侧淋巴结：左侧位于左髂总动脉与腰大肌之间，右侧位于右髂总动脉外侧、髂总静脉前方。

（2）髂总内侧淋巴结：位于髂总动脉的前内方。

（3）髂总中间淋巴结：位于髂总动、静脉后方的窝内，因此也称为髂总后淋巴结。该窝的底由骶骨底部的外侧缘构成，外侧界为腰大肌的内侧缘，内侧界为 L5 椎体；窝内填充有脂肪组织。

（4）腹主动脉下淋巴结：位于腹主动脉分叉处下方、两侧髂总动脉起始部位之间。其中一部分在下腔静脉下端的前面，一部分在 L5 椎体的前面，向下不超过骶岬。在腹主动脉分叉处下方的一个淋巴结较大，而且较为恒定。骶岬处淋巴结也可称为骶岬淋巴结。腹主动脉下淋巴结靠近髂总内侧淋巴结，并且借淋巴管相连，因此将其归为髂总淋巴结。

髂总淋巴结接受髂外淋巴结、髂间淋巴结、髂内淋巴结输出的淋巴，即下肢和盆腔脏器的淋巴多汇入髂总淋巴结；某些盆腔脏器的淋巴有时可不经过髂内淋巴结、髂外淋巴结和髂间淋巴结而直接注入髂总淋巴结。例如，宫颈和宫体下部的一部分集合淋巴管的淋巴可直接注入髂总淋巴结。髂总淋巴结输出的淋巴都注入腰淋巴结群。右髂总淋巴结输出的淋巴主要注入主动脉腔静脉间淋巴结，一部分注入腔静脉前淋巴结和腔静脉外侧淋巴结。左髂总淋巴结输出的淋巴多注入主动脉外侧淋巴结，一部分注入主动脉前淋巴结和主动脉腔静脉间淋巴结。

（四）髂外淋巴结

髂外淋巴结位于髂外动、静脉周围，也按其与血管的位置关系，分为外侧、内侧及中间三组。髂外外侧淋巴结位于髂外动脉外侧；髂外内侧淋巴结位于髂外动脉内侧，即髂外静脉的前面或内侧；髂外中间淋巴结位于髂外动、静脉后方，即在腰大肌与髂外动、静脉之间。

髂外淋巴结接受腹股沟深淋巴结和腹股沟浅淋巴结输出的淋巴，并接受宫颈、宫体下部、阴道上部、膀胱等的淋巴。同样，盆腔脏器的淋巴可与来自下肢及外阴（腹股沟浅、深淋巴结）的淋巴在髂外淋巴结汇合。

髂外淋巴结输出的淋巴注入髂总淋巴结。髂外淋巴结输出的一部分淋巴可不经过髂总淋巴结而直接汇入腰淋巴结。

（五）髂间淋巴结

髂间淋巴结位于髂外动脉与髂内动脉起始部之间，即在髂总动脉分叉处的正下方，过去多将其归为髂外淋巴结和髂内淋巴结，但至今对此仍存有不同意见。髂间淋巴结与髂内动脉相接，因此难以将其列入髂外淋巴结或髂内淋巴结，而髂间淋巴结这一名称则能确切地反映出其位置上的特点。实际上，髂间淋巴结相当于髂外淋巴结和髂内淋巴结的顶端，与两者之间淋巴管相连。髂间淋巴结接受髂外淋巴结、髂内淋巴结及盆腔脏侧淋巴结输出的淋巴；宫颈和宫体下部的一部分集合淋巴管可汇入髂间淋巴结。盆腔脏器和下肢的淋巴在髂间淋巴结汇合。髂间淋巴结的输出淋巴管汇入髂总淋巴结。

（六）髂内淋巴结

髂内淋巴结沿髂内动脉干及其分支（壁支）排列，主要指位于盆腔内面的淋巴结，而不包括沿髂内动脉脏支排列的淋巴结。髂内淋巴结分为沿髂内动脉干起始部内侧的主群(该动脉干外侧的淋巴结属髂间淋巴结)和沿髂内动脉壁支排列的臀上淋巴结、臀下淋巴结、骶淋巴结、闭孔淋巴结。

1. 臀上淋巴结　位于髂内动脉干内侧及后方的淋巴结为臀上淋巴结主群。在梨状肌上缘沿臀上动脉排列的淋巴结也归为臀上淋巴结。臀上淋巴结接受宫颈、宫体下部、阴道中部的淋巴,其输出淋巴管汇入髂内淋巴结主群或髂总淋巴结。

2. 臀下淋巴结　臀下动脉和阴部内动脉多共干并起自髂内动脉,臀上淋巴结下方所有的淋巴结都属于臀下淋巴结的范围。臀下淋巴结存在于臀下动脉、阴部内动脉起始部与闭孔动脉起始部所形成的夹角内,梨状肌下缘的外方,臀下动脉和坐骨神经周围的脂肪组织中。

3. 骶淋巴结　骶淋巴结位于骶骨前面,多沿骶正中动脉排列,上方不超过骶岬(骶岬处有骶岬淋巴结)。宫颈、宫体下部、阴道上部、直肠肛管部及盆后壁的集合淋巴管汇入骶淋巴结。

4. 闭孔淋巴结　闭孔淋巴结沿闭孔动脉排列,主要位于闭孔管内口处。闭孔淋巴结是女性生殖器官的重要局部淋巴结,接受宫颈、阴道以及阴蒂的淋巴,其输出淋巴管一部分汇入髂间淋巴结,一部分汇入髂外淋巴结。

(七)盆腔脏侧淋巴结

盆腔脏侧淋巴结沿髂内动脉的脏支分布,位于下盆腔脏器附近,淋巴结的位置、数目和大小很不恒定。其包括子宫旁淋巴结、阴道旁淋巴结、膀胱旁淋巴结等。

1. 子宫旁淋巴结　位于宫颈外侧的子宫阔韧带内,在子宫动脉与输尿管交叉处附近,所以也常称为输尿管淋巴结或宫颈淋巴结。该淋巴结多在输尿管的外侧,并覆盖子宫动脉。淋巴结的大小和形状很不恒定,并且有无不定(出现率为 35%),多为一个细长或圆形的小结,所以仅在淋巴结肿大或变硬时才可见到。子宫旁淋巴结接受宫颈及宫体下部的集合淋巴管,其输出淋巴管汇入髂间淋巴结或髂内淋巴结。宫颈癌最易侵犯子宫旁淋巴结,所以在根治性手术中必须将其切除。

2. 阴道旁淋巴结　位于阴道上部侧方的结缔组织内,沿子宫动脉发出的阴道支排列,淋巴结较小,接受阴道上部和宫颈的集合淋巴管,其输出淋巴管汇入髂间淋巴结或髂内淋巴结。临床上常将这群淋巴结视为子宫旁淋巴结的一部分,宫颈癌根治手术时应将其一并切除。

3. 膀胱旁淋巴结　位于膀胱的前面和侧面,可分为膀胱前淋巴结和膀胱外侧淋巴结,主要接受膀胱和阴道的集合淋巴管,其输出淋巴管汇入髂内淋巴结和髂间淋巴结。膀胱前淋巴结沿膀胱上动脉的腹支排列,位于膀胱与耻骨联合间的脂肪组织内,为不恒定的小淋巴结,接受膀胱前面的集合淋巴管,其输出淋巴管汇入膀胱外侧淋巴结或髂内淋巴结。膀胱外侧淋巴结沿脐动脉排列,位于膀胱外侧面,其输出淋巴管汇入髂内淋巴结和髂间淋巴结。

(八)腰淋巴结

腰淋巴结位于腹膜后间隙内,沿腹主动脉及下腔静脉排列,各淋巴结间淋巴管相互连接。有些学者将腰淋巴结总称为主动脉淋巴结,并且不进行具体区分。实际上,腰淋巴结并不全沿主动脉排列,所以主动脉淋巴结这一名称不能全面地反映该淋巴结群的位置关系。《中国人体解剖学名词》根据腰淋巴结的位置关系将其分为左腰淋巴结、中间腰淋巴结及右腰淋巴结,并且还根据各淋巴结与腹主动脉及下腔静脉的关系,进一步区分为七群淋巴结。

1. 左腰淋巴结

(1)主动脉外侧淋巴结:腰淋巴结中最恒定的淋巴结群,位于腹主动脉的左侧,腰大肌的前面。淋巴结多贴腹主动脉左侧缘,但少数淋巴结可离开腹主动脉。在左肾蒂处,淋巴结位于肾蒂的后方。主动脉外侧淋巴结可依其与左肾蒂的位置关系分为上、中、下三群。上群在左肾蒂以上,中群在左肾蒂的后方,下群在左肾蒂以下。主动脉外侧淋巴结主要接受左髂总淋巴结及主动脉下淋巴结输出的淋巴。

(2)主动脉前淋巴结:接受左髂总淋巴结及主动脉下淋巴结输出的淋巴,并接受左侧卵巢、输卵管、肾、肾上腺以及宫底左侧半的集合淋巴管。此外,腹腔淋巴结、肠系膜上淋巴结及肠系膜下淋巴结的输出淋巴管有时也汇入主动脉前淋巴结。主动脉前淋巴结的输出淋巴管汇入主动脉外侧淋巴结及主动脉腔静脉间淋巴结或直接汇入左、右腰淋巴结。

(3)主动脉后淋巴结:主要接受左髂总淋巴结及主动脉外侧淋巴结输出的淋巴,其输出淋巴管形成左腰干或乳糜池。

2. 中间腰淋巴结　中间腰淋巴结位于腹主动脉与下腔静脉之间,所以又称为主动脉腔静脉间淋巴结。中间腰淋巴结借淋巴管与左、右腰淋巴结连接,其输出淋巴管汇入右腰干或直接汇入乳糜池。

3. 右腰淋巴结　根据与下腔静脉的位置关系,右腰淋巴结可分为前、外和后三群。

(1)腔静脉前淋巴结:位于下腔静脉前面,多在右肾动脉起点平面下方。腔静脉前淋巴结主要接受右髂总淋巴结输出的淋巴,以及右侧卵巢、输卵管、肾上腺、肾的集合淋巴管。另外,宫底右侧半的一部分集合淋巴管也可汇入此淋巴结。腔静脉前淋巴结的输出淋巴管汇入主动脉腔静脉间淋巴结及腔静脉外侧淋巴结。

(2)腔静脉外侧淋巴结:位于下腔静脉右侧,贴右侧腰大肌及交感干。下端起自右髂总静脉与下腔静脉分叉处的髂总淋巴结,上端可达右肾蒂的上方。多位于 L2、L3 水平,一部分淋巴结位于 L1 或 L4 水平。腔静脉外侧淋巴结接受右髂总淋巴结及腔静脉前淋巴结输出的淋巴,以及右侧卵巢、输卵管、子宫、肾上腺、肾的集合淋巴管。此外,宫底右侧部分的集合淋巴管也可汇入此淋巴结。其输出淋巴管汇入腔静脉后淋巴结,或直接汇入右腰干(腹主动脉旁淋巴结)。

(3)腔静脉后淋巴结:位于下腔静脉后面,腰椎椎体的前方。多位于 L2 水平,部分位于 L1 或 L3 水平。腔静脉后淋巴结接受右髂总淋巴结及腔静脉外侧淋巴结输出的淋巴,即右侧下肢及右侧盆腔脏器的淋巴也注入该淋巴结。其输出淋巴管形成右腰干,或直接注入乳糜池。

(九)宫颈癌的淋巴转移

宫颈癌淋巴转移与宫颈的淋巴流向一致,大多累及盆腔淋巴结,少部分可至腰淋巴结及腹股沟淋巴结。最常发生转移的淋巴结是闭孔淋巴结,其次为髂外、髂内、髂总淋巴结。

大部分学者认为宫颈癌淋巴转移的前哨淋巴结是子宫旁淋巴结。因子宫旁淋巴结靠近宫颈,术中常随广泛切除的子宫一同切下,子宫旁淋巴结虽是转移的好发部位,但容易被忽略。

B2 型手术主张对侧方宫旁组织采取更为精细化的操作,腹侧及背侧宫旁组织的切除范围并未扩展,这有别于 C 型手术。

B2 型手术子宫旁淋巴结的单独切除已经应用于早期宫颈癌前哨淋巴结识别和活检技术中。术中应注意识别沿子宫动脉分布的淋巴结并对子宫深静脉周围的宫旁前哨淋巴结进行活检。子宫旁淋巴结(图 12-32)位于子宫动脉与输尿管交叉处附近,多在输尿管的外侧,并覆盖子宫动脉、子宫静脉。

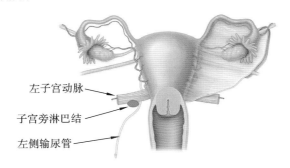

左子宫动脉

子宫旁淋巴结

左侧输尿管

图 12-32 子宫旁淋巴结位置

二、适应证和禁忌证

早期宫颈浸润癌或偏早的 I B1 期宫颈癌。

三、术前准备

同 B1 型手术。

四、手术步骤

B2 型手术是在 B1 型手术基础上切除子宫旁淋巴结。子宫旁淋巴结切除与盆腔淋巴结切除之间的界限为髂内动脉(有些国家定的界限为闭孔神经)。一般将子宫旁淋巴结和盆腔淋巴结切除统称为盆腔淋巴结清扫。子宫旁淋巴结切除术被单独列出来,以避免在根治性子宫切除术时处理盆腔壁的宫颈旁组织,包括神经和血管。因此,子宫旁淋巴结切除术被归入 B 型手术中的 B2 型手术。

(一)子宫旁淋巴结切除

B2 型手术区别于 B1 型手术的地方是单独切除子宫旁淋巴结。盆腔淋巴结切除过程中,往往只切除髂内动脉外侧的淋巴结和脂肪组织,而子宫旁淋巴结未切除。子宫旁淋巴结作为宫颈癌的前哨淋巴结,往往隐藏有发生癌细胞转移的淋巴结,而且转移的淋巴结往往是肉眼无法辨别的小淋巴结,可想而知切除这个淋巴结有多么重要。B2 型手术在处理侧方宫旁组织过程中的关键就是切除子宫旁淋巴结,要做到彻底切除子宫旁淋巴结,就必须裸化宫旁血管(图 12-33 至图 12-37)。

(二)输尿管处理

B2 型手术侧方宫旁组织切除的界限在输尿管隧道水平。所以,识别输尿管在膀胱宫颈韧带中的隧道很关键,前面处理子宫旁淋巴结时需分离子宫动脉与输尿管之间的拉氏间隙;处理输尿管隧道时需分离输尿管与子宫阔韧带后叶之间的冈林间隙,至子宫动脉与输尿管交叉处的输尿管内侧分离输尿管隧道,在子宫动脉下方充分分离输尿管"胳肢窝";显露输尿管与子宫动脉交叉后的输尿管段;分离阴道侧间隙便于处理膀胱宫颈韧带;沿输尿管内侧分离并切断膀胱宫颈韧带中的血管及纤维脂肪组织;分离输尿管与膀胱阴道韧带(输尿管隧道后叶)内的静脉(图 12-38 和图 12-39)。

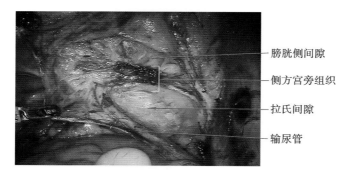

图 12-33　右侧侧方宫旁组织

—膀胱侧间隙
—侧方宫旁组织
—拉氏间隙
—输尿管

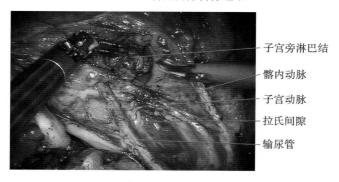

图 12-34　右侧侧方宫旁组织中的淋巴结、脂肪组织

—子宫旁淋巴结
—髂内动脉
—子宫动脉
—拉氏间隙
—输尿管

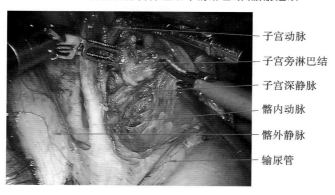

图 12-35　左侧侧方宫旁组织中的淋巴结

—子宫动脉
—子宫旁淋巴结
—子宫深静脉
—髂内动脉
—髂外静脉
—输尿管

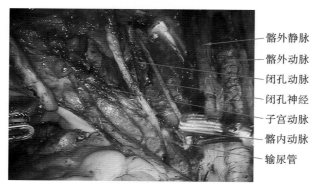

图 12-36　切除右侧侧方宫旁组织中的淋巴结、脂肪组织

—髂外静脉
—髂外动脉
—闭孔动脉
—闭孔神经
—子宫动脉
—髂内动脉
—输尿管

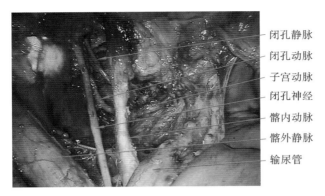

　闭孔静脉
　闭孔动脉
　子宫动脉
　闭孔神经
　髂内动脉
　髂外静脉
　输尿管

图 12-37　切除左侧侧方宫旁组织中的淋巴结、脂肪组织

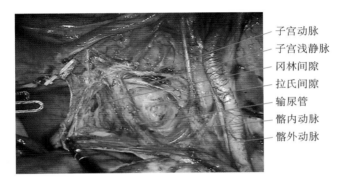

　子宫动脉
　子宫浅静脉
　冈林间隙
　拉氏间隙
　输尿管
　髂内动脉
　髂外动脉

图 12-38　右侧宫旁间隙

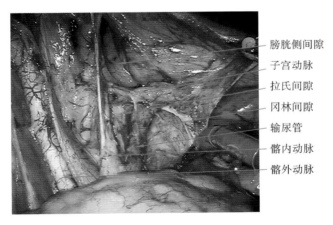

　膀胱侧间隙
　子宫动脉
　拉氏间隙
　冈林间隙
　输尿管
　髂内动脉
　髂外动脉

图 12-39　左侧宫旁间隙

（三）子宫动脉处理

处理输尿管隧道前要先处理子宫动脉，在输尿管隧道入口处有从子宫动脉发出的几根细小动脉供应输尿管。B1 和 B2 型手术切断子宫动脉的位置在其与输尿管交叉处的正上方（图 12-40 和图 12-41），尽量保留子宫动脉发出的供应输尿管的细小动脉。因此处的子宫动脉最贴近输尿管，所以处理子宫动脉时容易损伤输尿管，尤其是在应用能量器械时。将子宫动脉裸化，用血管夹处理会更安全。

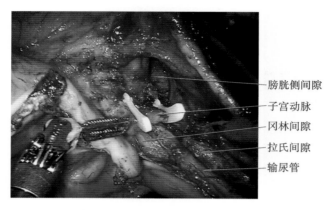

图 12-40　右侧子宫动脉与输尿管交叉处钳夹子宫动脉

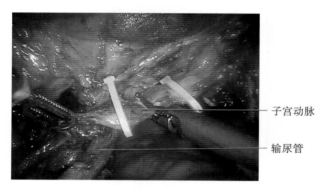

图 12-41　左侧子宫动脉与输尿管交叉处切断子宫动脉

（四）背侧宫旁组织处理

B1 和 B2 型手术切除背侧宫旁组织（子宫骶韧带）时，要求切断位置在直肠与背侧宫旁组织内侧腹膜反折处。一般先分离子宫直肠间隙（图 12-42），再打开子宫直肠腹膜反折，切断背侧宫旁组织（图 12-43）。

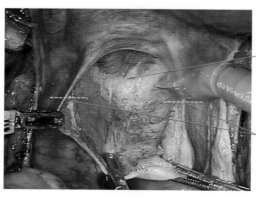

图 12-42　分离子宫直肠间隙

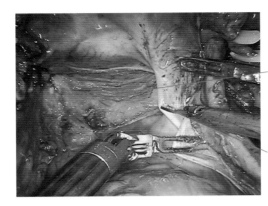

子宫直肠间隙

直肠与背侧宫旁组织内侧腹膜反折处

图 12-43　切断右侧背侧宫旁组织

（五）腹侧宫旁组织处理

处理腹侧宫旁组织前，先打开膀胱子宫腹膜反折，下推膀胱（图 12-44），层次清楚时可以很轻松地分离。一边向正方下推膀胱，一边向侧外方下推腹侧宫旁组织（膀胱宫颈韧带），尽可能暴露并分离阴道侧间隙（图 12-45）。充分分离阴道侧间隙非常重要，一方面可将输尿管末端推开，另一方面可缩短输尿管隧道处理的长度。分离阴道侧间隙后便于处理膀胱宫颈韧带；沿输尿管内侧分离并切断膀胱宫颈韧带中的血管、纤维脂肪组织；分离输尿管与腹侧宫旁组织内的静脉（图 12-46 和图 12-47）。

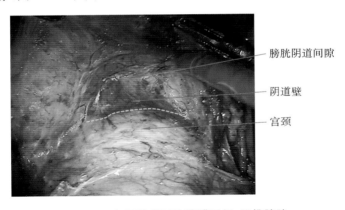

膀胱阴道间隙

阴道壁

宫颈

图 12-44　打开膀胱子宫腹膜反折，下推膀胱

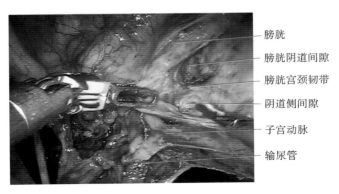

膀胱

膀胱阴道间隙

膀胱宫颈韧带

阴道侧间隙

子宫动脉

输尿管

图 12-45　分离左侧阴道侧间隙

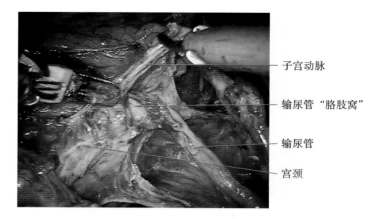

子宫动脉

输尿管"胳肢窝"

输尿管

宫颈

图 12-46　显露右侧输尿管"胳肢窝"

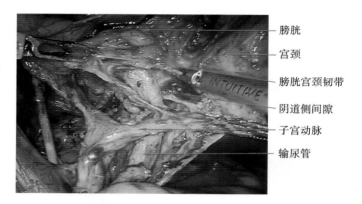

膀胱

宫颈

膀胱宫颈韧带

阴道侧间隙

子宫动脉

输尿管

图 12-47　打开左侧输尿管隧道前叶

　　输尿管处理完后,打开输尿管隧道前叶,外推输尿管。开始处理腹侧宫旁组织(膀胱阴道韧带,亦称输尿管隧道后叶)。膀胱阴道韧带有时也称为膀胱宫颈韧带。腹侧宫旁组织实际上主要由静脉丛组成。这些静脉丛主要是膀胱静脉汇入子宫深静脉前形成的网状结构样静脉丛,都是子宫深静脉的属支,包括膀胱中静脉、膀胱下静脉等。所以,处理腹侧宫旁组织的关键就是将这些静脉尽量分离、单独处理,避免出血。B1 和 B2 型手术的腹侧宫旁组织切断位置在输尿管水平,也就是说这些子宫深静脉属支的处理位置在输尿管水平(图 12-48)。

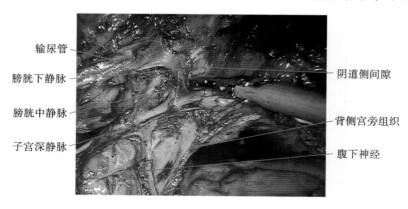

输尿管

膀胱下静脉

膀胱中静脉

子宫深静脉

阴道侧间隙

背侧宫旁组织

腹下神经

图 12-48　左侧输尿管隧道后叶的膀胱中静脉、膀胱下静脉

五、术后处理

同 B1 型手术。

六、并发症及其防治

同 B1 型手术。

七、效果评价

宫颈癌淋巴引流的经典途径为宫颈间质→浆膜下淋巴管→子宫旁淋巴结→盆腔淋巴结→腹主动脉旁淋巴结。子宫旁淋巴结是宫颈癌淋巴转移的必经之路,切除的意义非常重大。但其因解剖位置与宫颈接近、体积小、数量不确定,术中往往随广泛切除的子宫标本一同被切下,易被临床及病理医生忽略。

MRI 可以较清晰地对子宫、盆壁的解剖层次,盆腔内间隙及其他脏器进行显影,其组织分辨率高,有助于对肿瘤组织的侵犯范围进行显影。MRI 可能有助于临床上对宫颈间质浸润深度以及是否存在脉管浸润及盆腔淋巴结转移进行精确判断。

在宫颈癌患者中,前哨淋巴结主要分布于子宫主韧带及膀胱宫颈韧带内,还可分布于子宫阔韧带、子宫骶韧带、闭孔淋巴结、髂外淋巴结、髂内淋巴结、髂总淋巴结。宫颈前、中、后三路淋巴引流中均存在前哨淋巴结。

子宫旁淋巴结的转移状态与患者的盆腔淋巴结转移及其预后密切相关。有研究表明,临床分期为ⅠB1、ⅠB2、ⅡA 期的患者子宫旁淋巴结转移率分别为 31%、63%、58%,出现盆腔淋巴结转移的患者均有子宫旁淋巴结转移。约 80% 的子宫旁淋巴结阳性患者有盆腔淋巴结转移。根治性手术后子宫旁淋巴结阳性的患者接受辅助盆腔放疗可获益,表明子宫旁淋巴结转移与患者的生存期短显著相关。

八、技术现状及展望

行 B2 型手术时,必须在术前准确地评估盆腔淋巴结状况,选择个体化治疗方案,避免不必要的、过于广泛的淋巴结清扫带来的手术并发症,提高患者的生活质量。开展 B2 型手术是宫颈癌精准化治疗的典范。

近年国内外诸多学者进行了宫颈癌前哨淋巴结的研究,试图通过检测宫颈癌前哨淋巴结预测盆腔淋巴结转移状况,从而探讨用前哨淋巴结活检术代替淋巴结清扫术的可行性。宫颈癌前哨淋巴结常用的检测方法有生物活性染料定位法、放射性核素示踪定位法及两者联合应用的方法。为提高宫颈癌前哨淋巴结的检出率,术前应选择合适的早期病例,排除妊娠、局部肿瘤较大(肿瘤最大径线＞3 cm)等情况,术前影像学检查已明确提示有局部淋巴转移的患者直接行淋巴结清扫术可提高检出率。

宫颈癌前哨淋巴结检测意义非常重大。因此,在宫颈癌根治术中应充分重视子宫旁淋巴结,以利于对宫颈癌患者临床情况及盆腔淋巴结转移情况做出准确预测。

第五节 机器人宫颈癌 Q-M 分型 C1 型手术

一、概况

早期宫颈癌的根治性子宫切除术及盆腔淋巴结清扫术范围广、创伤大,术中易损伤支配膀胱和直肠的盆腔自主神经,使患者术后出现排尿、排便功能障碍。过去的 30 多年里,盆腔自主神经解剖学方面取得了实质性的进展,在根治性子宫切除术中保留自主神经已经成为许多妇科肿瘤中心的标准。

1944 年日本京都大学的冈林提出自主神经功能的保存将是未来优化根治性子宫切除术的挑战之一。子宫、阴道、膀胱和直肠受交感神经和副交感神经的自主神经支配。交感神经纤维来自 T11～L2,它形成了上腹下丛。副交感神经纤维来自盆腔壁 S2、S3 和 S4,为盆内脏神经。这些神经纤维合并形成了腹下丛,腹下丛分支称为下腹下丛,下腹下丛支配膀胱、子宫和直肠。

1961 年京都大学的小林(冈林的学生)改进了冈林的方法,并提出了改善术后膀胱功能的基本概念。这一概念通过在分离宫旁组织时,将血管部分(包含子宫深静脉)与下方较硬的条束部分(包含内脏神经)分离来保留盆内脏神经。

1983 年,日本学者藤原阐述了保留来自腹下丛的膀胱分支以及盆内脏神经的重要性,确定了下腹下丛子宫支的横断点。

1988 年,日本学者坂本(小林的学生)发表了世界上第一篇保留神经的宫颈癌手术的英文论文,并将该术式命名为"东京术式"。1991 年,该术式被正式命名为"保留神经的根治性子宫切除术"(nerve-sparing radical hysterectomy,NSRH)。2008 年,Querleu 和 Morrow 提出关于宫颈癌手术的 Q-M 分型,将 NSRH 归类为 C1 型手术。2015 年,NCCN 指南建议采用 Q-M 分型对宫颈癌手术进行分类。2017 年,Querleu 等对 2008 年提出的 Q-M 分型做出了更新,并主张将 C1 型手术作为 C 型手术的主流术式,认为只有在由于解剖原因无法保留自主神经的情况下,才考虑实施 C2 型手术。

盆腔自主神经包括上腹下丛、腹下丛、内脏神经和下腹下丛。这些主要是交感神经和副交感神经纤维,它们也伴有内脏传入感觉纤维。交感神经对子宫、阴道、尿道、直肠和肛管(肛门内括约肌)有收缩作用,但对膀胱有松弛作用。副交感神经对子宫、阴道(血管扩张)、尿道、直肠和肛管(肛门内括约肌)有松弛或抑制作用,对膀胱有收缩作用。

上腹下丛的具体位置:L5～S1 之间,大约相当于腹主动脉末端至其分叉的位置,由于上腹下丛所分布的位置在骶前区,因此,上腹下丛也被称为骶前神经(图 12-49)。

上腹下丛主要由交感神经和副交感神经两个部分组成。交感神经来自腹主动脉丛、肠系膜下丛及腰交感干第 3、4 腰节发出的腰内脏神经。副交感神经来自盆内脏神经的副交感神经纤维,经过下腹下丛上升后加入上腹下丛。腹主动脉丛起自 T12～L2 的内脏支,神经纤维经过椎旁交感干的神经节,走行于腹主动脉表面,从而形成腹主动脉丛。腹主动脉丛左、右干绕过肠系膜下动脉根部,形成肠系膜下丛。肠系膜下丛的上行纤维随肠系膜下动脉的分支,分布于结肠和直肠。肠系膜下丛的下行纤维则沿腹主动脉下行,在腹主动脉分叉附近,与腰交感干第 3、4 腰节发出的腰内脏神经汇合,从而形成上腹下丛(图 12-50)。

上腹下丛在骶区或下方分为左、右两支(通常称为左、右腹下神经)。它们覆盖在骶骨和直肠侧壁上。它们很容易在子宫骶韧带外侧和输尿管内侧距离尾部 1～2 cm 处被识别(图 12-51)。

上腹下丛的左、右两支腹下神经沿着直肠外壁和子宫骶韧带,与盆内脏神经相连,构成下腹下丛。所以,下腹下丛也称为"盆丛",位于直肠两侧,腹膜反折部以下与肛提肌之间的腹膜外组织中。

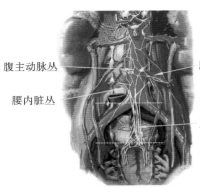

图 12-49　上腹下丛位置

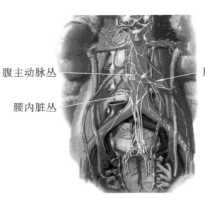

图 12-50　上腹下丛组成

下腹下丛由腹下神经与盆内脏神经汇合而成,包含交感神经和副交感神经(图 12-52)。腹下神经分为左、右两支,由上腹下丛分出,沿着髂内动脉内侧入骶丛后上角。骶内脏神经起自骶交感干神经节,一般由第 4 骶神经节发出,最后在盆内脏神经的内侧缘汇入下腹下丛。盆内脏神经发自第 2～4 骶神经腹支,参与下腹下丛的组成,大部分纤维随下腹下丛支配内脏器官(膀胱、阴道、子宫和直肠)。交感神经主要包括腹下神经和骶内脏神经;副交感神经主要指盆内脏神经,通常位于骨盆器官侧壁和 S4、S5 水平。它的矢状位是可变的,更常见的在子宫骶韧带水平(57%),较少见的在宫旁水平(30%),或阴道侧壁和膀胱之间(11%)或直肠壁(2%)。下腹下丛沿膀胱背侧韧带和阴道外侧壁向阴道和膀胱尾部延伸。

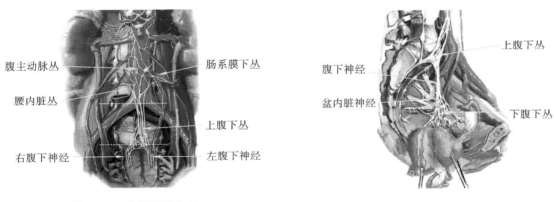

图 12-51　上腹下丛分支

图 12-52　下腹下丛

盆内脏神经由副交感神经纤维组成,起源于骶孔附近的第 2～4 骶神经(S2～S4)腹支。它们在数量上是可变的,并不总是起源于上述 3 条骶神经,S3 分支是最大的一个。其在盆腔脏器侧壁与腹下神经相连,形成腹下丛,并成为该丛的重要组成部分。

骶内脏神经起源于骨盆交感干的第 4 骶神经节并到达 S2～S4 和腹下丛。其主要功能是为骶丛提供交感神经成分,以支配下肢的血管舒缩和肌肉舒缩。

Q-M 分型的 C1 型手术只是在解剖学上提出了手术切除范围,并无标准的手术步骤,所以手术方法无统一的标准。手术目的是一致的,就是通过仔细分离宫旁组织将盆腔自主神经区分出来并使之得到保留。Querleu 等提出保留盆腔自主神经的手术分为 4 型。Ⅰ型:完全保留盆腔自主神经;Ⅱ型:切除腹下丛,保留双侧下腹下丛;Ⅲ型:切除腹下丛,保留一侧下腹下丛；Ⅳ型：完全切除盆腔自主神经。

这种分型方法是有问题的，因为Ⅳ型手术中，根本就没有保留盆腔自主神经，手术切除范围相当于C2型，并且，临床实践中发现，腹下神经是很容易保留下来的。国内外众多学者分别介绍了各自C1型手术的方法。手术技术方面要注意以下几点。

（一）直肠侧间隙、盆内脏神经的识别

直肠阴道间隙（冈林间隙、拉氏间隙）必须很好地剥离，以清楚地识别子宫骶韧带。腹下丛位于子宫骶韧带外侧，使用单极电刀或超声刀在子宫骶韧带和腹下丛之间形成一个间隙（冈林间隙），从子宫骶韧带外侧向外推开腹下丛；腹下丛在侧方宫旁组织下边界（拉氏间隙）背侧，为细白色纤维，沿内侧方向行进。

（二）宫旁组织血管部分的分离

侧方宫旁组织（子宫主韧带）由腹侧血管部分和包含盆内脏神经的背侧神经部分组成。子宫深静脉可见于侧方宫旁组织区，从髂内动脉和静脉处分离出侧方宫旁组织区血管（包括子宫深静脉），其下方便是所谓的神经部分。将横切的宫旁组织（仅包含血管部分）向内侧和腹部提起，暴露其背侧边缘以下的腹下丛，将腹下丛神经横切到宫颈。

（三）膀胱宫颈韧带背侧的选择性分离

下腹下丛膀胱支和阴道支位于输尿管和子宫动脉交叉的侧方和背侧方，膀胱子宫韧带背侧和尾部的膀胱动脉附近。在切开膀胱子宫韧带的腹侧部分（输尿管隧道前叶）后，将输尿管向外侧移动（滚出），以识别和分离膀胱宫颈韧带背侧（膀胱阴道韧带）。在输尿管进入膀胱的正下方有一个无血管的间隙。分离、凝闭、切断膀胱静脉，此处静脉往往呈网状，极易损伤出血。

二、适应证和禁忌证

（一）适应证

ⅠB1期，ⅠB2～ⅡA2期宫颈癌根据情况而定。

应根据宫颈癌的临床分期、病理组织类型、肿瘤分化程度等决定行C1型还是C2型手术。2017年Q-M分型的更新版本中，强调C1型手术为宫颈癌根治性手术的主要术式，只有在不适合保留盆腔自主神经的情况下才选择C2型手术。2021年NCCN指南认可Q-M分型的新观点，认为C1型手术适用于ⅠB1～ⅠB2期的患者，也可用于ⅠB3～ⅡA1期患者。多项关于C1型手术的研究纳入了局部晚期（ⅠB3期和ⅡA2期，肿瘤最大径线＞4 cm）患者和ⅡB期患者，结果显示，C1型手术不影响预后，且有利于提高患者的术后生活质量。因此，有学者主张接受过新辅助化疗的局部晚期患者也可作为C1型手术的适应证。但是，另有学者强调C1型手术的适应证应趋于保守，主张肿瘤最大径线≤4 cm的ⅠB期、无淋巴转移等危险因素者实施C1型手术，以保证肿瘤治疗的安全性。C1型手术中可能会出现一侧盆腔自主神经保留失败的问题。有研究表明，C1型手术中，保留单侧盆腔自主神经对于促进术后膀胱功能恢复的效果肯定。

《保留盆腔自主神经的子宫颈癌根治性手术中国专家共识》建议，在缺乏足够的前瞻性临床研究证据的情况下，对肿瘤最大径线≤4 cm的ⅠB期、无宫颈深层间质浸润、LVSI（－）、无阴道受侵、无淋巴转移的危险因素者实施C1型手术。如遇到阴道受侵的ⅡA1期患者，可以根据情况保留没有阴道侵犯的一侧盆腔自主神经,以兼顾患者生活质量及肿瘤治疗的安全性。

(二)禁忌证

嗜神经侵袭在早期宫颈癌中的发生率为 7.0%～35.1%,与患者预后有关,故认为嗜神经侵袭为 C1 型手术的禁忌证。虽然术前影像及术中冰冻切片病理学检查有助于发现嗜神经侵袭,但其价值有限,不能及时指导术式的选择。《保留盆腔自主神经的子宫颈癌根治性手术中国专家共识》认为,当宫颈活检或者宫颈锥切提示有嗜神经侵袭的相关情况时,应视为 C1 型手术的禁忌证。

三、术前准备

同 B1、B2 型手术。

四、手术步骤

(一)盆腔淋巴结切除

Q-M 分型根据解剖关系将淋巴结切除分为 4 级:1 级为髂内和髂外淋巴结切除;2 级为髂内、髂外、髂总及骶前淋巴结切除;3 级为 2 级加肠系膜下动脉水平下腹主动脉旁淋巴结切除;4 级为 3 级加肾静脉水平下腹主动脉旁淋巴结切除。一般来说,宫颈癌手术的淋巴结清扫是系统性盆腔淋巴结切除,腹主动脉旁淋巴结和骶前淋巴结只是在特殊情况下才需要切除。以下几种情况需要切除腹主动脉旁淋巴结:宫颈癌ⅠB2～ⅡA2 期;术前或术中怀疑盆腔和腹主动脉旁淋巴结肿大,有转移可能;特殊的病理类型如小细胞癌等。一般只需要切除肠系膜下动脉以下的左侧主动脉旁淋巴结,主动脉和下腔静脉之间的淋巴结,以及下腔静脉表面和右侧下腔静脉旁的淋巴结。

切除淋巴结时以解剖式操作、锐性分离和完整切除为原则。切除盆腹腔淋巴结时要清晰显露出一些主要解剖标志,如输尿管、髂内动脉、髂内静脉、髂外动脉、髂外静脉、肠系膜下动脉、闭孔神经、髂内动脉相关分支及盆底肌表面。切除淋巴结时用的能量器械是单极器械、双极器械或超声刀,对脂肪组织、淋巴结、纤维组织等进行分离、切割时,忌在动脉、静脉表面撕拉淋巴结。充分利用机器人的视觉优势,找准淋巴结和血管之间的间隙,利用能量器械锐性切除。

一般按照由上向下、由外向内、由浅入深、整块切除的原则,完成系统性盆腔淋巴结切除术。在切除腹主动脉旁淋巴结时注意不要损伤腹主动脉旁丛,切除骶前淋巴结、髂内淋巴结时,注意不要损伤上腹下丛和腹下神经。切除淋巴结后清晰显露盆侧壁的各个解剖结构,为下一步广泛性子宫切除创造条件(图 12-53 至图 12-61)。

(二)附件处理

对于保留卵巢的患者,一般先切除输卵管。先切开子宫阔韧带前叶、卵巢悬韧带前叶,再切开子宫阔韧带后叶、卵巢悬韧带后叶。钳夹、切断卵巢固有韧带、卵巢子宫血管吻合支(图 12-62 至图 12-64)。

(三)分离组织间隙

(1)膀胱宫颈间隙:位于膀胱底与宫颈之间,上界为膀胱子宫腹膜反折,下界为阴道前穹隆水平,两侧为膀胱宫颈韧带。一般情况下,膀胱宫颈间隙容易打开、分离。有剖宫产史的患者,有时膀胱腹膜反折粘连严重,间隙不清楚,可以从侧方打开进入。

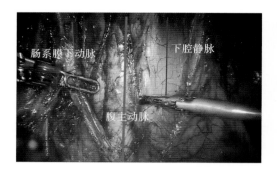

图 12-53 腹主动脉旁淋巴结切除术后

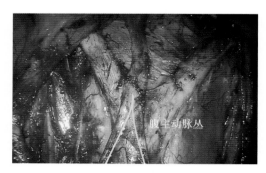

图 12-54 腹主动脉丛

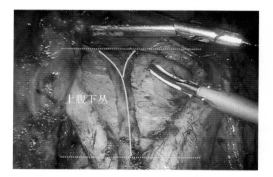

图 12-55 上腹下丛

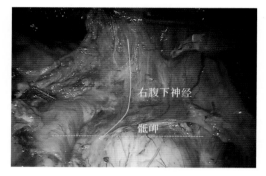

图 12-56 右腹下神经

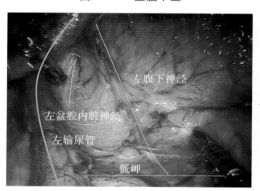

图 12-57 左腹下神经

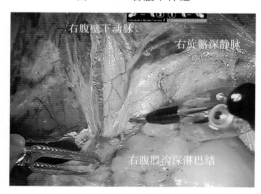

图 12-58 右腹股沟淋巴结切除术后

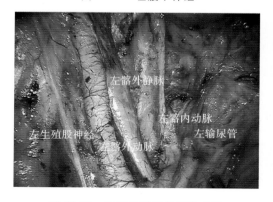

图 12-59 左髂外淋巴结切除术后

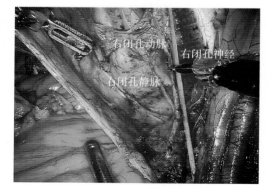

图 12-60 右闭孔淋巴结切除术后

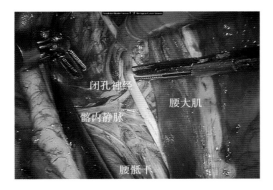

图 12-61　右侧腰骶干

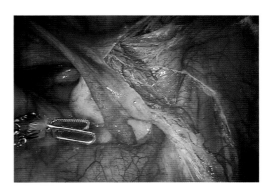

图 12-62　切开右侧子宫阔韧带前叶

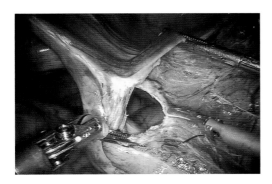

图 12-63　切开右侧子宫阔韧带后叶

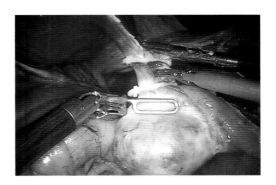

图 12-64　切断右侧卵巢固有韧带，保留卵巢

（2）膀胱阴道间隙：膀胱宫颈间隙向下的延续，位于膀胱底与阴道之间，上界为阴道前穹隆水平，下界为尿生殖膈上筋膜（图 12-65）。

（3）直肠阴道间隙：位于阴道与直肠之间，上界为直肠子宫陷凹的腹膜，下界为肛提肌上筋膜（图 12-66）。

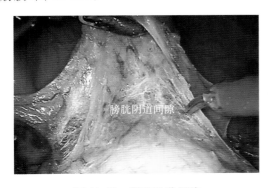

图 12-65　膀胱阴道间隙

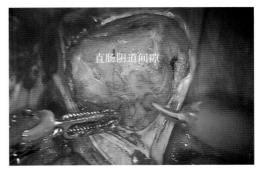

图 12-66　直肠阴道间隙

（4）阴道侧间隙：位于膀胱宫颈韧带内侧，膀胱、输尿管与阴道侧壁之间（图 12-67）。

（5）膀胱侧间隙：位于膀胱侧窝下方，内侧为膀胱侧壁，外侧为髂内动脉末端，底部为盆底肛提肌上筋膜，前方为耻骨上支，后方为子宫主韧带。

（6）直肠侧间隙：位于子宫骶韧带外侧的直肠侧窝下方，相当于冈林间隙。内侧为子宫骶韧带和直肠壁，外侧为髂内动、静脉和输尿管，底部为盆底肛提肌上筋膜，前方为子宫主韧

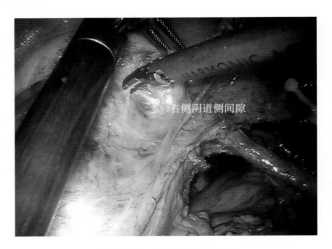

图 12-67　右侧阴道侧间隙

带,后方为直肠侧韧带。

（四）输尿管的游离

1. 输尿管隧道的游离　首先要处理的是子宫动脉跨越输尿管形成的输尿管滋养支。将子宫动脉充分展开,尽量拉直输尿管,在输尿管内侧分离出输尿管"胳肢窝"（图 12-68）。这样就可以轻松暴露子宫动脉的输尿管滋养支。有时输尿管滋养支不止一条,用超声刀将输尿管滋养支逐条切断,切断前要闭合彻底。处理完输尿管滋养支后就可以把子宫动脉向上翻起,使之彻底与输尿管分离。

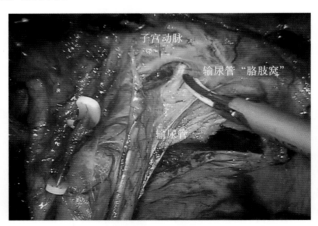

图 12-68　左侧输尿管"胳肢窝"

2. 输尿管"膝部"的处理　输尿管隧道顶部多为疏松组织。另外,有两条血管跨越输尿管,一条是子宫动脉,另一条是膀胱浅静脉。膀胱浅静脉连接膀胱和宫颈,为膀胱宫颈血管。这条血管将输尿管拉向宫颈,使之形成弯度,即形成"膝部"。向外牵拉膀胱和输尿管,在输尿管内侧用超声刀切断膀胱浅静脉。输尿管"膝部"处理后贯通了阴道侧间隙,打开"输尿管床",一起向外分离完全游离的输尿管和膀胱。

（五）腹下神经的游离

在骶岬前辨认腹下神经,沿直肠系膜向下至盆腔,在直肠前间隙和直肠侧间隙之间,暴露子宫骶韧带和直肠阴道韧带,腹下神经在其外侧面并与之紧贴(图 12-69)。

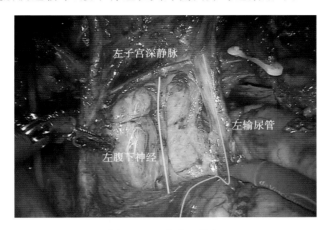

图 12-69　左腹下神经

（六）盆内脏神经的游离（子宫主韧带索状部的游离）

子宫主韧带由血管部和索状部构成,离断上方的子宫动脉后,可以见到子宫主韧带内的子宫深静脉,有时有子宫浅静脉(图 12-70)。以子宫深静脉为界,将子宫深静脉及其上方的静脉全部切断,暴露血管部下方的盆内脏神经(图 12-71 和图 12-72)。盆内脏神经起自骶骨前面,向前向下汇入下腹下丛。

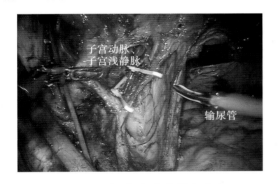

图 12-70　钳夹、切断左子宫动脉

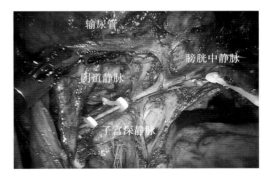

图 12-71　钳夹左子宫深静脉

（七）腹侧宫旁组织（膀胱阴道韧带）后叶的处理

下腹下丛膀胱支在腹侧宫旁组织后叶的血管之间及膀胱下静脉下方走行,而腹侧宫旁组织后叶的血管异常丰富,因此,在靠近膀胱切除腹侧宫旁组织时,为了看清并保留膀胱支,减少出血是非常有必要的。这些静脉都是子宫深静脉属支,主要有子宫支、膀胱中静脉和膀胱下静脉。术中可以逐条离断膀胱静脉,分离出其间的膀胱支并予以保留。只要识别清楚,保留并不困难(图 12-73)。

（八）下腹下丛的十字交叉变为 T 形交叉

在暴露腹下神经、盆内脏神经、下腹下丛膀胱支后,以保留的腹下神经和下腹下丛膀胱支为界,在阴道旁切断下腹下丛子宫支。将下腹下丛的十字交叉变为 T 形交叉(图 12-74 至图 12-76)。

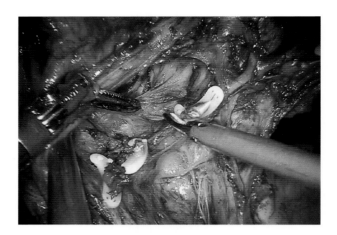

图 12-72　切断左子宫深静脉

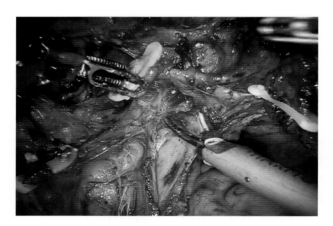

图 12-73　处理左子宫深静脉属支

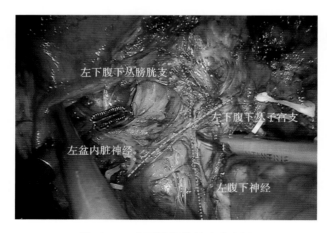

图 12-74　左下腹下丛的十字交叉

（九）切除子宫

分离阴道周围组织后，子宫仅与阴道相连。经阴道切除子宫和阴道壁，完成根治性子宫

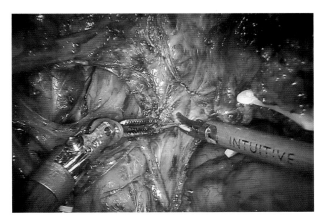

图 12-75 切断左下腹下丛子宫支

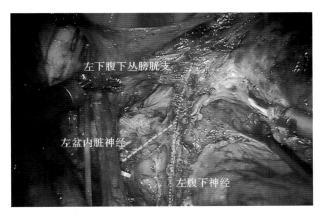

左下腹下丛膀胱支

左盆内脏神经

左腹下神经

图 12-76 左下腹下丛的 T 形交叉

切除术。

从整个手术过程来看,术中易损伤的神经和部位如下:切除子宫骶韧带时损伤腹下神经;切除子宫主韧带时损伤盆内脏神经;切除膀胱宫颈韧带时损伤下腹下丛膀胱支。临床实践中发现,保留腹下神经和盆内脏神经相对容易,保留下腹下丛膀胱支相对困难。这主要是由解剖学特点决定的。下腹下丛膀胱支主要走行在膀胱宫颈韧带内,而膀胱宫颈韧带内有输尿管和众多血管(膀胱静脉)。下腹下丛膀胱支分为三支:沿着输尿管到达膀胱的 α 支,沿着膀胱宫颈韧带背外侧走行的 β 支,以及沿着膀胱下静脉走行的 γ 支。在 C1 型手术中,即使腹下神经和盆内脏神经得到很好的保留,但如果下腹下丛膀胱支被切断,术后仍然会出现尿潴留。因此,保留下腹下丛膀胱支是 C1 型手术的关键点和难点。

五、术后处理

参考 B 型手术。

六、并发症及其防治

参考 B 型手术。

七、效果评价

与 C2 型手术相比,C1 型手术保留了一部分宫旁神经组织,是否会造成术后复发率和死亡率的增高,是一个争论的热点问题。目前尚缺乏多中心大样本的随机对照试验(RCT)研究来评价 C1 型手术与 C2 型手术疗效的差异。一项 Meta 分析显示,与 C2 型手术相比,C1 型手术患者术后 2 年、3 年和 5 年的 PFS、OS 并没有差异,提示保留盆腔自主神经的宫颈癌根治性手术对于早期宫颈癌是安全和有效的。2015 年陈春林建议保留盆腔自主神经的宫颈癌根治性手术的适应证如下:①ⅠB1 期宫颈癌患者,对于癌灶巨大的ⅠB2 期患者建议术前先行新辅助化疗缩小病灶;②ⅡA1 期宫颈癌患者,可以选择一侧阴道穹隆有较小浸润的病例,非浸润侧行保留盆腔自主神经的宫颈癌根治性手术,浸润侧行不保留盆腔自主神经的根治性子宫切除术。近年来,宫颈癌细胞噬神经侵袭现象越来越受到妇科肿瘤专家的关注。宫颈癌除了存在淋巴转移、血行转移外,还可能通过神经途径转移。人们认为宫颈癌通过神经途径转移的现象与宫颈癌的高危和中危复发因素有关,保留盆腔自主神经的宫颈癌根治性手术适用患者应严格控制为"低危型宫颈癌患者",即肿瘤最大径线<2 cm、宫颈浅肌层浸润、LVSI(-)的患者。

(一)宫颈癌治疗安全性评价

C1 型手术在一定程度上缩小了阴道旁组织的切除范围,是否影响宫颈癌治疗效果是大家普遍关注的问题。多项研究证实,C1 型手术不影响宫颈癌患者预后,也不增高盆腔局部复发率,但仍需多中心、大样本临床试验对 C1 型手术的宫颈癌治疗安全性进行评价。

(二)手术可操作性评价

由于手术技术的进步及特殊外科器械的应用,C1 型手术的手术时间较之前有所缩短。C1 型手术操作精准度要求高,需单独处理与盆腔自主神经邻近的静脉属支,以减少出血、避免副损伤及其他并发症的发生。

C1 型手术是一种复杂的手术,高度依赖术者的技能。其要求术者在熟练完成常规宫颈癌根治性手术的基础上,充分掌握 Q-M 分型新理念,并对盆腔自主神经的解剖与生理功能有透彻的理解。

(三)盆腔器官功能评价

提高患者生活质量是 C1 型手术的最主要目的。C1 型手术重点保留支配膀胱的盆腔自主神经,所以,能否改善术后膀胱排尿功能障碍是评价手术效果的关键。此外,C1 型手术中对盆腔自主神经的精细分离也可能减少对直肠支及阴道支的损伤,手术效果评价也应兼顾术后直肠排便功能及性功能两个方面。

1. 围手术期尿流动力学检查和直肠动力学检查　尿流动力学检查和直肠动力学检查是准确反映盆腔自主神经保留效果的客观方法。尿流动力学检查的主要判读指标包括膀胱顺应性、逼尿肌顺应性、最大逼尿肌压力、最大尿流率、平均尿流率、初始尿意容量、最强尿意容量及残余尿量等。

2. 术后近期膀胱功能评价　评价 C1 型手术后近期膀胱排尿功能的方法主要为残余尿量测定。残余尿量的标准并不统一,一般将残余尿量小于 50 ml 或小于 100 ml 作为膀胱功能恢复的标准。残余尿量评价也需结合患者膀胱有充盈感及自主排尿的满意情况。各项研究之间关于术后拔除导尿管及首次测定残余尿量的时间有很大差别,为术后 2～14 d 不等。

对于未能恢复膀胱排尿功能的患者的处理方法也不同,包括耻骨上膀胱造瘘、间断开放导尿管膀胱训练及留置导尿管并保持开放等。尽管各项研究中学者采用的研究方法不同,但对于 C1 型手术能够显著缩短术后导尿时间、促进术后近期膀胱功能恢复,学者们保持一致观点。

3. 术后远期生活质量评价　术后远期器官功能是反映 C1 型手术效果最有价值的指标,生活质量调查则是主要的评价方法。《保留盆腔自主神经的子宫颈癌根治性手术中国专家共识》指出,在选择合适指征的前提下,C1 型手术安全、可行,可以有效减少患者术后膀胱排尿功能障碍的发生,有助于提高生活质量,但不确定是否能减少术后直肠排便功能障碍及性功能障碍的发生。

八、技术现状及展望

研究表明,对血管和宫旁组织进行精细分离,尤其是在子宫深静脉部位,可以保留盆内脏神经的下腹下丛。如果不分离宫旁组织中的血管,就很有可能损伤到盆内脏神经的某一分支。

切断子宫支后,下腹下丛膀胱支与盆内脏神经和腹下神经一起形成 T 形交叉。如果在没有识别和分离下腹下丛膀胱支的情况下,以肿块的形式切断宫旁组织,则下腹下丛膀胱支损伤的可能性较大。

保留盆腔自主神经的目的是使术后膀胱功能尽可能接近术前水平。评价内容包括三个关键问题:患者是否有膀胱充盈感? 患者能完全排尿吗? 患者排尿时满意吗? 细致地识别手术解剖结构和保存下腹下丛膀胱支可以使膀胱排尿功能更早、更完全地恢复到接近术前水平。膀胱充盈是第一个快速恢复的功能,其次是自我报告的排尿满意度。这说明交感神经功能比副交感神经功能得到了更好的保护,造成这种差异的原因尚不清楚。

近年来,腹腔镜/机器人手术在妇科恶性肿瘤的治疗中普遍开展,术中可以对韧带内的神经和血管进行精细解剖和锐性分离,可以更准确地对盆腔神经丛进行辨认和解剖,因此,腹腔镜/机器人手术在保留盆腔自主神经的宫颈癌根治性手术中具有独特的优势。倘若能找到一种在术中可显示或辨认神经的标志物,则将大大降低手术难度,有利于保留盆腔自主神经的宫颈癌根治性手术的推广。

第六节　机器人宫颈癌 Q-M 分型 C2 型手术

一、概况

C1 和 C2 型手术都有明确的切除边缘,特别是纵向宫旁组织切除范围。C1 型手术切除平面由下腹下丛的主要分支走向决定,C2 型手术旨在完整地切除宫旁组织。

背侧宫旁组织切除边缘:C1 型手术需要分离内侧部分直肠子宫韧带和直肠阴道韧带;外侧部分输尿管系膜,包含腹下丛。C1 型手术需要从直肠子宫韧带和直肠阴道韧带中矢状剥离腹下神经。腹下丛的主要分支必须保留在腹侧(输尿管),而直肠子宫韧带和直肠阴道韧带的尾部边界由阴道切除术的切面形成。C2 型手术则是完全切除直肠附着处下方的背侧宫旁组织和阴道旁组织,因此切除了腹下丛的分支。

腹侧宫旁组织切除边缘:C1 型手术时,输尿管隧道前叶打开,从宫颈和侧方宫旁组织中分离输尿管,只需将输尿管从腹侧宫旁组织上部分剥离即可(1~2 cm);C2 型手术时,需要将输尿管从腹侧宫旁组织到膀胱壁上完全剥离,同时切除腹侧宫旁组织的内侧和外侧组织。在纵向(侧方或垂直组织深层)平面确定切除界限是区分 C1 和 C2 型手术的关键,C1 型手术切除线位于输尿管路径下的下腹下丛膀胱支内侧;C2 型手术切除线在宫颈旁和阴道切除水平,腹侧宫旁组织(输尿管下方)均被切除,下腹下丛被切除。

　　侧方宫旁组织切除边缘:C1 和 C2 型手术的外侧边界相同,由髂内静脉和髂内动脉的内侧形成。C1 型手术切除边缘在子宫深静脉与下方包含盆内脏神经的束状韧带之间,因此包含盆内脏神经的侧方束状韧带得以部分保留。C2 型手术骨盆底切除线沿着髂内血管和阴部血管的内侧延伸至尾侧骨盆底;直肠侧间隙和膀胱侧间隙完全统一,切除了尾侧的盆内脏神经;这种深度切除使子宫侧方具有更大的灵活性,有利于完全切除。

　　C 型手术是局部晚期宫颈癌的标准术式。C1 型手术已经成为主流。C2 型手术只有在由于解剖原因无法保留自主神经的情况下才考虑实施。

二、适应证和禁忌证

(一)适应证

ⅠB~ⅡA2 期宫颈癌。

(二)禁忌证

(1)ⅡB 期以上(含ⅡB 期)患者主要选择根治性放疗。

(2)Ⅲ~Ⅳ期患者,有邻近或远处器官转移、体弱或伴有较严重的心、肝、肾等器官疾病的患者,过分肥胖者不适宜进行手术。

三、术前准备

同 C1 型手术。

四、手术步骤

(一)盆腔淋巴结切除

C2 型手术是对ⅠB~ⅡA2 期宫颈癌进行的根治性手术。这时的宫颈癌临床分期偏晚,淋巴转移的可能性较大。所以,对盆腔淋巴结需要进行彻底的切除,切除下界至肛提肌及其筋膜表面;部分患者可能还需要切除腹主动脉旁淋巴结。宫颈癌经淋巴转移时淋巴主要沿着子宫动脉流向盆侧壁,流到宫旁髂内和髂外淋巴结。宫颈癌转移的第二条途径是沿背侧宫旁组织(子宫骶韧带)和侧方宫旁组织(子宫主韧带)流向盆腔深部的闭孔淋巴结,向上输送至髂总淋巴结、肠系膜下腹主动脉旁和腔静脉旁淋巴结,再到肾静脉下淋巴结。切除盆腔淋巴结时要注意,宫颈癌的淋巴引流一般从血管后方走行,所以切除淋巴结时需重视血管后方淋巴结的切除。

　　切除盆腔淋巴结时讲究循序渐进:第一步,通常从右侧髂总动脉开始,上方在腹主动脉分叉,下方在 S2 水平,侧方以两侧输尿管为界;第二步,侧方在腰大肌和生殖股神经,切除髂外动脉、髂内动脉、闭孔动脉、子宫动脉旁淋巴结和腹股沟深淋巴结(图 12-77 和图 12-78)。

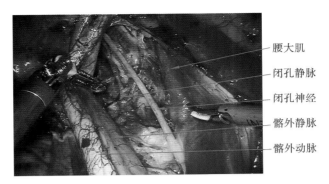

腰大肌

闭孔静脉

闭孔神经

髂外静脉

髂外动脉

图 12-77　右侧盆腔淋巴结切除后（一）

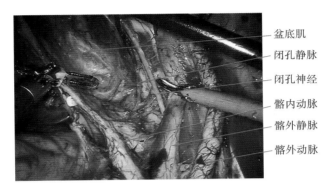

盆底肌

闭孔静脉

闭孔神经

髂内动脉

髂外静脉

髂外动脉

图 12-78　右侧盆腔淋巴结切除后（二）

(二)腹主动脉旁淋巴结切除

C2 型手术中，一般情况下都要进行腹主动脉旁淋巴结切除或活检，切除水平在肠系膜下动脉。腹主动脉旁淋巴结包括腹主动脉外侧（左）淋巴结、腹主动脉前淋巴结、下腔静脉外侧（右）淋巴结、下腔静脉前淋巴结、腹主动脉及下腔静脉间淋巴结。切除腹主动脉旁淋巴结时需注意保留腹主动脉周围丛。

上腹下丛来源于腹主动脉周围丛，位于 L5～S1（骶岬）之间，腹主动脉末端至其分叉处（图 12-79 至图 12-81）。

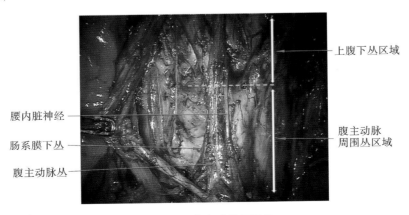

上腹下丛区域

腹主动脉
周围丛区域

腰内脏神经

肠系膜下丛

腹主动脉丛

图 12-79　腹主动脉周围丛

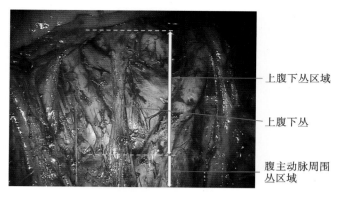

图 12-80　上腹下丛

上腹下丛区域

上腹下丛

腹主动脉周围丛区域

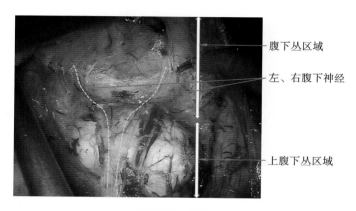

图 12-81　腹下丛

腹下丛区域

左、右腹下神经

上腹下丛区域

　　切除腹主动脉旁淋巴结时,我们往往可以见到术者将腹主动脉周围所有组织彻底切除干净,实际上是将腹主动脉旁淋巴结周围的神经也一起切除了,这样可能引起术后膀胱功能、直肠功能障碍。

　　切除腹主动脉左淋巴结时,首先应该分离左侧卵巢血管和左侧输尿管,外推以避免损伤。

　　切除下腔静脉前及外侧淋巴结时需要特别小心。由于下腔静脉壁薄,下腔静脉下段前方的淋巴结几乎都有静脉属支汇入下腔静脉。术中牵拉、撕扯极易造成出血,若损伤累及下腔静脉,则可能造成难以控制的大出血(图 12-82)。

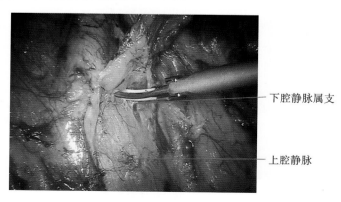

下腔静脉属支

上腔静脉

图 12-82　切除下腔静脉前淋巴结

切除腹主动脉左淋巴结、腹主动脉及下腔静脉间淋巴结时,注意避免损伤腰动脉、腰静脉(图 12-83)。

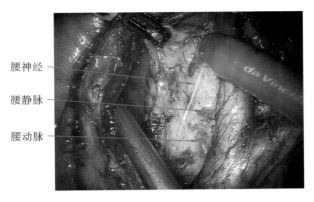

腰神经

腰静脉

腰动脉

图 12-83　左侧腰动脉、腰静脉

(三)输尿管处理

C2 型手术需要彻底游离输尿管。输尿管隧道游离:首先要处理的是子宫动脉跨越输尿管形成的输尿管滋养支(图 12-84)。将子宫动脉充分展开,尽量拉直输尿管,在输尿管内侧分离出输尿管"胳肢窝"。这样就可以轻松暴露子宫动脉的输尿管滋养支。处理完输尿管滋养支后可以把子宫动脉向上翻起,使之彻底与输尿管分离。

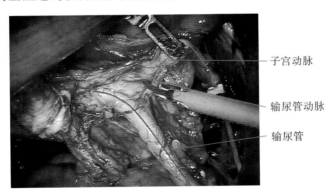

子宫动脉

输尿管动脉

输尿管

图 12-84　右侧输尿管滋养支

输尿管隧道顶部多为疏松组织。另外,有两条血管跨越输尿管,一条是子宫动脉,另一条是膀胱浅静脉(图 12-85 和图 12-86)。膀胱浅静脉连接膀胱和宫颈,为膀胱宫颈血管。这条血管将输尿管拉向宫颈,使之形成弯度,即形成"膝部"。向外牵拉膀胱和输尿管,在输尿管内侧用超声刀切断膀胱浅静脉。输尿管"膝部"处理后贯通了阴道侧间隙,打开"输尿管床",一起向外分离完全游离的输尿管和膀胱。

C2 型手术与 C1 型手术的不同点是,C2 型手术切除的输尿管周围组织中,包括子宫深静脉下方的盆内脏神经和下腹下丛。C2 型手术将输尿管彻底游离后,使输尿管失去了系膜支撑、减少了血液供应、去除了神经支配,术后输尿管瘘、输尿管扩张的发生率增高。

(四)腹侧宫旁组织处理

C2 型手术腹侧宫旁组织的切除水平在膀胱壁。腹侧宫旁组织由膀胱宫颈韧带的"隧

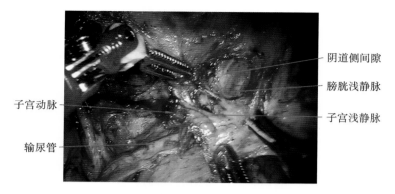

子宫动脉

输尿管

阴道侧间隙

膀胱浅静脉

子宫浅静脉

图 12-85　左侧膀胱浅静脉

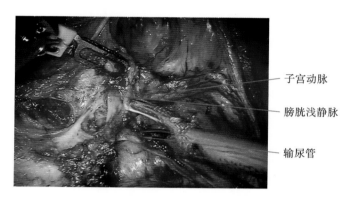

子宫动脉

膀胱浅静脉

输尿管

图 12-86　右侧膀胱浅静脉

道"前叶、膀胱阴道韧带的"隧道"后叶组成。游离输尿管并外推后,处理"隧道"后叶。"隧道"后叶主要由膀胱中静脉、膀胱下静脉组成,术中若分离不精细,极易损伤血管而出血。子宫深静脉(有些称阴道静脉)中有两条静脉与膀胱下静脉吻合。我们称这两条相连的静脉为膀胱阴道外侧静脉和膀胱阴道内侧静脉。这两条静脉和伴随的淋巴结构成膀胱阴道韧带(腹侧宫旁组织)。将这两条静脉分离并直接在膀胱下方切除后,可以看到下腹下丛的膀胱支。C2 型手术在腹侧远端(膀胱三角区输尿管与膀胱交界处)切除腹侧阴道旁组织(膀胱阴道外侧静脉和膀胱阴道内侧静脉)和下腹下丛的膀胱支。

(五)侧方宫旁组织处理

C2 型手术时要把侧方宫旁组织切除至盆底。一般我们在切除盆腔淋巴结时,膀胱侧间隙已经被打开,膀胱侧间隙中的脂肪组织等已被清扫。之后打开直肠侧间隙(拉氏间隙和冈林间隙)至盆底。膀胱侧间隙和直肠侧间隙打开后,侧方宫旁组织(子宫主韧带)显露清晰,容易切除。侧方宫旁组织主要有子宫动脉、子宫浅静脉、子宫深静脉、脂肪组织、淋巴结和下方的盆内脏神经。

C2 型手术时,由浅入深精细分离,逐一切断。首先从子宫动脉起始部位切断子宫动脉,再切断子宫浅静脉、子宫深静脉。子宫动脉、子宫静脉周围有淋巴结、脂肪组织,此处的子宫旁淋巴结是宫颈癌的前哨淋巴结,必须彻底切除。宫旁的静脉变异大,且呈网状,膀胱静脉一般都是子宫深静脉的属支。处理这些静脉时要仔细分离、凝闭、切断(图 12-87 至图 12-89)。

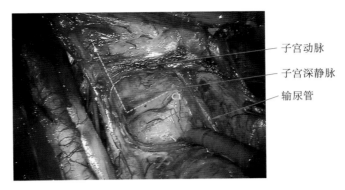

子宫动脉

子宫深静脉

输尿管

图 12-87　C2 型手术左侧侧方宫旁组织处理（一）

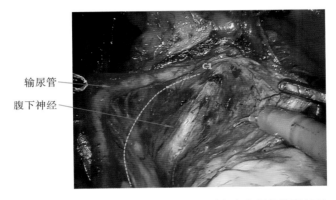

输尿管

腹下神经

图 12-88　C2 型手术左侧侧方宫旁组织处理（二）

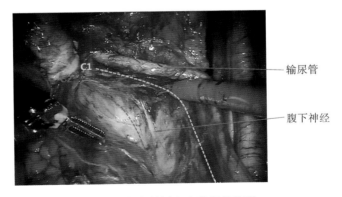

输尿管

腹下神经

图 12-89　C2 型手术右侧侧方宫旁组织处理

（六）背侧宫旁组织处理

C2 型手术背侧宫旁组织的切除范围要达到骶骨水平，彻底切除子宫骶韧带，同时将子宫骶韧带外侧的腹下神经一并切除（图 12-90）。

五、术后处理

同 C1 型手术。

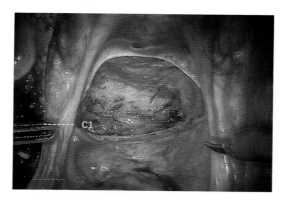

图 12-90　C2 型手术背侧宫旁组织切除水平

六、并发症及其防治

同 C1 型手术。

七、效果评价

有学者回顾性分析、比较了机器人宫颈癌 C1 型手术和机器人宫颈癌 C2 型手术的膀胱功能恢复和泌尿生殖系统并发症发生情况。C1 型手术患者膀胱功能恢复较快、预后好,机器人手术的技术优势可以帮助外科医生进行复杂的骨盆解剖手术。当然,不能排除手术医生的学习曲线对手术结果的影响。无论采用何种手术方法(包括开腹手术、腹腔镜手术、机器人手术),熟练掌握保留神经的根治性子宫切除术都需要很长的时间。因此,在学习曲线的完成过程中,手术医生需要仔细跟踪自己的手术过程和患者的预后。C1 型手术与早期膀胱功能恢复情况相关,且术后早期出院是可行和安全的。对于需要行保留神经的根治性子宫切除术来保持膀胱功能的妇科癌症患者,C1 型手术应该是首选的术式。

八、技术现状及展望

机器人手术在短期手术结局方面与开腹手术相比有几个优势,包括估计出血量更少、术后住院时间更短和并发症更少。此外,机器人手术与腹腔镜手术的疗效相当。机器人手术系统的发展无疑将确保机器人手术成为一种比传统腹腔镜手术更好的宫颈癌手术方法。由于利用机器人手术系统治疗宫颈癌的时间较短,因此机器人手术后患者的长期生存结局尚未得到评价,需要进一步的临床试验来评价机器人宫颈癌手术后患者的长期生存结局。

Ramirez 等进行的一项针对微创手术和开腹手术的随机临床试验显示,接受微创手术的早期宫颈癌患者的复发率明显更高,总生存率更低。该试验的微创手术主要由传统腹腔镜手术组成,只有 15.6% 的患者接受了机器人手术。多个后续观察性研究证实了这些关于微创手术的结果,而其他研究报道了微创手术(特别是机器人手术)后复发率和生存率的非劣效性。

在宫颈癌手术高度集中的瑞典,最近一项基于大规模人群的队列研究得出结论,由经验丰富、数量庞大的外科医生进行机器人手术是安全的。研究认为,学习曲线对宫颈癌肿瘤学结局有影响,特别是机器人手术治疗早期宫颈癌的外科医生的熟练程度对宫颈癌肿瘤学结局有影响。研究发现,一个人至少需要 61 次机器人手术才能达到熟练程度。不可避免的是,个体的学习曲线可能不同。

NCCN 指南推荐ⅠB1～ⅡA 期而无明显转移的患者行 C 型手术。然而,在 C2 型手术时,整个宫旁组织中的盆腔自主神经被切除,膀胱功能障碍的发生率为 26%～72%,25%～80%的患者有直肠功能障碍,术后 2 年性欲减退和性高潮障碍等性功能障碍的发生率分别为 51.9%和 84.6%。最近有研究报道,B 型手术可能与 C2 型手术在选定的低风险早期宫颈癌患者中的效果相当。

陈春林教授团队以大样本的真实世界数据为基础,在多中心宫颈癌临床诊治回顾性队列研究基础上,在真实世界和匹配队列研究条件下,回顾性评估 B 型和 C2 型手术对早期(ⅠA1期且 LVSI(＋)至ⅡA2 期)宫颈癌的生存效果的影响。本研究共纳入 46313 例患者,其中 20018 例接受 B 型或 C2 型手术。在真实世界研究中,B 型手术组($n=$15471)与 C2 型手术组($n=$4547)的 5 年总生存期(OS)无差异,C2 型手术组的 5 年无病生存率较 B 型手术组低(82.1% vs 84.8%,HR 1.144)。根据纳入标准,共纳入 9135 例,C2 型手术组($n=$1818)5 年总生存率和无病生存率均较低;随后,每组各匹配 1799 例,C2 型手术组 5 年无病生存率较 B 型手术组低(84.6% vs 87.4%,HR 1.332)。经过进一步的亚组分析,C2 型手术组较 B 型手术组有更低的 5 年总生存率和无病生存率(总生存率:90.3% vs 93.8%,HR 1.522;无病生存率:85.2% vs 89.4%,HR 1.439)。结论:根治性子宫切除术可用于ⅠA1(淋巴血管浸润)至ⅡA2 期宫颈癌的治疗。

机器人根治性子宫切除术的临床和手术结果已经在许多研究中得到了充分的证明。然而,这些研究的患者数量少,且为回顾性研究。值得注意的是,机器人手术比开腹手术的出血量更少,所需医护人员人数更少,发热症状更少,切口相关并发症更少。研究证实机器人手术治疗宫颈癌是安全、有效的。

当前医疗保健环境中的一个关键问题是成本。与开腹手术相比,机器人手术整体成本更低。机器人手术提高了手术精准度,减少了对具有技术挑战性的手术的训练,其中机器人根治性子宫切除术被认为是可行的。机器人手术总体并发症发生率较低,证明该手术具有安全性和可行性。最重要的是,机器人手术与传统手术相比,患者的肿瘤预后相当、生存率相当。机器人手术被证实具有相对较短的学习曲线。腹腔镜手术和机器人手术的出血量和住院时间相似,但与开腹手术相比明显减少。这些数据表明,机器人手术是治疗宫颈癌的一种可行的、潜在的最佳选择,可获得良好的短期手术结局。

(陈必良)

参 考 文 献

[1]　陈必良.机器人妇产科手术学[M].西安:西安交通大学出版社,2015.

[2]　CHEN B L,JI M,LI P F,et al. Comparison between robot-assisted radical hysterectomy and abdominal radical hysterectomy for cervical cancer:a multicentre retrospective study[J].Gynecol Oncol,2020,157(2):429-436.

[3]　葛俊丽,孙季冬,李佳,等.局部晚期宫颈癌术前新辅助同步放化疗与术后辅助同步放化疗临床疗效研究[J].实用妇产科杂志,2018,34(3):198-203.

[4]　吕小慧,陈必良.达芬奇机器人手术系统在妇科手术中的应用[J].机器人外科学杂志,2020,1(1):57-60.

［5］　陆美荣,陈必良,李佳,等.加速康复外科理念对宫颈癌根治术患者应激反应及 T 淋巴细胞水平的影响［J］.检验医学与临床,2020,17(4):436-439.

［6］　吕艳红,马向东,刘淑娟,等.机器人早期宫颈癌单中心经验与思考［M］.中华腔镜外科杂志(电子版),2019,12(4):231-235.

［7］　白璐,李雯慧,陈必良.宫颈癌新辅助化疗的现状与争议［J］.现代肿瘤医学,2019,27(7):1278-1280.

［8］　陈必良.达芬奇机器人在妇科手术中的实践［J］.中华腔镜外科杂志(电子版),2017,10(5):288-289.

［9］　马芮,马佳佳,李娜,等.机器人宫颈癌根治术用于放化疗后局部晚期宫颈癌的可行性研究［J］.中国妇幼健康研究,2017,28(5):498-501.

［10］　葛俊丽,孙季冬,吕小慧,等.局部晚期宫颈癌同步放化疗后的手术探讨［J］.山西医科大学学报,2017,48(11):1177-1182.

［11］　刘高伟,陈必良.达芬奇机器人手术系统在宫颈癌手术中应用概述［J］.现代仪器与医疗,2016,22(2):5-7.

［12］　马佳佳,陈必良.达芬奇机器人手术系统下保留盆腔自主神经宫颈癌广泛性子宫切除术肿瘤学安全性及临床疗效观察［J］.实用医院临床杂志,2015(1):12-15,16.

［13］　中国医师协会妇产科医师分会妇科肿瘤学组.保留盆腔自主神经的子宫颈癌根治性手术中国专家共识［J］.中华肿瘤杂志,2021,43(7):736-742.

［14］　CHEN C L,WANG W L,LIU P,et al. Survival after abdominal Q-M type B versus C2 radical hysterectomy for early-stage cervical cancer［J］.Cancer Manag Res,2019,11:10909-10919.

［15］　PAEK J,KANG E,LIM P C. Comparative analysis of genitourinary function after type C1 robotic nerve-sparing radical hysterectomy versus type C2 robotic radical hysterectomy［J］.Surg Oncol,2019,30:58-62.

［16］　QUERLEU D,MORROW C P. Classification of radical hysterectomy［J］.Lancet Oncol,2008,9(3):297-303.

［17］　MATHEVET P,GUANI B,CIOBANU A,et al. Histopathologic validation of the sentinel node technique for early-stage cervical cancer patients［J］.Ann Surg Oncol,2021,28(7):3629-3635.

［18］　PARK J Y,NAM J H. Role of robotic surgery in cervical malignancy［J］.Best Pract Res Clin Obstet Gynaecol,2017,45:60-73.

［19］　BAETEN I,HOOGENDAM J P,SCHREUDER H,et al. The influence of learning curve of robot-assisted laparoscopy on oncological outcomes in early-stage cervical cancer:an observational cohort study［J］.BJOG,2021,128(3):563-571.

［20］　CLAIR K H,TEWARI K S. Robotic surgery for gynecologic cancers:indications, techniques and controversies［J］.J Obstet Gynaecol Res,2020,46(6):828-843.

［21］　CIBULA D,ABU-RUSTUM N R,BENEDETTI-PANICI P,et al. New classification system of radical hysterectomy:emphasis on a three-dimensional anatomic template for parametrial resection［J］.Gynecol Oncol,2011,122(2):264-268.

［22］　PARK D A,YUN J E,KIM S W,et al. Surgical and clinical safety and effectiveness of robot-assisted laparoscopic hysterectomy compared to conventional laparoscopy and laparotomy for cervical cancer:a systematic review and meta-analysis[J]. Eur J Surg Oncol,2017,43(6):994-1002.

[23]　MATSUO K,MATSUZAKI S,MANDELBAUM R S,et al. Minimally invasive radical hysterectomy for early-stage cervical cancer:volume-outcome relationship in the early experience period[J]. Gynecol Oncol,2020,158(2):390-396.

[24]　MAGRINA J F,PAWLINA W,KHO R M,et al. Robotic nerve-sparing radical hysterectomy:feasibility and technique[J]. Gynecol Oncol,2011,121(3):605-609.

[25]　FUJII S,TAKAKURA K,MATSUMURA N,et al. Anatomic identification and functional outcomes of the nerve sparing Okabayashi radical hysterectomy[J]. Gynecol Oncol,2007,107(1):4-13.

[26]　ROB L,HALASKA M,ROBOVA H. Nerve-sparing and individually tailored surgery for cervical cancer[J]. Lancet Oncol,2010,11(3):292-301.

[27]　RASPAGLIESI F,BOGANI G,SPINILLO A,et al. Introducing nerve-sparing approach during minimally invasive radical hysterectomy for locally-advanced cervical cancer:a multi-institutional experience[J]. Eur J Surg Oncol,2017,43(11):2150-2156.

[28]　RIPPERDA C M,JACKSON L A,PHELAN J N,et al. Anatomic relationships of the pelvic autonomic nervous system in female cadavers:clinical applications to pelvic surgery[J]. Am J Obstet Gynecol,2017,216(4):388. e1-388. e7.

[29]　FUJII S. Anatomic identification of nerve-sparing radical hysterectomy:a step-by-step procedure[J]. Gynecol Oncol,2008,111(2 Suppl):S33-S41.

[30]　SHIOZAWA T,HUEBNER M,HIRT B,et al. Nerve-preserving sacrocolpopexy:anatomical study and surgical approach[J]. Eur J Obstet Gynecol Reprod Biol,2010,152(1):103-107.

[31]　MAAS C P,TRIMBOS J B,DERUITER M C,et al. Nerve sparing radical hysterectomy:latest developments and historical perspective[J]. Crit Rev Oncol Hematol,2003,48(3):271-279.

[32]　AURORE V,RÖTHLISBERGER R,BOEMKE N N,et al. Anatomy of the female pelvic nerves:a macroscopic study of the hypogastric plexus and their relations and variations[J]. J Anat,2020,237(3):487-494.

[33]　SCHUURMAN T,ZILVER S,SAMUELS S,et al. Fertility-sparing surgery in gynecologic cancer:a systematic review[J]. Cancers(Basel),2021,13(5):1008.

[34]　MATSUO K,MATSUZAKI S,MANDELBAUM R S,et al. Association between hospital surgical volume and perioperative outcomes of fertility-sparing trachelectomy for cervical cancer:a national study in the United States[J]. Gynecol Oncol,2020,157(1):173-180.

[35]　NEZHAT C,ROMAN R A,RAMBHATLA A,et al. Reproductive and oncologic outcomes after fertility-sparing surgery for early stage cervical cancer:a systematic review[J]. Fertil Steril,2020,113(4):685-703.

[36]　熊光武.早期子宫颈癌保留生育功能手术中与妊娠相关问题的处理[J].中国微创外

科杂志,2021,21(7):589-594.

[37] FOKOM DOMGUE J, SCHMELER K M. Conservative management of cervical cancer:current status and obstetrical implications[J]. Best Pract Res Clin Obstet Gynaecol,2019,55:79-92.

[38] GIL-IBAŇEZ B, GLICKMAN A, DEL PINO M, et al. Vaginal fertility-sparing surgery and laparoscopic sentinel lymph node detection in early cervical cancer. Retrospective study with 15 years of follow-up[J]. Eur J Obstet Gynecol Reprod Biol,2020,251:23-27.

[39] JOHANSEN G, LÖNNERFORS C, FALCONER H, et al. Reproductive and oncologic outcome following robot-assisted laparoscopic radical trachelectomy for early stage cervical cancer[J]. Gynecol Oncol,2016,141(1):160-165.

[40] 陈春林,郎景和.中国专家"关于宫颈癌腹腔镜手术相关问题"的几点意见[J].中国实用妇科与产科杂志,2019,35(2):188-193.

[41] NARDUCCI F, LAMBAUDIE E, HOUVENAEGHEL G, et al. Early experience of robotic-assisted laparoscopy for extraperitoneal para-aortic lymphadenectomy up to the left renal vein[J]. Gynecol Oncol,2009,115(1):172-174.

[42] SALVO G, RAMIREZ P T, LEVENBACK C F, et al. Sensitivity and negative predictive value for sentinel lymph node biopsy in women with early-stage cervical cancer[J]. Gynecol Oncol,2017,145(1):96-101.

[43] KIM S, MIN K J, LEE S, et al. Learning curve could affect oncologic outcome of minimally invasive radical hysterectomy for cervical cancer[J]. Asian J Surg,2021, 44(1):174-180.

[44] MARNITZ S, KÖHLER C, BONGARDT S, et al. Topographic distribution of sentinel lymph nodes in patients with cervical cancer[J]. Gynecol Oncol,2006,103(1):35-44.

第十三章　机器人宫颈癌保留生育功能手术

一、概述

　　每年全世界有超过 130 万名女性被诊断为妇科恶性肿瘤。其中近 15％的女性年龄在 15～39 岁之间，这个年龄段的人群通常被认为是青少年和年轻的成人。具有生育功能是年轻女性生活质量良好的一个重要标志。然而，手术、化疗和放疗等各种治疗可能使年轻的生殖道恶性肿瘤患者完全或部分失去生育功能。年轻的生殖道恶性肿瘤患者必须决定是否接受保守保留生育功能的治疗。所以，关于保留生育功能治疗的安全性必须要有可靠的证据，以便为患者提供其需要的信息，让其做出知情选择。该领域仍有诸多问题亟待解决，许多方面远未达成共识甚至存在不少争议。

　　保留生育功能、提高生活质量的个体化治疗，已成为医患双方的共同目标。保留生育功能手术是一种保留卵巢、子宫，有时（部分）保留宫颈的手术，但不是所有妇科肿瘤患者都具备保留生育功能的条件。该手术只在一些特定的病例中应用，例如早期宫颈癌、早期子宫内膜癌和早期卵巢癌的年轻患者。恶性肿瘤的保留生育功能手术包括根治性宫颈切除术、子宫内膜癌宫腔镜手术、早期卵巢癌保留生育功能手术等。

　　宫颈癌是最常见的妇科恶性肿瘤。所有宫颈癌患者中，20％为年轻患者，宫颈癌成为这些年轻患者癌症相关死亡的第二大原因。幸运的是，由于人口筛查和人乳头瘤病毒（HPV）疫苗接种，世界上一些地区宫颈癌的发病率和死亡率正在下降。然而，全球每年仍有超过 11 万名年轻患者被诊断为宫颈癌，超过 3.1 万名年轻患者死于宫颈癌。根治性子宫切除术（包括或不包括盆腔淋巴结切除）被认为是早期宫颈癌的标准治疗。对于有强烈保留生育功能愿望的患者，保留生育功能手术包括宫颈锥切术或简单的宫颈切除术（锥体或桶状的宫颈切除，不做宫旁组织切除手术），或（阴式或腹式）根治性宫颈切除术（切除宫颈、宫旁组织和阴道上部组织），保留完整宫体。宫颈锥切术切除范围包括宫颈外和宫颈内管，目的是切除阴性边缘的微浸润性宫颈癌。相比之下，根治性宫颈切除术包括切除宫颈、宫旁组织和阴道边缘，使子宫剩余部分和底部、输卵管和卵巢保持完整。它可以通过开腹、腹腔镜/机器人辅助进行。

　　越来越多的研究表明，早期宫颈癌保留生育功能手术的结果与根治性子宫切除术的结果相当，因此早期宫颈癌保留生育功能手术开展得越来越多。然而，保留生育功能手术后的妊娠率，特别是腹式根治性宫颈切除术后的妊娠率令人失望，Ⅰ B2 期宫颈癌患者行腹式根治性宫颈切除术后的活产率仅为 9％。虽然新辅助化疗后宫颈癌保留生育功能手术的妊娠率有所提高，但宫颈癌治疗的安全性尚不明确。

　　自从 Chuang 等发表了机器人根治性宫颈切除术和盆腔淋巴结切除术的病例报道以来，不断有机器人早期宫颈癌保留生育功能手术的报道。

根据目前的证据，ⅠA1 期至ⅠB1 期宫颈癌可考虑保留生育功能手术。一项针对 88 例早期宫颈癌行腹腔镜根治性宫颈切除术患者的前瞻性队列研究发现，肿瘤直径＞2 cm 是一个具有统计学意义的复发危险因素，肿瘤直径＞2 cm 的患者复发率高达 20％，需要进一步的纵向研究来评估该患者群体的长期预后和复发风险。生育结束后，如果患者持续存在 HPV 感染或乳头状瘤检测异常，可考虑子宫切除术。

二、适应证和禁忌证

（一）适应证

ⅠA1 期至ⅠB1 期宫颈癌患者。

复旦大学附属肿瘤医院妇科于 2004 年开展了首例开腹宫颈癌保留生育功能手术，随着手术经验和随访时间的累积，已发表了多篇有关肿瘤学结局、产科学结局和并发症数据的论文，并提出了宫颈癌保留生育功能手术的"复旦标准"，简单概括如下。

（1）年龄＜45 岁。

（2）患者有强烈保留生育功能愿望。

（3）组织病理学证实的宫颈鳞癌、腺癌、腺鳞癌，排除宫颈小细胞神经内分泌癌、宫颈微偏腺癌等非典型腺癌类型。

（4）临床分期（FIGO 分期）为ⅠA1 期伴有脉管癌栓或切缘阳性及ⅠA2 期、ⅠB1 期的宫颈癌。

（5）肿瘤无远处转移，影像学检查确认无区域淋巴转移。

（6）宫颈肿瘤未累及宫颈管内口。

新辅助化疗使肿瘤直径＞2 cm 的患者经保留生育功能手术后也可能妊娠，但尚有争议。

（二）禁忌证

晚期宫颈癌（ⅠB2 期及以上）、侵袭性肿瘤组织细胞类型特殊（小细胞癌、胃腺癌、恶性腺瘤、透明细胞腺癌或胚胎横纹肌肉瘤）和已结束生育的患者。

三、术前准备

同 C 型手术。

四、手术步骤

对于宫颈癌保留生育功能的宫颈切除术，我们采取的手术方式是次广泛性宫颈切除术。相当于 B 型手术。

（一）切除盆腔淋巴结

在不切断子宫圆韧带和卵巢悬韧带的情况下，切除盆腔淋巴结。从腹主动脉髂总动脉分叉水平开始，依次切除双侧髂总淋巴结、髂外淋巴结、腹股沟深淋巴结、闭孔淋巴结、髂内淋巴结（图 13-1 至图 13-7）。在切除盆腔淋巴结时，要注意子宫动脉周围淋巴结的清扫，阴道切开后将盆腔各组淋巴结整块送检。

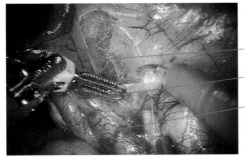

图 13-1　剪开右侧子宫阔韧带前叶

子宫阔韧带前叶
输卵管
卵巢悬韧带

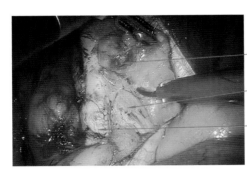

图 13-2　右侧髂总淋巴结

髂总淋巴结
髂总静脉
髂总动脉

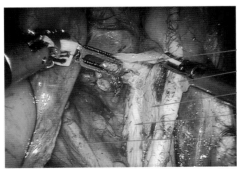

图 13-3　右侧髂外淋巴结

髂外淋巴结
髂外动脉
髂外静脉
髂内动脉
输尿管

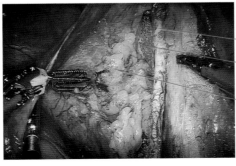

图 13-4　右侧腹股沟深淋巴结

髂外动脉
髂外静脉
腹股沟深淋巴结

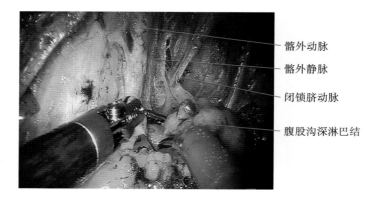

图 13-5　左侧腹股沟深淋巴结

　髂外动脉
　髂外静脉
　闭锁脐动脉
　腹股沟深淋巴结

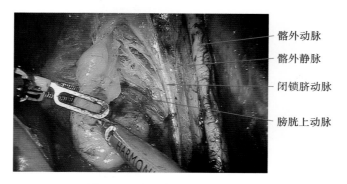

图 13-6　右侧髂外淋巴结切除后

　髂外动脉
　髂外静脉
　闭锁脐动脉
　膀胱上动脉

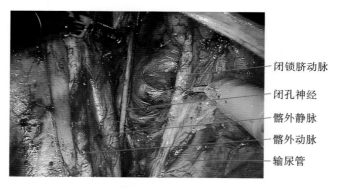

图 13-7　左侧闭孔淋巴结、膀胱外侧淋巴结切除后

　闭锁脐动脉
　闭孔神经
　髂外静脉
　髂外动脉
　输尿管

（二）充分暴露解剖间隙

分离暴露膀胱宫颈间隙、膀胱阴道间隙、直肠阴道间隙、直肠侧间隙和阴道侧间隙等（图 13-8 至图 13-13）。

（三）保留子宫动脉，完整游离出输尿管

最好保留双侧子宫动脉及其上行支。如果一侧或双侧子宫动脉切断，仍然可以继续行该手术。正常情况下，子宫的血液供应主要来自双侧子宫动脉，部分来自卵巢动脉。子宫动脉主干自髂内动脉发出后，向下向内侧走行跨过输尿管后至宫颈侧方，在子宫峡部水平分为上

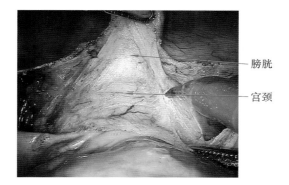

图 13-8 膀胱宫颈间隙

膀胱
宫颈

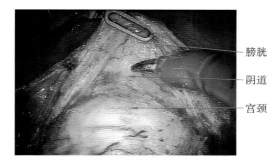

图 13-9 膀胱阴道间隙

膀胱
阴道
宫颈

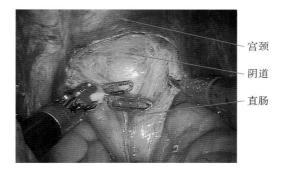

图 13-10 直肠阴道间隙

宫颈
阴道
直肠

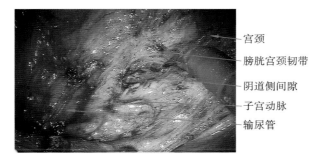

图 13-11 左侧阴道侧间隙

宫颈
膀胱宫颈韧带
阴道侧间隙
子宫动脉
输尿管

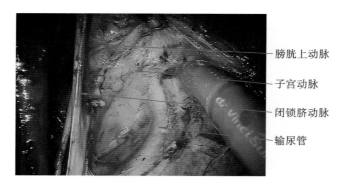

膀胱上动脉

子宫动脉

闭锁脐动脉

输尿管

图 13-12   左侧拉氏间隙

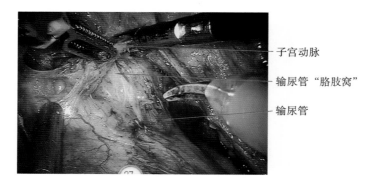

子宫动脉

输尿管"胳肢窝"

输尿管

图 13-13   右侧输尿管"胳肢窝"

行支和下行支,分别沿宫体上行和宫颈两侧下行,最终与卵巢动脉和阴道动脉分支吻合。注意分离出膀胱阴道间隙,沿输尿管走行打开腹侧宫旁组织的膀胱宫颈韧带(输尿管隧道前叶),连同膀胱一起下推输尿管 2 cm 以上(图 13-14)。

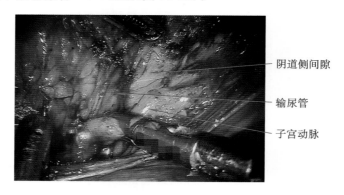

阴道侧间隙

输尿管

子宫动脉

图 13-14   游离左侧子宫动脉

(四)切断足够长度的腹侧、侧方、背侧宫旁组织

在膀胱侧间隙、直肠阴道间隙和直肠侧间隙准备好后,确定侧方宫旁组织(子宫动、静脉及其伴随的淋巴结)、背侧宫旁组织(子宫骶韧带)和腹侧宫旁组织(膀胱阴道韧带)。将背侧宫旁组织(子宫骶韧带)切除约 2 cm。将输尿管自身向外侧和腹侧滚动至盆侧壁和耻骨联合方向,形成腹侧宫旁组织(膀胱阴道韧带)。阴道壁外侧、腹下神经水平以上可以形成一个小的阴道侧间隙;切除膀胱阴道韧带(保留子宫动脉)(图 13-15 至图 13-19)。

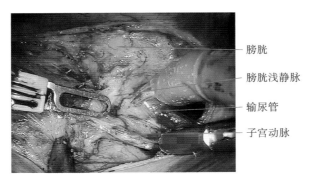

图 13-15　切断右侧腹侧宫旁组织(一)

膀胱
膀胱浅静脉
输尿管
子宫动脉

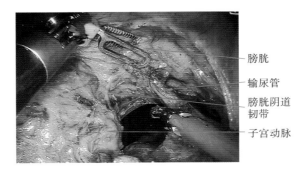

图 13-16　切断右侧腹侧宫旁组织(二)

膀胱
输尿管
膀胱阴道韧带
子宫动脉

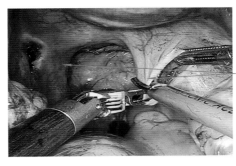

图 13-17　切断右侧背侧宫旁组织

子宫骶韧带

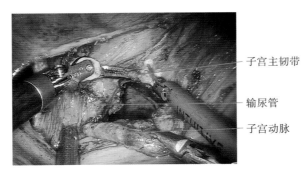

图 13-18　切断左侧侧方宫旁组织

子宫主韧带
输尿管
子宫动脉

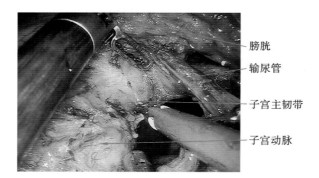

图 13-19　切断右侧侧方宫旁组织

（五）切除合适长度的阴道和分离子宫动脉

适合保留生育功能的阴道极少受累的早期宫颈癌患者，故阴道切除约 2 cm 即可。关键在于切除足够长度的宫颈前，需要游离并保留子宫动脉及其上行支。在切开阴道壁前用一次性塑料扎扣环扎阴道，经阴道充分消毒。于宫颈下方约 2 cm 处切开阴道壁。用缝线缝合阴道残端近侧，使阴道闭合，避免肿瘤细胞脱落至盆腹腔。牵拉宫颈，贴近宫颈旁分离子宫动脉至子宫峡部，最后将宫颈从阴道拉出（图 13-20 至图 13-25）。

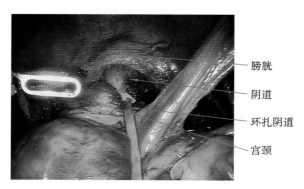

图 13-20　用塑料扎扣环扎阴道

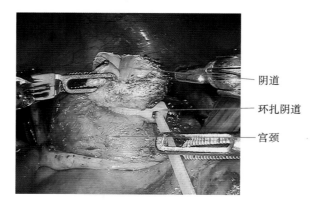

图 13-21　环形切开阴道壁

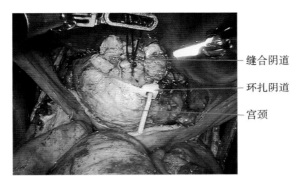

图 13-22　用缝线缝合阴道残端近侧

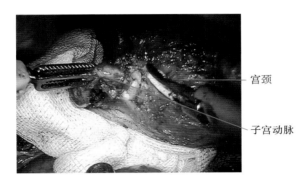

图 13-23　分离左侧子宫动脉

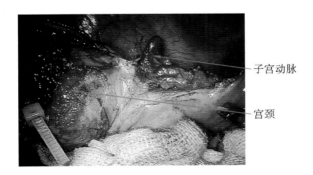

图 13-24　分离右侧子宫动脉

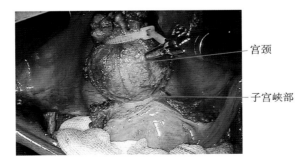

图 13-25　用塑料扎扣环扎子宫峡部

（六）经阴道切除合适长度的宫颈

经阴道切除宫颈更好操作，宫颈切除的长度更好把控，宫颈切面更平整。将阴道残端与宫颈残端吻合，重建宫颈外口（图 13-26）。

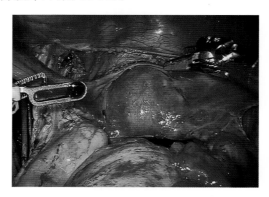

图 13-26　缝合宫颈、阴道残端后

（七）子宫峡部环扎

经阴道切除宫颈后，经阴道在宫颈切面以上 1 cm 左右处进行子宫峡部环扎更方便操作，也可以在机器人辅助下经盆腔行子宫峡部环扎（图 13-27 和图 13-28）。下一步将阴道残端与残留的宫颈周围缝合。最后缝合盆腔腹膜（图 13-29），放腹腔引流管。

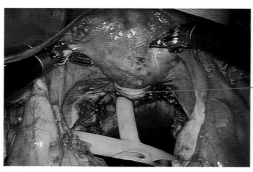

图 13-27　子宫峡部环扎线（后面观）

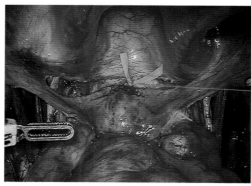

图 13-28　子宫峡部环扎线（前面观）

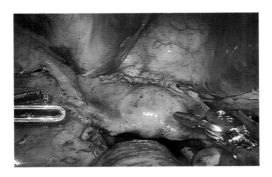

图 13-29 缝合盆腔腹膜

（八）机器人宫颈癌保留生育功能手术注意点

（1）宫颈上端的切除是该手术成败及预后的关键。若宫颈标本上切缘距肿瘤边缘小于 5 mm，则须将剩下的宫颈相应多切除 3～5 mm，因为切缘阴性并与病灶距离 8 mm 以上，对肿瘤预后来说较安全。

（2）对淋巴结及宫颈标本进行冰冻切片病理学检查，主要检查淋巴结有无转移和宫颈标本上、下切缘有无肿瘤生长，以及肿瘤与切缘的距离。如病理提示阳性，则切除子宫完成根治性子宫切除术。

（3）宫颈环扎术：有时可能会将一侧或双侧子宫血管阻断，多见于妊娠期腹腔镜宫颈环扎术，可能原因是为了避免难以处置的宫旁血管损伤出血而选择经宫旁无血管区缝扎。行宫颈环扎术阻断子宫血管后，宫体一开始依靠双侧卵巢血管和/或对侧未阻断的子宫血管供血，可能存在血流不足的问题，但随着子宫血管阻断处侧支循环逐步建立，子宫血流可能逐渐恢复。对于宫颈短或功能不全者，宫颈环扎术后血流动力学和力学效应以及对胎儿生长发育的影响还需更多的研究。

总之，该手术成功与否与多种因素有关，如保留宫颈的长度、宫颈旁组织的切除范围以及宫颈成形缝合的技巧等，故应由具备丰富手术经验的医生来施行手术。

五、术后处理

同 C 型手术。

六、并发症及其防治

同 C 型手术。

七、效果评价

根据 SEER 数据库的数据，36％的宫颈癌患者年龄在 45 岁以下。其中一些患者希望保留生育功能。Dargent 首先报道阴式根治性宫颈切除术治疗肿瘤直径＜2 cm 的患者。自那以后，人们陆续总结了早期宫颈癌保留生育功能手术的低复发风险人群特点：肿瘤直径＜2 cm，无深层间质浸润，无淋巴脉管间隙浸润（LVSI），以及淋巴结阴性。这些患者可以从次广泛性宫颈切除术中获益，如宫颈锥切术或单纯宫颈切除术加盆腔淋巴结清扫术。肿瘤直径≥2 cm 的患者有较高的复发风险，对其进行保留生育功能手术治疗存在争议。

与机器人根治性宫颈切除术相比，经阴道入路手术可以减少腹腔和盆腔粘连，同时保留子宫动脉上行支。机器人根治性宫颈切除术可能与输卵管卵巢粘连形成有关,可能导致输卵管因素不孕症。此外,机器人根治性宫颈切除术中可能会结扎子宫动脉,与其他根治性宫颈切除术相比,理论上这也可能影响随后的生育功能。

（一）Dargent 手术（阴式根治性宫颈切除术）

根治性宫颈切除术由法国学者 Dargent 于 20 世纪 80 年代末率先提出。由于担心保留子宫会使宫颈癌复发,该手术最初受到妇科肿瘤学界的怀疑,但不断发表的早期结果论文表明其肿瘤学和产科结局是可以接受的,并且有希望慢慢被接受。全球不同中心的一系列手术患者的回顾性评估,已经证明了该手术的治疗安全性。

肿瘤直径≥2 cm 的患者复发风险高,不适宜采用 Dargent 手术。在 2016 年发表的一篇综述中,肿瘤直径≥2 cm 的患者的复发率为 17%,而肿瘤直径<2 cm 的ⅠB 期患者的复发率为 4%。

多年来,对某些宫旁组织侵犯风险低的患者行宫旁组织切除术一直受到质疑。宫旁组织切除术可因下腹下丛的切除而引起泌尿系统和消化系统疾病。肿瘤直径<2 cm、LVSI(－)、淋巴结阴性、间质浸润深度<10 mm 的患者宫旁组织受累率低于 1%。我们推测,宫旁组织切除术可增加流产和早产的风险。所以,在一些特定的患者中推荐使用次广泛性宫颈切除术。另外,Dargent 手术需要一定的训练和经验,由于这种手术较困难和腹腔镜的出现,已出现其他根治性宫颈切除的方法。

（二）腹式、腹腔镜及阴式根治性宫颈切除术

自 Dargent 手术被提出以来,其他根治性宫颈切除的方法也陆续被报道,如腹式根治性宫颈切除术或微创根治性宫颈切除术（腹腔镜或机器人辅助）。这些方法被认为对宫旁组织的切除更广泛,对于预后较差的肿瘤（肿瘤直径>2 cm、LVSI(＋)）,可推荐使用这些方法。

Bentivegna 等报道了 866 例患者行腹式根治性宫颈切除术的结果,其中 559 例患者为 FIGO 2008 ⅠB1 期宫颈癌,且至少 167 例肿瘤直径>2 cm。所有患者的复发率为 5%,肿瘤直径为 2～4 cm 的患者的复发率为 5%。行腹腔镜根治性宫颈切除术的患者 238 例,其中 6% 有复发。然而,17% 的复发性肿瘤直径>2 cm。

最近一篇综述报道了 2566 例患者行阴式根治性宫颈切除术（58.1%）、腹式根治性宫颈切除术（37.2%）和微创根治性宫颈切除术（4.7%）的结果,三组间复发率和 5 年总生存率无显著差异,但阴式手术时间短、切缘阳性率低,说明行阴式根治性宫颈切除术似乎是合理的。

（三）宫颈锥切术、单纯宫颈切除术

对于 LVSI(－) 的 FIGO 2019 ⅠA1 期患者,宫颈锥切术或单纯子宫切除术是目前大家推荐的治疗方法。根据 NCCN 的建议,对于ⅠA1 期伴 LVSI(＋)、ⅠA2 期和ⅠB1 期患者,可以选择不同的治疗方案,包括宫颈锥切术、单纯宫颈切除术或根治性宫颈切除术＋盆腔淋巴结清扫或前哨淋巴结活检。有报道提出,肿瘤直径<2 cm、LVSI(－) 的患者可以行宫颈锥切术或单纯宫颈切除术,而 LVSI(＋) 且肿瘤直径<2 cm 的患者应行阴式根治性宫颈切除术。次广泛性手术（宫颈锥切术、宫颈切除术或子宫切除术）患者与根治性手术患者的生存率无差异。越来越多的观点支持 FIGO 2018 ⅠA2 期和ⅠB1 期宫颈癌患者行次广泛性手术。必须明确淋巴结状况,以排除接受保留生育功能治疗的淋巴结阳性患者。行宫颈锥切术或单纯宫颈切除术的同时应行盆腔淋巴结清扫或前哨淋巴结活检。当存在深部间质浸润或 LVSI(＋) 等危险因素时,阴式根治性宫颈切除术值得探讨。

(四)新辅助化疗加阴式根治性宫颈切除术或腹式根治性宫颈切除术

FIGO 2018 Ⅰ B2 期宫颈癌患者希望保留生育功能时,可以选择新辅助化疗＋阴式根治性宫颈切除术＋盆腔淋巴结清扫术,或新辅助化疗＋腹式根治性宫颈切除术＋盆腔淋巴结清扫术。

van Kol 等发表了一篇比较这两种治疗方法的综述,共纳入 338 例患者,阴式根治性宫颈切除术后,复发率为 10％,死亡率为 2.9％。在这些患者中,只有 39％的人试图妊娠,其中 70％的人成功妊娠,出生率为 63％。腹式根治性宫颈切除术后,复发率为 6.9％,死亡率为 3.4％,其中 21％的人成功妊娠,出生率为 42％。

最近发表的一篇综述纳入了 249 例 FIGO 2018 Ⅰ B2 期宫颈癌患者,所有患者在接受新辅助化疗后接受了保留生育功能手术,复发率为 6.1％,2 例患者死亡,64 例患者成功妊娠,其中活产 49 例、早产 6 例。

Ⅰ B2 期宫颈癌患者的最佳治疗策略尚不清楚。最新数据显示,新辅助化疗的复发率在 10％左右,有时更高。在接受新辅助化疗前,应通过前哨淋巴结活检和盆腔淋巴结清扫来评估淋巴结状况,以排除接受保留生育功能治疗的淋巴结阳性患者。然而,一些学者建议在新辅助化疗后进行单一淋巴结切除术,认为这并不影响复发率。对于这类患者,腹式根治性宫颈切除术更合适。

新辅助化疗可使肿瘤缩小,保留生育功能手术的切除范围可相应减小,有利于正常子宫解剖结构的保留,提高患者术后妊娠率。新辅助化疗后接受单纯阴式根治性宫颈切除术或宫颈大锥切术的患者,由于手术切除范围稍小,术后妊娠率明显上升。新辅助化疗后多数患者可获得病理完全缓解,这时接受范围稍小的单纯宫颈切除术或宫颈大锥切术,既可以达到肿瘤学上的安全切缘,也有利于日后获得良好的生育结局。有关新辅助化疗联合保留生育功能手术的争议不小,最关键的问题是治疗安全性能否得到保证,新辅助化疗后降分期的患者的淋巴结状况是否与新辅助化疗前一致。曾有学者建议,所有准备行保留生育功能治疗的宫颈癌患者,应当首先开展腹腔镜下盆腔淋巴结清扫。淋巴结阳性的患者即便接受新辅助化疗和之后的手术切除,其复发转移的风险仍较高,故建议仅对治疗前腹腔镜下盆腔淋巴结清扫证实淋巴结阴性的患者行新辅助化疗和保留生育功能手术。这一新的理念提出了很敏感的问题:新辅助化疗后患者的局部肿瘤缩小,区域淋巴结转阴,虽然避免了进一步的辅助治疗,但这样的病理结果能否真实地提示患者的临床分期和预后,这个问题值得长期随访和进一步研究证实。此外,一部分肿瘤直径≥2 cm 的宫颈癌患者在接受新辅助化疗后肿瘤间质浸润深度仍大于 3 mm,这些患者被认为对新辅助化疗不敏感,且术后复发的风险很高,这就引发了对于新辅助化疗敏感性判定的争议:如果化疗后肿瘤间质浸润深度大于 3 mm,后续治疗采取何种手术方式更合理? 这一治疗方式缺乏大样本长期随访的临床报道,其长期预后和生育结局有待更多的研究证实。但到目前为止,NCCN 尚未将新辅助化疗后保留生育功能手术的治疗方案列入宫颈癌诊疗指南,该方案仍为非常规治疗方案。

(五)宫颈环扎术

宫颈功能不全与无痛宫颈扩张有关,导致妊娠中期流产。保留生育功能手术后的早产率为 31.0％,这强调了妊娠期管理的重要性。在宫颈切除时是否行宫颈环扎术仍然存在争议,主要取决于患者术前是否存在宫颈功能不全,以及年轻的早期宫颈癌患者保留生育功能手术后残留宫颈的长度。早期宫颈癌患者中,保留生育功能手术前是否存在宫颈功能不全通常不得而知；由于局部肿瘤的存在，根本无法也不能够通过宫颈管探查来评估宫颈功能状况；在保留生育功能手术切除宫颈肿瘤后，可以探查、测量和评估宫颈功能状况，并结合残留宫颈的长度确定是否同时行宫颈环扎术。

行阴式根治性宫颈切除术、腹式根治性宫颈切除术、腹腔镜/机器人根治性宫颈切除术者，宫颈和宫旁组织切除更多、更广泛，仅靠残留的少部分宫颈上段或子宫峡部组织难以维持宫颈功能，上行感染和宫颈功能不全发生概率较高，因而保留生育功能手术中宫颈环扎显得非常有必要。宫颈环扎最佳位置是宫颈内口水平，推荐于宫颈内口或稍上方水平将环扎线/带贴近宫颈筋膜环内侧穿过宫颈两侧，在子宫峡部打结，以避免损伤子宫动脉上行支及其内侧分支。宫颈环扎应松紧适宜，以 4 号扩宫棒能通过宫颈管为度，可将相应扩宫棒置于宫颈管内，拉紧打结环扎线/带后再取出扩宫棒。

我们认为机器人根治性宫颈切除术具有与腹腔镜根治性宫颈切除术类似的好处，包括缩短住院时间、减少出血量，并降低短期和长期的复发率。患者应该选择具有早期宫颈癌评估和手术管理经验的妇科肿瘤中心进行手术。建议术前对患者进行仔细的临床和组织学评估，包括术前盆腔 MRI、CT 和 PET-CT，正确评估宫旁组织和可能的淋巴转移。子宫操纵器的使用与否可能对宫颈癌患者的复发率和生存率有影响，不建议在有明显宫颈病变时使用子宫操纵器。当没有明显宫颈病变时，在宫颈和宫旁组织完全游离后通过阴道切除宫颈。宫体与阴道的再吻合术和宫颈环扎术可以通过机器人手术系统进行或经阴道进行，避免肿瘤污染腹腔和盆腔。应评估手术切缘以保证手术的彻底性。在阴式手术中，阴道切开时要有足够的边缘，用组织钳夹住阴道黏膜，使肿瘤覆盖宫颈。宫颈切缘为阴性时，将宫颈内口下推至阴道，或直接经阴道切除宫颈，并在阴道处进行宫颈环扎术。

虽然与腹式根治性宫颈切除术相比，微创根治性宫颈切除术在癌症复发率或癌症死亡率方面没有显著差异，但需要进行进一步的长期研究来确定微创根治性宫颈切除术的长期结局。采取哪种保留生育功能手术受多种因素的影响，包括外科医生经验、可用的手术器械、疾病阶段和患者偏好。为了更好地指导患者，需要对微创根治性宫颈切除术后的生育结局进行进一步的研究。关于宫颈切除术后的产科结局，包括是否需要行宫颈环扎术、宫颈环扎的时间，以及在这一患者群体中防止早产的方法，还需要进行更多的研究。患者应该接受生殖内分泌学家和妇科肿瘤医生的建议，对癌症治疗结果、预后和未来的生育选择设定现实的期望。

(六)产科结局

对于早期宫颈癌患者来说，非根治性手术的好处应该是增加了妊娠的机会。文献综述和 Meta 分析显示，除了宫颈锥切术的低复发率外，非根治性手术似乎显示出更好的肿瘤学结局，妊娠、流产和早产的发生率分别为 36.1%、14.8% 和 6.8%，而宫颈切除术后这三项的发生率分别为 20.5%、24% 和 26.6%。

2020 年，Nezhat 等报道了 3044 例接受保留生育功能手术的患者，其中 40%（1218 例）试图妊娠，结果有 1047 例妊娠。阴式根治性宫颈切除术（67.5%）与腹式根治性宫颈切除术（41.9%）的妊娠率差异有统计学意义。与腹式根治性宫颈切除术（65.7%）、阴式根治性宫颈切除术（63.4%）和腹腔镜根治性宫颈切除术（56.5%）相比，宫颈锥切术或单纯宫颈切除术的活产率（86.4%）较高。总早产率为 31.0%，宫颈锥切术或单纯宫颈切除术后的早产率为 25.1%，阴式、腹式和腹腔镜根治性宫颈切除术后的早产率分别为 34.6%、30.5% 和 31.4%。

在 Smith 等最近发表的综述中,阴式、腹式和腹腔镜根治性宫颈切除术后的妊娠率分别为 37.8%、10.4% 和 9.2%,妊娠患者活产率分别为 75.7%、75.6% 和 57.1%。阴式、腹式和腹腔镜根治性宫颈切除术后早产率分别为 33.9%、39% 和 57.1%。

患者在行保留生育功能手术后妊娠有较高的并发症发生风险,如胎膜早破和早产,需要将这些患者转介到母胎医学专家进行管理。

(七)随访

有关保留生育功能手术后患者随访的文献非常少。在一项包括 43 例接受保留生育功能手术的 FIGO 2008 ⅠA2～ⅠB2 期宫颈癌患者的研究中,单独的阴道镜检查以及与 HPV 阳性相关的阴道镜检查对预测复发表现出较高的敏感性。保留生育功能手术后的细胞学检查可能会引起不必要的关注,因为检查结果可能显示异常而不复发。有学者对 44 例根治性宫颈切除术后的 223 份细胞学标本进行了研究,131 份(59%)细胞学标本中发现子宫内膜成分,28 份发现细胞学异常,但只有 4 个病变(3 个低级别鳞状上皮内病变和 1 个腺鳞癌)被诊断为复发。应在术后 3 个月、6 个月和 12 个月的随访时进行 HPV 检测。

八、技术现状及展望

根治性子宫切除术仍然是不希望保留生育功能的早期宫颈癌患者治疗的金标准。自第一例腹腔镜根治性子宫切除术伴腹主动脉旁和盆腔淋巴结清扫术实施以来,回顾性和非随机研究显示早期宫颈癌患者行微创根治性子宫切除术是安全的,并且有许多优点,包括较短的住院时间、较少的出血量、较低的短期和长期复发率。2016 年,Wang 等报道了一项对 ⅠA2～ⅡA2 期宫颈癌患者行腹式和腹腔镜根治性子宫切除术的匹配队列研究的长期生存结果。研究发现,腹腔镜和腹式根治性子宫切除术组的 5 年无复发生存率(91.3% vs 90.4%,$P=0.83$)和总生存率(93.2% vs 92.1%,$P=0.94$)相似。2008 年,一项匹配病例对照研究比较了接受机器人根治性子宫切除术和腹腔镜根治性子宫切除术的早期宫颈癌患者的预后,3 年无复发生存率分别为 88.0% 和 84.0%($P=0.866$),总生存率分别为 90.8% 和 94.0%($P=0.024$),表明机器人组和腹腔镜组之间的差异无统计学意义。

虽然早期宫颈癌可以通过微创根治性宫颈切除术进行治疗。但在 2018 年 LACC 试验发表后,许多想要行宫颈切除术的患者转为接受开腹手术。Ramirez 等发表的 LACC 试验是一项随机对照试验,评估了开腹和微创根治性子宫切除术治疗 ⅠA1～ⅠB1 期宫颈癌患者的预后,结果发现,与开腹手术相比,微创手术无病生存率和总生存率较低。

LACC 试验有几个局限性。大部分患者处于 ⅠB1 期,但关于组织病理学的大量信息仍然未知,如 1/3 的病例肿瘤大小未知。缺乏具体的术前影像、中心病理和充分的随访评估。此外,这是一项多中心、跨国研究,跨越五大洲的 33 个招募中心,不同中心有不同水平的手术技能。研究人员报道,33 个招募中心中有 14 个出现了宫颈癌复发,但他们没有提供关于无复发结果的招募中心的数据,也没有提供与这些结果相关的特定中心或外科医生特征(如外科医生手术量)的数据。因此,手术实践和技术可能会影响结果判断。我们认为 LACC 试验的结果应该谨慎解释。因此,在提出任何改变手术实践的建议之前,应该进行进一步的研究,以明确根治性子宫切除术对肿瘤结果的影响,以及这是否可以转化为保留生育功能的早期宫颈癌手术实践。我们同意 Donnez 的假设,即随着外科医生在有或没有机器人辅助的腹腔镜手术中获得更多经验,微创根治性子宫切除术和腹式根治性子宫切除术之间生存率的差异将会减小。

当腹式手术被推荐用于早期宫颈癌的治疗时,关于腹式手术是否会影响癌症复发率或癌症死亡率的数据是缺乏的。

总结和分析现在的研究,得出以下重要结论。我们需要一个可靠的数据为患者提供最佳的咨询;许多接受保留生育功能手术治疗的患者选择不妊娠,这一决定可能受到许多因素的影响,有资料表明,只有44%~63%的患者在治疗后有妊娠意愿;宫颈癌保留生育功能手术后的复发率一般较低,有时甚至低于标准治疗后的复发率,这可能与选择预后良好的患者有关。

早期宫颈癌的治疗方式仍在不断发展。与传统开腹手术相比,微创手术导致更少的粘连形成,这对产科结局可能特别重要。最近的研究引起了人们对根治性子宫切除术手术方式对肿瘤预后影响的关注,Matsuo等分析评估了ⅠA2~ⅠB1期宫颈癌患者行宫颈切除术的手术方法、特点和生存率的趋势。这项研究中最重要的发现是微创手术的比例从2010年的29.3%增加到2015年的75%。在144例微创手术患者中,66.7%采用了机器人手术。这种趋势反映了机器人手术系统在这些复杂手术中的技术优势。两组之间的4年总生存率没有显著差异(微创手术组为95.7%,开腹手术组为92.3%)。

自从LACC试验发表以来,许多妇科肿瘤学家已经放弃了微创手术方法治疗早期宫颈癌。由于小肿瘤(肿瘤直径<2 cm)的复发风险非常低,因此很难将LACC试验的结果推广到小肿瘤(肿瘤直径<2 cm)患者身上。大多数考虑接受保留生育功能手术的患者属于预后较好的亚组。我们必须考虑的不是消除微创手术,而是如何通过改变手术技术和/或为可能受益于微创手术的患者建立更好的选择标准来改善结果。

总之,对早期宫颈癌患者行保留生育功能手术,如果选择得当,机器人根治性宫颈切除术不会增加患者复发的风险。复发风险低的患者可以行宫颈锥切术或单纯宫颈切除术合并盆腔淋巴结清扫术。有LVSI(+)和深层间质浸润等危险因素的患者也可以选择阴式根治性宫颈切除术。然而,对宫颈癌肿瘤直径为2~4 cm的患者开展保留生育功能的手术仍然是一个挑战。

(陈必良)

参 考 文 献

[1] PERSSON J,KANNISTO P,BOSSMAR T. Robot-assisted abdominal laparoscopic radical trachelectomy[J]. Gynecol Oncol,2008,111(3):564-567.

[2] CHUANG L T,LERNER D L,LIU C S,et al. Fertility-sparing robotic-assisted radical trachelectomy and bilateral pelvic lymphadenectomy in early-stage cervical cancer[J]. J Minim Invasive Gynecol,2008,15(6):767-770.

[3] PARK J Y,JOO W D,CHANG S J,et al. Long-term outcomes after fertility-sparing laparoscopic radical trachelectomy in young women with early-stage cervical cancer: an Asian Gynecologic Cancer Group(AGCG)study[J]. J Surg Oncol,2014,110(3): 252-257.

[4] SHAH C A,BECK T,LIAO J B,et al. Surgical and oncologic outcomes after robotic radical hysterectomy as compared to open radical hysterectomy in the treatment of early cervical cancer[J]. J Gynecol Oncol,2017,28(6):e82.

[5] WANG W，CHU H J，SHANG C L，et al. Long-term oncological outcomes after laparoscopic versus abdominal radical hysterectomy in stage ⅠA2 to ⅡA2 cervical cancer：a matched cohort study[J]. Int J Gynecol Cancer，2016，26(7)：1264-1273.

[6] GALLOTTA V，CONTE C，FEDERICO A，et al. Robotic versus laparoscopic radical hysterectomy in early cervical cancer：a case matched control study[J]. Eur J Surg Oncol，2018，44(6)：754-759.

[7] RAMIREZ P T，FRUMOVITZ M，PAREJA R，et al. Minimally invasive versus abdominal radical hysterectomy for cervical cancer[J]. N Engl J Med，2018，379(20)：1895-1904.

[8] DONNEZ J. Unexpected results from randomized clinical trials. Or are they？ [J]. Fertil Steril，2019，112(5)：804-805.

[9] TANG J，LI J，WANG S P，et al. On what scale does it benefit the patients if uterine arteries were preserved during ART？ [J]. Gynecol Oncol，2014，134(1)：154-159.

[10] NOYES N，ABU-RUSTUM N R，RAMIREZ P T，et al. Options in the management of fertility-related issues after radical trachelectomy in patients with early cervical cancer[J]. Gynecol Oncol，2009，114(1)：117-120.

[11] 李雍，吴小华. ⅠB1 期肿瘤直径≥2 cm 的年轻子宫颈癌：保留生育功能手术"复旦标准"存在的争议和证据[J]. 中国实用妇科与产科杂志，2019，35(6)：614-618.

[12] 熊光武. 早期子宫颈癌保留生育功能手术中与妊娠相关问题的处理[J]. 中国微创外科杂志，2021，21(7)：589-594.

[13] ZACCARINI F，SANSON C，MAULARD A，et al. Cervical cancer and fertility-sparing treatment[J]. J Clin Med，2021，10(21)：4825.

[14] PLANTE M，RENAUD M C，FRANÇOIS H，et al. Vaginal radical trachelectomy：an oncologically safe fertility-preserving surgery. An updated series of 72 cases and review of the literature[J]. Gynecol Oncol，2004，94(3)：614-623.

[15] PLANTE M，RENAUD M C，SEBASTIANELLI A，et al. Simple vaginal trachelectomy in women with early-stage low-risk cervical cancer who wish to preserve fertility：the new standard of care？ [J]. Int J Gynecol Cancer，2020，30(7)：981-986.

[16] SCHMELER K M，PAREJA R，LOPEZ BLANCO A，et al. ConCerv：a prospective trial of conservative surgery for low-risk early-stage cervical cancer[J]. Int J Gynecol Cancer，2021，31(10)：1317-1325.

[17] RONSINI C，ANCHORA L P，RESTAINO S，et al. The role of semiquantitative evaluation of lympho-vascular space invasion in early stage cervical cancer patients [J]. Gynecol Oncol，2021，162(2)：299-307.

[18] VAN KOL K G G，VERGELDT T F M，BEKKERS R L M. Abdominal radical trachelectomy versus chemotherapy followed by vaginal radical trachelectomy in stage ⅠB2(FIGO 2018)cervical cancer. A systematic review on fertility and recurrence rates[J]. Gynecol Oncol，2019，155(3)：515-521.

[19] BURBANO J，HEREDIA F，SANABRIA D，et al. Neoadjuvant chemotherapy prior to fertility-sparing surgery in cervical tumors larger than 2 cm：a systematic review

on fertility and oncologic outcomes[J]. Int J Gynecol Cancer,2021,31(3):387-398.

[20]　NEZHAT C,ROMAN R A,RAMBHATLA A,et al. Reproductive and oncologic outcomes after fertility-sparing surgery for early stage cervical cancer:a systematic review[J]. Fertil Steril,2020,113(4):685-703.

[21]　SLAMA J,FISCHEROVA D,ZIKAN M,et al. Sensitivity of follow-up methods in patients after fertility-sparing surgery for cervical cancers[J]. Int J Gynecol Cancer, 2017,27(1):147-153.

第十四章　机器人宫颈残端癌手术

一、概况

（一）宫颈残端癌的发病率及与子宫次全切除术的关系

宫颈残端癌指子宫次全切除术后，残留宫颈发生的癌，为宫颈癌的一种特殊类型，临床上较为少见。其主要临床表现与一般宫颈癌类似，早期多无特异性表现，随着疾病的进展，表现为阴道不规则流血或接触性出血、阴道流液、盆腔疼痛等。子宫次全切除术后 2 年及以上发生的宫颈残端癌被认为是真正的宫颈残端癌，而子宫次全切除术后 2 年内发生的宫颈残端癌则被认为是子宫次全切除术时可能已经存在的"巧合"癌。关于术后发生宫颈残端癌的时间，文献报道不一。一项在瑞典斯德哥尔摩进行的关于宫颈残端癌发生时间的单中心研究是目前样本量最大的研究，该研究纳入了 161 例患者。该研究发现，从子宫次全切除术到宫颈残端癌确诊的时间间隔最短 1 年，最长 46 年，平均 17.6 年。宫颈残端癌在有子宫次全切除术史的患者中占比为 1%～3%，国外占所有同期宫颈癌的 3%～9%，国内占 0.44%～0.7%。宫颈残端癌患者的平均年龄为 61.4 岁，而宫颈癌患者的平均年龄为 52.7 岁，这表明宫颈癌筛查手段（巴氏涂片）对筛查宫颈残端癌的效果不尽如人意，对于子宫次全切除术后的宫颈癌筛查程序是否更有效也没有相关的数据支持。Hellström 等的研究表明，子宫次全切除术后宫颈残端癌对机体的总体影响不容忽视，早期的研究表明，宫颈残端癌治疗（手术和放疗）后的并发症发生率较高，可能是由子宫次全切除术引起的解剖学改变所致。

（二）宫颈残端癌的病因及高危因素

宫颈残端癌是一种由多方面因素共同作用导致的疾病，对女性生命健康的威胁与一般宫颈癌一样甚至更大。根据以往研究和临床经验，宫颈残端癌的高危因素可以总结为以下方面。

1. 子宫次全切除术　子宫次全切除术主要的缺点仍然是发生宫颈残端癌的风险较高，以及术后需要定期进行宫颈癌筛查。行子宫次全切除术后的患者罹患宫颈残端癌的概率也可能比正常具有完整子宫的患者高，但现有研究缺乏这些方面的大样本流行病学数据。有些患者及其家庭医生可能没有收到足够的信息，不了解患者子宫次全切除术的范围，因此可能会错误地认为患者不再需要进行宫颈癌筛查。

2. HPV 感染　宫颈上皮 HPV 感染是宫颈癌前病变发展和随后宫颈癌进展的一种主要危险因素，目前已明确 HPV 感染与宫颈癌进行性发展关系密切，尤其是高危型 HPV 感染，其与宫颈残端癌的发生也密切相关。

3. 不良性生活史　从病理生理学角度来讲，患者初次发生性行为的年龄过早、具有多个性伴侣、性伴侣的性行为不规范均是宫颈癌的高危因素。国内外的相关既往研究均发现，初次发生性行为的年龄在 18 岁以下会增加其患宫颈恶性肿瘤的风险，这可能与青春期宫颈尚未发育成熟，对致癌因素的抵抗力较弱有关。研究表明，17 岁之前经历过生育的女性患宫颈癌的风险是 25 岁之后进行生育的女性的 3 倍。

4. 应用外源性雌激素　口服避孕药可增加宫颈癌发生风险。大多数流行病学研究表明,口服避孕药可使宫颈癌的相对风险增高 1.5～3.3 倍,但仅限于服用时间超过 5 年者,尤其是 HPV 阳性的患者,可能机制为抑制雌激素受体可促使宫颈癌细胞识别异常基因、诱导正常宫颈上皮细胞凋亡。相对风险随服用时间的延长而下降,服用时间超过 10 年者与从未服用过的人群相比发生风险无明显差异,但是从 20 岁开始服用 10 年口服避孕药与 50 岁时浸润性宫颈癌累积发病率的增高有关。

5. 流产及分娩次数　流产及分娩次数对宫颈残端癌发生的影响机制可能与激素作用于宫颈上皮、妊娠期间的免疫功能受抑制和阴道分娩引起的宫颈损伤有关。但宫颈残端癌患者在行子宫次全切除术后丧失了生育功能,其流产分娩史都发生在行子宫次全切除术之前,而在子宫次全切除术后无宫颈手术操作,相对于患宫颈癌的患者,减少了对宫颈的外源性刺激,这与常规宫颈癌患者在病史上有所区别。

吸烟、环境污染、社会经济地位及文化水平较低,也是宫颈癌发生的高危因素。吸烟的女性患宫颈癌的可能性是不吸烟女性的 2 倍。可替宁、尼古丁和其他烟草副产品已在宫颈黏膜中检测到,它们可能损害局部免疫反应和损害宫颈上皮细胞,从而增加疾病进展的风险。社会经济地位及文化水平较低的女性不太可能定期接受宫颈癌检查,因此不太可能被早期诊断和治疗,这增加了她们最终被诊断为晚期侵袭性宫颈残端癌的风险。

(三)宫颈残端癌的诊断

宫颈残端癌的主要临床表现与一般宫颈癌类似,早期一般无症状,因此常规筛查非常重要。常见的症状是不规则或严重的阴道出血和性交后出血,也可能出现非特异性阴道分泌物。晚期可表现为非特异性盆腔或下背部疼痛以及许多肠道或膀胱症状,包括盆腔压迫、尿血、便血或阴道瘘形成,但不常见。宫颈残端癌需通过宫颈细胞学检查、阴道镜检查(镜下活检＋宫颈管搔刮术)和病理活检三个步骤明确诊断。临床妇科医生应强烈建议行子宫次全切除术的患者定期接受妇科检查,频率以每年 1 次为最佳,一旦检出早期宫颈疾病,尽早接受诊疗,以避免病变进一步发展。目前多采用 FIGO 宫颈癌临床分期法进行分期,分为 0～Ⅳ期,以Ⅱ期多见,但 0 期比一般宫颈癌少见。组织病理学类型以鳞癌为主,腺癌次之,近年腺癌所占比例有所升高。依据患者的病史、临床症状、盆腔检查结果及组织病理学检查结果,宫颈残端癌的诊断并不困难。

(四)宫颈残端癌的治疗和随访

治疗方案的选择需因人而异,应根据患者临床分期、局部肿瘤大小、残存宫颈管长度、患者年龄、患者意愿和医疗技术条件等因素制订合理的个体化治疗方案。术时应考虑盆腔解剖的变化、肿瘤体积和临床分期等情况,避免或及时处理并发症。

1. 手术治疗　大部分患者接受手术治疗,其中以根治性宫颈切除术＋盆腔淋巴结切除术最为常见。术中肠粘连是常见的,这是由于患者既往行子宫次全切除术后,宫颈残端与膀胱、直肠甚至周围组织紧密粘连而形成瘢痕的可能性更高,增加了再次手术的难度。随着手术设备的增加及医生操作技术的提高,近年早期宫颈残端癌采取手术治疗特别是腹腔镜手术的报道逐渐增多,腹腔镜手术对于早期宫颈残端癌是一种安全可行的方法,对于早期宫颈残端癌患者,应推荐手术治疗。

2. 放疗及同步放化疗　放疗适用于各个期别的宫颈残端癌,尤其是中晚期患者应以放疗为主并辅以化疗。术后发现病理高危因素者,应酌情予以放疗或放化疗,以减少盆腔复发和远处转移。对于术后存在临床病理高危因素或手术范围不足者,应补充全盆腔和/或腹主动脉旁和/或部分阴道残端黏膜下体外放疗,视转移和侵犯情况行同步化疗,化疗方案以 5-氟尿嘧啶＋顺铂多见,同步放化疗减少了局部和远处的复发和进展,提高了无病生存率,但不良反应较单一治疗更重,影响患者的依从性。

3. 新辅助化疗　近年新辅助化疗似乎成了ⅠB2、Ⅱ期宫颈残端癌患者的新希望,特别是年轻的患者。相比于根治性放疗,新辅助化疗联合根治性手术可以保护患者的阴道和卵巢功能,提高患者的生活质量。2017 年刘丽雅等认为对于宫颈残端癌直径＞4 cm 的ⅠB2、ⅡA2期患者可行新辅助化疗或局部放疗联合手术治疗。但是 2016 年国外的一项研究表明,与标准化疗相比,新辅助化疗在对ⅠB2、ⅡA2 期宫颈癌患者的治疗上没有优势。因此,新辅助化疗应该仅考虑在经过多学科讨论或临床试验的患者身上实施。

4. 随访　与宫颈癌术后随访相同,建议治疗后第 1～2 年每 3～6 个月随访 1 次,第 3～5 年每 6～12 个月随访 1 次,5 年后每年随访 1 次。高危患者应缩短随访间隔时间(如第 1～2 年每 3 个月随访 1 次),低危患者可以延长随访间隔时间(如每 6 个月随访 1 次)。随访时需进行仔细的临床评估,指导患者了解复发的早期症状,如阴道排液、体重减轻、厌食、盆腔、髋关节、背部或腿部疼痛等。鼓励患者戒烟或减少吸烟。随访过程中不需常规进行影像学检查,有症状或怀疑复发时可进行影像学检查。复发病例在治疗前需经病理证实。对于肿瘤未控或复发者,治疗前需要进行进一步的影像学检查或手术探查评估病情。治疗前、后血清鳞癌相关抗原(SCC)检测可较好地反映肿瘤负荷情况,建议将其作为宫颈残端癌术后和子宫次全切除术后随访的常规检查项目。

宫颈残端癌发病率低,但治疗难度大、并发症发生率高、远处转移多见,因而需要进行个体化的治疗,严格掌握好子宫次全切除术的适应证和加强子宫次全切除术后的严密随访观察。

(五)宫颈残端癌与有完整子宫女性的宫颈癌

1. 发病率　目前没有证据证明接受过子宫次全切除术的女性比子宫完整的女性患宫颈癌的风险更高。从接受子宫次全切除术到诊断为宫颈残端癌之间有一段潜伏期,手术技术的改变可能需要很长时间才能影响宫颈残端癌的发病率,如此长的时间间隔也使得对不同处理技术效果的前瞻性研究变得困难。Hellström 等报道了一项基于 104 例患者的研究,在进行了妇科检查和细胞学涂片检查的情况下,没有证据支持子宫次全切除术后宫颈癌的发病率与子宫完整的女性相比有差异。

2. 治疗及预后　传统的宫颈残端癌的治疗原则与一般宫颈癌相同。1992 年一项回顾性研究分析了 46 例宫颈残端癌患者的预后,发现 5 年生存率为 62%,与宫颈癌相当。1993 年一项包含 213 例宫颈残端癌患者的多机构前瞻性研究提示,根治性放疗对宫颈残端癌的局部控制性和生存期的影响似乎与发生在有完整子宫女性上的宫颈癌相似。国内 2012 年的一项报道也认为宫颈残端癌的预后同一般宫颈癌,5 年生存率为 60.0%～60.8%;2001 年Hellström 等开展了一项与年龄、分期、组织病理学类型和治疗年份相匹配的病例对照研究,发现宫颈残端癌的腔内照射剂量低于有完整子宫患者的照射剂量,但是未发现经放疗的宫颈残端鳞癌与有完整子宫女性的宫颈癌相比远期预后较差的证据,这与其他报道的研究结果一致。宫颈残端癌常见预后相关因素包括盆腔淋巴结转移、宫旁组织浸润、宫颈深层间质浸润、脉管瘤栓、肿瘤大小、临床分期、组织学分级和放化疗等。但迄今为止尚缺乏相关大型随机对照试验。

宫颈残端腺癌与宫颈残端鳞癌相比，预后似乎更差，与匹配的宫颈腺癌（子宫完整的病例）相比，它的预后也更差。一项研究表明，与有完整子宫女性的宫颈腺癌或宫颈残端鳞癌相比，接受 15 年治疗的宫颈残端腺癌患者的预后明显更差。但是受限于仅有少数报道涉及宫颈残端腺癌的预后问题，没有足够的证据证明与有完整子宫女性的宫颈腺癌相比，宫颈残端腺癌的预后更差。子宫次全切除术后解剖结构的改变似乎限制了放疗的应用，这可能是宫颈残端腺癌患者预后较差的原因，也可能是宫颈残端腺癌患者对放疗更具抵抗力的原因。但是事实上，有时很难执行正确的剂量进行放疗，因为与一般有完整子宫女性的宫颈癌相比，宫颈残端癌由于前次手术所致血运阻断及解剖学改变，难以得到理想的放化疗剂量、药量分布，因而影响治疗效果。

3. 并发症　Hellström 等研究发现，宫颈残端癌患者严重放疗相关并发症中损伤（瘘管）的发生率为 4.1%，超过有完整子宫对照组中的发生率（1.2%），也超过了以往研究报道的发生率（1.8%）。其他研究者也报道了宫颈残端癌患者放疗后更高的并发症发生率，如 7% 的患者出现膀胱严重放疗相关不良反应（坏死或膀胱阴道瘘），31% 的患者出现直肠严重放疗相关不良反应（严重直肠炎、直肠狭窄或直肠阴道瘘），18% 的患者出现阴道穹隆坏死，严重晚期并发症的发生率较高，说明同等放疗剂量下，宫颈残端癌患者并发症增加，宫颈残端癌的传统放疗效果不如有完整子宫女性的宫颈癌的放疗效果。放疗后较高的并发症发生率说明子宫次全切除术引起的解剖学改变给根治性手术和适量放疗带来困难，随着放疗设备及手段的进步，适形放疗和调强放疗的应用使放疗相关并发症发生率有所下降。

（六）国内外机器人宫颈残端癌手术研究现状

21 世纪以来，微创手术因其具有创伤小、出血少、恢复快的优势而被广泛应用于妇科良、恶性疾病的治疗中，机器人根治性宫颈切除术主要用于治疗希望保留生育功能的早期宫颈癌患者，用于治疗宫颈残端癌目前仅见少数病例报道。国外尚未有关于宫颈残端癌的机器人手术的队列研究或者大型随机对照试验，仅有子宫次全切除术后因并发症，如子宫切除术后的宫颈出现周期性出血、盆腔脱垂和压力性尿失禁，进行机器人宫颈残端切除术的报道。

国内 2014 年和 2020 年报道了机器人手术治疗宫颈残端癌的病例，结果显示机器人手术有助于在立体视觉下观察宫颈残端的解剖位置和毗邻关系，有助于降低副损伤发生率，而且借助机器人 7 个自由度的内腕（EndoWrist），可以完成传统腹腔镜手术不能完成的动作，增加手术安全性。黄运兰等对机器人手术与传统腹腔镜手术治疗宫颈残端癌的效果的回顾性分析结果显示，机器人手术和传统腹腔镜手术的手术时间差异无统计学意义，而术中出血量、术后下床活动时间、术后疼痛的 VAS 评分、术后拔除导尿管时间、术后肛门排气时间、术后住院时间等的差异均有统计学意义，说明机器人手术较传统腹腔镜手术治疗宫颈残端癌有明显优势，机器人手术治疗宫颈残端癌安全可行。

二、适应证和禁忌证

（一）适应证

（1）子宫次全切除术或全子宫切除术后 2 年及以上宫颈发生病变的患者。

（2）按照 FIGO 临床分期标准，临床分期为ⅠA～ⅡA 期的宫颈残端癌患者。对于肿瘤直径＞4 cm 的局部晚期宫颈残端癌患者，可以考虑行新辅助化疗、术前放疗后进行手术。

（二）禁忌证

（1）患者合并有严重心、肝、肺、肾功能异常，不能耐受手术。

（2）患者不能耐受人工气腹以及头低脚高位。

（3）患者有多次盆腹腔手术史，估计有严重盆腹腔粘连，为手术相对禁忌证。

三、术前准备

（一）进手术室前准备

（1）告知患者及其家属手术方式、手术路径以及疾病的替代治疗手段，嘱患者及其家属签署手术知情同意书。

（2）完善术前各项常规检查。除了详细的病史采集、全身体格检查以及妇科双合诊、三合诊检查外，还要进行血常规、尿常规、阴道分泌物常规、ABO血型、凝血时间、输血前感染检查、心电图、胸部X线、肝胆肾超声等检查。年龄超过60岁者建议行肺功能、心脏彩超、下肢血管超声等检查。

（3）其他准备，包括肠道、阴道、局部皮肤准备。拟行加速康复的患者按照加速康复外科的程序进行饮食准备。

（二）进手术室后准备

（1）麻醉：进入手术室后首先进行三方手术安全核查，建立静脉通道，进行气管插管全身麻醉。

（2）体位：一般采用头低脚高位，以便使肠管、大网膜等器官因重力滑向上腹部，暴露术野。同时应常规在患者双肩部放置肩托，以防止患者因体位而下滑。采用截石位时，注意保护患者的腘窝以及防止患者处于过度外展体位，以免损伤腓总神经。

（3）建立人工气腹后，按照术前穿刺点的布局设计置入Trocar（图14-1）。可以使用两个机械臂或三个机械臂的设计进行布局。

（4）机器人患者手术平台连接。机器人患者手术平台的进入有直入和侧入两种方式。直入时一般不用第二助手举宫，这种情况多用3号机械臂协助完成手术。侧入方式用于有第二助手举宫的情况，以免机械臂的移动碰撞助手。对于宫颈残端癌一般用卵圆钳夹持纱布卷，放在阴道内宫颈下方以协助摆动残余宫颈，而不是直接夹持宫颈来协助举宫。

（5）置入内镜和操作器械，准备手术。一般选用30°内镜，根据个人操作习惯和对器械的熟悉程度，选用单极电铲、单极电剪、超声刀、双极电凝进行手术的电凝切割。若用3号机械臂，则连接无损伤抓钳，进行术中协助。

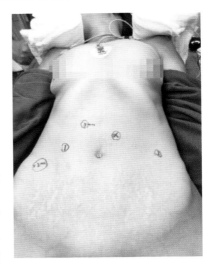

图14-1　穿刺点的布局设计

（三）手术步骤

主要手术步骤分为两个部分：盆腔淋巴结清扫术和广泛性残余宫颈切除术。

1. 盆腔淋巴结清扫术

(1)探查盆腔、腹腔。患者若有既往手术史,多数存在盆腹腔粘连。如有,则先进行粘连松解(图 14-2)。

(2)根据术中情况,高位凝切卵巢悬韧带,切除双侧附件(图 14-3)。

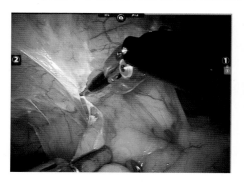

图 14-2　粘连松解

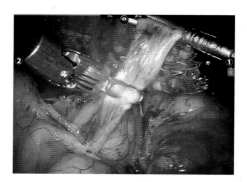

图 14-3　处理卵巢悬韧带

(3)沿着髂外动、静脉的表面自上而下清扫淋巴结、脂肪组织,上界达髂总动脉上 2~3 cm,下界达旋髂深静脉,内侧界达髂内动脉外侧缘,外侧界达腰大肌内侧缘,底界达闭孔神经表面。完整切除盆腔淋巴结,并将其装入标本袋,术毕取出(图 14-4 至图 14-9)。同法处理对侧。

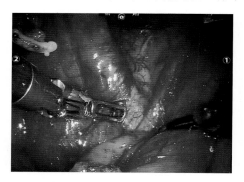

图 14-4　清扫左侧髂总淋巴结

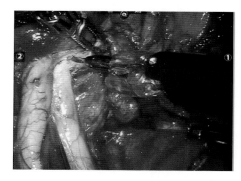

图 14-5　清扫左侧髂外淋巴结

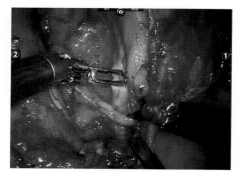

图 14-6　牵拉左侧闭锁脐动脉

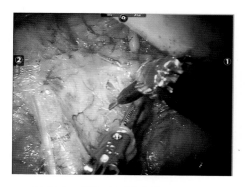

图 14-7　清扫左侧腹股沟深淋巴结

2. 广泛性残余宫颈切除术

(1)解剖子宫动脉的起始端。在髂内动脉的中段找到子宫动脉的起始端,游离并电凝、切断(图 14-10 和图 14-11)。

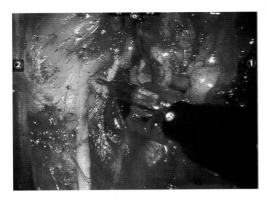

图 14-8 清扫左侧闭孔淋巴结

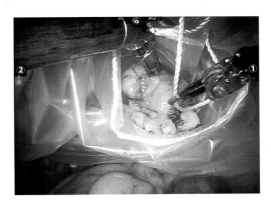

图 14-9 淋巴结装袋

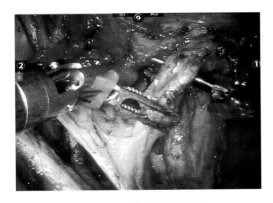

图 14-10 电凝子宫动脉

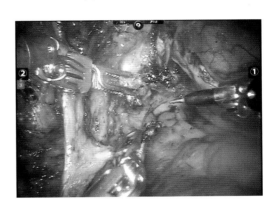

图 14-11 切断子宫动脉

（2）解剖"桥下流水"结构。继续沿着子宫动脉的走行游离，必要时电凝并切断来自子宫动脉的输尿管滋养支（图 14-12）。

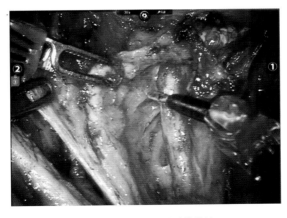

图 14-12 "桥下流水"结构

（3）打开膀胱宫颈间隙以及膀胱阴道间隙。仔细辨认残余宫颈与膀胱腹膜反折的关系。由于存在既往手术史，膀胱腹膜反折的解剖常不清晰。多在残余宫颈中间容易找到正确的间隙。借助 3 号机械臂无损伤抓钳的提拉或者经阴道内纱布卷的摆动，将膀胱阴道间隙推至宫颈外口下 3～4 cm 处（图 14-13）。

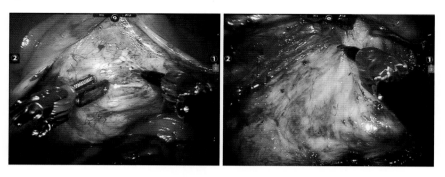

图 14-13 打开膀胱宫颈间隙

（4）处理输尿管隧道。借助 3 号机械臂无损伤抓钳的提拉或者经阴道内纱布卷的摆动将残余宫颈摆向对侧，助手牵拉子宫动脉的断端，继续游离输尿管至膀胱宫颈韧带前叶入口，打开膀胱宫颈韧带前叶（图 14-14），将输尿管隧道段外推，暴露并打开膀胱宫颈韧带后叶（图 14-15），打开膀胱阴道间隙，将输尿管完整游离。同法处理对侧。

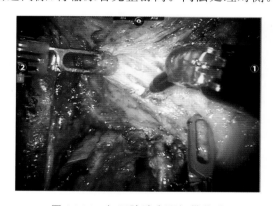

图 14-14 打开膀胱宫颈韧带前叶

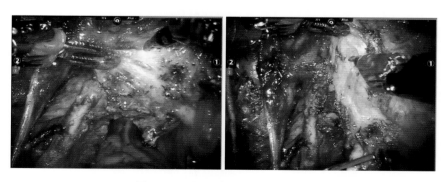

图 14-15 打开膀胱宫颈韧带后叶

（5）打开直肠阴道间隙。将宫颈摆向上方，暴露直肠腹膜反折并打开，找到正确的间隙，将直肠阴道间隙钝锐交替推至宫颈外口下 3～4 cm 处（图 14-16）。

（6）处理子宫主韧带。子宫骶韧带多数在子宫次全切除时已经处理。将宫颈摆向对侧，打开膀胱侧间隙以及直肠侧间隙，暴露子宫主韧带。避开同侧输尿管，贴近盆壁充分电凝并切断子宫主韧带（图 14-17）。同法处理对侧。

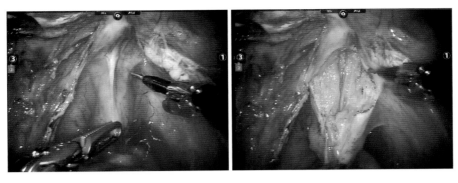

图 14-16 打开直肠阴道间隙

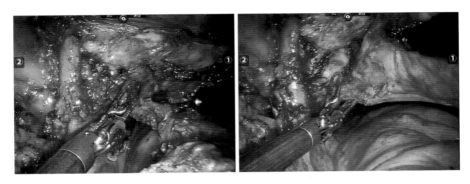

图 14-17 电凝并切断左侧子宫主韧带

（7）套扎封闭阴道。用套扎线环形结扎阴道，形成封闭的空间，在套扎线的下方距离残余宫颈 3～4 cm 处环形切开阴道（图 14-18 和图 14-19）。将残余宫颈以及装入标本袋中的淋巴结一并自阴道取出。

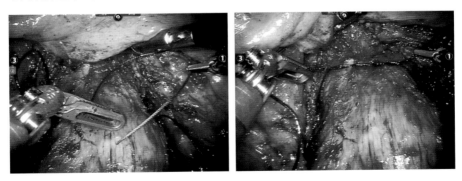

图 14-18 环形结扎并封闭阴道

（8）缝合阴道残端。用可吸收缝线或免打结倒刺线连续缝合阴道残端（图 14-20）。

（9）冲洗并检查盆腹腔。用 2000 ml 灭菌注射用水充分冲洗盆腹腔（图 14-21），检查无出血后，留置引流管（图 14-22）。退出机器人器械，缝合腹壁各穿刺孔。

（四）术后处理

（1）该手术包括盆腔淋巴结清扫术和广泛性残余宫颈切除术，手术创面大，术后渗出液比较多，因此务必保持引流管通畅，注意观察引流液的量和颜色。一般引流量在 50 ml 以内

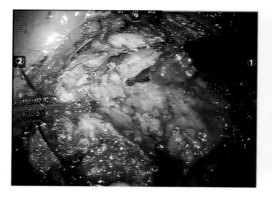

图 14-19　环形切开阴道

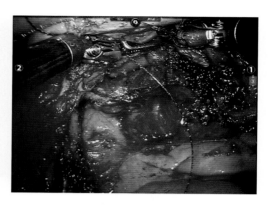

图 14-20　缝合阴道残端

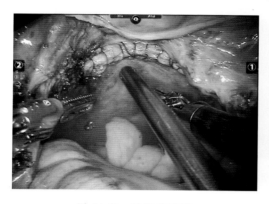

图 14-21　冲洗盆腹腔

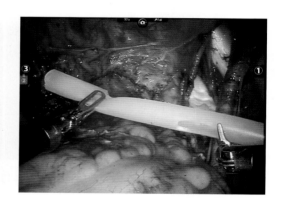

图 14-22　留置引流管

时可以拔除引流管。

(2)注意监测生命体征。特别是老年患者,术后补液量和补液速度都应控制在合理的范围内,注意心肺功能的监测。

(3)持续留置导尿管。因为手术会引起膀胱麻痹,持续导尿的时间比较久,需注意尿道外口的清洁,防治水肿和感染。

(4)预防性应用抗生素。常规预防性应用抗生素至术后 48 h。观察体温和血常规变化。

(5)饮食。麻醉清醒 6 h 后,可以进少许流质食物,以促进肠蠕动的恢复。但术中涉及胃肠道手术者除外。其后根据排气排便情况循序渐进地进行饮食调整。

(6)防止下肢血栓形成。鼓励患者早期下床活动,进行双下肢气压治疗。进行术后血栓形成风险评分,根据评分给予预防药物。

(五)并发症及其防治

1. 出血

(1)盆腔淋巴结清扫术中的出血。常见出血:一是清除肿大粘连的淋巴结时因静脉壁的撕裂、损伤导致的出血。处理办法是先用小方纱布压迫出血点,看清出血点后用 5-0 普理灵无损伤血管缝线修补静脉损伤。二是闭孔窝清扫时出现的髂内静脉丛损伤出血。多由操作不够轻柔、淋巴结及脂肪组织较多影响术野导致。预防方法是利用机械臂由助手协助暴露闭孔窝的结构,保持组织一定的张力,预先用双极电凝凝闭小静脉,避免暴力撕扯。

（2）广泛性残余宫颈切除术中的出血。常见出血：一是输尿管隧道处理中，尤其是在打开膀胱宫颈韧带前、后叶的时候，会遇到来自膀胱小静脉的出血，盲目止血会造成输尿管的热损伤。预防方法是首先解剖出子宫动脉和输尿管之间的"桥下流水"结构，将子宫动脉切断后掀起并拉向对侧，将输尿管隧道段轻轻提起，保持适度的张力，看清膀胱宫颈韧带及其中的静脉血管后电凝切断之。二是处理子宫主韧带时，由于子宫深静脉走行于其中，电凝不彻底则容易出血。预防方法是充分彻底电凝或者游离后使用血管夹阻断。

2. 器官/组织损伤

（1）膀胱损伤：主要是因为先前做过子宫次全切除术，膀胱与残余宫颈会有粘连，造成打开膀胱宫颈间隙时层次不清，进而出现膀胱损伤。若从膀胱腹膜反折中间打开层次不清，可以从两侧寻找该间隙。借助第二助手的协助或 3 号机械臂对残余宫颈的摆动多能够找到准确的间隙。一旦发生膀胱损伤，可立即于术中进行修补。若于术后发现膀胱损伤，则应请泌尿外科协助进行妥善处理。

（2）输尿管损伤：机器人广泛性残余宫颈切除术中的输尿管损伤多数是热损伤。尤其是宫体已经切除，局部解剖关系紊乱，粘连的瘢痕组织可以使输尿管的走行发生改变，电凝血管时距离输尿管太近可造成热损伤。热辐射造成的输尿管损伤多于术后 7～14 d 出现症状，表现为输尿管阴道瘘。超声、泌尿系统 CT 等可以帮助确定瘘口的位置和大小，瘘口小的可以试行双 J 管置入，或者进行手术修补。

（3）神经损伤：该手术在清扫盆腔淋巴结时可能导致生殖股神经、闭孔神经损伤。发现闭孔神经损伤时，可进行闭孔神经缝合连接，多数患者可于术后恢复。术中仔细辨认生殖股神经可避免其损伤。

（4）直肠损伤：多数由打开直肠阴道间隙时层次不准确导致。将直肠从两侧子宫骶韧带内侧分离时不彻底，钳夹、切断两侧子宫骶韧带时也可损伤直肠侧壁。术中及时发现损伤是治疗的关键，局部清洁后直接缝合修补可获得良好结局。

3. 膀胱功能障碍 比较常见。广泛切除子宫主韧带以及阴道旁组织可导致支配膀胱和尿道的副交感神经损伤，从而导致尿潴留。防治上可行保留神经的广泛性切除术。一旦发生膀胱麻痹，可进行针灸、理疗和功能锻炼，当残余尿量在 80 ml 以内时即可拔除导尿管。

（六）技术现状及展望

美国 FDA 于 2005 年批准了达芬奇机器人手术系统应用于妇科手术，这预示着腹腔镜手术进入一个新的发展阶段，更多的妇科医生能够为患者提供微创子宫切除术。与传统腹腔镜子宫切除术相比，机器人手术学习曲线更短，因而更多的妇科医生能够用微创方法进行子宫切除术。在美国，近一半的腹腔镜子宫切除术是在机器人辅助下进行的，包括 39.5% 的良性腹腔镜病例和 72.3% 的恶性腹腔镜病例，机器人手术的应用范围正在迅速扩大。

但是也有反对的声音，2018 年 Ramirez 等在《新英格兰医学杂志》上发表的对比微创根治性子宫切除术和传统开腹手术治疗宫颈癌的随机对照试验中，631 例患有 I A1 期（伴有淋巴血管侵犯）、I A2 期和 I B1 期宫颈癌的女性被随机分为两组，分别接受微创根治性子宫切除术（319 例患者）或开腹根治性子宫切除术（312 例患者）。在微创根治性子宫切除术组，84.4% 的患者接受了传统腹腔镜根治性子宫切除术，15.6% 的患者接受了机器人根治性子宫切除术。这项研究在 4.5 年后提前结束，当时中期分析显示微创根治性子宫切除术组的无瘤生存率较低。开腹根治性子宫切除术组在 4.5 年无瘤生存率方面比微创根治性子宫切除术组高 10%。同样，开腹根治性子宫切除术组的 3 年总生存率比微创根治性子宫切除术组高 5%。临床医生在选择微创手术治疗早期宫颈癌时应谨慎行事,需要进一步研究或改进手术技术,以确保继续进行微创根治性子宫切除术的安全性。目前机器人手术其他的缺点是成本高,缺乏触觉反馈,缺乏阴式手术经验,设备庞大,组装机器人需要额外的时间,需要对术前、术中、术后的参与人员进行培训等。

对于宫颈残端癌患者,由于其初次手术治疗失去子宫,患者盆腔结构会出现一定的改变,多伴随盆腔粘连、宫旁纤维结缔组织增生等,这在一定程度上为组织间隙的辨别增加了难度。而腹腔镜能够提供清晰的视野,机器人根治性宫颈切除术的优势在于立体视野增加了手术空间感及层次感,可以完成传统腹腔镜下不易完成的操作,能够提升术者对血管及盆腔神经的辨别能力,为保留盆腔神经提供了可能性,对于患者术后生活质量的提升有重要意义。

未来需要设计良好的随机对照试验或相对严格的非随机前瞻性试验对比分析传统开腹手术和机器人手术对宫颈残端癌患者术后并发症发生率以及性功能的影响,来确定哪些宫颈残端癌患者可能从机器人手术中获益,并确定潜在风险。

(范江涛)

参 考 文 献

[1] SUTTON C. Hysterectomy:a historical perspective[J]. Baillieres Clin Obstet Gynaecol, 1997,11(1):1-22.

[2] SUTTON C. Past,present,and future of hysterectomy[J]. J Minim Invasive Gynecol, 2010,17(4):421-435.

[3] KILKKU P,GRÖNROOS M. Peroperative electrocoagulation of endocervical mucosa and later carcinoma of the cervical stump[J]. Acta Obstet Gynecol Scand,1982,61 (3):265-267.

[4] SCOTT J R,SHARP H T,DODSON M K,et al. Subtotal hysterectomy in modern gynecology:a decision analysis[J]. Am J Obstet Gynecol,1997,176(6):1186-1192.

[5] FOX J,REMINGTON P,LAYDE P,et al. The effect of hysterectomy on the risk of an abnormal screening Papanicolaou test result[J]. Am J Obstet Gynecol,1999,180 (5):1104-1109.

[6] SEMM K. Hysterektomie per laparotomiam oder per pelviskopiam[J]. Geburtshilfe Frauenheilkd,1991,51(12):996-1003.

[7] SPARIĆ R,HUDELIST G,BERISAVA M,et al. Hysterectomy throughout history [J]. Acta Chir Iugosl,2011,58(4):9-14.

[8] SIMMS K T,YUILL S,KILLEN J,et al. Historical and projected hysterectomy rates in the USA:implications for future observed cervical cancer rates and evaluating prevention interventions[J]. Gynecol Oncol,2020,158(3):710-718.

[9] GIMBEL H,SETTNES A,TABOR A. Hysterectomy on benign indication in Denmark 1988-1998. A register based trend analysis[J]. Acta Obstet Gynecol Scand,2001,80 (3):267-272.

[10] FARQUHAR C M,STEINER C A. Hysterectomy rates in the United States 1990-1997[J]. Obstet Gynecol,2002,99(2):229-234.

[11] MERRILL R M. Hysterectomy surveillance in the United States,1997 through 2005 [J]. Med Sci Monit,2008,14(1):CR24-CR31.

[12] JACOBSON G F,SHABER R E,ARMSTRONG M A,et al. Hysterectomy rates for benign indications[J]. Obstet Gynecol,2006,107(6):1278-1283.

[13] PASIC R,ABDELMONEM A,LEVINE R. Comparison of cervical detachment using monopolar lap loop ligature and conventional methods in laparoscopic supracervical hysterectomy[J]. JSLS,2006,10(2):226-230.

[14] ERIAN J,HASSAN M,PACHYDAKIS A,et al. Efficacy of laparoscopic subtotal hysterectomy in the management of menorrhagia:400 consecutive cases[J]. BJOG, 2008,115(6):742-748.

[15] TSAFRIR Z,AOUN J,HANNA R,et al. Robotic trachelectomy after supracervical hysterectomy for benign gynecologic disease[J]. JSLS,2016,20(3):e2016.00027.

[16] LYONS T L. Laparoscopic supracervical hysterectomy. A comparison of morbidity and mortality results with laparoscopically assisted vaginal hysterectomy[J]. J Reprod Med,1993,38(10):763-767.

[17] 杨丽,杜建英.子宫次全切除术两种不同术式预防宫颈残端癌效果观察[J].肿瘤防治杂志,2001,8(4):447.

[18] OKARO E O,JONES K D,SUTTON C. Long term outcome following laparoscopic supracervical hysterectomy[J]. BJOG,2001,108(10):1017-1020.

[19] GIMBEL H. Total or subtotal hysterectomy for benign uterine diseases? A meta-analysis[J]. Acta Obstet Gynecol Scand,2007,86(2):133-144.

[20] VAN EVERT J S,SMEENK J M J,DIJKHUIZEN F P H L J,et al. Laparoscopic subtotal hysterectomy versus laparoscopic total hysterectomy:a decade of experience [J]. Gynecol Surg,2010,7(1):9-12.

[21] BUTLER-MANUEL S A,SUMMERVILLE K,FORD A,et al. Self-assessment of morbidity following radical hysterectomy for cervical cancer[J]. J Obstet Gynaecol, 1999,19(2):180-183.

[22] BUTLER-MANUEL S A,BUTTERY L D,A'HERN R P,et al. Pelvic nerve plexus trauma at radical hysterectomy and simple hysterectomy:the nerve content of the uterine supporting ligaments[J]. Cancer,2000,89(4):834-841.

[23] KILKKU P. Supravaginal uterine amputation versus hysterectomy with reference to subjective bladder symptoms and incontinence[J]. Acta Obstet Gynecol Scand,1985, 64(5):375-379.

[24] KILKKU P. Supravaginal uterine amputation vs. hysterectomy. Effects on coital frequency and dyspareunia[J]. Acta Obstet Gynecol Scand,1983,62(2):141-145.

[25] KILKKU P,GRÖNROOS M,HIRVONEN T,et al. Supravaginal uterine amputation vs. hysterectomy. Effects on libido and orgasm[J]. Acta Obstet Gynecol Scand,1983, 62(2):147-152.

[26] 刘丽.全子宫与次全子宫切除术对子宫肌瘤患者卵巢功能及性功能的影响[J].河南医学研究,2019,28(16):2934-2935.

[27] 李红玉. 全子宫与次全子宫切除术在子宫肌瘤患者中的应用对比研究[J]. 中国社区医师,2018,34(31):65,67.

[28] LETHABY A,MUKHOPADHYAY A,NAIK R. Total versus subtotal hysterectomy for benign gynaecological conditions[J]. Cochrane Database Syst Rev,2012(4):CD004993.

[29] THAKAR R,AYERS S,CLARKSON P,et al. Outcomes after total versus subtotal abdominal hysterectomy[J]. N Engl J Med,2002,347(17):1318-1325.

[30] JENKINS T R. Laparoscopic supracervical hysterectomy[J]. Am J Obstet Gynecol,2004,191(6):1875-1884.

[31] PERSSON P,BRYNHILDSEN J,KJØLHEDE P,et al. Pelvic organ prolapse after subtotal and total hysterectomy:a long-term follow-up of an open randomised controlled multicentre study[J]. BJOG,2013,120(12):1556-1565.

[32] ALEIXO G F,FONSECA M C M,BORTOLINI M A T,et al. Pelvic floor symptoms 5 to 14 years after total versus subtotal hysterectomy for benign conditions:a systematic review and meta-analysis[J]. Int Urogynecol J,2019,30(2):181-191.

[33] AARTS J W,NIEBOER T E,JOHNSON N,et al. Surgical approach to hysterectomy for benign gynaecological disease[J]. Cochrane Database Syst Rev,2015(8):CD003677.

[34] ANDERSEN L L,MØLLER L M,GIMBEL H,et al. Lower urinary tract symptoms after subtotal versus total abdominal hysterectomy:exploratory analyses from a randomized clinical trial with a 14-year follow-up[J]. Int Urogynecol J,2015,26(12):1767-1772.

[35] ANDERSEN L L,MØLLER L M,GIMBEL H M. Low adherence to cervical cancer screening after subtotal hysterectomy[J]. Dan Med J,2015,62(12):A5165.

[36] KIVES S,LEFEBVRE G. No. 238-supracervical hysterectomy[J]. J Obstet Gynaecol Can,2018,40(7):e597-e604.

[37] ANDERSEN L L,OTTESEN B,ALLING MØLLER L M,et al. Subtotal versus total abdominal hysterectomy:randomized clinical trial with 14-year questionnaire follow-up[J]. Am J Obstet Gynecol,2015,212(6):758. e1-758. e54.

[38] SILVA C S,CARDOSO C O,MENEGAZ R A,et al. Cervical stump cancer:a study of 14 cases[J]. Arch Gynecol Obstet,2004,270(2):126-128.

[39] HELLSTRÖM A C,SIGURJONSON T,PETTERSSON F. Carcinoma of the cervical stump. The radiumhemmet series 1959-1987. Treatment and prognosis[J]. Acta Obstet Gynecol Scand,2001,80(2):152-157.

[40] SLOTH S B,SCHROLL J B,SETTNES A,et al. Systematic review of the limited evidence for different surgical techniques at benign hysterectomy:a clinical guideline initiated by the Danish Health Authority[J]. Eur J Obstet Gynecol Reprod Biol,2017,216:169-177.

[41] LIENG M,QVIGSTAD E,ISTRE O,et al. Long-term outcomes following laparoscopic supracervical hysterectomy[J]. BJOG,2008,115(13):1605-1610.

[42] WELCH J S,COUNSELLER V S,MALKASIAN G D,Jr. The vaginal removal of

the cervical stump[J]. Surg Clin North Am,1959,39(4):1073-1084.

[43] HILGER W S,PIZARRO A R,MAGRINA J F. Removal of the retained cervical stump[J]. Am J Obstet Gynecol,2005,193(6):2117-2121.

[44] PRATT J H,JEFFERIES J A. The retained cervical stump. A 25-year experience[J]. Obstet Gynecol,1976,48(6):711-715.

[45] TAM T,HARKINS G,DAVIES M. Robotic-assisted laparoscopic trachelectomy:a case series and review of surgical technique[J]. J Robot Surg,2013,7(4):345-349.

[46] KHO R M,MAGRINA J F. Removal of the retained cervical stump after supracervical hysterectomy[J]. Best Pract Res Clin Obstet Gynaecol,2011,25(2):153-156.

[47] KIM S,CHUNG S,AZODI M,et al. Uterine artery-sparing minimally invasive radical trachelectomy:a case report and review of the literature[J]. J Minim Invasive Gynecol,2019,26(7):1389-1395.

[48] MAHMOUD M S. Robotic-assisted laparoscopic trachelectomy:a standard technique [J]. J Minim Invasive Gynecol,2017,24(6):895.

[49] MINAGLIA S. Vaginal trachelectomy following laparoscopic supracervical hysterectomy and sacrocervicopexy[J]. Female Pelvic Med Reconstr Surg,2014,20(2):116-118.

[50] 黄柯,叶明侠,李立安,等.达芬奇机器人辅助腹腔镜下子宫颈残端癌根治术联合盆腔淋巴结切除术1例报告[J].中国微创外科杂志,2014(9):830-833.

[51] 邹龄松,范江涛.机器人辅助手术治疗子宫颈残端癌1例报告并文献复习[J].中国实用妇科与产科杂志,2020,36(3):287-288.

[52] 黄运兰,袁勇,李冬青,等.达芬奇机器人与腹腔镜手术治疗宫颈残端癌的对比研究[J].中华腔镜外科杂志(电子版),2018,11(2):113-116.

[53] SHEN Z,ZHOU Y,CHENG Y,et al. Retrospective analysis of surgery for cervical stump carcinoma at early stage[J]. Mol Clin Oncol,2018,8(2):352-355.

[54] HELLSTRÖM A C,HELLMAN K,PETTERSSON B F,et al. Carcinoma of the cervical stump:fifty years of experience[J]. Oncol Rep,2011,25(6):1651-1654.

[55] HANNOUN-LÉVI J M,PEIFFERT D,HOFFSTETTER S,et al. Carcinoma of the cervical stump:retrospective analysis of 77 cases[J]. Radiother Oncol,1997,43(2):147-153.

[56] 章文华.宫颈残端癌的诊治[J].肿瘤学杂志,2006,12(5):382-384.

[57] BARILLOT I,HORIOT J C,CUISENIER J,et al. Carcinoma of the cervical stump:a review of 213 cases[J]. Eur J Cancer,1993,29A(9):1231-1236.

[58] MATSUKURA T,SUGASE M. Pitfalls in the epidemiologic classification of human papillomavirus types associated with cervical cancer using polymerase chain reaction:driver and passenger[J]. Int J Gynecol Cancer,2008,18(5):1042-1050.

[59] VELEMA J P,FERRERA A,FIGUEROA M,et al. Burning wood in the kitchen increases the risk of cervical neoplasia in HPV-infected women in Honduras[J]. Int J Cancer,2002,97(4):536-541.

[60] International Collaboration of Epidemiological Studies of Cervical Cancer. Comparison of risk factors for invasive squamous cell carcinoma and adenocarcinoma of the

cervix:collaborative reanalysis of individual data on 8,097 women with squamous cell carcinoma and 1,374 women with adenocarcinoma from 12 epidemiological studies [J]. Int J Cancer,2007,120(4):885-891.

[61] SMITH J S,GREEN J,BERRINGTON DE GONZALEZ A,et al. Cervical cancer and use of hormonal contraceptives:a systematic review[J]. Lancet,2003,361(9364):1159-1167.

[62] GADDUCCI A,COSIO S,FRUZZETTI F. Estro-progestin contraceptives and risk of cervical cancer:a debated issue[J]. Anticancer Res,2020,40(11):5995-6002.

[63] 李桂.宫颈残端癌的流行病学及预防分析[J].现代实用医学,2011,23(10):1159-1161.

[64] KATAJA V,SYRJÄNEN S,YLISKOSKI M,et al. Risk factors associated with cervical human papillomavirus infections:a case-control study[J]. Am J Epidemiol,1993,138(9):735-745.

[65] ROTELI-MARTINS C M,PANETTA K,ALVES V A,et al. Cigarette smoking and high-risk HPV DNA as predisposing factors for high-grade cervical intraepithelial neoplasia(CIN) in young Brazilian women[J]. Acta Obstet Gynecol Scand,1998,77(6):678-682.

[66] 陈鲁,夏婷,羊正炎,等. 60 例宫颈残端癌预后因素分析[J].中国肿瘤临床,2009,36(8):192-194.

[67] Chemoradiotherapy for Cervical Cancer Meta-Analysis Collaboration. Reducing uncertainties about the effects of chemoradiotherapy for cervical cancer:a systematic review and meta-analysis of individual patient data from 18 randomized trials[J]. J Clin Oncol,2008,26(35):5802-5812.

[68] 刘丽雅,韩丽萍,张庆庆,等.宫颈残端癌 12 例临床分析[J].中国微创外科杂志,2017,17(9):850-852,858.

[69] 熊英,朱滔,谭世桥. 30 例宫颈残端癌病例分析[J].中国肿瘤临床与康复,2018,25(1):63-66.

[70] HELSTRÖM L,LUNDBERG P O,SÖRBOM D,et al. Sexuality after hysterectomy:a factor analysis of women's sexual lives before and after subtotal hysterectomy[J]. Obstet Gynecol,1993,81(3):357-362.

[71] PETERSEN L K,MAMSEN A,JAKOBSEN A. Carcinoma of the cervical stump [J]. Gynecol Oncol,1992,46(2):199-202.

[72] 沈平,戴志琴,陆蔼梅,等.宫颈残端癌 25 例临床分析[J].实用妇产科杂志,2012,28(12):1073-1074.

[73] KOVALIC J J,GRIGSBY P W,PEREZ C A,et al. Cervical stump carcinoma[J]. Int J Radiat Oncol Biol Phys,1991,20(5):933-938.

[74] GOODMAN H M,NILOFF J M,BUTTLAR C A,et al. Adenocarcinoma of the cervical stump[J]. Gynecol Oncol,1989,35(2):188-192.

[75] KOTTMEIER H L. Complications following radiation therapy in carcinoma of the cervix and their treatment[J]. Am J Obstet Gynecol,1964,88:854-866.

[76] KOTTMEIER H L,GRAY M J. Rectal and bladder injuries in relation to radiation

dosage in carcinoma of the cervix. A 5 year follow-up[J]. Am J Obstet Gynecol，1961,82:74-82.

[77] MILLER B E,COPELAND L J,HAMBERGER A D,et al. Carcinoma of the cervical stump[J]. Gynecol Oncol,1984,18(1):100-108.

[78] D'SOUZA W D,AHAMAD A A,IYER R B,et al. Feasibility of dose escalation using intensity-modulated radiotherapy in posthysterectomy cervical carcinoma[J]. Int J Radiat Oncol Biol Phys,2005,61(4):1062-1070.

[79] CHEN I,CHOUDHRY A J,TULANDI T. Hysterectomy trends:a Canadian perspective on the past,present,and future[J]. J Obstet Gynaecol Can,2019,41 Suppl 2:S340-S342.

[80] RAMIREZ P T,FRUMOVITZ M,PAREJA R,et al. Minimally invasive versus abdominal radical hysterectomy for cervical cancer[J]. N Engl J Med,2018,379(20):1895-1904.

[81] VIGO F,EGG R,SCHOETZAU A,et al. An interdisciplinary team-training protocol for robotic gynecologic surgery improves operating time and costs:analysis of a 4-year experience in a university hospital setting[J]. J Robot Surg,2021,16(1):89-96.

第十五章　机器人宫颈癌新辅助化疗后手术

一、概述

（一）新辅助化疗及机器人发展概况

宫颈癌是常见的妇科恶性肿瘤之一，根治性手术和放疗是宫颈癌的传统治疗方法，化疗则居于次要的位置。随着新型化疗药物的开发和给药途径的持续改进，化疗的作用日益受到重视。新辅助化疗（neoadjuvant chemotherapy，NACT）是宫颈癌术前辅助治疗的主要方式。1982 年 Feri 首次提出新辅助化疗这一概念。新辅助化疗也称先期化疗，指宫颈癌患者先进行 2~3 个疗程的化疗，再行手术或放疗，原则上适用于局部晚期的 ⅠB3~ⅣA 期宫颈癌患者。在手术或放疗前进行新辅助化疗，也是局部肿瘤直径超过 4 cm 的早期宫颈癌患者的首选治疗方案。中国部分地区宫颈癌临床诊疗大数据表明，在手术患者中，术前应用新辅助化疗的患者占 17.6%，且主要集中于局部晚期宫颈癌（ⅠB3、ⅡA2、ⅡB 期）。新辅助化疗能缩小肿瘤体积，降低手术难度。新辅助化疗治疗宫颈癌的作用主要包括：①在手术或放疗前，肿瘤所在的局部血管床较完好，能很好地使化疗药物发挥作用；②能缩小肿瘤体积，提高手术切净率，改善肿瘤局部和宫旁浸润状况，减少术中播散；③降低复发、转移和术中补充治疗的风险，为治疗亚临床病灶提供有利条件；④能够减少肿瘤组织中缺氧细胞的比例，增加肿瘤对放疗的敏感性；⑤通过术前化疗，对肿瘤对化疗的敏感性进行客观评估，为术后治疗方案的选择提供参考。宫颈癌患者应用新辅助化疗能够改善短期预后、延长无病生存期。因其在提高总生存率方面尚存在不同意见，故切忌滥用新辅助化疗，欧美等发达国家并未将其作为首选治疗方案，但在发展中国家，宫颈癌发病率高、放疗资源缺乏及不完善，在等待放疗期间或术前考虑接受新辅助化疗来改善预后、提高无病生存期成为临床医生的选择之一。在宫颈癌的治疗中，新辅助化疗＋手术仍然是应用较普遍的治疗模式，尽管国际指南一直未予推荐，但这种治疗模式在国内仍占有重要地位，其原因在于新辅助化疗提高了手术的可操作性。

宫颈癌是全球女性中排名第四常见癌症，是发展中国家女性因癌症死亡的主要原因。按照临床常用的美国国立综合癌症网络（National Comprehensive Cancer Network，NCCN）及国际妇产科联盟（International Federation of Gynecology and Obstetrics，FIGO）的指南，宫颈癌各期均可采用放疗，但是，早期患者（特别是在中国）还是以手术为主。1992 年，美国学者 Nezhat 等报道了世界上第一例腹腔镜宫颈癌根治术。之后随着微创观念深入人心，以及腹腔镜器械的不断研发，腹腔镜手术被越来越多地应用于宫颈癌手术治疗。与传统开腹手术比较，腹腔镜手术具有出血量较少、住院时间较短、创伤少、术后康复快等优点。20 世纪 80 年代开始了以战地手术机器人为目标的手术系统研发，1996 年推出了第一代机器人手术系统,2000 年达芬奇机器人手术系统进入市场。2005 年,美国 FDA 批准达芬奇机器人手术系统用于妇科手术,同年 Marchal 等首次报道达芬奇机器人手术系统在妇科良性疾病及肿瘤手术中的应用,结论是达芬奇机器人手术系统可以安全地应用于妇科而不会增高并发症的发生率。2006 年,第一例机器人宫颈癌根治术由 Sert 和 Abeler 完成,开创了宫颈癌的机器人手术时代。同年推出的第二代机器人手术系统的机械臂活动范围更大,允许医生在不离开控制台的情况下进行多图观察。2009 年,研发者在第二代机器人手术系统的基础上增加了双控制台、模拟控制器、术中荧光显影技术等,进而推出了第三代达芬奇机器人 Si 手术系统。2014 年推出的第四代达芬奇机器人 Xi 手术系统在灵活度、精准度、成像清晰度等方面有了质的提高。研发公司在 2014 年下半年还开发了远程观察和指导系统。随着人工智能技术的不断突破,机器人手术系统已被广泛用于外科手术。机器人手术系统在复杂手术中的应用远远超过了传统腹腔镜的范畴,扩大了微创手术的适应证。达芬奇机器人手术系统是全球应用最广的机器人手术系统,代表着当今机器人手术系统的最高水平。达芬奇机器人手术系统的特点突出,通过高质量的成像、三维放大作用及直视下定位外科医生手控器械,术野内器械固定更稳,且达芬奇机器人手术系统具有 7 个自由度的活动范围,这使其能更精确地在深窄空间内完成复杂的操作,过滤人手的震颤,控制力超过人手。机器人手术系统在宫颈癌根治术中显示出独特的优势。

2018 年 11 月,《新英格兰医学杂志》同期刊登了两篇对比开腹手术和微创宫颈癌根治术的报道,这两篇报道比较了早期宫颈癌患者实施不同术式后的复发率和生存结果,得出了与以往发表的回顾性研究截然不同的结论:开腹手术组的预后优于微创手术组。然而,2020 年《子宫颈癌腹腔镜手术治疗的中国专家共识》提到,宫颈癌腹腔镜手术在中国有广泛的基础,中国医生在腹腔镜手术方面具有丰富的经验,贸然全部停止腹腔镜手术不一定十分符合中国的国情,但是必须高度重视宫颈癌腹腔镜手术路径研究(LACC)的结果,尊重 NCCN 指南的变更。在今后行宫颈癌腹腔镜手术时应该遵守以下原则:①重视 LACC 的结果;②在术前严格掌握宫颈癌的诊断、分期和预处理;③按照宫颈癌的国际治疗指南,不同期别采取不同的手术范围和手术方式;④积极寻找并验证腹腔镜手术治疗的适应证;⑤腹腔镜手术的实施应该在具有高度专业化的医疗机构由训练有素的手术医生施行,并且应该把关于腹腔镜手术与开腹手术的争议之处告知患者,使患者有选择的权利;⑥完成更多以中国经验为主的临床研究,得出更加客观、科学的结论。目前研究提示,造成微创手术比开腹手术预后差的原因可能是多方面的,如使用举宫器、腹腔镜下离断子宫、CO_2 人工气腹等。Uppal 等研究提示,宫颈癌根治术中使用举宫器导致术后复发率增高。其研究结果显示,没有使用举宫器的病例术后无复发,使用宫内举宫器的病例术后复发率为 7%,使用阴道举宫器的病例术后复发率为 11%。举宫操作除了直接挤压肿瘤组织,造成肿瘤细胞转移之外,还可能造成子宫穿孔,将肿瘤细胞带入宫腔内,或使肿瘤细胞脱落于阴道内,这些都可能增加了广泛性子宫切除术后复发的风险。在国家级的回顾性研究中,丹麦的数据没有显示出疾病复发率和患者生存率在微创手术组与开腹手术组之间存在差异,部分原因可能是丹麦的宫颈癌微创手术常规情况下不使用举宫器。新近发表的 SUCCOR 研究是欧洲的一项多中心(29 个国家,126 个中心)回顾性研究,该研究同时分析 I B1 期宫颈癌患者在腹腔镜手术后复发的危险因素,结果显示微创手术组中使用举宫器者复发风险增加 2.76 倍;微创手术组中不使用举宫器者无进展生存期(PFS)与开腹手术组相当。同时微创手术组中行阴道残端保护者的复发风险与开腹手术组相当。据此,笔者设计并开展了免举宫联合经阴道封闭宫颈癌瘤体法最大限度遵守无瘤原则的广泛性子宫切除术。

(二)新辅助化疗的用药方案、给药途径和效果评估

1.用药方案　目前尚无标准的、得到国内外专家统一认可的用药方案,顺铂(DDP)和异环磷酰胺(IFO)是宫颈癌新辅助化疗中较有效的药物。DDP 关键靶点是 DNA,小剂量的 DDP 能够显著提高肿瘤对放疗的敏感性,单药有效率高达 30%。IFO 是目前比较推荐的化疗药物,单药有效率为 30%~37%。如果将 IFO、DDP 和博来霉素联合使用,有效率能够达到 69%。DDP 每周剂量≥25 mg/m²、周期≤14 d 可改善患者的生存获益,故含铂新辅助化疗方案的选择对患者生存有重要的临床意义,但 DDP 存在胃肠道反应、肾功能损害等不良反应,导致患者的耐受性及依从性差,使化疗疗程延长甚至治疗中断。随着新型低毒高效铂类化合物的开发,进一步扩大其临床适应证指日可待。此外,卡铂、紫杉醇、5-氟尿嘧啶(5-FU)和长春新碱以及丝裂霉素等药物在治疗宫颈癌方面也有相应的疗效。抗血管生成药物(贝伐珠单抗)靶向治疗能使化疗药物更容易进入肿瘤内,增加了肿瘤对化疗的敏感性,故 DDP＋紫杉醇＋贝伐珠单抗联合方案的患者反应率、PFS 均优于 DDP 单药方案。2020 年 NCCN 指南中提出宫颈癌化疗的一线首选方案为 DDP＋紫杉醇＋贝伐珠单抗或卡铂＋紫杉醇＋贝伐珠单抗。常用的新辅助化疗方案包括:①DDP＋IFO＋博来霉素;②DDP＋长春新碱＋博来霉素/丝裂霉素;③DDP＋5-FU;④紫杉醇＋顺铂＋贝伐珠单抗;⑤紫杉醇＋卡铂＋贝伐珠单抗;⑥宫颈神经内分泌癌(NECC)首选依托泊苷＋DDP,不能耐受 DDP 者,可以选择依托泊苷＋卡铂。

2.给药途径　新辅助化疗的给药途径主要有静脉化疗、动脉化疗两种。目前,静脉化疗在临床上应用最为广泛。新辅助动脉化疗主要通过动脉介入给药,与其他治疗方式相比,药物作用部位更加准确;与静脉化疗相比,药物浓度更高,且药物剂量不会增加。1952 年,Cornier 等首先将子宫动脉介入化疗应用于宫颈癌患者。髂内动脉在女性生殖器官的血供中占重要地位,故在实施过程中常选择双侧子宫动脉或双侧髂内动脉进行动脉置管,在确保对子宫及周围病变组织产生药物作用的基础上,降低对其他组织器官的损害,以保证治疗的安全性。

3.效果评估　新辅助化疗在降低分期以提高手术的彻底性和安全性方面的经验十分有限。对于先行几个疗程的化疗,目前尚无明确的规定。目前多数临床研究认可的是术前进行 2~3 个疗程新辅助化疗,且需要在化疗前、后对其疗效进行及时、全面的评估。疗效评估主要依赖于妇科检查和影像学检查,包括超声、盆腔 MRI、正电子发射体层成像(PET)、脑部增强 MRI 等,这些检查对治疗决策影响重大。MRI 检查不仅能反映肿瘤体积的变化,还能获得肿瘤血液灌注、化学成分及水分子布朗运动的内在功能性信息,以进行肿瘤缓解情况的定量分析比较。PET 可对全身大部分区域进行显像,因此能为宫颈癌化疗后再分期提供有价值的信息。此外,血清肿瘤标志物鳞状细胞癌抗原(squamous cell carcinoma antigen,SCCA)检测在指导选择合理的治疗方案方面具有一定的临床意义。

二、适应证及禁忌证

1.适应证　原则上ⅠB3、ⅡA2、ⅡB 期患者可行新辅助化疗后手术。

2.禁忌证

(1)临床分期ⅡB 期以上的患者。

(2)患者全身状况危重、休克、脱水、出血严重或合并有其他重要脏器障碍,难以耐受麻醉。

（3）严重出血性疾病或凝血功能障碍患者。

（4）急性腹腔或腹壁感染患者。

（5）既往有盆腔结核或严重炎症导致盆腹腔严重粘连无法建立人工气腹者。

（6）大的腹壁疝或膈疝患者。

（7）不能耐受化疗者。

三、术前准备

1.病史　患者初入院后，除询问有关肿瘤病史外，也须了解盆腔炎病史及炎症程度、月经史、婚育史等，还应重视是否有出血倾向等。

2.病理诊断　核实病理学检查结果，若是外院病理切片，则必须经本院病理科会诊核实。

3.体格检查与实验室检查　综合病史、症状、体征、病理及辅助检查结果，做出较准确的临床分期判断。完善术前相关检查，排除手术禁忌证，处理合并症至好转能耐受手术。如血红蛋白＜90 g/l者，术前应予纠正。行心、肺、肝、肾功能检查。一般除血浆总蛋白测定外，须重视血清白蛋白与球蛋白比值。白蛋白低者，术前应予纠正，以免影响术后切口愈合。肝病可疑或有出血倾向者，应检查凝血时间、血小板计数，测定凝血酶原时间等。必要时应行肾盂造影或膀胱镜检查，以了解肾功能和输尿管及膀胱情况。

4.术前新辅助化疗　详见上文。

5.阴道准备　术前阴道准备为防止阴道残端感染的重要措施之一。术前3 d开始用碘伏溶液擦洗阴道，每日2次。冲洗时切勿损伤肿瘤，以免引起出血。冲洗时要充分暴露宫颈穹隆才能达到冲洗目的。

6.肠道准备　术前1 d，口服复方聚乙二醇电解质散2盒、蓖麻油1瓶，术前一晚禁食、清洁灌肠，晚10点后禁水，手术当日清晨清洁灌肠。

7.术前谈话　向患者及其家属交代病情和手术方式。需要指明可能存在的手术风险，如输尿管、直肠、膀胱、血管损伤等。需要讨论卵巢的去留、卵巢保留后可能仍需术后放疗以及卵巢悬吊和放疗对卵巢功能的影响等问题。获得患者知情同意，患者签署手术知情同意书。

8.备血、备皮　嘱患者下肢穿弹力袜预防下肢血栓形成。

9.预防性使用抗生素　术前30 min给予抗生素，手术时间3 h以上者需再使用抗生素1次。

10.麻醉方式、体位及穿刺孔选择　采用气管插管静脉复合麻醉。全身麻醉后取膀胱截石头低臀高位。取剑突脐部连线中点偏左2 cm处，充气，置入镜头，在镜头直视下放置12 mm穿刺器，于左、右侧与该孔水平线向下成30°角方向距离该孔8～10 cm处各做1个8 mm的穿刺孔，作为1、2号机械臂的置入孔，于右侧平镜孔水平距1号机械臂穿刺孔8～10 cm处做第1辅助孔，在麦氏点做1个5 mm穿刺孔作为第2辅助孔或在左侧平脐水平距2号机械臂穿刺孔8～10 cm处做1个5 mm穿刺孔作为第2辅助孔，供手术助手进行冲洗及吸引等操作。若子宫偏大，各穿刺孔位置可适当上移。机器人进机，连接固定腔镜臂和各机械臂，选用单极电剪、双极电凝、持针器等手术器械，安装镜头及器械（图15-1和图15-2）。

四、手术步骤

（一）经阴道封闭宫颈肿瘤

常规消毒术区，留置导尿管，暴露宫颈，再次消毒宫颈、阴道，于宫颈癌病灶外缘3～

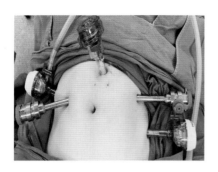

图 15-1　穿刺孔布局

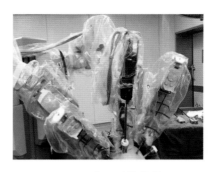

图 15-2　装机后整体效果

4 cm、阴道上段四周注射生理盐水,沿注水区的阴道壁环形切开,分离阴道壁与膀胱、直肠,游离阴道壁2～3 cm,连续缝合游离的阴道壁包埋宫颈癌病灶,留线,方便子宫切除后取出子宫,自制阴道填塞物堵住阴道口,防止经腹腔分离时宫旁的间隙与经阴道分离的间隙相通时漏气(图 15-3)。

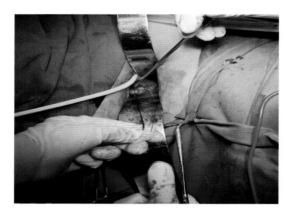

图 15-3　经阴道封闭宫颈癌病灶

（二）腹腔镜探查及子宫悬吊

进镜后探查盆腹腔有无积液,肠管、大网膜、肝、胃等表面是否光滑,子宫大小、活动度,双侧附件及宫旁情况。按手术治疗原则先清扫盆腔淋巴结,再行广泛性全子宫切除术,也可根据术者手术习惯进行相应的调整。

用两根 0 号薇乔线分别缝合双侧宫角部,左侧宫角部线从右侧穿刺器中抽出牵引,右侧宫角部线从左侧穿刺器中抽出牵引,分别悬吊牵引(图 15-4)。

另外,也可 8 字缝合宫底,于耻骨联合上方缝合,避免损伤膀胱穿刺口,放入持针器提拉子宫(图 15-5)。

（三）淋巴结清扫

1. 腹主动脉旁淋巴结清扫术（肠系膜下动脉水平）　在宫颈癌的淋巴结清扫术中,目前研究表明,腹主动脉旁淋巴结受累与原发肿瘤直径＞2 cm、转移到髂总淋巴结密切相关,专家组建议对ⅠB1 期及以上患者进行腹主动脉旁淋巴结清扫。需切除肠系膜下动脉水平以下的腹主动脉及下腔静脉周围淋巴结。清扫腹主动脉旁淋巴结时,首先以左、右髂总动脉分叉处作为解剖标志,沿着腹主动脉表面切开腹膜,直到腹主动脉左侧发出的肠系膜下动脉水

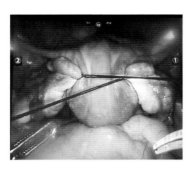

图 15-4　子宫悬吊 A

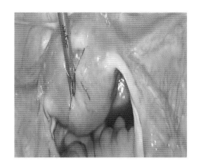

图 15-5　子宫悬吊 B

平。一般先清扫下腔静脉表面和外侧的淋巴结,然后清扫腹主动脉和下腔静脉之间的淋巴结及腹主动脉左侧的淋巴结(图 15-6 和图 15-7)。

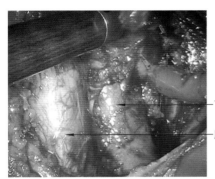

———下腔静脉

———腹主动脉

图 15-6　下腔静脉表面淋巴结清扫

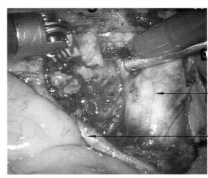

———腹主动脉

———肠系膜
下动脉

图 15-7　腹主动脉左侧淋巴结清扫

2. 盆腔淋巴结清扫术　盆腔淋巴结包括髂总淋巴结、髂内淋巴结、髂外淋巴结、腹股沟深淋巴结、闭孔淋巴结、骶前淋巴结。完整、彻底地清扫盆腔淋巴结,需显露一些特殊标志。淋巴结切除后需装袋,分别放置在两侧髂窝处,取出子宫后,再从阴道取出淋巴结。以清扫右侧盆腔淋巴结为例,清扫过程如下。

以不保留子宫附件的患者为例,处理卵巢血管和打开腹膜。提起卵巢血管表面周围的侧腹膜,剪开侧腹膜并充分暴露输尿管,游离并推开输尿管,然后切开卵巢血管表面的侧腹膜,游离卵巢血管,于较高位置双极电凝卵巢血管,切断卵巢血管即可,无须缝合结扎,也可预上 2 个 Hem-o-lok 夹后,双极电凝卵巢血管待彻底止血后再剪断(图 15-8)。离断卵巢血管后,将子宫拉向左侧,沿髂外动脉走行切开盆侧壁腹膜,切开右侧腹膜达子宫圆韧带腹壁附着部,靠盆腔处剪断右侧子宫圆韧带,再向前内方剪开子宫阔韧带前叶至膀胱宫颈反折处。将子宫上拉,暴露侧腹膜,沿子宫骶韧带向下剪开子宫阔韧带后叶至右侧子宫骶韧带,达宫颈直肠腹膜反折处。

(1)骶淋巴结清扫:骶淋巴结位于两侧髂总血管内侧,上自腹主动脉分叉处,下至骶岬下缘。先切开双侧髂总血管鞘,沿着双侧髂总血管内侧分离、切除血管表面及侧方的淋巴结,再向下牵拉,完整切除骶岬前方区域的淋巴结(图 15-9)。

(2)显露输尿管、髂内动脉前干/脐动脉和髂外动脉:目的是清楚显露盆腔侧方的主要结构,保障盆腔淋巴结清扫程序化操作顺利及安全。充分打开输尿管表面的腹膜、髂总动脉及髂外动脉腹膜,游离髂内动脉及脐动脉。

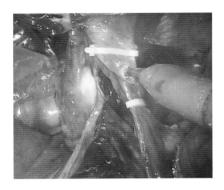

图 15-8　处理卵巢血管

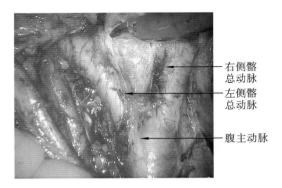

图 15-9　骶淋巴结清扫

（3）清扫髂总淋巴结、髂外淋巴结和腹股沟深淋巴结：清扫髂总淋巴结时，需将输尿管完全游离，用无损伤输卵管钳向内侧或向外侧牵拉输尿管。在清扫髂总动脉外侧淋巴结时，需显露髂总静脉。清扫髂总静脉表面淋巴结时，需注意小静脉，还应清扫髂总动脉内侧淋巴结、髂总静脉后面深淋巴结。清扫髂外淋巴结时，需打开动脉鞘，沿着腰大肌和髂外动脉之间的沟完整地清扫髂外淋巴结（图 15-10）。清扫腹股沟深淋巴结时，沿该淋巴结周围的间隙，完整清扫淋巴结及脂肪组织，下方可显露旋髂深静脉，然后沿着髂外静脉将髂外血管内侧的淋巴结完整剥离下来（图 15-11）。

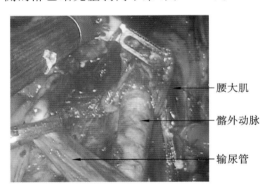

图 15-10　髂外淋巴结清扫

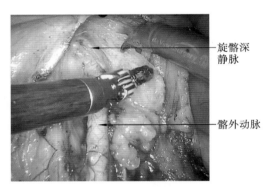

图 15-11　腹股沟深淋巴结清扫

（4）清扫闭孔淋巴结和髂内淋巴结：清扫闭孔淋巴结对于盆腔淋巴结清扫术非常重要，需显露上边的骨性标志耻骨梳、外侧面的闭孔内肌、下方的闭孔神经和闭孔血管，以及内侧面的髂内动脉（图 15-12）。此时我们需将清，髂外静脉以内、脐动脉以外、闭孔神经以上的淋巴结属于髂内淋巴结；真正的闭孔淋巴结是在闭孔神经以下，沿着闭孔血管分布的 1～3 个淋巴结，清扫闭孔淋巴结时需注意闭孔神经下方的闭孔动、静脉，静脉常呈网状。需注意的是，腰骶干也位于闭孔神经下方，腰骶干损伤后出现的症状比闭孔神经损伤更为严重，应避免损伤。

（5）显露盆腔结构：盆腔淋巴结完整清扫后应该能清晰显露出输尿管、髂内动脉前干、闭孔神经、髂外静脉、髂外动脉（图 15-13）。

（四）广泛性子宫切除术

1. 子宫圆韧带及卵巢血管处理　从近盆壁侧切断子宫圆韧带（图 15-14），打开子宫阔韧

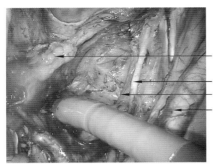

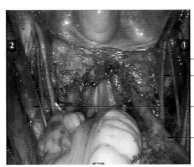

脐动脉

闭孔神经
闭孔静脉
髂外动脉

闭孔神经
髂内动脉前干
髂外动脉
输尿管

图 15-12　闭孔淋巴结清扫　　　　　　　　图 15-13　显露盆腔结构

带前叶,根据是否保留卵巢(原则上年龄小于 45 岁者可以保留卵巢),处理卵巢固有韧带或者卵巢悬韧带血管,并打开子宫阔韧带侧腹膜,暴露腹膜后的组织结构。一般广泛性子宫切除术多在盆腔淋巴结清扫术完成之后进行,此处步骤可以省略。

2. 剪开膀胱腹膜反折,推离膀胱,暴露膀胱阴道间隙　助手向头侧牵拉子宫,术者用双极电凝钳提起膀胱后,用单极电剪剪开膀胱与阴道间的疏松组织,下推膀胱,直达宫颈外口 3～4 cm 处(图 15-15)。除少数颈管型宫颈癌已侵犯膀胱外,膀胱阴道间隙比较疏松,易于分离。为方便游离输尿管,需解剖出膀胱阴道间隙,充分解剖出此间隙后可以看到输尿管入膀胱处和阴道旁静脉丛,需避免损伤阴道旁静脉丛。

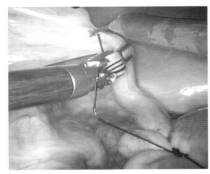

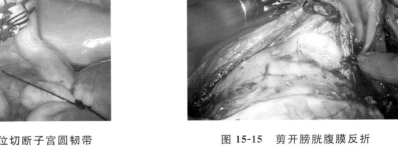

图 15-14　高位切断子宫圆韧带　　　　　　图 15-15　剪开膀胱腹膜反折

3. 打开直肠阴道间隙　助手将直肠两侧向外上方拉,使子宫后壁直肠子宫陷凹充分暴露,术者用双极电凝钳提拉腹膜反折上方,用电剪剪开子宫直肠腹膜反折处腹膜(图 15-16),并向两侧延伸至子宫阔韧带后叶,轻柔推进,分离并充分解剖出阴道和直肠间的潜在间隙,下推直肠达宫颈下 3～4 cm 处。

4. 离断子宫骶韧带　由于左侧子宫骶韧带内侧可能有直肠壁附着,建议有意识地将直肠从左侧子宫骶韧带上分离开来,将输尿管向外推开。因子宫骶韧带呈扇形附着于骶骨前,而骶骨也呈扇形,术者用单极电剪沿直肠侧间隙于距宫颈 3～4 cm

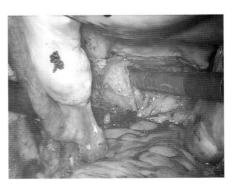

图 15-16　剪开子宫直肠腹膜反折处腹膜

处剪断子宫骶韧带,将直肠侧间隙与直肠阴道间隙融合,至此子宫骶韧带完全被离断。

5. 暴露膀胱侧窝、直肠侧窝　钝、锐性分离出第一支膀胱上动脉和子宫动脉之间的膀胱侧窝,尽量充分暴露,此时可以清晰看到膀胱侧窝四周解剖结构,即内侧为膀胱侧壁,外侧为膀胱上动脉,前方为耻骨的一部分,后方为子宫动脉和部分子宫主韧带。从子宫动脉和输尿管之间分离直肠侧窝,此时可以清楚看到直肠侧窝的解剖结构,即内侧为输尿管、直肠侧壁和子宫骶韧带,外侧为髂内动脉,前方为子宫动脉和部分子宫主韧带,后方为盆底的一部分。

6. 处理子宫动脉　在髂内动脉起始处钝性分离子宫动脉,在髂内动脉分支后的 1~2 cm 处双极电凝子宫动脉,待止血后剪断(图 15-17)。子宫静脉是髂内静脉的分支,其到达子宫、阴道部位,形成子宫阴道静脉丛,与直肠丛、阴道丛、膀胱丛等互相连络,是一个比较容易出血的部位,一般采用双极电凝止血。需注意的是,子宫浅静脉多与子宫动脉伴行,并与子宫动脉走行在输尿管同侧上方,而子宫深静脉在子宫主韧带的更深层,近宫颈处的子宫动脉和子宫深静脉之间穿行的是输尿管(图 15-18)。游离子宫动脉到近宫颈处,会有 2~3 支子宫血管营养输尿管的分支,应仔细分离,避免损伤输尿管。

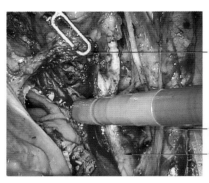

图 15-17　分离子宫动脉

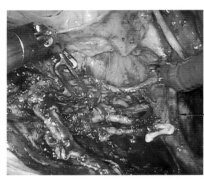

图 15-18　显露子宫深静脉

7. 切断膀胱宫颈韧带,游离输尿管　膀胱宫颈韧带由膀胱外筋膜起源的一束韧带和宫颈外筋膜起源的一束韧带汇合而成。以输尿管为界,输尿管上方的韧带称为膀胱宫颈韧带前叶,输尿管下方的韧带称为膀胱宫颈韧带后叶。提起并上翻子宫动脉后沿输尿管的走行方向,钝性分离输尿管,先切断膀胱宫颈韧带前叶,再切断输尿管下方的膀胱宫颈韧带后叶(图 15-19 和图 15-20)。只有切断韧带才能使膀胱阴道间隙和膀胱侧间隙相通,使得膀胱侧角、输尿管和阴道前壁完全分离。在分离过程中,助手提起的钳夹输尿管的钳子最好是无损

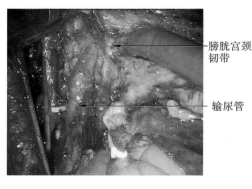

图 15-19　切断膀胱宫颈韧带

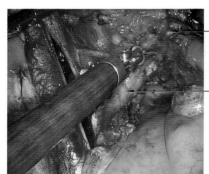

图 15-20　游离输尿管

伤的输尿管钳,因为分离、钳夹输尿管时,由于力度的关系可能损伤输尿管,即便注意钳夹输尿管的系膜,也容易误伤输尿管的营养血管而增加发生输尿管阴道瘘的风险。分离输尿管时要在其鞘外钝性分离,不要损伤输尿管本身。

8.切断子宫主韧带和阴道旁组织　拉线将子宫摆向对侧,助手用分离钳将输尿管拨向外侧,此时可以清楚看到膀胱侧窝的前外侧为盆壁、后方为子宫主韧带、内侧为膀胱。此时需根据期别、病灶大小、宫旁受侵程度,切除不同长度的子宫主韧带。由于子宫主韧带内有丰富的静脉,最好先双极电凝彻底止血,再切断。

9.切除子宫　在宫颈下 3 cm 处用剪刀继续分离膀胱阴道间隙及直肠阴道间隙至与外界已切开阴道相通,逐步离断阴道(图 15-21)。离断阴道上段后,排空腹腔内气体。牵拉术前阴道留线协助将切除的子宫(和附件)自阴道取出(图 15-22 和图 15-23)。同时取出装袋的淋巴结和脂肪组织等,冲洗阴道创面,用 0 号倒刺可吸收缝线连续缝合阴道残端,保留卵巢者可用钛夹分别将双侧卵巢固定于双侧盆壁腹膜。

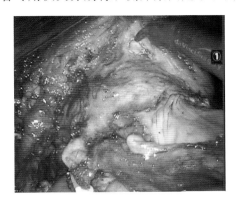

图 15-21　离断阴道

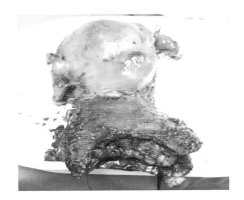

图 15-22　标本展示

10.彻底止血　手术结束前,需对盆腔内术野的断端、脏器进行彻底检查。首先检查盆底各断端、卵巢悬韧带或卵巢固有韧带血管有无出血。怀疑有直肠小损伤时,可以采取盆腔内注水后直肠充气的方法进行检查。彻底冲洗盆腹腔,最后放置引流管,可以选择于阴道中间放置"T"管或腹壁硅胶管引流。

（五）术中要点及注意事项

由于该术式难度较大,如果没有丰富的腹腔镜手术经验和技巧,以及良好的腹腔镜手术相关设备,笔者不建议行机器人手术,因为处理

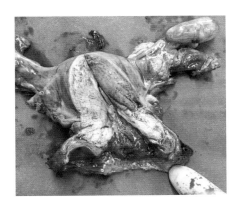

图 15-23　剖开标本展示

不当会导致严重的并发症,甚至危及患者的生命。术中需要特别注意输尿管的游离和子宫韧带的处理。要防止对周围器官的损伤,如遇较大血管出血,应双极电凝止血,切除输尿管隧道时注意保护输尿管;而在处理子宫韧带时先双极电凝使局部组织脱水再剪断,尤其是要将其内的血管游离并单独处理,否则容易导致术中出血而止血困难。在分离阴道与膀胱间隙时需注意阴道静脉丛的止血,这类血管比较粗大,一般双极电凝止血具有很好的效果。术

中需特别注意的是,清扫腹主动脉周围淋巴结和骶前淋巴结时要防止损伤血管,同时要防止对周围器官的损伤,如遇较大血管出血,应双极电凝止血。遇到血管分支时,需预先进行脱水凝闭处理,不可过度牵拉,否则容易导致血管撕破而致术中出血,以致止血困难。一旦发生血管损伤,切不可盲目钳夹而导致更严重的损伤,需要根据情况在腹腔镜下冷静处理或开腹处理。清扫闭孔淋巴结时,需注意防止闭孔神经的损伤,因此,需要先辨认清楚闭孔神经的走行,再完整清扫闭孔淋巴结。

五、术后处理

术后处理与术时处理同样重要。术后处理得当不但可以减少或避免各种并发症的发生和发展,而且能使患者早日康复出院。因此,医务人员必须通力协作,重视术后对患者的严密观察,以发现问题并尽早处理。术后疼痛不安也能促使休克的发生,因此要酌情应用适量的镇痛剂和镇静剂,使患者安静休养,消除呕吐,减轻疼痛等,这对中枢神经系统有保护性抑制作用,可预防休克的发生。广泛性子宫切除术后预防感染非常重要,这关系到盆腔扩大创面的愈合、尿路感染的预防、腹部切口的愈合,同时对机体的恢复和手术的效果都有较大的影响。术后应预防性使用二代头孢类抗生素48 h,术后48 h复查血常规、肝肾功能及电解质等,若患者白细胞计数超出正常范围或体温超过38.5 ℃,应延长抗生素使用时间;术后8～12 h,即置半坐卧位。术后半坐卧位极为重要,因为盆腔创面大、渗液多。若伴有盆腔感染,半坐卧位可使炎症局限于盆腔,如行盆腔引流或持续负压吸引,则更需置半坐卧位。广泛性子宫切除术后常持续保留导尿管。保留导尿管的护理也很重要,应由护理部每日做外阴、尿道口清洁护理,每周更换并消毒导尿管和尿袋。一般传统广泛性子宫切除术后2周去除导尿管,去除导尿管后要测残留尿量,如果尿量少于100 ml,可以拔除导尿管;如果尿量超过100 ml,保留导尿管1～2周,以待膀胱排空,及早恢复功能,然后再测试残留尿量,以决定是否保留导尿管。

六、并发症及其防治

术后并发症发生率是评价手术安全性的重要指标之一,广泛性子宫切除术涉及大血管周围淋巴结的清扫、输尿管的解剖和游离、膀胱及直肠的分离,术中、术后容易出现以下并发症。

(一)出血

1.清扫淋巴结时出血　清扫腹主动脉旁淋巴结和盆腔淋巴结容易引起下腔静脉、髂总静脉、髂内静脉、髂外静脉以及相应属支出血,比如旋髂深静脉、闭孔静脉等静脉的出血;腹主动脉、髂外动脉、髂内动脉、肠系膜下动脉等大、中型动脉的出血相对较少见,但可有中、小型动脉如闭孔动脉、髂腰动脉等动脉的出血。避免清扫淋巴结时出血的规范性操作要点如下。

(1)在行腹主动脉旁右侧淋巴结清扫时,需要清楚下腔静脉表面淋巴结常有小血管与之直接相连,故在切除下腔静脉表面淋巴结时,要在原位提起淋巴结,暴露淋巴结和下腔静脉之间的间隙,再用能量器械切除,避免撕扯操作。

(2)清扫腹主动脉旁左侧淋巴结时,应先在髂总动脉分叉上3～5 cm、腹主动脉前方偏左侧解剖出肠系膜下动脉,避免损伤的同时将其作为解剖标志。

(3)清扫髂总淋巴结时,需要先将此处输尿管和卵巢悬韧带解剖清楚后再清扫。

（4）清扫盆腔淋巴结时，需要先将髂内动脉前干、髂外血管解剖出来，打开血管鞘，在鞘内进行淋巴结清扫。

（5）清扫闭孔淋巴结时，需先解剖出闭孔神经再切除周围淋巴结，遇到闭孔动、静脉时，可以直接凝闭切断以避免出血。

2. 广泛性子宫切除时出血 打开宫颈周围间隙、切断韧带均可能引起出血，比如打开膀胱阴道间隙，可能引起膀胱出血；打开直肠阴道间隙，可能引起直肠出血；打开膀胱侧间隙和直肠侧间隙，可能引起子宫深静脉、直肠中动脉、阴道上动脉等血管出血；切断子宫主韧带，可能引起髂内静脉和子宫深静脉出血；游离输尿管，可能引起膀胱宫颈韧带出血。广泛性子宫切除术其实是解剖宫颈周围几个"间隙"的手术，所谓的间隙不同于解剖学上"窝"的概念，"间隙"是组织器官之间潜在的解剖结构，需要人为解剖才能显露出来。宫颈周围间隙解剖时的规范性操作要点如下。

（1）打开膀胱阴道间隙和直肠阴道间隙时，要找到 2 个器官之间的疏松结缔组织，用能量器械锐性打开。由于正常的间隙内为疏松结缔组织，没有血管组织，故一旦遇到出血，应该重新寻找正确的间隙，不要强行继续操作。

（2）打开膀胱侧间隙时，主要以子宫动脉为界向腹侧方向操作，在侧脐韧带、膀胱动脉、子宫动脉之间的三角区域分离膀胱侧间隙，一直分离到盆底筋膜。

（3）打开直肠侧间隙时，主要以子宫动脉为界向背侧方向操作，在髂内动脉前干、输尿管及其系膜、子宫动脉之间分离直肠侧间隙，一直分离到盆底筋膜。找准间隙解剖结构可以避免损伤子宫深静脉、直肠中动脉、阴道上动脉等血管。

（4）切断子宫主韧带时避免靠近盆壁处理，应该先解剖出髂内静脉，游离出子宫深静脉，在子宫深静脉汇入髂内静脉 0.5 cm 处钳夹剪断。

（5）游离输尿管处理膀胱宫颈韧带时，需解剖冈林间隙和拉氏间隙到输尿管近膀胱宫颈韧带外侧，分离膀胱阴道间隙到两侧膀胱宫颈韧带内侧，如果间隙解剖到位，膀胱宫颈韧带就剩比较薄的一层结缔组织，再钳夹剪断或者用能量器械处理膀胱宫颈韧带前叶。

（二）器官损伤

广泛性子宫切除术中需要解剖 7 个重要间隙，切断 3 条韧带，可能发生相应部位的器官损伤，比如打开膀胱阴道间隙时损伤膀胱；打开直肠子宫间隙时损伤直肠；游离输尿管时损伤输尿管。清扫腹主动脉旁淋巴结时，如输尿管暴露不清楚，可能引起高位输尿管损伤；清扫闭孔淋巴结时，把膀胱侧壁误当成淋巴结切除可造成膀胱侧壁损伤。

1. 输尿管损伤 输尿管入盆腔需跨越髂血管、穿过子宫动脉下方，在离宫颈外口很近的位置进入膀胱。其走行特点使得其与广泛性子宫切除术的关系最密切，甚至有专家称广泛性子宫切除术就是围绕着输尿管进行的解剖手术，虽然该说法失之偏颇，但是它主要是想强调输尿管与该手术关系密切，以及广泛性子宫切除术最应该关注输尿管损伤的并发症。输尿管损伤是妇科手术中严重并发症之一，发生率为 1‰～2‰。在进行淋巴结清扫时，可能会损伤输尿管入盆腔段，甚至腹部的高位输尿管；广泛性子宫切除术容易损伤输尿管的下段，包括输尿管和子宫动脉交叉处以及输尿管入膀胱的壁内段。避免输尿管损伤的规范性操作要点如下：

（1）任何情况下切断卵巢悬韧带时，都应该先看到输尿管，必要时需要打开后腹膜寻找输尿管。判断输尿管的唯一标准是在走行、形状吻合的基础上，还必须有蠕动。

（2）清扫腹主动脉旁淋巴结时，要先把双侧输尿管腹腔段全部游离出来，再清扫腹主动脉、下腔静脉周围淋巴结。

（3）清扫髂总淋巴结时，需要把卵巢悬韧带、髂总血管、输尿管这3个结构解剖出来，明确推开输尿管后再清扫髂总淋巴结，遇到出血情况也应先保护好输尿管再进行止血。

（4）打开输尿管隧道时，在输尿管隧道的入口处需先处理子宫动脉营养输尿管的分支。充分打开膀胱阴道间隙到膀胱宫颈韧带，提起膀胱宫颈韧带前叶并切断，将输尿管从输尿管床上分离后再外推，再切断膀胱宫颈韧带后叶。

（5）处理膀胱宫颈韧带遇到出血时，应避免过度使用能量器械。

（6）手术结束时，如果发现输尿管血供不好，出现缺血表现（颜色发紫或发黑），则需要在术中放置双J管。剪断、误扎输尿管等直接损伤多在术中可以发现，视术中情况行输尿管膀胱移植术或输尿管端端吻合术，并置双J管，术后保留1～3个月；能量器械热辐射误灼伤输尿管，多在术后10～20 d出现症状，虽然小瘘孔可自行愈合，但大多数需放置双J管或再次手术处理。

2. 膀胱损伤　打开膀胱阴道间隙时，如果术后有瘢痕粘连，或者肿瘤侵犯导致间隙消失，可能会损伤膀胱；进行阴道下1/2切除，下推膀胱到三角区时，膀胱阴道间隙会消失，此时也容易损伤膀胱。另外，在切断阴道旁组织时，如果膀胱外侧角游离不充分，会损伤膀胱侧壁。打开膀胱阴道间隙时，可以参考外科学中的"膜解剖学理论"，即膀胱属于泌尿系统，阴道属于生殖系统，两个不同的系统有各自的筋膜，"膜解剖学理论"指导手术就是在各系统的筋膜间进行切开、分离。避免膀胱损伤的规范性操作要点如下。

（1）膀胱阴道间隙上方是膀胱宫颈间隙，两者之间是阴道横隔，故应该在较高位置先准确找到膀胱宫颈间隙（宁高勿低），从此间隙向下进入膀胱阴道间隙。

（2）在肿瘤侵犯或者此处有过手术史（剖宫产），膀胱宫颈间隙消失、解剖不明确的情况下，可以先打开左、右两侧的膀胱侧间隙，沿膀胱侧壁从左、右向中间汇合，找到膀胱阴道间隙。

（3）在斜切阴道旁组织时，要先分离出膀胱阴道间隙，并切断膀胱阴道复合体，将膀胱外侧角及输尿管充分推开才能避免膀胱外侧角的损伤。

（4）在任何情况下膀胱阴道间隙不明确时，都应该建立充盈膀胱寻找间隙的规范操作理念。不慎撕破或切开膀胱时，可以行腹腔镜下修补术，术后留置导尿管时间不短于14 d，且应加强导尿管和拔除导尿管后的排尿管理，以免造成膀胱阴道瘘。

3. 直肠损伤　妇科手术中的肠道损伤多与盆腔粘连有关，宫颈癌手术中需要打开直肠阴道间隙，如果间隙分离错误，则会损伤直肠。另外，在切断子宫骶韧带时，如果没有将直肠从子宫骶韧带内侧分离下来，则会误伤直肠侧壁。避免直肠损伤的规范性操作要点如下。

打开直肠阴道间隙时，按照"膜解剖学理论"，属于消化道系统的直肠周围应有脂肪组织包绕，而属于生殖系统的阴道周围没有脂肪，故颜色上有差异（黄色及粉色），按此界限分离直肠阴道间隙可避免肠管损伤。打开直肠阴道间隙有两种路径：①从两侧子宫骶韧带内侧（黄色）和直肠侧壁交界（粉色）处先打开侧间隙，由两侧向中间打开直肠阴道间隙；②在充分上提子宫、拉直直肠的情况下，从直肠窝最低处剪开腹膜，沿直肠和阴道之间的疏松结缔组织分出直肠阴道间隙。一旦发生肠道损伤，2 cm以下的小裂口可以在腹腔镜下修补缝合，如裂口较大或缝合困难，则应转开腹处理，以免发生肠瘘。

（三）神经损伤

由于宫颈癌手术范围比较广，势必会切断一些神经，这些神经损伤中有些是广泛性子宫切除术不可避免的损伤，如不保留神经的广泛性子宫切除术会引起腹下神经、盆内脏神经及盆丛神经部分分支的损伤；有些神经损伤不会引起严重的症状，如切除髂总、髂外淋巴结时生殖股神经损伤；切除腹主动脉旁淋巴结时腹主动脉表面腰交感丛损伤。但是有些神经损伤需要避免，如闭孔神经、腰骶干、腰交感干及神经节损伤。

1. 闭孔神经损伤　由于解剖不清或者出血，清扫闭孔淋巴结时可能发生闭孔神经的横断伤或电凝热损伤；清扫髂内、外静脉分叉处淋巴结时，切除过深会切断或者损伤闭孔神经。避免闭孔神经损伤的规范化操作要点如下。

（1）清扫闭孔淋巴结时，要先解剖出闭孔神经，再进行闭孔神经周围淋巴结清扫。

（2）首先推荐的寻找闭孔神经的方法是从耻骨梳表面向下寻找闭孔神经，其步骤要点为"骨尽神出"，意思是耻骨梳走尽后闭孔神经自然显露出来。在此处寻找闭孔神经简单易行、安全可靠。

（3）其次推荐的寻找闭孔神经的方法是沿髂外血管与腰大肌之间向闭孔间隙深处分离寻找闭孔神经，此法比较容易暴露出闭孔神经近心端。

（4）尽量避免直接从髂血管分叉正中向下寻找闭孔神经，因为此处是髂内、外静脉分叉处，一旦发生血管分叉撕裂，缝合比较困难。另外，此处也经常是闭孔动脉起始端和闭孔静脉回流到髂内静脉的位置，在此处寻找闭孔神经容易引起出血，盲目电凝会损伤闭孔神经。

2. 腰骶干损伤　清扫髂深淋巴结时，遇到髂腰血管出血，盲目钳夹或者电凝会损伤腰骶干；清扫闭孔深处淋巴结时，遇到闭孔动、静脉出血，盲目电凝也会损伤腰骶干。避免腰骶干损伤的规范性操作要点如下。

（1）清扫髂总深部淋巴结时，在腰大肌和髂血管之间先找到闭孔神经，其下方有髂腰血管，再下方就是腰骶干，要熟悉此处的解剖结构。

（2）遇到髂腰血管出血时，拨开闭孔神经后先用吸引器打扫术区，看清楚下方的腰骶干，再进行止血处理，避免盲目电凝，或者以缝扎止血为主。

3. 腰交感干及神经节损伤　随着手术技巧的进步，越来越多的医生可以完成开腹和腹腔镜下高位淋巴结的清扫，但在清扫左侧腹主动脉旁淋巴结时，有时会把腰交感干及神经节误认为淋巴管和淋巴结而切除造成损伤，术后患者下肢皮肤温暖、红润和干燥，但是患者的主诉可能是对侧下肢皮温低。避免腰交感干及神经节损伤的规范性操作要点如下。

（1）首先需要熟悉腰交感干及神经节的解剖，腰交感干是胸交感神经向腹腔的延续，腰交感干上有 4 个膨大的神经节，高度约为平同序数腰椎平面。右侧腰交感干位于下腔静脉后方，不易损伤，损伤的多是左侧腰交感干及神经节。

（2）肠系膜下动脉约位于 L3 平面，在该水平有腰交感干的第 3 对膨大的神经节，故在肠系膜下动脉起始处水平向外侧 1 cm 左右、左侧输尿管内侧，可以先找到膨大的第 3 对腰交感神经节（左侧），再向头侧和尾侧分离出来腰交感干。

（3）腰交感干和神经节紧贴在脊柱骨表面，没有弹性，不易被提起。

（四）淋巴囊肿

盆腔淋巴囊肿合并感染是宫颈癌根治术的主要并发症之一，患者常有发热、慢性盆腔痛、腹股沟及下肢胀痛、行动不便等症状，严重影响患者的生活质量。盆腔淋巴结清扫术后由于腹膜后留有无效腔,淋巴回流障碍,从而引起淋巴囊肿。另外,淋巴系统具有强大的再生能力,损伤后容易建立侧支循环或再通,是促使淋巴囊肿形成的另一原因。淋巴囊肿常发生于术后 5~8 d。其位置可在腹股沟、髂内外血管旁等,症状为下腹部局限性隐痛或扪及大小不等的肿块,肿块大多边界清晰、有局部压痛,囊肿合并感染时则伴有发热和局部疼痛加剧。给予抗感染、镇痛、大黄和芒硝混合外敷腹股沟、抗凝、消肿、补充白蛋白治疗,必要时可在 B 超引导下行淋巴囊肿穿刺术。预防淋巴囊肿的方法:①清扫髂外和闭孔淋巴结时必须——电凝腹股沟上部髂外区和闭孔区神经出入闭孔上缘的脂肪组织、淋巴结,以上两区为下肢淋巴回流的主干;②术中于盆腔放置硅胶管,留待术后行持续负压吸引;③手术中不关闭盆腔腹膜,渗出的淋巴可以通过腹膜孔吸收。

(五)术后胃肠道并发症

1. 腹胀　麻醉、手术干扰、术后切口疼痛等均可使腹壁运动和胃肠道蠕动受到抑制,胃肠道内液体和气体积滞致腹胀。腹胀不但增加患者痛苦,重者还可引起肠麻痹。为预防腹胀,患者可于术前 2 d 进无渣及不易产气的食物,也可口服缓泻药。术前清洁灌肠。手术中尽量避免过度干扰肠段。术后鼓励患者早期翻身活动。腹胀时宜先用增强胃肠道蠕动的药物,如垂体后叶素、新斯的明等,还可扩肛或用温水灌肠等。上述措施无效而腹胀更趋严重者,应予胃肠减压。胃肠减压者应注意水和电解质的平衡,特别是补充钾。

2. 肠梗阻　长时间腹部手术,尤其伴有腹腔内炎症者,更易发生术后肠梗阻。肠道通气受阻致肠腔充满气体和液体而膨胀。患者腹胀、阵痛,伴有恶心、呕吐。肠梗阻可能为麻痹性或机械性,也可能先为机械性后转为麻痹性。触诊时满腹压痛。听诊时麻痹性肠梗阻者无肠鸣音,机械性肠梗阻者肠鸣音亢进。腹部立位 X 线平片示明显气液平面。治疗原则以控制炎症和恢复肠道功能为主。一般对麻痹性肠梗阻者进行腹部湿热敷,并注射垂体后叶素、新斯的明或阿托品等药物。有时亦可静脉注射高渗盐水,以促进肠道收缩。同时行胃肠减压,吸出胃肠内容物,以解除胀气并逐渐恢复肠蠕动。机械性肠梗阻者在应用补液和胃肠减压等非手术疗法无效时,才需手术治疗,以解除机械性肠梗阻病因。

(六)静脉血栓形成

术后下肢深静脉血栓形成与创伤、麻醉、肥胖、卧床时间过长、活动减少等有关。下肢深静脉血栓形成后,患者出现下肢肿胀、疼痛,若栓子脱落,导致肺栓塞,则可威胁患者生命,且下肢深静脉血栓形成后患者住院时间延长、经济负担增加。术后应积极预防下肢深静脉血栓形成,术后 6 h 内被动活动患者双下肢,6 h 后指导患者主动活动双下肢,协助患者床上翻身活动。予肝素皮下注射预防静脉血栓形成。发生下肢深静脉血栓形成后,密切观察患肢疼痛的部位、程度和动脉搏动情况,同时观察患者皮肤的温度、色泽、弹性。患者绝对卧床,抬高患肢(高于心脏 20~30 cm),置软枕于患肢下,避免患肢受压及在患肢注射。患肢注意保暖,禁止冷、热敷。予肝素、尿激酶溶栓治疗。用药过程中观察有无皮肤黏膜出血,有无头痛、呕吐、意识障碍等颅内出血征象,每日检查凝血功能。出院时做好用药指导,定期复查。

(七)性功能障碍

术后阴道缩短、瘢痕的刺激等,均可使性功能受到不同程度的影响,致使患者精神上遭受痛苦,甚至影响夫妻感情,应当引起重视。子宫切除术阴道缝合时应注意切缘要整齐,断端缝合时用可吸收缝线,缝合针距不应过宽,拉线松紧适宜,以免切缘在一起而使瘢痕过厚。缝线不可过紧,术中注意无菌操作,彻底止血,减少感染。

七、效果评价

此前一项针对 933 例早期宫颈癌患者的大型回顾性队列研究显示,达芬奇机器人广泛性子宫切除术治疗早期宫颈癌安全、可行,在手术时间、出血量、住院时间、排气时间、术后并发症、中转开腹手术率方面,达芬奇机器人手术优于腹腔镜手术。关于肿瘤学结果,Mendivil 等对 146 例早期宫颈癌患者(39 例开腹手术、49 例腹腔镜手术、58 例达芬奇机器人手术)的回顾性分析中,Kaplan-Meier 生存分析结果显示,开腹手术组、腹腔镜手术组和达芬奇机器人手术组 60 个月的无进展生存率分别为 84.6%、89.8% 和 89.7%,开腹手术组、腹腔镜手术组和达芬奇机器人手术组的总生存率分别为 92.3%、95.9% 和 96.6%,表明机器人手术治疗对于早期宫颈癌患者安全、可行。对于手术入路的选择,每种手术的不同入路均有利弊,开腹手术无疑是正确的选择,但不能彻底否定微创手术,包括机器人手术,未来仍需进一步的临床试验来评估机器人手术的安全性及临床结局。笔者团队回顾性分析了某中心 2019 年 1—6 月 20 例早期宫颈癌患者手术数据,应用机器人手术系统完成免举宫联合经阴道封闭宫颈癌的广泛性子宫切除术,术后根据病理结果给予放、化疗等辅助治疗,随访 4～40 周,患者无死亡及复发。这提示早期宫颈癌行机器人免举宫联合经阴道封闭宫颈癌的广泛性子宫切除术是安全可行的。

八、技术现状及展望

达芬奇机器人手术系统具有突破人眼极限、人手极限、人力极限以及微创极限的诸多优势,但达芬奇机器人手术系统并不完美,仍存在诸多不足,如缺乏触觉反馈、术前安装和调试时间长、使用过程中较一般内镜手术系统更易发生机械故障等。因此,下一代机器人手术系统可能会对上述不足做出进一步的改进,如使用触觉手套或细胞图像导航;使用荧光显影技术清晰显示淋巴结、动脉、静脉、输尿管等组织,以协助医生判断关键解剖结构,在实体脏器中确定肿瘤边界,评估目标组织的血液灌注等,进而避免损伤,减少术中并发症的发生,增加手术安全性。达芬奇机器人手术系统为微创手术开辟了新的篇章,给微创技术的发展带来了无限的可能。我们期待达芬奇机器人手术系统通过自身的优势带来新的手术治疗模式和变革,同时将借用这一新的平台紧跟疾病谱的变化,看准未来发展趋势,及时调整方向,不断拓展微创妇科的发展路径,这将是微创妇科未来发展的正途和必然趋势。

(蔡丽萍)

参 考 文 献

［1］　NEZHAT C R,BURRELL M O,NEZHAT F R,et al. Laparoscopic radical hysterectomy with paraaortic and pelvic node dissection[J]. Am J Obstet Gynecol,1992,166(3):864-865.

［2］　UPPAL S,GEHRIG P A,PENG K,et al. Recurrence rates in patients with cervical cancer treated with abdominal versus minimally invasive radical hysterectomy: a multi-institutional retrospective review study[J]. J Clin Oncol,2020,38(10):1030-1040.

［3］　JENSEN P T,SCHNACK T H,FRØDING L P,et al. Survival after a nationwide adoption of robotic minimally invasive surgery for early-stage cervical cancer—a population-based study[J]. Eur J Cancer,2020,128:47-56.

[4]　CHIVA L,ZANAGNOLO V,QUERLEU D,et al. SUCCOR study:an international European cohort observational study comparing minimally invasive surgery versus open abdominal radical hysterectomy in patients with stage ⅠB1 cervical cancer[J]. Int J Gynecol Cancer,2020,30(9):1269-1277.

[5]　周晖,刘昀昀,罗铭,等.《2020 NCCN 子宫颈癌临床实践指南(第 1 版)》解读[J]. 中国实用妇科与产科杂志,2020,36(2):131-138.

[6]　ZUSTERZEEL P L M,AARTS J W M,POL F J M,et al. Neoadjuvant chemotherapy followed by vaginal radical trachelectomy as fertility-preserving treatment for patients with FIGO 2018 stage 1B2 cervical cancer[J]. Oncologist,2020,25(7):e1051-e1059.

[7]　方梓羽,段慧,陈春林,等. 中国大陆部分医院宫颈癌术前新辅助化疗情况大数据调查和分析[J]. 中国实用妇科与产科杂志,2018,34(1):100-105.

[8]　MELAMED A,MARGUL D J,CHEN L,et al. Survival after minimally invasive radical hysterectomy for early-stage cervical cancer[J]. N Engl J Med,2018,379(20):1905-1914.

[9]　RAMIREZ P T,FRUMOVITZ M,PAREJA R,et al. Minimally invasive versus abdominal radical hysterectomy for cervical cancer[J]. N Engl J Med,2018,379(20):1895-1904.

[10]　NIE J C,YAN A Q,LIU X S. Robotic-assisted radical hysterectomy results in better surgical outcomes compared with the traditional laparoscopic radical hysterectomy for the treatment of cervical cancer[J]. Int J Gynecol Cancer,2017,27(9):1990-1999.

[11]　夏恩兰,黄胡信. 妇科内镜学[M].2 版. 北京:人民卫生出版社,2020.

[12]　梁志清. 妇科肿瘤腹腔镜手术学[M]. 北京:人民军医出版社,2012.

[13]　付振华,张智,杨蕾,等. 早期子宫颈癌行机器人手术系统免举宫器联合经阴道封闭肿瘤广泛性子宫切除术 20 例分析[J]. 中国实用妇科与产科杂志,2020,36(9):863-865.

[14]　刘开江. 子宫颈癌手术并发症的防治[J]. 中国实用妇科与产科杂志,2021,37(1):63-66.

[15]　SERT B M,ABELER V M. Robotic-assisted laparoscopic radical hysterectomy (Piver type Ⅲ) with pelvic node dissection—case report[J]. Eur J Gynaecol Oncol,2006,27(5):531-533.

[16]　陈春林,郎景和,向阳,等. 子宫颈癌腹腔镜手术治疗的中国专家共识[J]. 中华妇产科杂志,2020,55(9):579-585.

第十六章 机器人宫颈癌同步放化疗后手术

一、概述

(一)宫颈癌术前同步放化疗(CCRT)

宫颈癌是女性常见恶性肿瘤中仅次于乳腺癌的肿瘤,发病率居女性生殖系统恶性肿瘤的首位,是妇科恶性肿瘤患者最常见的死亡原因。尽管宫颈癌的筛查方法在不断完善,HPV疫苗接种率在增高,诊疗规范性及水平也进一步提高,但因宫颈癌的早期临床症状不明显,仍有约70%的患者确诊时期别较晚(ⅠB3~ⅡB期)。国际妇产科联盟(International Federation of Gynecology and Obstetrics,FIGO)指出,局部晚期宫颈癌(locally advanced cervical cancer,LACC)广义上指ⅠB3~ⅣA期宫颈癌,而狭义的LACC是指ⅠB3~ⅡB期宫颈癌。LACC因肿瘤体积过大、范围较广,边缘部分超出常规宫颈癌有效放疗曲线范围,放疗剂量不足,治疗后复发率高。目前临床常用的美国国立综合癌症网络(National Comprehensive Cancer Network,NCCN)及FIGO的指南指出,宫颈癌各期均可采用放疗。《2019 NCCN宫颈癌临床实践指南(第1版)》指出,LACC可选择如下治疗方法:①根治性盆腔外照射+顺铂同期化疗+阴道近距离放疗;②广泛性子宫切除术+盆腔淋巴结切除术±腹主动脉旁淋巴结取样;③盆腔外照射+顺铂同期化疗+近距离放疗,放疗后行辅助性子宫切除术。3种推荐治疗方法中,NCCNⅠ类推荐为根治性盆腔外照射+顺铂同期化疗+阴道近距离放疗,但20%~30%的LACC患者治疗后出现肿瘤未控制或近期复发,这是导致宫颈癌患者死亡的主要原因。目前,LACC患者5年生存率仍在70%左右,而且同步放化疗(concomitant radiochemotherapy,CCRT)、根治性放疗所带来的相关并发症和其对ⅠB3期、ⅡA2期、ⅡB期宫颈癌患者,特别是对年轻患者生活质量的影响一直不容忽视,故手术治疗成为不少患者的治疗意愿。因ⅡB期宫颈癌患者的瘤体已不局限于宫体,部分瘤体较大,直接手术难度高,时间长,甚至无法保证手术范围,故部分国家及地区(如日本、韩国、欧洲、拉丁美洲)也应用了辅助治疗联合手术的方案,诸如新辅助化疗、术前辅助放疗等以缩小肿瘤直径,提高手术可操作性,术后再结合术中情况及病理危险因素补充治疗。

在我国的临床实践中,针对LACC(ⅠB3期、ⅡA2期和ⅡB期)的诊治参照NCCN指南、FIGO指南及中国的临床实践等,采用化疗、放疗、CCRT、手术等综合治疗。综合治疗不是简单地把几种治疗方法叠加,而是根据分期有计划、分步骤实施治疗,并根据治疗后肿瘤消退情况予以调整。我国属于发展中国家,宫颈癌发病率高,放疗资源相对缺乏且不完善,尤其是根治性放疗设备分布不均匀。放疗之前或术前进行新辅助化疗或CCRT来改善预后、提高无进展生存期(PFS)成为临床医生的探索和选择之一,并取得了相当的治疗效果。如宫颈癌治疗中术前新辅助化疗+根治性手术(详见第十五章)、术前CCRT+根治性手术,尽管国际上各指南一直未予推荐,但在国内仍占有重要地位,其根本原因在于,第一,术前新辅助化疗或 CCRT 可提高根治性手术的可操作性;第二,以上联合治疗可取得与指南推荐的 CCRT 相当的治疗效果。

(二)宫颈癌放疗

1897 年,镭被发现后不久即被用于宫颈癌的治疗,后被用于宫颈癌的近距离腔内治疗,效果良好。目前近距离腔内治疗仍是宫颈癌基本治疗方法之一,因涉及放射源的体积及防护等问题,镭已被铱替代。宫颈癌各期别均可行放疗,但宫颈原位癌及ⅠA 期、ⅠB1 期、ⅠB2 期及ⅡA1 期的宫颈癌患者也可行手术治疗,因手术治疗有保留卵巢、保持阴道弹性及对生活质量影响较小等优点,故首选手术治疗。FIGO ⅠB3/ⅡA2 期宫颈癌的瘤体较大,易合并其他高危因素,如淋巴结阳性、宫旁阳性或阴道切缘阳性,这些因素均增加了复发风险和术后辅助放疗的可能性。除了淋巴转移,其他增加盆腔复发风险的危险因素包括肿瘤最大径>4 cm、淋巴血管间隙浸润(LVSI)(+)、宫颈外 1/3 间质浸润。对于这部分患者,术后辅助盆腔外照射可降低局部复发率并改善 PFS。但是双重治疗会增加患者发生严重并发症的风险。治疗方式的选择取决于可采用的资源以及肿瘤和患者的相关危险因素。以铂为基础的 CCRT 是ⅠB3/ⅡA2 期患者更好的治疗方式。已经证实,CCRT 作为术后辅助疗法优于单纯放疗。在根治性放疗设施稀缺地区,可考虑应用以铂为基础的 CCRT 联合根治性子宫切除术。放疗是宫颈癌的重要治疗措施,对于各期宫颈癌均有效,但对局部晚期或中晚期患者的疗效较差,原因可能是放疗的局部疗效限定在原发部位及区域淋巴结,因此放疗无法杀灭照射野之外的局部或亚临床转移病灶,这些病灶亦是肿瘤转移或复发的根本原因。另外,相关文献指出,宫颈癌对放射线的敏感性还受到肿瘤病理类型、感染等多种因素影响,从而导致放疗效果降低。化疗对中晚期肿瘤的效果并不佳,但能够控制病灶远处转移,化疗药物顺铂能够抑制肿瘤细胞 DNA 损伤修复,控制肿瘤细胞在放疗后的修复增生;同时,化疗药物通过细胞毒作用能有效降低缺氧细胞比例,缩小肿瘤体积,使肿瘤细胞对放疗的敏感性增强;另外,化疗能够促进肿瘤细胞敏感周期与放疗同步。采用 CCRT 方式,可以促进患者治疗有效率的提升,降低肿瘤细胞的再生能力,缩小肿瘤体积,提高肿瘤细胞对放疗的敏感性,改善预后。

1. LACC 的放疗及原则　放疗包括外放射治疗(EBRT)和腔内后装近距离放疗(腔内后装 BT)。EBRT 是宫颈癌放疗的重要组成部分,可弥补腔内治疗的不足。EBRT 主要针对 LACC 盆腔浸润及淋巴引流区域(含原发病灶区域),增加 A 点以外的宫旁浸润区和淋巴转移区的剂量。宫颈癌 EBRT 的时间剂量分割已较为成熟,先进行全盆腔外照射,DT 3000 cGy,后改为盆腔 U 形野或四野照射。腔内后装 BT 主要针对宫颈癌的原发病灶(含宫颈和阴道病变)。腔内后装 BT 属于宫颈癌 EBRT 后的主要治疗方法。目前,放疗对宫颈癌预后的主要影响因素包括腹膜后淋巴结转移、A 点接受的总剂量。通过图像引导对宫颈癌患者进行治疗的腔内后装 BT 得到长足发展,以 CT、MRI 引导的三维后装技术,逐渐替代了二维后装治疗方案,不管是剂量体积分布还是临床疗效方面,均得到了明显的改善。随着计算机技术、影像学以及放射物理学的逐渐发展,临床研究也逐渐深入,传统的盆腔放疗逐渐被三维适形放疗(3D-CRT)、调强放疗(IMRT)或螺旋断层放疗系统(TOMO)所替代。近些年来,3D 打印技术被应用在医学领域的 CT、MRI 中,具有较高的精确度,可打印出外形相似的立体模型,从而形成个体化解剖模型,有助于研究患者的个体化放疗剂量。

术前辅助性 CCRT 中采用的放疗,主要是盆腔外照射。近 10 年来,随着放疗技术的发展,精确放疗以其精确定位、靶区高剂量及正常组织低剂量的优势在临床上得到越来越广泛的应用。现在常用的精确放疗技术有 3D-CRT、IMRT 和 TOMO。

3D-CRT 为患者首先在 CT 模拟定位机下进行治疗区域的扫描,由临床医生确定靶区及周围正常组织的范围和预期的照射剂量,然后将图像传输到计划系统,由计划系统优化照射野参数以达到理想的临床目标。3D-CRT 不仅能使射线束在三维形态上与靶区形状一致,而且在计划系统优化的条件下能实现靶区边缘被 90% 等剂量曲线包绕,较好地满足临床剂量的要求,符合肿瘤放疗生物学原则,不受病灶大小和形态的限制,适应证范围较广。3D-CRT 在给予盆腔不同区域和淋巴结引流区足够剂量的同时,能更有效地减少小肠、直肠和膀胱的照射剂量。

IMRT 是强度可调的适形放疗,首先由医生根据照射野内的肿瘤形态和性质确定处方剂量,这个处方剂量包括肿瘤的照射剂量和关键组织的限制剂量,然后根据肿瘤和关键组织的位置、组织的不均匀性、照射野数目等因素,由计算机经反复迭代运算得出每个照射野的最佳射线束强度,使得实际在体内形成的剂量与医生的处方剂量最接近。IMRT 应用于临床后引起肿瘤放疗界的广泛重视,并被用于宫颈癌治疗。IMRT 具有巨大的发展潜力,被认为是 21 世纪宫颈癌放疗的趋势和方向。

2. CCRT　宫颈癌的转移方式以直接蔓延及淋巴转移为主,其盆腔淋巴结受累概率ⅠB 期为 15%,Ⅱ期约为 30%,Ⅲ期约为 45%,故放疗范围应包括原发病灶及转移病灶。LACC 肿瘤体积大,易发生宫旁浸润且常伴有淋巴转移。肿瘤体积大且远处转移的大淋巴结放疗效果欠佳。单纯 EBRT 难以做到既达到根治剂量又不产生严重的放射性损伤。一个世纪以来,EBRT 机经历了从常规 X 线治疗机、^{60}Co 治疗机到目前多种加速器的应用三个阶段。由于能量的不断增加,深部剂量增加,皮肤剂量减少,疗效提高,副作用减少。而且随着计算机技术和影像学技术的发展,近年出现了 γ 刀、χ 刀、3D-CRT、IMRT 等新技术,但均不能代替腔内照射,关键问题在于近距离照射时剂量梯度下降快,可使原发病灶受到高剂量照射,而周围正常组织受到低剂量照射。有研究表明,在腔内后装放疗设备匮乏的国家,与根治性放疗相比,术前 CCRT 联合根治性子宫切除术可以使生存率提高 9%～17%。刘瑶等研究发现,73 例接受 CCRT 的 LACC 患者治疗有效率为 91.78%,疾病控制率为 97.26%,3 年、5 年无瘤生存率分别为 86.30%、82.19%。结果表明,LACC 患者可耐受 CCRT 的不良反应,CCRT 效果肯定,是一种可选择的治疗方法。德国东北部妇科肿瘤协会开展的一项Ⅱ期多中心前瞻性临床试验表明,对 LACC 患者术前行 CCRT,病理完全缓解率和部分缓解率分别为 33.3%、63.3%,2 年、5 年总生存率分别为 70.7% 和 57.7%,因此可认为 LACC 患者术前行 CCRT 对局部肿瘤控制有效,远期生存影响仍需随访。Hass 等研究比较了 CCRT 联合腔内放疗与根治性手术的效果,结果显示两组的局部复发率和转移率、PFS 和疾病特异性总生存期(disease-specific overall survival,DOS)相似,但根治性手术组在残留肿瘤的 PFS 和 DOS 方面有显著改善。笔者进行的一项回顾性研究根据接受的治疗方法将 444 例患者分为术前 CCRT 组及术后 CCRT 组,术前 CCRT 组患者的总生存率为 92.6%,术后接受辅助治疗的比例低。术后 CCRT 组患者术后接受辅助放疗后放射性肠炎、放射性膀胱炎及下肢水肿的发生率较高,且淋巴脉管浸润阳性率、宫颈深间质浸润阳性率及淋巴转移阳性率高于术前 CCRT 组患者。两组患者 3 年无进展生存率、总生存率无明显差异。结果表明 LACC 患者采用 CCRT 联合根治性子宫切除术的综合治疗可以取得较好的临床效果,不增高术中及术后并发症的发生率。

目前，LACC 的化疗方案与剂量尚无统一标准，美国国家癌症研究所（NCI）推荐顺铂为宫颈癌化疗药物中的首选药物。Markman 等指出，多项循证随机试验显示，当顺铂作为一种"化学增敏"药物与外照射同时使用时，与单纯放疗相比，接受 CCRT 患者的 PFS 和 OS 均有改善，目前这一领域的研究主要集中在改善这一策略的药物成分。亚洲妇科肿瘤组织（AGOG）的一项Ⅲ期随机临床试验（AGOG 09-001 试验）比较了进行 CCRT 时应用顺铂单药与应用顺铂＋吉西他滨的效果和不良反应，结果表明，两者 OS 和 PFS 相似，联合方案虽可耐受，但吉西他滨的加入增加了 2～4 级血液学毒性的发生。尽管进行 CCRT 时应用顺铂＋吉西他滨有理论优势，但该试验没有证明多药物治疗的优越性。一项 Meta 分析纳入了19 例队列研究来比较不同 CCRT 方案的效果和毒性，顺铂＋多烯紫杉醇组的总体反应率（overall response rate，ORR）高于其他组，可能是 CCRT 方案的最佳选择。顺铂＋羟基脲＋5-氟尿嘧啶（5-FU）组 5 年总生存率高于其他组。就毒性而言，顺铂＋5-FU 方案的贫血和恶心发生率高于其他方案，顺铂＋紫杉醇方案的白细胞减少症和血小板减少症发生率高于其他方案，紫杉醇方案的胃肠道毒性低于其他方案，药物毒性（包括血液学毒性和胃肠道毒性）最低的方案是应用顺铂单药。对于 LACC 患者的 CCRT 方案、化疗药物的剂量和疗程选择，制订最佳的化疗方案以提高患者的生存率、减少治疗毒副作用及改善患者生活质量将是未来临床研究的重点。

3. CCRT 的效果评定　放化疗期间每周进行 1 次效果评估。由两名副主任或以上级别妇科医生行妇科检查并结合阴道 B 超或 CT 测量的宫颈病灶大小的变化来评估，进行临床疗效的判定。近期疗效评定标准参照世界卫生组织（WHO）实体瘤治疗评价标准：可见的肿瘤病变完全消失为完全缓解（complete response，CR），肿瘤病灶的最大直径与最大垂直横径的乘积减小达 50% 及以上为部分缓解（partial response，PR），肿瘤病灶的两径乘积减小不足 50% 或增大不超过 25% 为疾病稳定（stable disease，SD），肿瘤病灶的两径乘积增大 25% 以上或出现新病灶为疾病进展（progressive disease，PD）。临床有效为完全缓解和部分缓解（CR＋PR），临床无效为疾病稳定和疾病进展（SD＋PD）。CCRT 结束后，由两名副主任以上级别妇科医生进行评估，当患者完全缓解或肿瘤体积缩小时行机器人宫颈癌根治术。手术时间为 CCRT 后 3～4 周。

（三）机器人手术的发展

2018 年美国安德森癌症中心宫颈癌腹腔镜手术路径研究颠覆了以往腹腔镜手术在宫颈癌治疗中的地位，给妇科内镜界敲响了警钟，也引发了深入、细致、全面的思考。如何面对妇科肿瘤领域关于宫颈癌手术观念的颠覆性变化？一方面，腹腔镜技术通过放大作用使宫颈癌手术解剖难点得到很好的解决，操作器械的长臂很好地解决了妇科盆腔深及不易操作的问题，患者从开腹手术转变为微创手术中获益，已被医患双方所接受。另一方面，我国宫颈癌病例多，历经 30 多年腹腔镜技术的快速发展和探索，中国医生在腹腔镜手术方面积累了丰富的经验，贸然全部停止腹腔镜手术不符合中国的国情。重新对宫颈癌腹腔镜手术进行审视后，我们必须承认，在将腹腔镜应用于宫颈癌患者的手术治疗时，必须重视术中的无瘤原则。2020 年《子宫颈癌腹腔镜手术治疗的中国专家共识》旨在规范腹腔镜技术在宫颈癌治疗中的应用，严格把握腹腔镜手术的适应证和禁忌证，规范手术操作，减少术中和术后并发症，改善患者的肿瘤学结局；将无瘤原则贯穿在宫颈癌微创手术治疗的全过程中，包括目前宫颈癌腹腔镜手术中举宫措施的改进、阴道的离断方式以及盆腹腔淋巴结的切除改进、

套管针和 CO_2 人工气腹的使用等。这些意见与欧洲妇科肿瘤学会(ESGO)最新的声明总体方向一致,但是更规范、精细,强调需对腹腔镜手术医生进行规范化培训,实现肿瘤诊治的规范化、同质化。在此基础上优化创新技术,谨慎选择合适的病例,开展前瞻性研究,用更多中国的研究数据为微创技术探索和发展做出贡献。

陈必良教授等于 2020 年发表在 Gynecologic Oncology 的"Comparison between robot-assisted radical hysterectomy and abdominal radical hysterectomy for cervical cancer: a multicentre retrospective study"是迄今关于机器人宫颈癌手术与开腹手术比较的最大样本回顾性总结。该文纳入了中国 40 家医院在 2004 年 1 月—2016 年 12 月连续治疗的宫颈癌患者,比较机器人根治性子宫切除术(RRH)和开腹根治性子宫切除术(ARH)治疗宫颈癌的 3 年总生存期和无病生存期。接受 RRH($n=1048$)或 ARH($n=9266$)的 ⅠA1 期伴 LVSI 至 ⅡA2 期宫颈癌患者总共 10314 例。结果表明,RRH 与 ARH 患者的 3 年总生存期和无病生存期相似。在控制人口统计学、社会经济和临床变量的多变量分析中,RRH 被确定为 3 年无病生存期的独立预后危险因素(HR 1.20,95%CI 1.09~1.52),表明 RRH 患者的复发或死亡风险是 ARH 患者的 1.20 倍。另一项研究从"1538 数据库"中筛选 2009 年 FIGO 分期为 ⅠB2 期,接受了腹腔镜手术或开腹手术的病例进行分析,不限定是否有术前辅助治疗,也不限定术后辅助治疗的情况。此研究共纳入 2547 例患者,其中腹腔镜手术组 653 例、开腹手术组 1894 例,匹配前生存分析显示腹腔镜手术组与开腹手术组 5 年总生存期差异无统计学意义(82.7% vs 88.5%);COX 多因素分析显示,腹腔镜手术不是 ⅠB2 期宫颈癌患者死亡的独立危险因素,而是复发/死亡的独立危险因素,腹腔镜手术组复发/死亡风险是开腹手术组的 1.458 倍。匹配后两组各纳入 646 例患者,结果显示腹腔镜手术组 5 年无病生存期、总生存期均低于开腹手术组(5 年无病生存期:77.4% vs 84.6%,$P=0.001$;5 年总生存期:82.7% vs 90.9%,$P=0.007$)。COX 多因素分析提示腹腔镜手术是 ⅠB2 期宫颈癌患者死亡、复发/死亡的独立危险因素,腹腔镜手术组死亡、复发/死亡风险分别是开腹手术组的 1.645 倍、1.641 倍。

尽管国内不少中心报道机器人手术和开腹手术无论是在长期生存率还是复发率上均无明显差异,但都是回顾性研究,缺少多中心前瞻性随机对照试验研究证据。目前,开腹手术方式仍应该是治疗早期宫颈癌的主要方式。目前证据认为早期宫颈癌(肿瘤直径<2 cm 的 ⅠB1 期)是可以进行机器人手术或腹腔镜手术的。微创手术的临床数据(无病生存期、总生存期)与开腹手术相似的中心继续开展微创手术治疗早期宫颈癌未必不可行,但需充分告知患者利弊,尊重患者的选择;时刻牢记腹腔镜手术中应始终坚持无瘤原则;同时加强妇科肿瘤医生手术技术培训,严格把握手术指征,确保手术的规范化和同质化。

(四)CCRT 与机器人宫颈癌根治术的探索

LACC 因肿瘤体积过大、范围较广、边缘部分超出常规宫颈癌有效放疗曲线范围,治疗后复发率高,单纯放疗效果不好,单纯手术效果亦不理想。NCCN 指南指出,对于 LACC,CCRT 后行根治性子宫切除术或直接行根治性手术均可。但对于是术前给予辅助治疗后再手术还是直接手术,以及手术范围大小,目前尚无一致意见。探讨 LACC 最佳治疗模式一直是宫颈癌治疗研究中的热点。为了探究术前 CCRT 联合机器人宫颈癌根治术治疗 LACC 的临床疗效、预后及术后并发症等情况,笔者回顾性分析了空军军医大学第一附属医院(西京医院)妇产科 2013 年 1 月—2016 年 12 月收治的 444 例 ⅠB2 期至 ⅡB 期宫颈癌患者临床资料,根据术前是否接受 CCRT 将患者分为两组:术前 CCRT+手术组和手术组。结果发现:在宫颈深间质浸润阳性率、淋巴转移阳性率、淋巴脉管浸润阳性率方面,手术组均高于术前 CCRT＋手术组,差异均有统计学意义($P<0.05$)。术前 CCRT＋手术组和手术组术后接受辅助治疗的患者分别为 24 例和 162 例,差异有统计学意义($P<0.05$)。手术组患者术后辅助放疗后下肢水肿、放射性肠炎、放射性膀胱炎的发生率高于术前 CCRT＋手术组,差异均有统计学意义($P<0.05$)。术前 CCRT＋手术组和手术组患者 3 年无进展生存率分别为 91.7％和 90.0％,3 年总生存率分别为 93.6％和 92.8％,差异均无统计学意义($P>0.05$)。该研究表明针对 LACC 采用术前 CCRT 联合根治性手术的综合治疗方法可以取得较好的临床疗效,且不增高术中及术后并发症的发生率。

术前 CCRT:放疗采用盆腔外照射,西京医院采用 3D-CRT,照射靶区包括病灶区域、宫旁组织、子宫骶韧带、骶前淋巴结及其他可能受累淋巴结和足够的阴道组织(至少在病灶外 3 cm)。盆腔放射剂量为 45～50 Gy(分割放疗时,常规每天 1.8～2.0 Gy),共 25 次;放疗期间同时配合化疗,方案为每周顺铂单药化疗 1 次(40 mg/m^2,共 4～6 次)。一般盆腔外照射要求在 5～6 周完成,尽量避免照射时间延长。放疗方式需要根据患者一般状况、肿瘤分期、治疗单位放疗设备、患者经济能力来选择,采用个体化放疗方案。放疗剂量应根据治疗过程中患者症状、盆腔检查及影像学检查等获得的肿瘤变化情况及时调整,应有足够的剂量以保证疗效,与此同时也需要最大限度地保护邻近正常组织,提高患者生活质量。

二、适应证和禁忌证

1. 适应证
(1)宫颈癌病理诊断明确,FIGO 分期为ⅠB3 期、ⅡA2 期。
(2)心肺功能良好,可耐受手术。
(3)无肝、肾等重要脏器疾病。

2. 禁忌证
(1)患者全身状况危重或合并有其他重要脏器障碍,难以忍受麻醉。
(2)严重出血性疾病或凝血功能障碍患者。
(3)急性腹腔或腹壁感染患者。
(4)既往有盆腔结核或严重炎症导致盆腹腔严重粘连无法建立人工气腹的患者。
(5)不能耐受 CCRT 者。

三、术前准备

(一)辅助检查

老年患者应重点检查心、肺、肝、肾功能。对高血压、冠心病、肺部感染、肝功能损害、糖尿病等患者给予全面的内科治疗。

(二)手术时机的选择

国外有研究认为,术前 CCRT 会使宫旁浸润组织细胞水肿坏死、纤维化,盆腔内纤维增生、组织粘连,这不仅增加了手术难度,还有可能增加治疗相关并发症。随着放疗技术不断进步,目前宫颈癌 EBRT 已由二维时代推向了三维时代(3D-CRT)。IMRT 与 3D-CRT 相比能更好地解决适形度、剂量均匀性问题,并且能更好地避开邻近器官,因此能更好地杀灭肿瘤细胞,减少肿瘤周围正常组织放疗后的毒副作用,所以说放疗技术的进步为 LACC 放化疗后行宫颈癌根治术提供了条件。国外学者 Ferrandina 等探讨了术前 CCRT 联合宫颈癌根治术治疗 LACC(ⅠB2～ⅣA 期)的临床效果,其结果表明术前 CCRT 后 4 周行根治性手术治疗 LACC 是安全可行的。CCRT 结束后至术前重新行盆腔 MRI 扫描来进行手术评估,决定能否进行手术治疗。

术前 CCRT 不仅可使原发肿瘤明显缩小,同时可消除肿瘤周围的炎症,使得宫旁间隙复宽、宫旁组织弹性好转,还可消灭亚临床病灶,抑制肿瘤细胞增殖,减少手术可能导致的肿瘤种植和血行播散。

术前 CCRT 为行广泛性子宫切除术加盆腔淋巴结清扫术创造了条件。手术治疗时间选择在 CCRT 后 3～4 周,因为在此期间,根据放射生物学效应,残存肿瘤仍可消退。如果间隔时间太长,超过 4 周,盆腔全纤维增生,出现轻度粘连反应,会增加手术时分离宫旁组织的难度,影响手术操作,而血管损伤会增加局部种植和远处转移风险。因此西京医院妇产科宫颈癌根治性手术时间选择在 CCRT 后 3～4 周,即病灶周围组织水肿逐渐消退、纤维化尚未形成的时间段。

(三)局部清洁

腹部特别是肚脐应清洁。阴道应排除炎症并冲洗干净。

(四)麻醉前用药

麻醉前用药的目的在于解除焦虑,提高痛阈,抑制腺体分泌,消除不利的反射和减少麻醉的不良反应。麻醉前用药应因人而异。常用的方法是地西泮 10 mg,阿托品 0.5 mg 或东莨菪碱 0.3 mg,术前 30 min 肌内注射。

(五)肠道准备

术前 CCRT 后,机器人宫颈癌手术需要充分暴露盆腔,部分病例甚至需要暴露至腹主动脉水平,因此术野肠道空虚非常重要。肠道准备及注意事项同第十二章。

(六)预防血栓形成

患者术前活动量减少、术中制动、术后长期卧床均使静脉血流速度明显减慢;麻醉及手术创伤促使组织因子释放,并直接激活外源性凝血系统,导致血液高凝状态或血栓形成;患者自身因素,如高龄、肥胖、恶性肿瘤等,均可能导致静脉血栓栓塞(VTE)的发生。VTE 包括肺血栓栓塞症(PTE)和深静脉血栓形成(DVT)。任何引起静脉损伤、静脉血流停滞及血液高凝状态的原因均是 VTE 的危险因素。高龄、VTE 病史、恶性肿瘤及恶性肿瘤的治疗史(激素应用、放化疗)、恶性肿瘤手术风险较高及全身麻醉等均是 VTE 发生的高危因素。术后应早期下床活动、进行双下肢气压治疗和/或术后 24 h 应用药物预防。具体预防措施详见第十二章。

(七)器械准备

不同的术者可能习惯使用不同的机器人手术器械。

(八)麻醉方式、体位及穿刺孔选择

详见第十二章。

四、手术步骤

(一)探查盆腔及悬吊子宫

探查盆腔:了解子宫、子宫附件及其病变,明确有无粘连,以及与周围脏器的关系。有异常时,还应探查横膈、肝、脾、胃、肠、大网膜等。探查完毕,充分暴露术野。如有粘连,应先行

锐性或钝性分离。

悬吊子宫：用 1 根 0 号薇乔线缝合双侧宫角部，8 字缝合宫底，术中根据需要，分别从左、右侧穿刺器中抽出悬吊牵引子宫，也可经耻骨联合上方膀胱穿刺口放入持针器提拉子宫，避免损伤膀胱。

（二）腹主动脉旁淋巴结切除

系统性切除淋巴结的要点为解剖、锐性、完整切除。机器人手术具有术野放大、三维、多角度及深入间隙等优点，这些优点使腹膜后血管、神经、间隙及淋巴结的结构显示越来越清晰，淋巴结切除更完整、更彻底，如闭孔神经下方的淋巴结、髂总静脉后深淋巴结切除等。精准 CCRT 后患者术区的组织、血管较未行放化疗者在分离、解剖及切除过程中出血少。切除淋巴结过程中，需打开血管鞘和血管壁之间的间隙。由于机器人术野放大，故可以准确判断血管鞘与血管壁之间、腰大肌与髂外血管之间的间隙，显露出淋巴组织和血管壁之间的间隙，使盆腔淋巴结和腹主动脉旁淋巴结能够被完整切除。一般按照由上向下、由外向内、由浅入深、整块切除的原则，完成腹主动脉旁淋巴结和盆腔淋巴结切除。在切除腹主动脉旁淋巴结时注意不要损伤腹主动脉旁神经丛；切除骶前淋巴结、髂内淋巴结时，注意不要损伤上腹下丛和腹下神经。切除淋巴结后清晰显露盆侧壁的各个解剖结构，为下一步广泛性子宫切除创造条件。

ⅠB2～ⅡA2 期 LACC 者，CCRT 后影像学评估或术前、术中怀疑盆腔和腹主动脉旁淋巴结肿大有转移者，特殊病理类型（如小细胞癌等）者均需要行腹主动脉旁淋巴结切除。宫颈癌需切除的腹主动脉旁淋巴结包括肠系膜下动脉水平以下的左侧的主动脉旁、主动脉和下腔静脉之间的淋巴结以及下腔静脉表面和右侧下腔静脉旁的淋巴结（图 16-1 至图 16-3）。

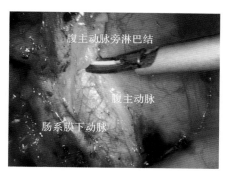

图 16-1　切除腹主动脉旁淋巴结

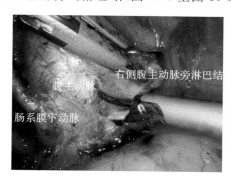

图 16-2　切除右侧腹主动脉旁淋巴结

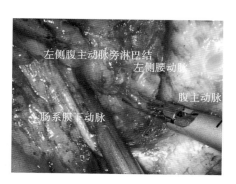

图 16-3　切除左侧腹主动脉旁淋巴结

（三）盆腔淋巴结切除

盆腔淋巴结切除应从右侧髂总动脉开始，上方在腹主动脉分叉处，下方在 S2 水平，内侧方以两侧输尿管为界，外侧方为腰大肌和生殖股神经，切除髂总淋巴结、闭孔淋巴结、髂总动脉间淋巴结等（图 16-4 至图 16-9），分别装入标本袋中以便取出。

（四）分离组织间隙，切除宫旁组织

（1）膀胱宫颈间隙：位于膀胱底与宫颈之间，上界为膀胱子宫腹膜反折处，下界为阴道前穹窿水平，

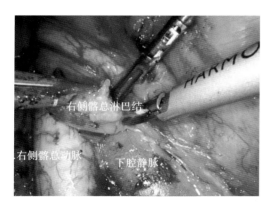

图 16-4　切除右侧髂总淋巴结

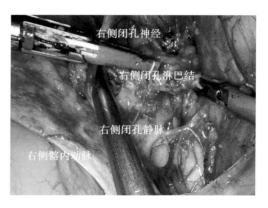

图 16-5　切除右侧闭孔淋巴结

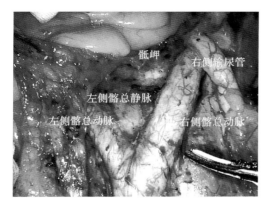

图 16-6　切除髂总动脉间淋巴结

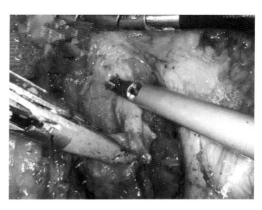

图 16-7　切除左侧髂总淋巴结

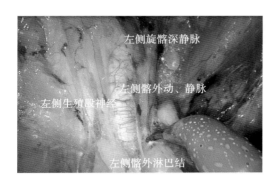

图 16-8　切除左侧髂外淋巴结

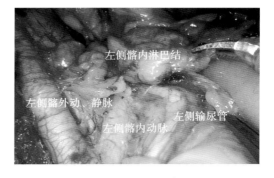

图 16-9　切除左侧髂内淋巴结

两侧为膀胱宫颈阴道韧带。一般情况下,膀胱宫颈间隙容易打开、分离。有剖宫产史的患者,有时膀胱子宫腹膜反折处粘连严重,间隙不清楚,可以从侧方打开进入。

（2）膀胱阴道间隙:膀胱宫颈间隙向下的延续,位于膀胱底与阴道之间,上界为阴道前穹隆水平,下界为泌尿生殖膈上筋膜。

（3）直肠阴道间隙:位于阴道与直肠之间,上界为直肠子宫陷凹的腹膜,下界为肛提肌上筋膜。

（4）阴道侧间隙:位于膀胱宫颈韧带内侧,膀胱、输尿管与阴道侧壁之间。

（5）膀胱侧间隙：位于膀胱侧窝下方，内侧为膀胱侧壁，外侧为髂内动脉末端，底部为盆底肛提肌上筋膜，前方为耻骨上支，后方为宫旁侧方韧带（子宫主韧带）。

（6）直肠侧间隙：位于子宫骶韧带外侧的直肠侧窝下方。内侧为子宫骶韧带和直肠壁，外侧为髂内动、静脉和输尿管，底部为盆底肛提肌上筋膜，前方为宫旁侧方韧带（子宫主韧带），后方为直肠侧韧带（图16-10至图16-12）。

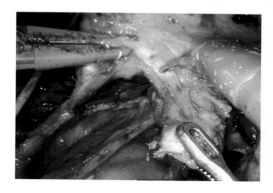

图 16-10　切除左侧侧方宫旁组织

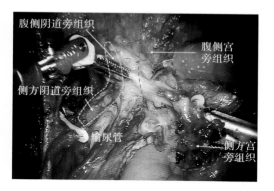

图 16-11　切除左侧腹侧、侧方宫旁组织

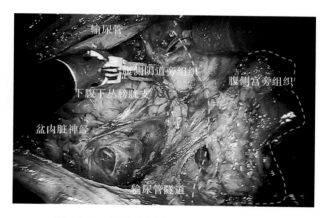

图 16-12　切除左侧腹侧、侧方阴道旁组织

（五）输尿管游离

游离输尿管时首先要处理的是子宫动脉跨越输尿管形成的输尿管滋养支。将子宫动脉充分展开，尽量拉直输尿管，输尿管内侧则分离出称为"胳肢窝"的间隙。这样就可以轻松暴露子宫动脉的输尿管滋养支，用超声刀将输尿管滋养支逐根切断，切断前要闭合彻底。处理完输尿管滋养支后就可以把子宫动脉向上翻起，彻底将其与输尿管分离。

（六）广泛性子宫切除术

分离阴道周围组织后，子宫仅与阴道相连。将宫颈以环扎带环扎后，从环扎带下方切断，从阴道取出环扎完整的子宫，完成广泛性子宫切除术，并将切除的子宫（和附件）自阴道取出。同时取出装袋的淋巴结等，冲洗阴道创面，用可吸收缝线连续缝合阴道残端。

（七）彻底止血

手术结束前，需对盆腔内术野的断端、脏器进行彻底的检查。首先检查盆底各断端、卵巢悬韧带或卵巢固有韧带血管有无出血。怀疑有直肠小损伤时，可以采取盆腔内注水后直肠充气的方法进行检查。彻底冲洗盆腹腔,最后放置引流管。

五、术后处理

参考第十二章。

六、并发症及其防治

参考第十二章。

七、效果评价

临床中宫颈鳞状细胞癌(鳞癌)占宫颈癌的 $80\%\sim85\%$。临床资料表明,即使是ⅢB期宫颈鳞癌也较少发生远处转移,患者行 CCRT 的效果较好,但不规范治疗的局部控制率差,由此提示,如果术前能够缩小肿瘤体积,控制子宫浸润及盆壁的侵犯,然后行广泛性子宫切除术及盆腔淋巴结清扫术,则有可能明显提高治愈率,并且明显减少术后并发症,ⅠB3~ⅡA2期宫颈鳞癌患者可能是获益最大的群体。在过去传统治疗中,中晚期宫颈癌公认的治疗方式是放疗。然而,近年的大样本临床研究表明,以铂为基础的 CCRT 较单纯放疗能明显延长ⅠB~ⅣA 期患者的生存期,使宫颈癌复发危险度下降 $40\%\sim60\%$、死亡危险度下降 $30\%\sim50\%$,从而奠定了 CCRT 在中晚期宫颈癌综合治疗中的地位,其被 NCI 推荐为宫颈癌的治疗新标准。CCRT 能提高中晚期宫颈癌疗效的原因在于:①放疗和化疗产生协同作用;②顺铂是治疗宫颈癌较有效的化疗药物之一,是公认的放疗增敏剂,可使更多的 G0 期细胞进入细胞周期,有利于放疗;紫杉醇是细胞周期特异性化疗药物,不仅有放疗增敏作用,还有诱导肿瘤细胞凋亡及直接杀伤肿瘤细胞的作用;③化疗药物可作用于已扩散或远处转移的肿瘤细胞,减少复发;④使肿瘤体积缩小,改善了肿瘤中心部位的含氧量,增加了肿瘤对放疗的敏感性;⑤不延长术前的治疗时间,不致贻误病情。目前术前 CCRT 中放疗方案基本成熟,但化疗尚无统一的方案,联合治疗方案中如何选择口服药物配合顺铂及相关剂量强度等,均需要做更多的探索。术前行以铂为基础的 CCRT 后,追加根治性手术对中晚期宫颈癌是一种很有前景的综合治疗方法,尤其是对ⅠB3~ⅡA2 期宫颈癌患者行术前 CCRT 可以明显缩小肿瘤体积,减少潜在高危因素,为手术创造条件,且不会增加手术难度,可明显减少并发症,提高宫颈癌患者的 5 年生存率,降低死亡风险,改善预后。

笔者回顾性分析了 2013 年 1 月—2016 年 12 月收治的 444 例ⅠB2~ⅡB期宫颈癌患者的临床资料,研究结果表明 LACC 采用术前 CCRT 联合根治性手术的综合治疗方法可以取得较好的临床疗效,不增高术中及术后并发症的发生率。

八、技术现状及展望

首先,随着微创技术的飞速发展,达芬奇机器人手术系统是新一代的微创智能手术系统。其高清三维立体图像及 10 倍的放大系数有助于更清楚直观地显示患者体腔内精细的解剖结构;其可转腕机械臂更有利于术者在狭小空间进行分离解剖操作;其人手除颤系统和人体工程学设计可以降低术中非技术性失误发生的概率。机器人手术系统的这些优势更有利于手术医生对放化疗后的组织进行手术操作,为明显减少术中及术后并发症的发生创造了条件。其次,随着计算机技术、影像学以及放射物理学的逐渐发展,传统的盆腔照射治疗逐渐被 3D-CRT、IMRT 或 TOMO 所替代,具有较高的精确度。精确放疗以其精确定位、靶区高剂量及正常组织低剂量的优势为放疗后局部组织愈合提供必要条件。再次,术前CCRT 较术前单纯放疗能更有效缩小肿瘤体积,更有效降分期,为手术创造良好的条件,同时能降低手术难度,提高切除率,减少手术风险和并发症;同时能较大幅度提高局部病灶控制率,更好地消灭临床病灶及潜在的亚临床病灶,减少远处转移,减少复发。最后,在目前我国后装放疗设备相对缺乏的国情下,术前 CCRT 联合根治性子宫切除术是中晚期宫颈癌综合治疗的积极探索并取得了相当不错的治疗效果。基于以上发现均为回顾性研究结果的事实,目前尚需进一步的高质量临床研究进行验证。

(葛俊丽　陈必良)

参 考 文 献

[1] ZHANG Y L,LI H B,LI X W,et al. Associations of multi-human papillomavirus infections with expression of p16 in a cohort of women who underwent colposcopy:a retrospective study of 5165 patients[J]. Front Oncol,2023,13:1265726.

[2] KOH W J,ABU-RUSTUM N R,BEAN S,et al. Cervical cancer,version 3. 2019, NCCN clinical practice guidelines in oncology[J]. J Natl Compr Canc Netw,2019,17 (1):64-84.

[3] KOKKA F,BRYANT A,BROCKBANK E,et al. Hysterectomy with radiotherapy or chemotherapy or both for women with locally advanced cervical cancer[J]. Cochrane Database Syst Rev,2022(8):CD010260.

[4] VERMA J,MONK B J,WOLFSON A H. New strategies for multimodality therapy in treating locally advanced cervix cancer[J]. Semin Radiat Oncol,2016,26(4):344-348.

[5] NAERT E,DECRUYENAERE A,BULTIJNCK R,et al. Vaginal morbidity,sexual functioning,and health-related quality of life in cervical cancer survivors:a cross-sectional multicenter study(VAMOS)[J]. Support Care Cancer,2023,31(12):703.

[6] MEREU L,PECORINO B,FERRARA M,et al. Neoadjuvant chemotherapy plus radical surgery in locally advanced cervical cancer:retrospective single-enter study [J]. Cancers(Basel),2023,15(21):5207.

[7] LI F H,MEI F,YIN S S,et al. Improving the efficacy and safety of concurrent chemoradiotherapy by neoadjuvant chemotherapy:a randomized controlled study of locally advanced cervical cancer with a large tumor[J]. J Gynecol Oncol,2023,35(1): e10.

[8] PATEL D,TAYADE S,TIDKE V P,et al. Radiotherapy versus chemotherapy in locally advanced cervical cancer[J]. Cureus,2023,15(9):e44726.

[9] 闫文明,宝莹娜,郁志龙,等. ICAM-1 和 VEGF 在宫颈癌组织中的表达与放疗敏感相关性研究[J]. 内蒙古医科大学学报,2017,39(6):539-541.

[10] 刘金阳,权丽丽.同步放化疗治疗复发性宫颈癌的疗效及安全性[J].癌症进展,2021, 19(7):737-740.

[11] QIU J J,SUN S G,LIU Q Q,et al. A comparison of concurrent chemoradiotherapy and radical surgery in patients with specific locally advanced cervical cancer(stage

　　　　［ⅡB3，ⅢA2，ⅢCr）：trial protocol for a randomized controlled study（C-CRAL trial）［J］. J Gynecol Oncol，2023，34（5）：e64.

［12］ WANG W P，MENG Q Y，ZHOU Y C，et al. Prophylactic extended-field irradiation versus pelvic irradiation in patients with cervical cancer with 2018 FIGO stage ⅢC1 disease［J］. Pract Radiat Oncol，2023，13（5）：e409-e415.

［13］ 冯涛，寿华锋，袁淑慧，等. 488 例 FIGO 2018 Ⅲc 期子宫颈鳞癌患者的治疗及预后分析［J］. 中华妇产科杂志，2023，58（5）：359-367.

［14］ 朱彦玲，章文华，张红，等. 局部晚期宫颈癌术前新辅助治疗方案的比较［J］. 中华肿瘤杂志，2013，35（4）：309-310.

［15］ PELIZZOLA M，TANDERUP K，CHOPRA S，et al. Co-occurrence of symptoms after radiochemotherapy in locally advanced cervix cancer patients：a cluster analysis ［J］. Acta Oncol，2023，62（11）：1479-1487.

［16］ 张师前，王稳. 局部晚期宫颈癌新辅助化疗和放疗联合治疗［J］. 中国实用妇科与产科杂志，2016，32（9）：834-837.

［17］ DHABAL S，BASU A，SAU S，et al. Clinical outcome after high dose rate intracavitary brachytherapy with traditional point 'A' dose prescription in locally advanced carcinoma of uterine cervix：dosimetric analysis from the perspective of computed tomography imaging-based 3-dimensional treatment planning［J］. Obstet Gynecol Sci，2024，67（1）：67-75，

［18］ YANG J，CAI H Y，XIAO Z X，et al. Effect of radiotherapy on the survival of cervical cancer patients：an analysis based on SEER database［J］. Medicine（Baltimore），2019，98（30）：e16421.

［19］ 李辉，吴栋文，单年春，等. 甘氨双唑钠对宫颈癌放疗及同步放化疗增敏疗效的 Meta 分析［J］. 现代妇产科进展，2016，25（9）：661-666.

［20］ 张芳. 局部晚期宫颈癌的放射治疗［J］. 医学信息，2021，34（10）：68-71.

［21］ 龙行涛，周琦. 局部晚期宫颈癌治疗现状与进展［J］. 中国实用妇科与产科杂志，2017，33（11）：1206-1209.

［22］ YANG X J，LI Z，ZHANG L H，et al. The effect of radiotherapy time and dose on acute hematologic toxicity during concurrent postoperative chemoradiotherapy for early high-risk cervical cancer［J］. J Cancer，2023，14（6）：895-902.

［23］ MARNITZ S，WLODARCZYK W，NEUMANN O，et al. Which technique for radiation is most beneficial for patients with locally advanced cervical cancer? Intensity modulated proton therapy versus intensity modulated photon treatment，helical tomotherapy and volumetric arc therapy for primary radiation—an intraindividual comparison［J］. Radiat Oncol，2015，10：91.

［24］ CARVALHO H A，MAURO G P. History of radiotherapy in the treatment of uterine cervix cancer：an overview［J］. Rev Assoc Med Bras（1992），2023，69（suppl 1）：e2023S126.

［25］ CHUANG L，KANIS M J，MILLER B，et al. Treating locally advanced cervical cancer with concurrent chemoradiation without brachytherapy in low-resource countries ［J］. Am J Clin Oncol，2016，39（1）：92-97.

［26］ 刘瑶,孔为民,宋丹,等.同步放化疗治疗Ⅰb2和Ⅱa2期宫颈癌疗效及预后相关因素分析［J］.现代妇产科进展,2017,26(8):574-577.

［27］ KOENSGEN D,SEHOULI J,BELAU A,et al. Clinical outcome of neoadjuvant radiochemotherapy in locally advanced cervical cancer:results of an open prospective, multicenter phase 2 study of the North-Eastern German Society of Gynecological Oncology［J］. Int J Gynecol Cancer,2017,27(3):500-506.

［28］ HASS P,EGGEMANN H,COSTA S D,et al. Adjuvant hysterectomy after radiochemotherapy for locally advanced cervical cancer［J］. Strahlenther Onkol, 2017,193(12):1048-1055.

［29］ 葛俊丽,孙季冬,吕小慧,等.局部晚期宫颈癌同步放化疗后的手术探讨［J］.山西医科大学学报,2017,48(11):1177-1182.

［30］ MINIG L,PATRONO M G,ROMERO N,et al. Different strategies of treatment for uterine cervical carcinoma stage ⅠB2-ⅡB［J］. World J Clin Oncol,2014,5(2):86-92.

［31］ MARKMAN M. Chemoradiation in the management of cervix cancer:current status and future directions［J］. Oncology,2013,84(4):246-250.

［32］ WANG C C,CHOU H H,YANG L Y,et al. A randomized trial comparing concurrent chemoradiotherapy with single-agent cisplatin versus cisplatin plus gemcitabine in patients with advanced cervical cancer:an Asian Gynecologic Oncology Group study ［J］. Gynecol Oncol,2015,137(3):462-467.

［33］ FU Z Z,LI K,PENG Y,et al. Efficacy and toxicity of different concurrent chemoradiotherapy regimens in the treatment of advanced cervical cancer:a network meta-analysis［J］. Medicine(Baltimore),2017,96(2):e5853.

［34］ THERASSE P,ARBUCK S G,EISENHAUER E A,et al. New guidelines to evaluate the response to treatment in solid tumors.［J］. J Natl Cancer Inst,2000,92(3): 205-216.

［35］ CHEN B L,JI M,LI P F,et al. Comparison between robot-assisted radical hysterectomy and abdominal radical hysterectomy for cervical cancer:a multicentre retrospective study［J］. Gynecol Oncol,2020,157(2):429-436.

［36］ 中国子宫颈癌临床诊疗大数据研究项目组.中国子宫颈癌临床诊疗大数据研究项目第一期总结——腹腔镜与开腹手术肿瘤学结局对比［J］.中国实用妇科与产科杂志, 2020,36(1):80-85.

［37］ LÈGUEVAQUE P,MOTTON S,DELANNES M,et al. Completion surgery or not after concurrent chemoradiotherapy for locally advanced cervical cancer?［J］. Eur J Obstet Gynecol Reprod Biol,2011,155(2):188-192.

［38］ FERRANDINA G,ERCOLI A,FAGOTTI A,et al. Completion surgery after concomitant chemoradiation in locally advanced cervical cancer:a comprehensive analysis of pattern of postoperative complications［J］. Ann Surg Oncol,2014,21(5): 1692-1699.

［39］ 李从铸,许少榆,周莉,等.术前同步放化疗在局部晚期宫颈癌治疗中的应用［J］.中国肿瘤临床,2010,37(21):1242-1244,1248.

[40] MORRIS M，EIFEL P J，LU J，et al. Pelvic radiation with concurrent chemotherapy compared with pelvic and para-aortic radiation for high-risk cervical cancer[J]. N Engl J Med，1999，340(15)：1137-1143.

[41] GREEN J A，KIRWAN J M，TIERNEY J F，et al. Survival and recurrence after concomitant chemotherapy and radiotherapy for cancer of the uterine cervix：a systematic review and meta-analysis[J]. Lancet，2001，358(9284)：781-786.

[42] VOKES E E，WEICHSELBAUM R R. Concomitant chemoradiotherapy：rationale and clinical experience in patients with solid tumors[J]. J Clin Oncol，1990，8(5)：911-934.

[43] KIM Y S，SHIN S S，NAM J H，et al. Prospective randomized comparison of monthly fluorouracil and cisplatin versus weekly cisplatin concurrent with pelvic radiotherapy and high-close rate brachythreapy for locally advanced cervical cancer[J]. Gynecal Oncol，2008，108(1)：195-200.

第十七章　机器人外阴癌腹股沟淋巴结清扫术

一、概况

外阴癌是指来源于外阴部皮肤、黏膜及附属器和前庭大腺的恶性肿瘤，是一种比较少见的妇科恶性肿瘤。外阴癌有原发性和继发性两种，临床上以原发性外阴癌较为常见，而继发性外阴癌多由子宫癌转移而来，较为少见。原发性外阴癌病程缓慢，可发生在青春期后的任何年龄，平均发病年龄为 49 岁；浸润癌多发生于绝经期后的女性，平均发病年龄在 60 岁以上。本病的 5 年生存率为 75%。约有 90% 的外阴癌病理类型为鳞癌，其余类型有黑色素瘤、前庭大腺癌、基底细胞癌、疣状癌、肉瘤等临床上较为少见的类型，其恶性程度为黑色素瘤和肉瘤＞前庭大腺癌＞基底细胞癌。外阴癌高危因素流行病学调查资料显示，许多外阴癌患者曾患有外阴的慢性营养障碍和性传播疾病；与宫颈癌、阴道癌一样，外阴癌与人乳头瘤病毒（human papilloma virus，HPV）感染密切相关；与生殖道其他部位的癌前病变、恶性肿瘤及外阴上皮内瘤变（vulvar intraepithelial neoplasia，VIN）等有关；也可能与肥胖、高血压、糖尿病相关联。然而，上述各项高危因素没有一项与预后相关。

外阴癌最初常通过外阴淋巴管向腹股沟淋巴结转移。腹股沟淋巴结转移的数量是最重要的预后因素。所以，腹股沟淋巴结转移情况对外阴癌分期非常重要，腹股沟淋巴结是否被累及和累及程度是判断外阴癌预后最重要的指标。由于 I A 期外阴癌（浸润深度＝1 mm）淋巴转移的风险可以忽略不计，因此不需要进行腹股沟深淋巴结清扫术。研究表明，没有腹股沟淋巴结转移者术后 5 年生存率为 90% 左右，有腹股沟淋巴结转移者术后 5 年生存率则降至 50%～60%。这提示只有将淋巴结的病理状态和外阴癌原发病灶的大小结合起来才能准确判断外阴癌的预后。外阴癌原发病灶切除后再行区域性淋巴结清扫术能够提高治疗的彻底性。

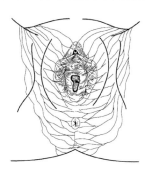

图 17-1　外阴淋巴引流（引自 Sappey）

基于外阴癌患者腹股沟淋巴结转移状况对预后的重要性，术者开展外阴癌手术前必须熟悉外阴淋巴引流、临床表现、前哨淋巴结手术等。外阴淋巴解剖的第一次描述是由 Sappey 提出的，他解剖尸体并向其注射水银，观察到从外阴流出的淋巴主要流向同侧腹股沟淋巴结（图 17-1）。然而，在尸体上进行淋巴研究有局限性，因为淋巴系统是动态的，并不仅仅依赖于压力来引导淋巴的流动。Sappey 的插图描绘了外阴的淋巴管横过臀部和阴唇皱褶。根据 Sappey 对淋巴解剖的认识，外阴癌切除手术先驱 Taussig 和 Way 率先采用根治性外阴切除术。他们的手术理念是将外阴的所有皮肤、腹股沟淋巴管和骨盆的淋巴结一起切除（整体切除）。

　　随后，Parry-Jones 在机体内用蓝色染料进行淋巴引流研究。研究结论是外阴的淋巴管并没有像 Sappey 提出的那样穿过臀部和阴唇皱褶，此外，他也没有发现从外阴绕过腹股沟淋巴结直接流入骨盆的淋巴（图 17-2）。Iversen 和 Aas 研究了行子宫根治术的宫颈癌ⅠB期患者的外阴淋巴引流。这两项研究得出的主要结论如下：所有女性的主要淋巴通路都是同侧的；淋巴通过腹股沟引流到盆腔淋巴结；阴蒂和会阴双侧淋巴互相流动。这些发现与女性原发性外阴癌淋巴转移的临床资料一致：在外阴单侧（偏侧性）肿瘤中，大多数淋巴转移是同侧的，孤立的对侧转移非常罕见；在外阴中线位置肿瘤中，30％的病例存在双侧转移；没有腹股沟深淋巴结转移的盆腔淋巴结转移是非常罕见的（"偏侧性"病变不越过中线，肿瘤的内缘距中线超过 1 cm；所有其他肿瘤都是"中间性"的）。

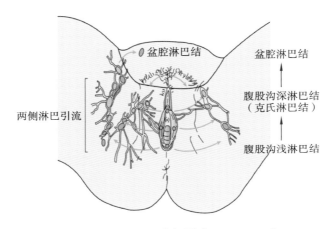

图 17-2　外阴淋巴引流（引自 Parry-Jones）

　　腹股沟淋巴结清扫的经典定义是去除股三角内的淋巴结。股三角（即腹股沟三角）的边界：外侧为缝匠肌内侧缘，内侧为长收肌内侧缘，腹股沟韧带、耻骨肌形成三角形的底部（图 17-3）。术者需要掌握大隐静脉的解剖：大隐静脉的主要属支主要分布在腹股沟韧带下方，大隐静脉汇入股隐静脉瓣之前，一般有五个分支，分别是股内侧静脉、股外侧静脉、阴部外静脉、腹壁浅静脉和旋髂浅静脉（图 17-4）。也有部分患者存在解剖变异的情况，五个分支不完全存在。五个分支均起自大隐静脉主干，并按它们的走行命名，例如：阴部外静脉向阴部方向走行，旋髂浅静脉向髂前上棘的方向走行，以此类推其他几个分支的走行方向。

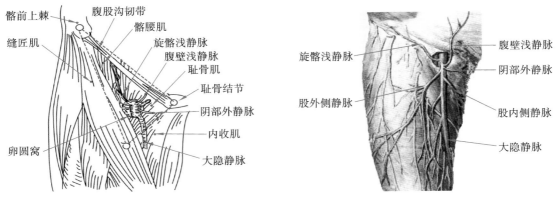

图 17-3　腹股沟三角解剖　　　　　　　　　图 17-4　大隐静脉分支

关于外阴癌腹股沟淋巴结切除的程度,往往涉及"腹股沟浅淋巴结切除术"和"腹股沟深淋巴结切除术"的概念。"腹股沟浅淋巴结切除术"和"腹股沟深淋巴结切除术"的根本区别在于,腹股沟浅淋巴结切除后,筛状筋膜(图 17-5)完好无损,筛状筋膜标志下的淋巴结均未被切除。腹股沟淋巴结切除的解剖学原则(图 17-6)是,如果腹股沟浅淋巴结(图 17-7)呈阴性,腹股沟深淋巴结(图 17-8)不应阳性。腹股沟浅淋巴结和股内侧淋巴结切除术是外阴癌手术中最常见的操作,但对于该手术的名称没有达成一致意见。

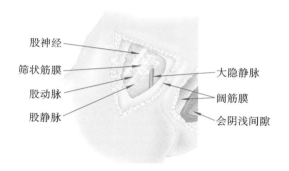

图 17-5　筛状筋膜位于卵圆窝上方

图 17-6　腹股沟与卵圆窝边界解剖

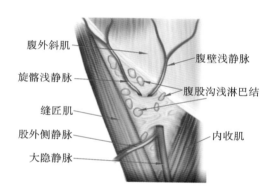

图 17-7　腹股沟浅淋巴结

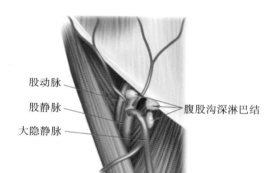

图 17-8　腹股沟深淋巴结

外阴癌治疗的金标准包括根治性外阴切除术或广泛性局部切除以去除原发肿瘤,然后进行腹股沟淋巴结切除术。历史上,Basset 在 1912 年首次报道,行根治性外阴切除术合并双侧腹股沟和盆腔淋巴结切除术(蝶式技术)(图 17-9)的患者生存率更高,达到 74%。随后,Taussig 采用了一种相对保守的方法,分别进行腹股沟剥离和外阴切除,也取得了良好的效果。然而,这种方法直到 1981 年才被广泛接受,Hacker 等的研究显示此法的 5 年生存率

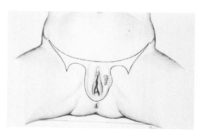
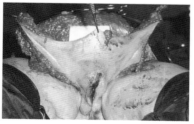

图 17-9　蝶形切口与根治性外阴切除术合并双侧腹股沟和盆腔淋巴结切除术的例子

为 97％。如今,许多专家建议,外阴癌宜行广泛性局部切除,然后使用三联刀经切口入路进行腹股沟淋巴结切除术,以减少术后并发症的发生。

传统的外阴癌根治术为开放性腹股沟淋巴结切除联合广泛外阴切除术,但腹股沟部的长切口常并发切口裂开、组织坏死、淋巴渗漏等。远期并发症有切口瘢痕挛缩,严重影响患者的生活质量。因此,如何改进外阴癌腹股沟淋巴结切除术的方式,将创伤降到最低,是妇科医生面临的难题。近年来,随着研究和认识的不断深入,外阴癌治疗理念更加科学、更加考虑治疗效果、更加重视患者生活质量的变化。手术治疗主要方向:一是在保证疗效、不降低患者生存率的前提下,适当缩小手术范围,以减少手术创伤,最大限度地保存外阴生理结构,进行个体化治疗,改变将整个外阴皮肤、皮下脂肪连同腹股沟深、浅淋巴结一并切除(大蝶形切口)的治疗方式;二是重视晚期患者结合手术、放疗和化疗的优势,减少对患者生理、心理的影响,从而提高患者治疗后的生活质量。

2005 年 Lacahado 等首次应用腹腔镜技术对一阴茎癌患者实施腹股沟淋巴结切除术,此后,对泌尿外科阴茎癌患者及妇科外阴癌患者实施腹腔镜下腹股沟淋巴结切除术的报道逐渐增多,均证实腹腔镜下腹股沟淋巴结切除术与开放手术相比,能达到相同效果。而且,腹腔镜下切除淋巴结在皮下空间进行,有效避免了开放手术常见的切开皮肤坏死、长期切口愈合不良、瘢痕挛缩等并发症。

目前,达芬奇机器人手术系统已拉开了智能微创手术的序幕,拓展了腹腔镜微创技术在妇科的适应证,为内镜下外阴癌患者腹股沟淋巴结切除提供了机会,为医患双方提供了一个全新的选择。达芬奇机器人手术除具有标准腹腔镜手术的优势外,还具有良好的三维图像,改进的放大作用,使盆腔解剖结构显示更加清晰,符合人体工程学的设计,消除术者不自主手部震颤,以及避免感染性疾病给术者带来的潜在危险等优势。因此,达芬奇机器人手术成为继腹腔镜手术之后治疗妇科复杂良性病变及恶性肿瘤的又一微创手术方式,极大地推动了妇科手术的发展。笔者在实际手术操作中,明显体会到了上述优势的存在。

目前,国内外采用达芬奇机器人手术系统实施外阴癌腹股沟淋巴结切除术的报道尚少见。西京医院妇产科在 2014 年成功施行了世界首例技术难度较高的达芬奇机器人外阴癌腹股沟淋巴结清扫的病例诊治。截至 2022 年 12 月,西京医院妇产科已成功完成经腹部皮下或下肢通路达芬奇机器人腹股沟淋巴结清扫术及外阴广泛性切除术 48 例,均取得成功。手术时间、淋巴结切除数目均与既往开放手术无差异,术后并发症发生率、住院时间、医疗费用较开放手术明显降低,患者满意度显著提高。

二、适应证和禁忌证

FIGO 报告中关于外阴癌的治疗内容指出,外阴癌的治疗必须个体化,没有标准的术式,在保证治疗效果的前提下,尽量采用最保守的手术。ⅠA 期行广泛性局部切除术,通常不需要切除腹股沟淋巴结;ⅠB～Ⅱ期患者,至少切除同侧腹股沟淋巴结;Ⅲ～Ⅳ期患者需多学科综合治疗。

现代改良的腹股沟淋巴结切除术是依据外阴癌患者不同临床分期的淋巴转移率而设计的,有选择地施行单侧或双侧腹股沟淋巴结切除。

1. 双侧腹股沟淋巴结切除术适应证

(1)ⅠB～Ⅱ期外阴鳞癌、间质浸润超过 1 mm 者,至少应行同侧腹股沟淋巴结切除术。

（2）病灶位于中线及累及小阴唇前部的外阴癌,应行双侧腹股沟淋巴结切除术。

（3）对于较大的位于中线一侧的肿瘤,也可行双侧腹股沟淋巴结切除术,特别是同侧淋巴结阳性者,以及怀疑有淋巴转移的黑色素瘤或癌灶厚度>0.75 mm 者。

（4）Ⅲ~Ⅳ期外阴癌患者,如 CT 或 MRI 检查未发现可疑淋巴转移,可行双侧腹股沟淋巴结切除术。

（5）前庭大腺癌患者行双侧腹股沟淋巴结切除术。

（6）外阴佩吉特病患者一般行双侧腹股沟淋巴结切除术。

（7）对于外阴黑色素瘤,在切除淋巴结上有争议时,一般倾向于切除。

（8）对于中心性外阴癌(直径>2 cm),肿瘤浸润至远端阴道壁 1~2 cm 及尿道口和肛门,伴有子宫内膜腺癌和卵巢癌且有腹股沟淋巴结转移者,同期还需行盆腔淋巴结切除术。

2. 单侧腹股沟淋巴结切除术适应证

（1）外阴外侧小型癌灶(直径<2 cm)。

（2）无双侧腹股沟淋巴结转移征象和患侧腹股沟淋巴结活检病理证实无转移者。

（3）腹股沟区仅有 1~2 个临床阳性淋巴结转移者应于放疗前行腹股沟淋巴结切除术。

3. 禁忌证

（1）阳性淋巴结转移者,最好避免行系统的淋巴结切除术,因为系统的淋巴结切除术联合术后放疗可能导致严重的淋巴水肿,建议仅切除增大的腹股沟淋巴结和盆腔淋巴结,术后予以放疗。

（2）腹股沟淋巴结肿大且固定或溃烂者,CT 或 MRI 检查提示肌肉或股血管受侵。

（3）肿瘤与骨固定或有远处脏器转移的晚期患者。

三、术前准备

（1）术前行病理学检查。

（2）对原发病灶、邻近器官和区域淋巴结进行仔细的临床检查。

（3）选用抗生素控制感染。

（4）备皮。

（5）肠道准备。

四、手术步骤

1. 麻醉与体位　行静脉复合全身麻醉腹股沟淋巴结清扫术时,患者取仰卧位,双下肢伸直呈"八"字向外分开约 20°,髋关节屈曲,大腿轻度外展,臀下置一敷垫以展开腹股沟皮肤,充分暴露股三角以利于手术。行外阴癌根治术时,再改为膀胱截石位。

2. 腹部入路的手术步骤

（1）穿刺套管布局:于脐轮下缘处做一 12 mm 左右横切口,将 12 mm 机器人穿刺套管朝腹股沟韧带且偏向髂前上棘方向置入皮下间隙(图 17-10)。

（2）拔出穿刺套管针芯,置入机器人镜头,确认穿刺部位进入下腹壁皮下组织层后(图 17-11),用镜头左右、上下钝性分离皮下间隙。注意分离面积不宜过大,一则是因为穿刺套管不一定置入合适的间隙位置,二则是因为易撕断皮下脂肪层血管致出血,造成视野不清。根据笔者经验,形成一筒状间隙即可。此时关注 CO_2 压力,保持在 13~15 mmHg 可以增加皮下间隙空间。

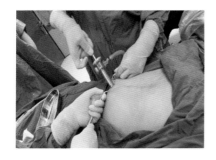

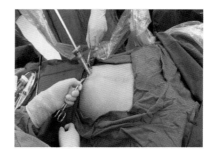

图 17-10　将穿刺套管置入腹壁皮下　　　　图 17-11　用机器人镜头观察

（3）于脐旁 8～10 cm 向下 2 cm 左右处开一直径 10 mm 小孔，作为 1 号机械臂孔；在镜头直视下，将 10 mm 1 号机械臂穿刺套管置入已形成的筒状间隙内（图 17-12）。

（4）将机器人机械臂推至患者右侧适当位置后，先连接镜头穿刺套管和机械臂，接着连接 1 号机械臂与穿刺套管。将镜头与电剪插入操作间隙内。

（5）术者于操作台前，在三维视野下先用电剪分离腹壁浅筋膜，扩大间隙，主要向腹中线及腹股沟韧带方向分离。

（6）于脐耻连线中点处开一直径 10 mm 的小孔，作为 2 号机械臂孔，在镜头直视下置入 10 mm 2 号机械臂穿刺套管于皮下间隙内（图 17-13）。

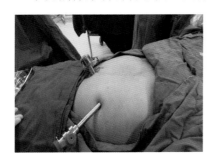

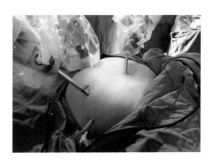

图 17-12　置入 1 号机械臂穿刺套管　　　　图 17-13　置入 2 号机械臂穿刺套管

（7）将 2 号机械臂与穿刺套管连接，插入双极电凝于操作间隙内，此时可将 CO_2 压力降至 8 mmHg。

（8）用电剪贴腹外斜肌筋膜表面分离浅筋膜（图 17-14），内侧达耻骨结节，外侧至髂前上棘，下方至腹股沟韧带下方 4～5 cm，形成一三角形区域。

（9）于麦氏点处置入 5 mm 机器人穿刺套管，用于助手操作及排烟。

（10）用电剪从腔隙顶部自上而下剥离皮下脂肪组织至腹股沟韧带对应处，此时，在髂前上棘对应处可发现旋髂浅静脉，耻骨结节对应处可发现阴部外静脉，沿此两大分支分离，直至大隐静脉入口处。

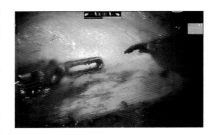

图 17-14　贴腹外斜肌筋膜表面分离

（11）于腹股沟韧带下方向下游离出阔筋膜，紧贴阔筋膜表面向下分离皮下组织，分离出大隐静脉所有分支——腹壁浅静脉、旋髂浅静脉、阴部外静脉、股外侧静脉、股内侧静脉；整块切除腹股沟上内侧、外侧淋巴结群。

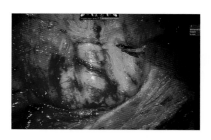

**图 17-15　腹股沟韧带下方显露
股动脉、股静脉**

（12）切开阔筋膜，打开股动脉鞘，向下、左、右分离，暴露缝匠肌和长收肌，仔细分离腹股沟韧带下方、股静脉内侧和长收肌外侧缘的腹股沟深淋巴结，予以一并切除（图 17-15）。

3. 下肢入路的手术步骤

（1）穿刺套管布局：于术前标记（图 17-16）的股三角顶点（缝匠肌与长收肌交界的体表投影）向下 2 cm 处做一 12 mm 切口，逐层切开皮肤、Camper 筋膜，将手指探入切口沿阔筋膜表面钝性分离，分离出以切口为圆心、半径约 2 cm 的圆形空间，由切口置入 12 mm 机器人镜头穿刺套管（图 17-17）并充入 CO_2，压力维持在 15 mmHg，进镜（图 17-18），术中将 CO_2 压力调整至 10 mmHg。

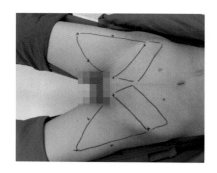

图 17-16　患者体位及穿刺套管入路标记

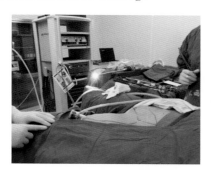

图 17-17　机器人镜头穿刺套管入路

（2）创建股部操作空间是腹腔镜腹股沟淋巴结切除术非常重要的步骤，于 Camper 筋膜与 Scarpa 筋膜间分离以建立操作空间，皮下与深筋膜间的脂肪组织及纤维组织可用电刀切断。充入 CO_2 后，操作空间形状如同露营帐篷，帐篷的顶由皮肤、皮下组织组成，其内完整保留了供应皮肤、皮下组织的血管与淋巴管；帐篷的底是深层组织。

（3）直视下在第一切口的内上方（距第一切口约 6 cm、股三角内侧标志线处）及外上方（距第一切口约 6 cm、股三角外侧标志线处）4～5 cm 处各做一个 8 mm 切口，各置入一个 8 mm机器人穿刺套管（图 17-19 至图 17-21）。

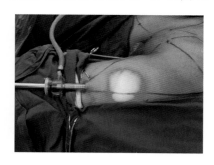

图 17-18　置入机器人镜头

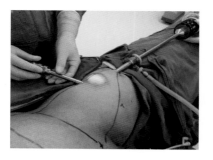

图 17-19　置入 1 号机械臂穿刺套管

（4）建立操作平面，寻找解剖标志：在肌纤维表面建立操作平面，术中助手按压皮瓣及镜头光源，通过皮瓣体表透射可首先找到外侧的缝匠肌，以缝匠肌为标志向头侧分离至腹股沟韧带；在股三角底及耻骨肌与髂腰肌的筋膜表面向内侧寻找内收肌，沿内收肌向上分离至腹

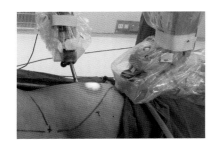

图 17-20　连接 1 号机械臂

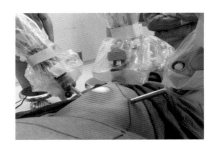

图 17-21　置入 2 号机械臂穿刺套管

股沟韧带,确定好股三角的内、外边界后通过观察股动脉搏动在股三角内寻找股血管鞘(图 17-22 至图 17-24)。

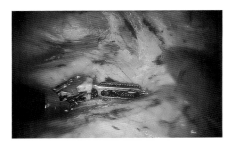

图 17-22　分离股部皮下组织

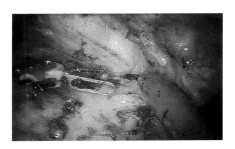

图 17-23　右侧大腿腹股沟韧带

(5)自股三角顶点处向头侧解剖股血管鞘,注意不打开股血管鞘以免损伤股神经及股动脉,沿股血管前壁寻找大隐静脉汇入股血管处,自大隐静脉汇入股静脉处逆行解剖大隐静脉及其分支(图 17-25 至图 17-28)。以大隐静脉为解剖标志,先清扫皮下肌层之上位于股三角内的脂肪组织及腹股沟浅淋巴结,再向头侧继续清扫腹股沟上内、上外淋巴结群。

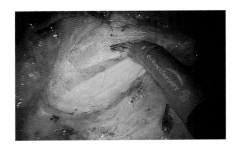

图 17-24　左侧大腿腹股沟韧带

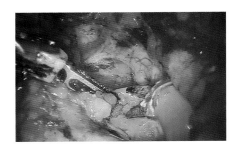

图 17-25　右侧大腿大隐静脉

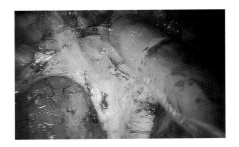

图 17-26　左侧大腿大隐静脉

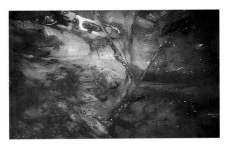

图 17-27　分离右侧大腿大隐静脉分支

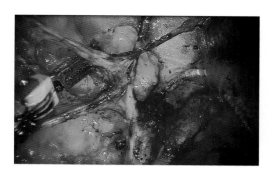

图 17-28　分离左侧大腿大隐静脉分支

（6）在保证肿瘤切除效果的前提下，尽可能保留大隐静脉不予离断，清扫股静脉前的淋巴结、脂肪组织后，在镜下可辨认出银白色的腹股沟韧带，切开股鞘，分离股动脉及股静脉旁的组织，使血管骨骼化，清扫腹股沟韧带至卵圆窝的深组淋巴结（Cloquet 淋巴结）。清扫时注意尽量远离股血管操作，以免损伤股血管及股神经。

（7）清扫的范围下至股三角尖部，外侧至缝匠肌，内侧至内收肌，向上超过腹股沟韧带约1 cm。清扫后大隐静脉、股动脉、股静脉、耻骨肌、内收肌和缝匠肌清晰可见。

（8）由放置 12 mm 穿刺套管的切口取出标本，将标本放入标本袋，留置负压引流器，缝合操作孔，以弹性绷带加压包扎。

五、术后处理

（1）术后双下肢外展、屈膝，膝下垫软枕，抬高下肢，便于静脉和淋巴回流通畅，同时减低切口张力，以利于愈合。

（2）切口绷带不宜过紧，以免影响血液循环而造成局部供血不足，引起局部坏死。保持局部敷料干燥，及时更换浸湿的敷料。可用支架支起被盖，以利于通风，保持切口清洁干燥。

（3）双侧腹股沟切口处安置血浆引流管，持续负压吸引，负压为 0.98 kPa 左右，保持引流管通畅，防止渗液聚集引起感染，观察并记录引流液的性状和量。

（4）按医嘱给予镇痛剂。

（5）手术结束 24 h 后，抬高床头，骶部置气圈，以预防压疮，指导患者活动上半身及上肢，并做深呼吸、咳嗽运动，预防肺部并发症。

（6）暴露外阴切口或用无菌纱布、消毒巾覆盖外阴切口，并用 1：10 碘伏消毒液或双氧水擦洗外阴，每日 2～3 次，排便后亦应进行擦洗消毒。

（7）外阴切口、腹股沟切口酌情择定拆线日期，如有感染，可用双氧水冲洗，每日 1～2次，并根据情况提前间断拆线。

（8）手术结束 6 h 后可给予营养丰富、易消化食物，术后第 4 日开始口服轻泻剂，如液体石蜡 20 ml，每日 1 次，连服 3 d 预防便秘，避免用力排便而使切口裂开。

（9）留置导尿管 7 d，按导尿管护理常规护理。

六、并发症及其防治

在所有妇科癌症中，外阴癌患者术后并发症多、生活质量评分最低。外阴癌手术中严重和常见的术后并发症是淋巴水肿、淋巴囊肿和切口裂开。将腹股沟深淋巴结整块切除的术后并发症发生率达到 85%,切口裂开发生率达到 70%～90%。建立三切口技术作为金标准和使用前哨淋巴结技术显著降低了术后并发症的发生率。然而,尽管手术和现有设备的创新取得了进步,但是外阴癌患者的并发症发生率仍然很高。目前,17%～39% 的患者出现切口裂开,7%～40% 的患者出现淋巴囊肿,14%～48% 的患者出现淋巴水肿。所有这些并发症均与高发病率和低生活质量有关。

前哨淋巴结技术的使用减少了术后并发症的发生。此外,并发症发生率与淋巴转移有关,但并不能确定淋巴结切除范围和术后并发症发生风险的阈值。此外,淋巴囊肿或切口裂开的发生与长期淋巴水肿有关。年龄、糖尿病和肥胖与术后淋巴囊肿、切口裂开等并发症之间没有显著相关性。切口裂开患者住院时间和手术时间明显延长,这可能与手术复杂、术后切口处理不良有关。然而,手术时间延长与术后感染有关,对切口裂开有诱发作用;早期和晚期术后并发症之间可能存在关联。

七、效果评价

手术治疗仍是外阴癌的标准治疗方法。近年来,该领域最大的进展是微创外科技术的发展和前哨淋巴结活检,这是目前标准的治疗方法。由于外阴癌罕见,患者应在有适当设备、知识和经验的中心进行治疗。

机器人手术系统在腹股沟淋巴结切除术中的辅助功能在狭窄的空间操作方面具有明显的优势,包括更好的人体工程学设计、优越的视图和仪器。到目前为止,机器人手术系统在此领域应用的相关报道很少,所以还没有足够的证据证明其优势。基于机器人手术在其他领域的应用经验,我们提出这种方法在外阴癌患者中可能具有一定的优势。腹腔镜腹股沟淋巴结切除术的证据表明,其术后并发症发生率较开放手术低。来自黑色素瘤或阴茎癌患者的数据显示,机器人腹股沟淋巴结切除术是安全有效的,而且与开放手术相比,其术后并发症发生率似乎更低。上述结论为今后在外阴癌患者腹股沟淋巴结切除术中应用微创技术提供了支撑。其主要优点包括术后并发症发生率低、住院时间短、恢复时间短、术后疼痛少、切口外观美观。关于淋巴结切除范围,有研究显示,机器人腹股沟淋巴结切除术与传统开放手术相比无明显差异。较长的手术时间对于微创手术来说是必要的,这显然会增加手术成本,但这与手术医生的学习曲线相关。

到目前为止,文献中没有关于机器人腹股沟淋巴结切除术后穿刺部位发生肿瘤转移的报道。然而,这种耗时的微创手术可能会受到传统手术医生的挑战。具有机器人手术专业知识和熟悉腹股沟淋巴结切除术的妇科医生应该进行此类手术,以获得与传统手术类似的结果,包括淋巴结清扫数目和生存率。患者选择的优化可以进一步明确手术结果,如手术时间、淋巴结清扫数目、发病率、5 年生存率和复发率。事实上,它与较少的术后并发症有关,特别是较少的淋巴囊肿或淋巴水肿,可以改善患者的生活质量,并使成本最小化。为得到更可靠的结论,应该进行随机试验。

目前还没有足够证据支持建立外阴癌根治性治疗后统一的随访模式,因此,专家和专业协会存在分歧。由于患者随时可能发生局部复发,建议终身随访。初次手术后 6～8 周进行第一次检查,然后每 3～4 个月对外阴及腹股沟区进行 1 次临床检查,为期 2 年。在接下来的 3 年里,每年安排 2 次随访检查。之后,建议每年进行 1 次临床检查。这对于风险较高的患者尤其重要,如诊断为硬化萎缩性苔藓/扁平苔藓的患者。化疗或放疗后 10～12 周,建议进行 PET-CT 检查以确认缓解。建议前 2 年每 3～4 个月检查 1 次外阴和腹股沟区,第 3 年检查 2 次,然后每年检查 1 次。如果怀疑局部复发,应进行活检;如果怀疑腹股沟区疾病复发或疾病扩散,应遵循适当的影像学诊断。早期发现并通过手术治疗恶性复发病例可显著提高生活质量,但目前尚无确切证据表明其对发病率和死亡率的影响。

八、技术现状及展望

开放性腹股沟淋巴结切除术,一直以来被认为是治疗外阴癌腹股沟淋巴结转移的金标准,既能明确肿瘤浸润范围,又可达到临床治愈效果,然而术后极高的并发症发生率成为困扰妇科医生的关键问题。改良腹股沟淋巴结切除术(modified inguinal lymphadenectomy,MIL)因手术清扫范围缩小,使得隐匿性转移淋巴结复发率达到 11%～15%。为此,人们开始关注手术治疗本身作为一种创伤而给患者带来的不利影响,并积极寻找安全性更高、临床预后效果更好、并发症发生率更低的手术方法。

在此背景下,2007 年 Tobias-Machado 等通过对比研究腹腔镜下腹股沟淋巴结切除术(video endoscopic inguinal lymphadenectomy,VEIL)与开放性腹股沟淋巴结切除术,证实了VEIL 的可行性。随着手术器械的改进及对微创理念理解的不断加深,学者们发现,传统腹腔镜的二维视野仍难以满足盆腔狭小空间深部组织手术的需求,其操作器械及操作方式的局限、手术耗时较长易使手术精准度降低等,在一定程度上增加了手术的风险性,其中最令人担忧的血管意外损伤造成的腹腔镜下难以控制的出血,最终迫使 VEIL 中转为开放手术的情况多有发生。

(一)笔者的经验

笔者所在团队完成的 48 例机器人腹股沟淋巴结清扫术及外阴广泛性切除手术均取得成功,手术控瘤效果令人满意。这主要得益于手术清扫范围是根治性的,更为重要的是为降低相关并发症发生率、防止术后复发、提高术后患者的生活质量提供了基本保证。手术结果提示,机器人腹股沟淋巴结清扫术符合常规手术根治性清扫原则。

结合相关文献,笔者认为,腹股沟淋巴结清扫术不同于常规的腹腔镜手术,腹股沟区解剖结构复杂多变以及有较多的血管和神经分布,给手术增加了难度,仅通过切口在皮下建立人工气腹形成的手术空间狭小;尤其是在分离手术过程中如何减少手术创伤、降低术后并发症的发生率,需要经验总结。清晰的解剖概念,器械的掌控能力,精细、严密及规范化的镜下操作技巧,助手合作等,均使术者面临更大的挑战。结合手术资料,笔者提出以下几个观点。

(1)脐下 12 mm 机器人镜头穿刺套管置入:机器人镜头穿刺套管是置入的第一个穿刺套管,纯属盲置,置入层次正确与否很关键。笔者认为,以"7"字形插入方法首先了解患者腹壁皮下脂肪厚度,为保险起见,可以采用半开放式,即用刀切开皮肤、皮下脂肪,用手指分离至腹直肌前鞘表面,再置入穿刺套管。

(2)腹壁皮下层分离:12 mm 机器人镜头穿刺套管最好贴腹外斜肌筋膜表面向髂前上棘方向缓慢潜行推进,层次正确时,推进很轻松。置入机器人镜头,确认其在腹壁皮下脂肪层后,接上 CO_2 导管,充气,压力为 13～15 mmHg。用机器人镜头上下、左右分离,适当扩大间隙。此步骤不宜做大幅度分离,尤其层次不在腹外斜肌浅筋膜时,离断小血管可影响视野。

(3)操作孔选择:平脐外侧 8～10 cm、向下 2 cm 左右处为 1 号机械臂穿刺点,在机器人镜头引导下穿刺置入 10 mm 1 号机械臂穿刺套管。此时 CO_2 压力可降至 8 mmHg。将机器人机械臂推至患者右侧,也可推至患者脚部,依据术者习惯而定。

（4）筋膜外腔隙形成：清扫淋巴结时，从上至下分离腹外斜肌浅筋膜，直至腹股沟韧带下方，内侧至耻骨结节下，外侧至髂前上棘下方，这时几乎不出血。

（5）淋巴结切除：形成"▽"形操作空隙后，在顶部切开皮下脂肪组织，保留皮下组织1 cm左右。根据经验，笔者认为从耻骨结节或髂前上棘侧切开皮下组织比较方便。分离过程中，会暴露旋髂浅静脉、腹壁浅静脉或阴部外静脉。只需沿任何一个大隐静脉分支分离，暴露大隐静脉入口处，显示大隐静脉。最后将大隐静脉五个分支（腹壁浅静脉、阴部外静脉、旋髂浅静脉、股内侧静脉、股外侧静脉）及主干全部游离。笔者将此步骤比喻为"挖人参式"分离。连同血管周围脂肪组织、淋巴结一起切除。

（6）放置引流管：于大腿内侧腔隙最低点切开，放置血浆引流管，进行引流。

（7）淋巴结冰冻切片病理学检查阳性时，行同侧盆腔淋巴结清扫术。

利用机器人手术系统实施妇科手术曾经被认为是一种憧憬，但是随着当前微创外科的快速发展，机器人手术将逐渐成为微创外科手术的主要方式之一，为妇科微创手术提供更广阔的空间，同时也代表了妇科微创手术的发展方向。目前关于机器人外阴癌腹股沟淋巴清扫术的研究报道较少，但其结果是可行的；该术式具有手术精准度高、创伤小等优势，在保证淋巴结清扫范围的同时能更有效地降低并发症的发生率，达到与开放手术相同的肿瘤根治标准。此项术式的开展势必使更多的患者从中获益。

（二）前哨淋巴结活检

前哨淋巴结活检似乎是一种很有前景的预测淋巴结状态的新诊断工具。由于外阴鳞癌的发生率较低，在前哨淋巴结活检阴性的情况下，尚无关于不切除腹股沟深淋巴结的安全性数据，推测未来前哨淋巴结手术对外阴癌患者是有用的。由于前哨淋巴结在皮肤黑色素瘤和乳腺癌这两种恶性肿瘤中发生转移的概率较高，对于前哨淋巴结手术在这两种恶性肿瘤中的作用有更多的报道。多年来，前哨淋巴结在选择性淋巴结切除的皮肤黑色素瘤（浸润深度＞1 mm）患者中的作用一直是外科医生关注的问题。随机试验未能证明选择性淋巴结切除术后患者有任何生存优势。因此，前哨淋巴结手术被认为是淋巴结分期的一种选择。到目前为止，虽然前哨淋巴结手术的诊断效用已经很明确，但其治疗价值和安全性在皮肤黑色素瘤中仍未得到证实。尽管如此，在许多中心，前哨淋巴结手术已经成为这些患者标准治疗中的一部分。

前哨淋巴结清扫提示80%～90%的浸润深度＜2 mm的外阴癌患者可以避免腹股沟剥离的风险。一些大型前瞻性研究证实，与完全腹股沟淋巴结清扫相比，前哨淋巴结切除具有较高的敏感性。一项Meta分析显示，以完全腹股沟淋巴结清扫为参考，前哨淋巴结转移的总体敏感性为92%，阴性预测值为97%～98%。使用蓝色染料和Tc-99m可进一步增强肿瘤直径＜4 cm和与中线距离超过2 cm的病灶的敏感性。在临床上，可触及腹股沟淋巴结的患者的敏感性较低。现有文献表明，进行单独前哨淋巴结切除与完全腹股沟淋巴结清扫的患者腹股沟复发率相当。前哨淋巴结切除术后的并发症发生率非常低，建议在前哨淋巴结活检前进行影像学检查，以排除严重受累淋巴结。目前还没有一种方法被证明是区分转移性淋巴结和正常淋巴结的最佳方法。此外，对距离中线2 cm以内的病变和所有跨越中线的病变应考虑行双侧前哨淋巴结切除。如果前哨淋巴结活检阳性，建议进行双侧腹股沟淋巴结清扫术。

（陈必良　邹　伟　葛俊丽）

参 考 文 献

[1] 马佳佳,陈必良.达芬奇机器人腹股沟淋巴结清扫术治疗外阴癌的临床效果与手术策略[J].中华腔镜外科杂志(电子版),2014,7(3):172-176.

[2] HACKER N F,LEUCHTER R S,BEREK J S,et al. Radical vulvectomy and bilateral inguinal lymphadenectomy through separate groin incisions[J]. Obstet Gynecol, 1981,58(5):574-579.

[3] MOROTTI M, MENADA M V, BOCCARDO F, et al. Lymphedema microsurgical preventive healing approach for primary prevention of lower limb lymphedema after inguinofemoral lymphadenectomy for vulvar cancer[J]. Int J Gynecol Cancer,2013,23 (4):769-774.

[4] BAIOCCHI G,CESTARI F M,ROCHA R M,et al. Does the count after inguinofemoral lymphadenectomy in vulvar cancer correlate with outcome? [J]. Eur J Surg Oncol, 2013,39(4):339-343.

[5] GADDUCCI A,FERRERO A,TANA R,et al. Prognostic value of lymph node status and number of removed nodes in patients with squamous cell carcinoma of the vulva treated with modified radical vulvectomy and inguinal-femoral lymphadenectomy[J]. Eur J Gynaecol Oncol,2012,33(6):640-643.

[6] KONIDARIS S,BAKAS P,GREGORIOU O,et al. Surgical management of invasive carcinoma of the vulva. A retrospective analysis and review[J]. Eur J Gynaecol Oncol, 2011,32(5):505-508.

[7] HINTEN F,VAN DEN EINDEN L C,HENDRIKS J C,et al. Risk factors for short- and long-term complications after groin surgeryin vulvar cancer[J]. Br J Cancer, 2011,105(9):1279-1287.

[8] SUDHIR R, KRISHNAPPA R S, KHANNA S, et al. Video endoscopic inguinal lymphadenectomy (VEIL): minimally invasive radical inguinal lymphadenectomy technique[J]. Indian J Surg Oncol,2012,3(3):257-261.

[9] TOBIAS-MACHADO M,TAVARES A,ORNELLAS A A,et al. Video endoscopic inguinal lymphadenectomy:a new minimally invasive procedure for radical management of inguinal nodes in patients with penile squamous cell carcinoma[J]. J Urol,2007, 177(3):953-957.

[10] ROMANELLI P,NISHIMOTO R,SUAREZ R,et al. Video endoscopic inguinal lymphadenectomy:surgical and oncological results[J]. Actas Urol Esp,2013,37(5): 305-310.

[11] DELMAN K A,KOOBY D A,RIZZO M,et al. Initial experience with videoscopic inguinal lymphadenectomy[J]. Ann Surg Oncol,2011,18(4):977-982.

[12] SOTELO R, CABRERA M, CARMONA O, et al. Robotic bilateral inguinal lymphadenectomy in penile cancer, development of a technique without robot repositioning:a case report[J]. Ecancermedicalscience,2013,7:356.

[13] JOSEPHSON D Y, JACOBSOHN K M, LINK B A, et al. Robotic-assisted

endoscopic inguinal lymphadenectomy[J]. Urology,2009,73(1):167-170.

[14] SÁNCHEZ A,SOTELO R,RODRIGUEZ O,et al. Robot-assisted video endoscopic inguinal lymphadenectomy for melanoma[J]. J Robotic Surg,2016,10(4):369-372.

[15] DE HULLU J A,VAN DER ZEE A G. Groin surgery and the sentinel lymph node [J]. Best Pract Res Clin Obstet Gynaecol,2003,17(4):571-589.

[16] PRADER S,DU BOIS A,HARTER P,et al. Sentinel lymph node mapping with fuorescent and radioactive tracers in vulvar cancer patients[J]. Arch Gynecol Obstet,2020,301(3):729-736.

[17] CHENE G,MOREAU-TRIBY C,LAMBLIN G,et al. Comment je fais... simplement la recherche du ganglion sentinelle inguinal lors d'un cancer vulvaire? [J]. Gynecol Obstet Fertil Senol,2020,48(4):393-397.

[18] MICHALSKI B M,PFEIFER J D,MUTCH D,et al. Cancer of the vulva:a review [J]. Dermatol Surg,2021,47(2):175-183.

[19] ALIMENA S,SULLIVAN M W,PHILP L,et al. Patient reported outcome measures among patients with vulvar cancer at various stages of treatment,recurrence,and survivorship[J]. Gynecol Oncol,2021,160(1):252-259.

[20] HACKER N F,BARLOW E,MORRELL S,et al. Medial inguino-femoral lymphadenectomy for vulvar cancer:an approach to decrease lymphedema without compromising survival[J]. Cancers(Basel),2021,13(22):5806.

第十八章　机器人卵巢癌手术

　　卵巢癌的发病率居妇科肿瘤第三位,但其死亡率在妇科肿瘤中最高,严重威胁女性健康。由于缺乏有效的早期检测方法和特异性症状与体征,超过70%的卵巢癌患者确诊时已属晚期。临床分期是影响卵巢癌患者生存率的最主要因素,早期(FIGO Ⅰ～Ⅱ期)卵巢癌患者的5年生存率可以达到80%～90%,但FIGO Ⅲ期和Ⅳ期卵巢癌患者的5年生存率仅分别为39%和17%,原因是晚期卵巢癌患者的肿瘤组织较大,难以完全切除且术后存在肿瘤转移,这会影响治疗效果。

　　手术彻底切除病灶并辅以铂为基础的化疗是卵巢癌的主要治疗手段,近年来手术、化疗后联合PARP抑制剂维持治疗成为新的治疗模式。早期卵巢癌局限于卵巢而无局部或远处转移,FIGO指南推荐进行全面分期手术。推荐晚期卵巢癌患者行初始肿瘤细胞减灭术(primary debulking surgery,PDS)和术后以铂为主的联合化疗,满意的肿瘤细胞减灭术是决定晚期卵巢癌患者预后的独立因素;但当患者临床症状较为严重、全身状态差、术前高危因素多、难以耐受手术或手术难以达到满意减瘤效果时,可选择新辅助化疗(neoadjuvant chemotherapy,NACT)和间歇性肿瘤细胞减灭术(interval debulking surgery,IDS)。既往手术以开腹手术为主,近年来,微创手术在患者术后恢复方面明显表现出更大的优势。本章重点讲述机器人手术系统辅助早期卵巢癌及晚期卵巢癌手术的操作。

第一节　机器人早期卵巢癌分期手术

一、概况

　　只有15%～20%的卵巢癌患者可在早期诊断,FIGO推荐的全面分期手术包括子宫切除术、双侧附件切除术、网膜切除术、盆腔及腹主动脉旁淋巴结切除术、多点腹膜活检和阑尾切除术(卵巢黏液性癌初次手术阑尾外观有异常时)。全面分期手术是肿瘤患者的重要预后因素,手术方式包括开腹手术和微创手术(腹腔镜手术和机器人手术),但前者存在出血量大、并发症发生率高、术后恢复时间长、切口愈合不良等导致术后住院时间长的缺点。1994年,Querleu和LeBlanc首次报道了早期卵巢癌腹腔镜全面分期手术,随后,腹腔镜手术相对于开腹手术的优势得到了充分的证实,包括术中视野更直观、切口小、术中出血量小、围手术期并发症(如切口感染、肠梗阻等)发生率低、术后疼痛轻和恢复快等,微创技术在低度恶性或早期卵巢癌分期手术中的应用逐渐增加。然而,腹腔镜手术的局限性也逐渐被发现:二维平面视野,解剖结构不立体,直手术器械难以满足深部及狭小空间下的操作要求;助手扶镜,无法保证视野的清晰、稳定,给主刀医生的操作带来不便,增加了发生损伤的可能性。达芬奇机器人手术系统(Intuitive Surgical,Sunnyvale,CA,USA)于2005年被美国食品药品监督管理局(FDA)批准应用于妇科手术。高清的三维放大视野(使血管等组织的暴露更加清晰）、灵活的内腕系统和过滤人手震颤等优势使达芬奇机器人手术系统可在复杂的解剖结构以及狭小的解剖间隙中进行精细操作，打破了传统腹腔镜的局限，其应用得到迅速推广。研究表明，机器人早期卵巢癌分期手术是安全、有效的，且与传统腹腔镜手术相比，在围手术期指标和肿瘤患者预后方面没有显著差异。

二、适应证和禁忌证

1. 适应证
（1）按 FIGO 2014 年的分期标准，手术病理分期为ⅠA～ⅡA 期；
（2）患者术前已完善相关辅助检查（肿瘤标志物检查、B 超、CT、全消化道造影等），高度疑诊早期卵巢癌或已有病理提示单侧或双侧卵巢有恶性病变但未行全面分期手术，影像学检查或术中探查未见其他器官受累；
（3）相关辅助检查提示患者无心肺功能障碍、血液高凝状态等明显手术禁忌证；
（4）可耐受较长时间的手术、腹腔镜气腹压力及头低脚高体位；
（5）患者妇科检查充分。

2. 禁忌证
（1）患严重内、外科疾病不能耐受麻醉或气腹压力；
（2）严重盆腹腔粘连，不能顺利放置腹腔镜；
（3）估计难以完成全面分期手术的晚期患者；
（4）其他手术相关禁忌证，如血液系统疾病等。

三、术前准备

术前完善血常规、肝肾功能、电解质、传染病及肿瘤标志物，以及心电图、胸部 X 线检查、腹部彩超、全腹 CT、消化道造影等检查，高龄患者或怀疑有心肺疾病的患者必要时做心肺功能和下肢静脉血栓检查，术前病理确诊或术前高度可疑患者应有术中快速冰冻切片病理学检查结果。

术前 3 d 给予阴道冲洗或擦洗、肠道准备、术前备皮、清洁脐孔、抗生素皮试、申请备血、术前清洁灌肠。

四、手术步骤

患者采取头低脚高的膀胱截石位，头低 30°～40°的极低体位，需放置肩托，谨防患者滑落。常规消毒、铺巾、留置导尿管、置入举宫杯后，在脐上 3 指处（需根据患者体型进行个体化调整）做一横向 12 mm 皮肤切口，置入套管针，顺利插入机器人腹腔镜镜头，建立气腹（气腹压力为 13～15 mmHg，心肺功能较差的患者可适当调低气腹压力），后在镜头直视下穿刺其余套管针：镜头孔左、右两侧偏脚侧 15°～30°距离该孔 8～10 cm 处分别做一个 8 mm 穿刺孔，接 1 号、2 号机械臂，另于右侧髂前上棘与脐连线中外 1/3 处做 12 mm 切口；镜头孔与机械臂之间做 5 mm 切口，置入套管针，此孔为助手辅助孔。防止各机械臂相互碰撞，保障所有机械臂均有足够的活动空间。具体手术步骤如下。

1. 腹水检查　进入腹腔后，抽吸腹水或腹腔冲洗液行细胞学检查。

2. 盆腹腔探查　对全腹腔脏器及腹膜表面进行全面探查，以了解肿瘤有无种植转移和浸润的范围及程度，可能有肿瘤转移的腹膜组织或粘连组织都要切除或进行病理活检；如果没有可疑病灶,则行腹膜随机活检且至少应包括双侧盆腔、双侧结肠旁沟、膈下(也可使用细胞刮片进行膈下细胞学取样和病理学检查)。消化道探查应包括胃、小肠、结肠和肠系膜表面探查,腹膜后探查时主要沿腹主动脉及髂血管走行进行详细探查,以发现肿大的淋巴结。上腹部探查除针对性探查网膜受累情况外,还应仔细了解肝、脾和横膈有无肿瘤转移或种植。

3. 子宫及双侧附件切除 切除子宫和双侧附件,术中必须尽量完整切除肿瘤并避免肿瘤破裂。

4. 大网膜切除 切除横结肠以下的网膜,但若胃结肠韧带或小网膜受累,则需沿胃大弯将大网膜切除,两侧达脾曲、肝曲。建议距离胃大弯、横结肠 1 cm 切除大网膜,避免因器官缺血导致术后胃肠功能受影响或器官坏死。第三代达芬奇机器人手术 Si 系统受限于体位,宜倒转体位后切除大网膜,但会明显延长手术时间,可借助组织弹性及调整大臂位置在非倒转体位下切除大网膜;第四代达芬奇机器人手术 Xi 系统则不受体位限制。

5. 腹主动脉旁淋巴结切除 需将位于下腔静脉和腹主动脉表面及两侧的淋巴结、脂肪组织全部切除,至少达肠系膜下动脉水平,尽可能达肾静脉水平。3 号机械臂的使用能使视野暴露得更好,尤其在高位腹主动脉旁淋巴结切除时,操作更加稳定。

6. 盆腔淋巴结切除 盆腔淋巴结包括髂内血管、髂外血管、髂总血管表面和内侧淋巴结以及闭孔神经上方的淋巴结。

7. 阑尾切除 如病理类型为黏液性癌,初次手术阑尾外观有异常时才切除阑尾。

术中需严格遵循无瘤操作原则,完整切除组织并置于标本袋中取出,手术结束前使用大量低渗盐水冲洗盆腹腔。

五、术后处理

术后给予预防感染、静脉营养支持、预防血栓形成等治疗,无特殊情况下术后 48 h 拔除导尿管;根据肿瘤的手术分期、病理类型、病理分级,按照 NCCN 指南推荐进行规范的术后辅助治疗。

术后随访:初始治疗后前 2 年每 2~4 个月随访一次,第 3~5 年每 3~6 个月随访一次,5 年后每年随访一次。随访内容包括症状与体征检查,盆腔检查,胸、腹、盆腔的 CT、MRI、PET-CT 检查(根据临床需要确定),血清 CA125 等肿瘤标志物检查,并完善遗传风险评估。

六、并发症及其防治

术中并发症包括血管、神经损伤及膀胱、输尿管、肠管等邻近器官的损伤,以泌尿系统器官损伤最为常见。术后近期(术后 30 d 以内)常见并发症包括下肢深静脉血栓形成、发热、切口愈合不良、阴道残端出血、阴道旁创面出血或血肿及脓肿形成、尿路和盆腔感染、肠梗阻、直肠阴道瘘、膀胱阴道瘘等,术后远期并发症包括淋巴囊肿或下肢淋巴水肿、膀胱功能障碍等。

(一)术中常见并发症

1. 与气腹、特殊体位有关的并发症 气腹可导致皮下气肿、CO_2 分压增高等;特殊体位可导致轻度头部挫伤、皮下瘀斑、眼窝疼痛、角膜擦伤、眼窝周围水肿甚至视力丧失、喉部水肿、腹腔间室综合征和横纹肌溶解,发生原因为膀胱截石位、极低的头低脚高位及气腹限制了膈肌和胸壁运动,导致气体交换受损和肺顺应性下降(肥胖、体温降低及低血压也可能是诱因)。

2. 邻近器官损伤 大多数邻近器官损伤与未能正确识别解剖结构有关,尤其是在粘连或肿瘤浸润处的损伤,以及由能量器械引起的热损伤。

(1)膀胱损伤:通常发生在膀胱子宫腹膜反折分离过程中,危险因素包括多次剖腹手术或剖宫产、盆腔粘连、因宫颈肿瘤引起的解剖改变以及不熟练的钝、锐性分离。熟悉解剖结构、小心分离和避免过度灼烧可以预防膀胱损伤。

(2)输尿管损伤:多发生在切开卵巢悬韧带或切除腹主动脉旁淋巴结时。术前应尽可能准确预测手术的难度,术中应充分了解输尿管的走行并暴露输尿管。在输尿管旁操作时,应先找到输尿管,做到心中有数,避开其进行操作,这样可大幅降低输尿管损伤发生率。启动能量器械时尽可能远离输尿管,避免启动错误的能量器械脚踏板。当有出血时,重要的是首先清理术野,而不是盲目电凝。在有盆腔粘连的情况下,先松解粘连,暴露输尿管也有助于避免不必要的切断和热损伤。此外,在游离输尿管过程中,应注意保护输尿管滋养支,避免血供不佳。能量器械的热损伤引起的输尿管瘘多发生在术后1~2周,因此,术中需小心操作,避免损伤,术中及时发现并处理损伤或疑似损伤是预防术后输尿管瘘的关键。术后若出现迟发性输尿管瘘,应尽早诊断并积极处理,放置双J管;若形成瘢痕,则说明放置失败,需行输尿管膀胱再植术。

(3)肠管损伤:多发生于镜头孔穿刺损伤或肠粘连松解时。预防措施:在插入套管针时,保证足够的气腹压力,所有套管针都应在镜头直视下插入;合适的体位和肌松药可以防止肠袢下降和干扰视野,尤其是在行腹主动脉旁淋巴结切除术时;暴露不佳时可通过使用机器人3号机械臂或增加助手操作来协助暴露;所有的器械,包括助手的抓钳,手术过程中都应在视野内,以避免对肠道的直接损伤;确保单/双极器械绝缘套完好无损;使用举宫杯时,避免螺丝松动致举宫杯穿过宫壁而损伤肠管。

(4)血管损伤:气腹针或套管针插入时可发生血管损伤,易损伤的血管为腹主动脉远端和右髂总动、静脉。切除腹主动脉旁淋巴结时也可能损伤大血管。机器人热剪绝缘保护套的缺损已被报道为血管损伤的主要原因之一。预防措施:如果必须使用气腹针,对于较瘦患者,应以45°或更低的角度插入;在淋巴结清扫过程中,切除淋巴结之前,应分离并暴露重要解剖标志。在进行腹主动脉旁淋巴结切除术时,需要预料到静脉及变异血管的存在,在剥离过程中应保持器械操作尖端与邻近血管之间有一定的距离。

(5)神经损伤:最常见于盆腔淋巴结切除过程中,常见闭孔神经、腰骶干损伤,因此切除闭孔神经周围淋巴结时必须在小心分离并暴露闭孔神经的近、远端后,才可切除其表面淋巴结。若闭孔神经离断,可用可吸收缝线进行对接缝合。由于机器人手术多为单/双极器械配合操作,单极器械与人体形成通路的电流传导,极易引起闭孔神经的反射,从而增加神经及血管损伤的风险,所以闭孔神经周围淋巴结、脂肪组织应尽可能钝性分离。有小血管时,先电凝再电切,必要时凝闭后用电剪物理剪断,同时要提前预防神经反射,及时松开单极脚踏板,剪刀远离神经及主要血管,避免损伤它们。

(二)术后并发症

1. 下肢深静脉血栓形成及肺栓塞 血液高凝、静脉血液瘀滞、血管壁损伤可能与下肢深静脉血栓形成有关。手术刺激可能会使机体的纤溶活性降低,且高龄、肥胖、高血脂、长期口服药物等因素可能会增高血液的凝血因子水平,使机体处于高凝状态;肿瘤患者体内的白细胞、血小板水平异常及某些组织因子水平异常也是血栓形成的潜在危险因素;麻醉状态以及头低脚高的膀胱截石位会引起血液瘀滞,从而形成静脉血栓。术后住院时间长、长期卧床等也是潜在的危险因素。肺栓塞是严重的危及生命的术后并发症,致死率高,需及时诊断、及时治疗,以挽救生命。研究表明,高龄、肥胖、手术时间长、恶性肿瘤等是术后下肢深静脉血栓形成的危险因素,对于有高危因素的患者,建议术后尽早穿戴弹力袜,进行下肢气压治疗,术后预防性应用低分子肝素钙(需排除血液系统疾病)。

2. 淋巴囊肿　淋巴囊肿是淋巴从淋巴管切缘流出后在局部积聚造成的。淋巴结切除术后,腹膜后原有淋巴结部位形成无效腔,下肢回流的淋巴流出并积聚于腹膜后的无效腔内,若术后引流不畅,就容易形成淋巴囊肿。机器人手术大多使用的是双极电凝及单极电切,对淋巴管的闭合效果不如超声刀,单极电切在缩短手术时间的同时会增高淋巴囊肿的发生率,因此在机器人手术时应加强双极电凝的使用,单/双极器械配合闭合淋巴管,降低淋巴囊肿发生率。淋巴囊肿通常在术后 3～8 周形成,大多数无症状,无须任何干预即可自愈,但有 4%～7% 的患者吸收较慢,持续增大的囊肿可能会压迫周围组织引起下肢淋巴水肿、腹壁水肿、外阴水肿等症状,甚至出现感染,需要采取进一步的干预措施。淋巴漏、淋巴囊肿是自限性的术后并发症,治疗应遵循个体化原则,无症状淋巴囊肿一般不需特殊治疗,定期随访观察即可。大部分患者经保守治疗即可治愈,保守治疗包括饮食控制(高蛋白、低脂肪、中链甘油三酯饮食)、全肠外营养、应用药物(生长抑素类似物、血管收缩剂、胰脂肪酶抑制剂、利尿剂、中草药)、穿刺、使用硬化剂、使用压力敷料等。症状型淋巴囊肿的治疗原则为排出囊液、解除压迫、闭合囊腔,治疗手段包括介入治疗、手术治疗等,合并感染者应积极配合抗生素治疗,酌情辅助应用中医药治疗。

3. 术后感染　随着抗生素的不断升级与应用,术后感染的发生率逐年降低,但感染仍是术后不能忽视的常见并发症。糖尿病患者术后感染风险明显增加,且手术刺激使得患者术后抵抗力差,术后盆腹腔内的血液、淋巴、细胞坏死碎片等积聚在阴道残端周围,易感菌群侵袭阴道残端组织可能会导致盆腔脓肿的发生。

4. 腹壁切口疝　腹腔镜手术与开腹手术不同,切口微创美观,腹壁切口疝的发生率明显降低。腹腔镜手术腹壁切口疝好发于右下腹 10 mm 或 12 mm 穿刺孔,若未能很好地缝合、关闭腹膜及腹外斜肌鞘膜,就有可能发生腹壁切口疝。腹壁切口疝早期可能出现临床症状,也可能数月后才出现迟发性表现,腹壁切口疝早期常引起小肠梗阻,表现为急腹症,早期发现、及时处理可避免严重后果的发生。

(三)预防并发症的措施

(1)术前应选择适合患者的手术方式,评估患者状态,优化患者的健康状况,避免术后并发症发生。如果有多次开腹手术史或解剖变形,则有可能增加并发症发生的风险。术前应就手术过程的潜在相关风险向患者及其家属做出全面的解释,让他们做出知情的决定,这样可能会减轻并发症发生时患者及其家属的不满。

(2)积累精湛的外科技术与丰富的解剖知识。手术团队一定要经验丰富,团队成员具有丰富的骨盆和腹部解剖知识、能细致地操作器械是很重要的。应有效地进行手术以缩短手术时间,尽量缩短气腹、头低脚高位和臂外展位的持续时间。

(3)采取合适的体位。

(4)手术医生需要了解机器人手术的局限性。例如,若患者肥胖、肠袢多余、通气困难导致头低脚高位受限等,应避免行肾静脉水平的腹主动脉旁淋巴结切除术,该术式可能会增加肠管损伤的风险和延长手术时间。外科医生必须重新评估整体情况,并在必要时考虑中转开腹手术。需要与床边助手、护士和麻醉医生进行持续的沟通,以便及早发现和处理任何并发症。

（5）术后早期恢复饮食，早期活动，加强康复，可能会减少疼痛，降低血栓栓塞和肠梗阻的发生风险，缩短住院时间，提高患者的满意度。

（6）其他：利用输尿管红光示踪技术预防或减少术中输尿管损伤；术中输尿管可疑损伤者或损伤修复后放置输尿管支架预防术后输尿管瘘的发生；术后尽早抗凝，以预防或减少深静脉血栓形成和肺栓塞；术中、术后行抗生素治疗，以预防和治疗术后创面、呼吸系统和尿路感染等；保留子宫动脉输尿管支，预防术后输尿管远端局部缺血坏死、狭窄及输尿管阴道瘘等。

（7）早期发现并发症时，由多学科小组及时处理，进行定期员工培训，这对于防止并发症发生时患者病情进一步恶化是很重要的。

七、效果评价

Nezhat 等比较了 21 例ⅠA 期卵巢交界性肿瘤和浸润性肿瘤患者的围手术期结果和并发症发生率。9 例患者采用传统腹腔镜手术，9 例患者采用机器人分期手术，3 例患者采用开腹手术。与开腹手术相比，机器人分期手术和传统腹腔镜手术能显著缩短住院时间和降低估计出血量。在机器人分期手术和传统腹腔镜手术中，出血量、住院时间、并发症发生率和切除的淋巴结数目是相当的。

2014 年，Brown 等介绍了他们对 26 例ⅠA～ⅡC 期卵巢癌患者进行机器人分期手术的经验。他们的术中出血量、手术时间和切除的淋巴结数目与之前报道的早期卵巢癌腹腔镜分期手术相当，无术中并发症发生，2 例患者出现术后并发症，分别为切口感染和阴道裂开，因此可认为机器人分期手术在早期卵巢癌患者中是安全可行的。

达芬奇机器人手术系统在早期卵巢癌手术中的优势包括：①"内腕"系统，具有 7 个自由度的活动范围，能够精确完成切割、分离、缝合和打结等手术步骤，机械臂的灵活度达到甚至超过人手，特别是在深、窄的空间中能精确地完成复杂操作。②高分辨率的三维立体图像，提高了辨别能力和精准度，而扩大 10～15 倍的图像，使得术野更加清晰。③由计算机控制的手术系统可以过滤人手震颤，控制力超过人手。④早期卵巢癌全面分期手术学习曲线短，有利于新技术的发展。

八、技术现状及展望

达芬奇机器人手术系统用于早期卵巢癌分期手术已被证明是安全、可行的，其独特的优势也减少了相关手术并发症的出现，高位腹主动脉旁淋巴结切除、大网膜切除等上腹腔操作受机械臂固定等相关限制时，可通过调整体位或机器位置来克服，第四代达芬奇机器人手术 Xi 系统和单孔机器人手术 XP 系统将提供替代的操作方法，能够克服机器人手术的限制，使更多的患者获益。我们也期待机器人的迭代更新使得手术操作更加轻松。

第二节　机器人晚期卵巢癌肿瘤细胞减灭术

一、概况

晚期卵巢癌患者的治疗包括 PDS 及术后以铂为基础的化疗、NACT 后行 IDS。卵巢癌肿瘤细胞减灭术应尽量切除全子宫和双侧附件、大网膜以及盆腔内的转移灶，清扫盆腔淋巴结和达肾静脉水平的腹主动脉旁淋巴结，可施行或不施行阑尾切除术。美国妇科肿瘤学组

(GOG)把满意的肿瘤细胞减灭术定义为残留的最大病灶直径≤1 cm。无瘤手术(R0)对患者预后更有益处。晚期卵巢癌患者的肿瘤细胞减灭术难度较大,对医生操作要求较高,需要医生具备丰富的卵巢癌手术经验和熟练的处理脏器损伤、术中出血的经验。卵巢癌肿瘤细胞减灭术包括开腹手术和微创手术(传统腹腔镜手术和机器人腹腔镜手术),开腹手术是首选方法,能够对腹腔四个象限进行剖腹探查。

目前建议晚期卵巢癌患者通过纵向中线切口进行PDS,由于微创手术在对整个腹腔进行全面探查时可能会受到很大限制,因此其在PDS中的应用仍具有争议。目前机器人减瘤手术的技术、最佳对接方式以及打孔位置还没有统一标准,第三代达芬奇机器人手术系统在进行上腹部手术(大网膜切除、腹主动脉淋巴结切除等)时需调整机位或机械臂位置,以便进入腹腔的所有象限。而第四代达芬奇机器人手术 Xi 系统能够突破这一局限,能够在多个象限中使用而无须重新对接。2011 年,Iglesias 等比较了晚期/复发性卵巢癌患者分别接受机器人手术(10 例)、传统腹腔镜手术(29 例)和开腹手术(8 例)的围手术期指标,发现机器人手术和传统腹腔镜手术拥有相似的围手术期结果,且并不比开腹手术差,因此微创手术可以成为某些选定患者的手术方式。但若患者存在弥漫性广泛转移,为完全切除肿瘤、降低血管和肠道并发症的风险,一般不推荐微创手术。2016 年,Chen 等回顾性分析了 138 例接受分期手术的 Ⅰ A～Ⅲ C 期上皮性卵巢癌和卵巢交界性肿瘤患者的临床资料(机器人手术组 44 例,传统腹腔镜手术组 21 例,开腹手术组 73 例),比较三组的围手术期指标、并发症发生率和生存率。结果显示,满意减瘤率分别为 100%(机器人手术组和传统腹腔镜手术组)和98.6%(开腹手术组),$P = 0.64$;与开腹手术相比,机器人手术和传统腹腔镜手术能够显著缩短手术时间、减少术中出血量;机器人手术组患者术后疼痛评分较开腹手术组显著降低;机器人手术组和传统腹腔镜手术组的术后住院时间也明显短于开腹手术组;此外,三组的无病生存期(disease-free survival,DFS)和总生存期(overall survival,OS)均有显著差异。因此作者认为,经过严格筛选的患者行机器人肿瘤细胞减灭术是可行的。

研究显示,对于 NACT 完全缓解的患者,微创手术的可行性和安全性与开腹手术相似。2021 年,Zhang 等进行了一项回顾性队列研究来比较晚期上皮性卵巢癌患者接受机器人IDS 与开腹 IDS 后的生存率,共纳入 93 例患者(机器人手术组 43 例,开腹手术组 50 例)。与开腹手术组相比,机器人手术组患者的术后住院时间显著缩短(1.6 d vs 4.7 d,$P < 0.001$),术后 30 d 并发症较少(18% vs 47%,$P = 0.005$);两组的 PFS 和 OS 没有显著差异(15.4 个月 vs 16.7 个月,$P = 0.7$;38.2 个月 vs 35.6 个月,$P = 0.7$)。结果提示,微创手术,特别是机器人手术,是一种可行的替代开腹手术的方法,可用于 NACT 后晚期上皮性卵巢癌患者的IDS。2021 年,Psomiadou 等为了评估机器人 IDS 在 NACT 治疗晚期上皮性卵巢癌中的安全性和有效性,对已发表的相关研究进行了系统回顾,研究共纳入 102 例患者,其中 73.5%(75 例)患者达到了 R0,20.6%(21 例)患者残余肿瘤直径≤1 cm。因此得出结论,在接受NACT 的晚期卵巢癌患者中,可以考虑进行机器人 IDS。此外,微创手术在住院时间和并发症(如术后疼痛、切口感染等)发生率方面相比开腹手术更有优势,这是由于微创手术中术野放大,特别是机器人手术系统具有术野清晰、成像立体、操作精确等优势,其可利用自由活动的仿真机械臂、三维放大的术野来弥补人工操作的“盲区”,有利于取出较大的肿瘤标本,确保高位腹主动脉旁淋巴结切除的彻底性及精准性,且淋巴结切除数目多于传统腹腔镜手术。但由于研究中存在患者的选择偏倚、不同的临床管理(如前期手术与 NACT)以及术者手术经验的程度不同,应谨慎评价现有的临床证据,应由训练有素的外科医生对精选的晚期或复

发性卵巢癌患者实施机器人手术。

因此,在选定的晚期卵巢癌患者中,机器人 PDS 或 IDS 是安全可行的。需要注意的是,不可盲目崇拜和滥用微创技术,对于不能使用腔镜技术进行满意减瘤的患者,应由有经验的外科医生进行开腹减瘤术。

二、适应证和禁忌证

适应证:晚期卵巢癌,无腹腔镜禁忌证,无严重内外科合并症,肿瘤与胃、肝、膀胱等脏器及周围血管、神经组织无紧密粘连。分期手术范围包括双侧附件切除、全子宫切除、大网膜切除、盆腔淋巴结清扫、腹主动脉旁淋巴结清扫或活检、腹膜多点活检、其他肉眼可见病灶和阑尾切除(如病理类型为黏液性癌,初次手术阑尾外观有异常时才切除)。若肿瘤累及其他器官,需要外科手术协助切除。

三、术前准备

同机器人早期卵巢癌手术,若术前评估有肠管切除可能,尤其要重视术前的肠道准备。

四、手术步骤

1. PDS 尽可能切除盆腹腔和腹膜表面的所有肿瘤病灶。满意的 PDS 标准为残余肿瘤直径<1 cm,尽量达到无肉眼残留病灶。

(1)腹水检查:进入腹腔后,抽吸腹水或腹腔冲洗液行细胞学检查。

(2)完整切除大网膜,尤其是肿瘤累及处。

(3)切除能够切除的肿大淋巴结和可疑淋巴结,临床阴性的淋巴结不需要切除;但盆腔外肿瘤直径≤2 cm 者(即ⅢB 期)必须行双侧盆腔和腹主动脉旁淋巴结切除术。

(4)为达到满意的减瘤效果,可根据需要切除肠管、阑尾、脾、胆囊、部分肝、部分胃、部分膀胱、胰尾、输尿管并剥除膈肌和其他腹膜。

(5)减瘤术后残余小病灶的上皮性卵巢癌或腹膜癌患者可以考虑在初次手术时放置腹腔化疗导管。

2. IDS IDS 也须尽可能达到最大限度的减瘤效果,尽可能切除肉眼可见病灶。

(1)NACT 首选 3～4 个疗程,之后进行评估,也可以根据妇科肿瘤医生判断进行 4～6 个疗程,反应良好或者疾病稳定者可以接受 IDS。手术时机并没有前瞻性证据,可根据患者个体化因素而定。

(2)Ⅲ期患者接受 IDS 后可以考虑使用顺铂(100 mg/m^2)进行腹腔热灌注化疗。

(3)必须探查所有腹膜组织,对任何可疑潜在转移的腹膜表面或粘连都必须进行选择性的切除或活检。

(4)尽可能完整切除大网膜。

(5)切除可以切除的可疑和肿大的淋巴结。初次诊断时疑有潜在转移可能的淋巴结也必须切除,即使无可疑或增大。

(6)为达到满意的减瘤效果,可根据需要切除肠管、阑尾,剥除膈肌、其他腹膜、脾、胆囊、部分肝、部分胃、部分膀胱、胰尾、输尿管和/或远端胰腺。

五、术后处理

同机器人早期卵巢癌分期手术。

六、并发症及其防治

除与早期卵巢癌分期手术相同的并发症外,晚期卵巢癌手术若术中切除肿瘤累及的相关脏器,则术后有出现相关并发症的可能。

七、效果评价

2016年Gueli Alletti等评估了NACT后Ⅲ～Ⅳ期上皮性卵巢癌患者行微创IDS的可行性和早期并发症发生率,在纳入的52例患者中,未发生术后早期并发症。结论:就围手术期结果和生存率而言,对NACT后完全缓解的晚期卵巢癌患者进行微创IDS是可行和安全的。

2018年Ackroyd等对29例接受NACT＋机器人IDS的FIGO ⅢC期和Ⅳ期卵巢癌患者的临床资料进行回顾性分析,结果显示,19例患者达R0,8例达满意减瘤(术后残余肿瘤直径<1 cm);无术中、术后并发症发生;29例患者的中位PFS为21.2个月,中位OS为39.7个月。这提示在接受NACT的晚期卵巢癌患者中,机器人IDS是安全可行的。

2019年Abitbol等对57例接受NACT后的Ⅲ～Ⅳ期卵巢癌患者进行了机器人IDS,结果显示,达到R0的有47例,达到满意减瘤(术后残余肿瘤直径<1 cm)的有10例。结果提示,在慎重选择后的患者中行机器人IDS是可行的,但仍需更多研究来确定什么是微创肿瘤细胞减灭术的最佳患者选择标准。机器人手术适合早期卵巢癌患者,对于有粘连的患者或晚期卵巢癌患者,应慎重选择。

八、技术现状及展望

NACT为晚期卵巢癌患者提供了更多微创手术的机会,在严格筛选患者和有效的术前评估后,机器人晚期卵巢癌肿瘤细胞减灭术正在探索中,多篇国内外文献报道其是可行的。若术中发现不能够达到满意减瘤的目的,需果断转行开腹手术,以保证手术效果。目前有关机器人PDS与NACT＋IDS仍有争议,其近、远期并发症及预后仍需进一步的研究与随访。我们期待随着手术器械的不断更新与成熟,在熟练操作技术的基础上,机器人手术能够使更多的患者获益。

（纪　妹）

参 考 文 献

［1］　DESANTIS C E,LIN C C,MARIOTTO A B,et al. Cancer treatment and survivorship statistics,2014［J］. CA Cancer J Clin,2014,64(4):252-271.

［2］　LUCIDI A,CHIANTERA V,GALLOTTA V,et al. Role of robotic surgery in ovarian malignancy［J］. Best Pract Res Clin Obstet Gynaecol,2017,45:74-82.

［3］　ACKROYD S A,THOMAS S,ANGEL C,et al. Interval robotic cytoreduction following neoadjuvant chemotherapy in advanced ovarian cancer［J］. J Robot Surg,2018,12(2):245-250.

［4］　刘立峰,王娇,金仙玉. 腹腔镜在早期卵巢上皮性癌全面分期术中的应用［J］. 大连医科大学学报,2020,42(4):343-347.

[5] ORR B,EDWARDS R P. Diagnosis and treatment of ovarian cancer[J]. Hematol Oncol Clin North Am,2018,32(6):943-964.

[6] 文仲勇,王帅,林静霞,等. 晚期卵巢癌腹腔镜下肿瘤细胞减灭术 25 例[J]. 中国临床研究,2019,32(8):1066-1069,1073.

[7] CARBAJAL-MAMANI S L,SCHWEER D,MARKHAM M J,et al. Robotic-assisted interval cytoreductive surgery in ovarian cancer:a feasibility study[J]. Obstet Gynecol Sci,2020,63(2):150-157.

[8] BENEDET J L,BENDER H,JONES H Ⅲ,et al. FIGO staging classifications and clinical practice guidelines in the management of gynecologic cancers. FIGO Committee on Gynecologic Oncology[J]. Int J Gynaecol Obstet,2000,70:209-262.

[9] GALLOTTA V,PETRILLO M,CONTE C,et al. Laparoscopic versus laparotomic surgical staging for early-stage ovarian cancer:a case-control study[J]. J Minim Invasive Gynecol,2016,23(5):769-774.

[10] LIU C S,NAGARSHETH N P,NEZHAT F R. Laparoscopy and ovarian cancer:a paradigm change in the management of ovarian cancer? [J]. J Minim Invasive Gynecol,2009,16(3):250-262.

[11] RABINOVICH A. Robotic surgery for ovarian cancers:individualization of the surgical approach to select ovarian cancer patients[J]. Int J Med Robot,2016,12(3):547-553.

[12] NEZHAT F R,FINGER T N,VETERE P,et al. Comparison of perioperative outcomes and complication rates between conventional versus robotic-assisted laparoscopy in the evaluation and management of early,advanced,and recurrent stage ovarian,fallopian tube,and primary peritoneal cancer[J]. Int J Gynecol Cancer,2014,24(3):600-607.

[13] FARGHALY S A. Robot-assisted laparoscopic surgery in patients with advanced ovarian cancer:Farghaly's technique[J]. Eur J Gynaecol Oncol,2013,34(3):205-207.

[14] RAMIREZ P T,ADAMS S,BOGGESS J F,et al. Robotic-assisted surgery in gynecologic oncology:a Society of Gynecologic Oncology consensus statement. Developed by the Society of Gynecologic Oncology's Clinical Practice Robotics Task Force[J]. Gynecol Oncol,2012,124(2):180-184.

[15] ZANAGNOLO V,GARBI A,ACHILARRE M T,et al. Robot-assisted surgery in gynecologic cancers[J]. J Minim Invasive Gynecol,2017,24(3):379-396.

[16] BROWN J V Ⅲ,MENDIVIL A A,ABAID L N,et al. The safety and feasibility of robotic-assisted lymph node staging in early-stage ovarian cancer[J]. Int J Gynecol Cancer,2014,24(8):1493-1498.

[17] 纪妹,赵塋,李悦,等. 非倒转体位下机器人系统辅助腹腔镜手术在早期卵巢恶性肿瘤全面分期手术中的应用[J]. 中华妇产科杂志,2020,55(3):183-187.

[18] 李光仪. 实用妇科腹腔镜手术学[M]. 2 版. 北京:人民卫生出版社,2015.

[19] 黄晓天,纪妹,赵塋,等. 机器人辅助宫颈癌根治术术后并发症影响因素分析[J]. 机器

人外科学杂志,2020,1(2):86-93.

[20] ULM M A, FLEMING N D, RALLAPALI V, et al. Position-related injury is uncommon in robotic gynecologic surgery[J]. Gynecol Oncol,2014,135(3):534-538.

[21] TOMESCU D R, POPESCU M, DIMA S O, et al. Obesity is associated with decreased lung compliance and hypercapnia during robotic assisted surgery[J]. J Clin Monit Comput,2017,31(1):85-92.

[22] 张警方,纪姝,赵壆,等. 达芬奇机器人妇科手术中电器械相关并发症原因及防治技巧研究[J]. 中国实用妇科与产科杂志,2020,36(4):357-360.

[23] HWANG J H. Urologic complication in laparoscopic radical hysterectomy:meta-analysis of 20 studies[J]. Eur J Cancer,2012,48(17):3177-3185.

[24] TSE K Y, NGAN H Y S, LIM P C. Robot-assisted gynaecological cancer surgery-complications and prevention[J]. Best Pract Res Clin Obstet Gynaecol,2017,45:94-106.

[25] KRISHNAKUMAR S, TAMBE P. Entry complications in laparoscopic surgery[J]. J Gynecol Endosc Surg,2009,1(1):4-11.

[26] BROWN L B, STREIFF M B, HAUT E R. Venous thromboembolism prevention and treatment in cancer surgery[J]. Adv Surg,2020,54:17-30.

[27] DI NISIO M, VAN ES N, BÜLLER H R. Deep vein thrombosis and pulmonary embolism[J]. Lancet,2016,388(10063):3060-3073.

[28] LV S L, WANG Q, ZHAO W Q, et al. A review of the postoperative lymphatic leakage[J]. Oncotarget,2017,8(40):69062-69075.

[29] 中国医师协会微无创医学专业委员会,中国妇幼保健协会放射介入专业委员会. 妇科恶性肿瘤盆腔淋巴结切除术后淋巴囊肿诊治专家共识(2020 年版)[J]. 中国实用妇科与产科杂志,2020,36(10):959-964.

[30] OKUGAWA K, SONODA K, OHGAMI T, et al. Pelvic abscess:a late complication of abdominal trachelectomy for cervical cancer[J]. J Obstet Gynaecol Res,2019,45(2):412-416.

[31] CYBULSKA P, SCHIAVONE M B, SAWYER B, et al. Trocar site hernia development in patients undergoing robotically assisted or standard laparoscopic staging surgery for endometrial cancer[J]. Gynecol Oncol,2017,147(2):371-374.

[32] AWAD H, WALKER C M, SHAIKH M, et al. Anesthetic considerations for robotic prostatectomy:a review of the literature[J]. J Clin Anesth,2012,24(6):494-504.

[33] MIRALPEIX E, NICK A M, MEYER L A, et al. A call for new standard of care in perioperative gynecologic oncology practice: impact of enhanced recovery after surgery(ERAS) programs[J]. Gynecol Oncol,2016,141(2):371-378.

[34] NELSON G, KALOGERA E, DOWDY S C. Enhanced recovery pathways in gynecologic oncology[J]. Gynecol Oncol,2014,135(3):586-594.

[35] CHAPMAN J S, RODDY E, UEDA S, et al. Enhanced recovery pathways for improving outcomes after minimally invasive gynecologic oncology surgery [J]. Obstet Gynecol,2016,128(1):138-144.

[36] 叶明侠,俞凌,范文生,等. 机器人系统在早期卵巢癌治疗的临床应用分析[J]. 中华医

学杂志,2017,97(13):982-985.

[37] HACKER N F,RAO A. Surgery for advanced epithelial ovarian cancer[J]. Best Pract Res Clin Obstet Gynaecol,2017,41:71-87.

[38] 马芮,马佳佳,宋晖,等. 机器人手术系统在妇科恶性肿瘤中的应用[J]. 现代肿瘤医学,2017,25(10):1670-1673.

[39] IGLESIAS D A,RAMIREZ P T. Role of minimally invasive surgery in staging of ovarian cancer[J]. Curr Treat Options Oncol,2011,12(3):217-229.

[40] CHEN C H,CHIU L H,CHEN H H,et al. Comparison of robotic approach, laparoscopic approach and laparotomy in treating epithelial ovarian cancer[J]. Int J Med Robot,2016,12(2):268-275.

[41] ZHANG Y G,GRANT M S,ZHANG X Y,et al. Comparing laparotomy with robot-assisted interval debulking surgery for patients with advanced epithelial ovarian cancer receiving neoadjuvant chemotherapy[J]. J Minim Invasive Gynecol,2021,28(6):1237-1243.

[42] PSOMIADOU V,PRODROMIDOU A,FOTIOU A,et al. Robotic interval debulking surgery for advanced epithelial ovarian cancer:current challenge or future direction? A systematic review[J]. J Robot Surg,2021,15(2):155-163.

[43] 许鹏琳,纪妹,赵曌,等. 达芬奇机器人手术系统在早期卵巢癌分期手术中的应用价值研究[J]. 中国实用妇科与产科杂志,2017,33(10):1077-1079.

[44] GUELI ALLETTI S,BOTTONI C,FANFANI F,et al. Minimally invasive interval debulking surgery in ovarian neoplasm(MISSION trial-NCT02324595):a feasibility study[J]. Am J Obstet Gynecol,2016,214(4):503. e1-503. e6.

[45] ABITBOL J,GOTLIEB W,ZENG Z,et al. Incorporating robotic surgery into the management of ovarian cancer after neoadjuvant chemotherapy[J]. Int J Gynecol Cancer,2019,29(9):1341-1347.

[46] 武爱芳,杨树君,尹格平,等. 机器人辅助腹腔镜手术在妇科肿瘤中的应用体会[J]. 腹腔镜外科杂志,2020,25(11):866-869,873.

第十九章　机器人阴道癌切除术

一、概况

阴道是一个独特的器官,具有独特的组织构成和平面。它是一个长 7～10 cm 的肌性管道,从宫颈延伸到外阴,位于尿道和膀胱的后方、直肠前方。阴道分为三个部分:下三分之一低于膀胱底部,位于尿道水平;中三分之一位于膀胱底部后面;上三分之一位于阴道穹隆水平(图 19-1)。原发性阴道癌罕见,占所有女性生殖道癌的 1%～2%。肿瘤位置与淋巴引流非常重要。

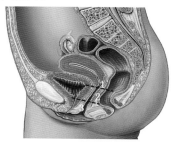

图 19-1　阴道解剖分段

1—上三分之一;2—中三分之一;
3—下三分之一

阴道被宫颈和外阴的类似组织细胞包围。许多发生在外阴或宫颈的疾病也可能发生在阴道。然而,原发性阴道癌是罕见的,大多数阴道癌(80%～90%)从其他部位转移而来,大多来自其他生殖器官,如宫颈、子宫内膜或卵巢,也可以来自遥远的组织器官而来,如结肠、乳房和胰腺。有趣的是,外阴和宫颈比阴道更容易发生癌症。外阴和宫颈的部分结构包含与阴道相同的上皮细胞,并且从胚胎学的角度来看上述三者也是相似的,这表明阴道可能对恶性肿瘤有一定的相对免疫力,特别是与宫颈相比。那么阴道癌的发生是怎样一个过程? 是不是像宫颈癌一样从癌前期病变到浸润癌这个过程?

(一)阴道上皮内瘤变(VAIN)

VAIN 是一种罕见的临床疾病,占下生殖道上皮内瘤变的比例不足 1%。VAIN 的自然史被认为与宫颈上皮内瘤变(CIN)相似,有进展为阴道癌的风险。

1. 发现历史　1952 年 Graham 和 Meigs 报道了 3 例阴道癌患者(1 例浸润性癌,2 例上皮内癌),这 3 例阴道癌患者分别发现于宫颈原位癌全子宫切除术后 10 年、6 年和 7 年。随后开始有零星的关于阴道癌的文献报道,其中许多类似于第一次的报道,如有宫颈或外阴肿瘤病史,同时或随后出现 VAIN。有人认为,宫颈、阴道和外阴可能存在所谓的"场效应"。证据表明,一些高级别外阴和阴道的上皮内肿瘤是由高级别或恶性宫颈疾病引起的单克隆病变。

2. 病因　多项研究描述了 VAIN 患者的特征,研究者发现这些特征中有许多发展成 VAIN 的危险因素,如既往宫颈涂片异常、CIN 或宫颈癌史、生殖器疣史、放疗史、免疫抑制史、低文化程度、低家庭收入等。宫颈涂片异常后,通常通过阴道镜活检来确诊 VAIN。大多数患者无症状,但有性交后异常阴道分泌物。大多数病变位于阴道上三分之一,主要在阴道顶端,通常是多灶性的。

3. 分类　VAIN 是指一种不典型的鳞状细胞在阴道上皮内增生,但不伴有间质浸润。

与 CIN 一样,根据非典型细胞增殖水平,VAIN 分为三个级别(VAIN 1、VAIN 2、VAIN 3)。大多数病例是由 HPV 感染引起的。近年来,VAIN 分为阴道低级别鳞状上皮内瘤变(阴道 LSIL)和阴道高级别鳞状上皮内瘤变(阴道 HSIL);在这些分类中,阴道 LSIL 对应于 VAIN 1,阴道 HSIL 对应于 VAIN 2 和 VAIN 3。与 CIN 相比,VAIN 的恶性可能性不那么明显。

4. 转归 VAIN 的确切转归尚不清楚。有学者假设阴道癌是由早期上皮内瘤变发展为原位癌,然后发展为浸润性阴道癌。有些阴道癌可能首先表现为 VAIN,但其确切发病率尚不清楚。最近的一项研究表明,接受治疗的 VAIN 女性中,89% 的患者恢复正常,而 11% 的患者病情持续或复发,因此,建议终身监测。最近的另一项研究表明,尽管对 VAIN 患者进行了治疗,但 3% 的阴道 HSIL 患者仍有进展为癌症的风险。先前的盆腔照射也被认为是阴道癌的一个可能原因。许多阴道癌患者在诊断时没有症状,仅通过宫颈癌细胞学检查发现。

5. VAIN 与宫颈病变 子宫切除术后患者阴道刮片异常通常是阴道内可能有肿瘤的第一个指征。对于宫颈刮片异常和早期宫颈癌患者,偶尔可在刮片检查中发现有延伸到阴道的 CIN。一些患者在宫颈检查中没有发现宫颈存在可识别的病变,而在进一步的检查中发现阴道有疾病。大多数 VAIN 位于阴道的上三分之一,可能与宫颈病变相关。研究表明,所有 VAIN 患者中,有一半到三分之二的人有宫颈或外阴瘤变。接受过宫颈肿瘤治疗的患者,可在许多年后出现 VAIN,需要长期随访。有报道表明,1%～2% 的患者在子宫切除术后会出现 VAIN。在先前接受放疗或子宫切除术的宫颈肿瘤患者中,通过细胞学检查发现高达 20% 的患者刮片异常,故必须排除阴道病变的可能性。目前建议,对于那些以前因宫颈和外阴上皮内病变或侵袭性病变接受过治疗的患者,可以采用刮片进行持续不确定的随访。良性疾病患者行子宫切除术后没有必要常规进行阴道癌筛查,因为这些患者患阴道癌的风险极低。然而浸润性宫颈癌或 CIN 行子宫切除术的患者,可能需要终身随访。

6. 诊断 一旦发现刮片异常,特别是那些以前做过子宫切除术的患者,鉴别阴道病变很重要。阴道镜在识别宫颈病变方面很有效,也可以用于识别阴道病变,但阴道的长度、表面积使阴道镜检查更加困难和耗时。阴道镜检查可发现隆起的白色清晰区域(也可以用肉眼观察到),也可以看到血管化区域的增加(如点状改变)。确诊的病变可能非常小,局限于阴道上部,特别是以前做过子宫切除术的患者的袖带区域;也可能相当大,累及阴道上三分之一。应进行充分的活检,以免漏诊早期侵袭性病变。

7. 治疗 VAIN 的处理仍存在争议。治疗方法包括局部切除、部分或全阴道切除术、放疗、激光汽化术、化学手术、宫颈环形电切术(LEEP)或外用 5-氟尿嘧啶乳膏等。每种治疗方案各有优缺点。

(1)部分阴道切除术:此术式被称为标准治疗方法。缺点包括出血、膀胱或直肠损伤、阴道缩短或狭窄。优点是可以明确诊断,并能识别潜在的癌症。

(2)局部切除和激光汽化术:治疗时间短,可用于治疗多灶性病变,但会引起更多的阴道刺激,不允许进行组织诊断。如果只有一个病灶,局部切除可能是许多患者的选择。

(3)活检钳切除:某些小病变可以用活检钳完全切除。如果受累面积较大,则可以采用部分或全阴道切除术,效果良好。

(4)激光、冷冻和射频消融:也可用于 CIN。阴道上皮非常薄,操作时很容易穿透阴道。特别是子宫切除术后的患者,很可能发生并发症。

(5)外用 5-氟尿嘧啶乳膏:病变较大或为多灶性病变者,可以外用 5-氟尿嘧啶乳膏,文献报道其效果良好。5-氟尿嘧啶主要引起阴道上皮脱屑,进而被正常上皮取代。每周在睡前将5-氟尿嘧啶乳膏涂在阴道深处,连续使用8～10周。此方法有效,毒性低,患者依从性高。治疗结束1个月后,再次检查阴道。如有必要,可重复治疗。

对于宫颈放疗后出现阴道疾病的患者,必须明确诊断。局部治疗的患者在手术切除时需要特别注意,因为与未受照射的患者相比这些患者的膀胱和直肠离阴道更近。

(二)阴道癌

1. 病因　原发性阴道鳞癌的病因尚不清楚。HPV感染可能是阴道癌的已知致癌因素;然而,基于非HPV感染的阴道癌也存在。与宫颈癌一样,高危亚型HPV感染可导致头部和颈部的其他恶性肿瘤,以及外阴或阴道肿瘤。调查发现,阴道癌患者的HPV感染率高于外阴癌患者。与宫颈癌一样,HPV16病毒株阳性在阴道癌HPV阳性患者中占比较高。阴道癌与宫颈癌有许多相同的危险因素,如吸烟、初次性生活年龄较小和有多个性伴侣。一项以人群为基础的研究显示,有5个或5个以上性伴侣、初次性生活年龄小于17岁、吸烟的女性患阴道癌的风险较一般人群高2～3倍。

2. 临床表现　阴道癌常见的症状是阴道流血和白带增多,早期或VAIN患者常无症状。随着疾病进展,可出现肿瘤侵犯膀胱、尿道、直肠、输尿管等邻近器官的相应症状或远处转移症状。典型的体征为阴道壁肿物,可为菜花状、结节状、糜烂状或溃疡状病灶,需通过活检确诊。早期或VAIN病例可无上述体征,可能只表现为阴道壁充血、表浅糜烂。窥器检查时应注意尽量暴露全阴道壁,对可疑病灶行细胞学检查及阴道镜检查。由于原发性阴道癌少见,诊断阴道癌需排除女性其他生殖器官或生殖器官以外的转移性肿瘤。如果宫颈也有癌灶,原则上应诊断为宫颈癌。另外需排除子宫内膜癌阴道转移,尤其当病理类型为腺癌时。对于用宫颈情况不能解释的细胞学检查结果或全子宫切除术后异常的细胞学检查结果,应警惕VAIN或阴道癌。由于VAIN、阴道癌、CIN与宫颈癌有相同的病因和危险因素,行子宫切除术后的CIN患者仍应进行常规的阴道穹隆细胞学检查和密切随访。当原发病灶确实在阴道时,它通常位于阴道上三分之一。阴道癌的发病率随着年龄增长而增高,发病年龄在37～77岁(中位年龄为55岁),大约50%的患者年龄超过70岁,20%的患者年龄超过80岁。目前美国每年有近3000例患者被诊断出患有阴道癌,约30%的患者死于阴道癌。

3. 分类　原发性阴道癌侵袭性强,复发率高。该病的主要类型是溃疡型、真菌团块型或环状收缩病变型。如果原发病灶在阴道内,则应归类为阴道癌。在阴道内以继发生长形式出现的肿瘤,无论是来自生殖器官还是来自生殖器官以外的部位,都应该被排除在阴道癌外。如果肿瘤已经延伸到宫颈并到达阴道外口,则应认定为宫颈癌。局限于尿道的肿瘤应归为尿道癌。累及外阴的肿瘤应归为外阴癌。应该对疾病进行组织学验证。大约90%的原发性阴道癌是鳞癌,阴道腺癌相当罕见,阴道透明细胞癌主要发生于年轻女性。一小部分阴道癌患者被诊断为肉瘤和黑色素瘤。原发性阴道黑色素瘤是一种罕见的黏膜肿瘤,它比皮肤黑色素瘤更具浸润性。

4. 转移途径　阴道癌可局部侵袭并通过多种途径传播,可直接延伸到盆腔软组织结构,包括阴道旁组织、膀胱、尿道、直肠和骨骼。大多数肿瘤发生在阴道上三分之一的后壁。阴道前壁肿瘤可累及膀胱阴道隔和尿道,阴道后壁肿瘤可累及直肠阴道隔和直肠。阴道的淋巴引流比较复杂,在黏膜下层和肌层有广泛的交通网络,最终汇入阴道上部的子宫血管和阴道下部的阴道血管。淋巴扩散首先发生在盆腔淋巴结,而位于阴道上部的肿瘤很少发生腹主动脉旁淋巴结转移。阴道上部淋巴由淋巴管引流至盆腔淋巴结,包括闭孔淋巴结、髂内淋巴结和髂外淋巴结。阴道下三分之一的淋巴流入腹股沟淋巴结,髂外淋巴结也可被累及。由于阴道内淋巴管复杂,对于阴道癌应考虑双侧盆腔淋巴结和腹股沟淋巴结是否累及,有无血行扩散到其他器官(如肺、肝和骨)。常见的远处扩散部位包括主动脉淋巴结、肺和骨骼。

5.继发性阴道癌　继发性阴道癌比原发性阴道癌更常见,继发于宫颈癌可能是最常见的。子宫内膜癌初级治疗后,经常会发生转移。肠和膀胱肿瘤可能会局部延伸到阴道;妊娠滋养细胞疾病也有转移到阴道者。鳞癌是最常见的组织学类型,黑色素瘤、肉瘤和腺癌也有报道。原发性黑色素瘤罕见,外阴是最常见的受累部位(70%),其次是阴道和宫颈,阴道和/或宫颈的肿瘤与高风险临床病理特征密切相关,包括肿瘤大小、溃疡、手术边缘阳性、淋巴转移以及长期临床结果不佳(如因病死亡)。30%的阴道癌患者有肛门、生殖器肿瘤病史;超过80%的原发性阴道癌和超过60%的外阴癌患者组织中检测到 HPV-DNA。

对盆腔放疗后女性进行的一项大型随访研究显示,继发性癌症的发生率为30.5%,其中包括结直肠癌、肛门癌、膀胱癌、外阴癌和皮肤癌,但未报道阴道癌。大多数阴道癌患者有阴道出血,无论是绝经后还是性交后。其他症状包括阴道分泌物呈水样、带血色或有臭味,阴道肿块,尿路症状(尿频、排尿困难、血尿),胃肠不适(里急后重、便秘和黑便)。膀胱疼痛和排尿频繁在阴道癌患者中较早出现,因为膀胱颈部接近阴道。同样,阴道后壁肿瘤表现为排便疼痛。病变延伸到阴道以外可能会引起盆腔疼痛。

(三)阴道癌诊断

阴道癌的诊断并不简单。宫颈细胞学检查可偶然发现阴道肿瘤,应仔细检查所有阴道壁以避免遗漏高位或侧位病变。对肿块、斑块或溃疡等可疑病变进行活检可确诊。如果在细胞学检查结果不正常的情况下看不到病变,则必须用醋酸和碘染色对宫颈和阴道进行阴道镜检查。需要从不同的部位和阴道水平进行多次活检。必须仔细评估和记录阴道内肿瘤的位置、肉眼特征(外生性和/或溃疡性生长)以及阴道外的任何区域性扩散。腹股沟淋巴结或其他淋巴结的活检或细针穿刺结果可能包括在临床分期中,其分期规则与宫颈癌相似。一旦确定阴道癌的诊断,就应进行评估,并像宫颈癌一样进行临床分期。病变的位置可能决定膀胱镜或直肠镜检查是否有必要。骨盆磁共振成像(MRI)或计算机断层扫描(CT)可能有助于识别晚期病变的转移性疾病,这可以通过细针穿刺确诊。

1.MRI　由于具有优越的软组织分辨率,MRI 在描述肿瘤大小和范围方面特别有用,在评估宫颈癌的阴道旁受累情况方面,比体格检查更敏感。注入阴道凝胶或干燥的阴道卫生棉条,可以增强原发性阴道肿瘤的可视性,使阴道壁膨胀,从而可以评估肿瘤的厚度。Ⅰ期阴道癌局限于阴道,MRI 可见阴道旁脂肪残留高信号。Ⅱ期阴道癌中,正常的低信号强度的阴道壁不能被识别出来,而阴道旁脂肪表现为异常的低信号强度。Ⅲ期阴道癌中,肿瘤延伸至盆侧壁,正常盆侧壁肌肉的低信号强度被破坏。Ⅳ期阴道癌中,肿瘤扩展到真骨盆以外或侵犯直肠、膀胱,正常的直肠或膀胱壁信号丧失。据报道,MRI 对所有涉及阴道的转移性肿瘤的总体诊断准确率高达92%。原发性肿瘤和转移性肿瘤的影像学特征相似,产生黏蛋白的腺癌可能比鳞癌表现出更多的高信号成分。阴道癌通常在原发性肿瘤经手术或放疗后2年内复发。

2.正电子发射体层成像(PET)/CT/超声　PET 在外阴癌和阴道癌治疗中作用的数据

相对较少,似乎在疾病分期方面更有价值,在检测淋巴转移方面比传统诊断方法更有效。PET 和 PET-CT 均可用于诊断复发性宫颈癌。PET 常被用作宫颈癌初始分期的诊断工具。PET 对阴道癌也有类似的适用性,其对原发性阴道肿瘤和累及腹股沟或盆腔淋巴结的阴道癌的检测敏感性高于单纯 CT。CT 可用于描述疾病范围,评估淋巴转移和远处转移情况,但与 MRI 和 PET 相比,其敏感性不高。CT 主要用于制订三维适形治疗计划。经阴道和/或经直肠超声有助于精确描绘阴道内肿瘤的形态、位置,可用于患者的初步检查,然而,其评估膀胱/直肠的扩散程度、淋巴转移和浸润情况可能不是最佳的。断层成像方法,特别是 CT 和 MRI,更适合评估膀胱、直肠、乙状结肠和肠道的肿瘤转移特征。

(四)阴道癌 FIGO 分期

影响阴道癌预后的因素有分期、肿瘤大小、组织学类型、治疗方式等,其中分期是公认的预后影响因素。阴道癌的分期一般采用 FIGO 分期。FIGO 鼓励使用 CT、MRI 和 PET 来指导治疗,但成像结果不能用于改变或重新确定分期。

阴道癌 FIGO 分期与宫颈癌一样,FIGO 对阴道癌采用临床分期;一旦开始手术治疗,不能因为随后的发现而改变阴道癌的临床分期。在开始最终治疗前的所有数据都可以用来确定阴道癌的临床分期,包括活检或细针淋巴结抽吸结果。如果不能确定一个病例的分期,应采用相对较低的分期。根据 FIGO 分期,宫颈或外阴受累的病例应分别归类为原发性宫颈癌或外阴癌,局限于尿道的肿瘤应归入尿道癌(图 19-2 至图 19-6)。

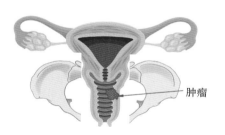

图 19-2　阴道癌 FIGO Ⅰ 期:肿瘤局限于阴道壁

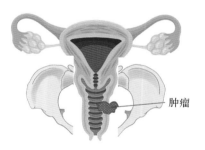

图 19-3　阴道癌 FIGO Ⅱ 期:肿瘤从阴道外延伸至阴道旁组织

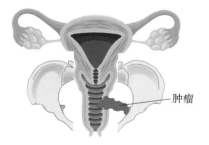

图 19-4　阴道癌 FIGO Ⅲ 期:肿瘤延伸至盆腔壁

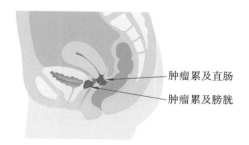

图 19-5　阴道癌 ⅣA 期:肿瘤累及膀胱或直肠

二、适应证和禁忌证

1. 适应证　Ⅰ、Ⅱ 期阴道癌。

对于 Ⅰ 期阴道癌患者建议尽可能采取手术治疗,对于病变局限的肿瘤,行局部的扩大切

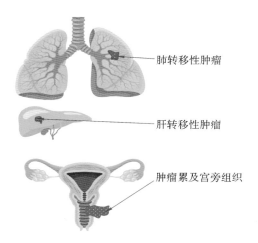

肺转移性肿瘤

肝转移性肿瘤

肿瘤累及宫旁组织

图 19-6 阴道癌ⅣB期：肿瘤转移到肝和肺

除，对于高危患者，必须行更广泛的切除。对于Ⅱ期及以上的阴道癌患者，目前主张采取近距离照射和外照射联合放疗。研究证实下生殖道肿瘤对化疗敏感，90%的患者实施新辅助化疗后临床有效，为患者赢得手术机会。化疗后应行Ⅲ型根治性子宫切除术、根治性阴道切除术和双侧盆腔淋巴结切除术，可使部分Ⅱ期患者达到和放疗一样的生存率。

根据阴道癌病理类型，手术原则如下。

（1）鳞癌：手术范围依赖于肿瘤的期别和位置。

（2）Ⅰ期透明细胞癌：行根治性阴道切除术，预后优于放疗。

（3）黑色素瘤：广泛切除术后辅以放疗或免疫靶向治疗。

（4）肉瘤：对放疗后复发的患者行盆腔脏器切除术。

（5）小细胞癌：扩大切除术后辅以放疗和化疗。

2. 禁忌证 Ⅲ期及以上和远处转移患者，Ⅱ期宫旁浸润严重者，也不宜选择手术治疗。

三、术前准备

（一）心理准备

患者因患癌症而易产生紧张、恐惧心理，担心术后恢复情况，要多给予关心、鼓励和疏导，解释疾病产生的原因、疾病特点、治疗方法、先进医疗技术及设备、以前成功治愈的病例，增强患者战胜疾病的信心，并使患者了解术前各项准备、手术步骤，使之积极配合治疗与护理，保证手术顺利进行。尤其是高龄患者，精神过度紧张使大脑皮质过度兴奋，易发生神经体液调节障碍，从而影响患者休息、饮食及重要脏器的功能，同时机体免疫力及对手术的耐受力降低。

（二）阴道准备

指导患者保持会阴清洁，用稀释的聚维酮碘清洗外阴或坐浴20～30 min，每日2次；5%聚维酮碘原液棉球擦洗阴道1次；手术前晚、手术日晨各增加阴道擦洗1次，防止术后阴道内切口感染。阴道擦洗时动作轻柔，防止触伤阴道壁病灶而引起出血。

（三）护理准备

术前1 d摄入温开水、鱼汤、米汤等；口服泻药清洁肠道，目前常在术前1 d 16时给予复方聚乙二醇电解质散2袋加入1500 ml温开水中口服，初步清洁肠道，术前1 d 19时左右给予复方聚乙二醇电解质散 1 袋加入 1000 ml 温开水中顿服,直至排出的大便无粪渣。术前 1 d 22时后禁食水。术前 1 d 进行交叉配血试验、备血等。

四、手术方式的选择

手术方式取决于癌灶的病理类型、病变期别、癌灶部位、癌灶范围、是否累及邻近器官以及患者年龄等。由于阴道癌发生在特殊部位,无论是尿道-膀胱-阴道间隔还是直肠阴道隔,其厚度均不超过 5 mm,这使得手术切除肿瘤组织的安全范围很小,即使不手术,放疗也很困难。尽管阴道鳞癌多发生于 50 岁以上女性,但仍需考虑患者的生活质量,手术倾向于采用保守术式。手术多选择Ⅰ期病变患者,常采用的术式如下。

1. 部分阴道切除术　适用于中、重度上皮不典型增生或阴道下三分之一段的局限性阴道癌患者。如果癌灶局限于阴道上段,为了便于手术,应行单纯子宫切除术加部分阴道切除术,尤其是癌灶位于阴道上三分之一或阴道穹隆者,阴道局部切除范围应在癌灶外 3 cm。

2. 全阴道切除术　适用于阴道中段或多中心癌灶、病变范围较广泛的早期阴道癌患者,行全阴道切除术的同时宜行单纯子宫切除术,从腹腔游离阴道与从外阴游离阴道相结合。

3. 广泛性子宫切除加部分阴道或全阴道切除术　适用于阴道中、上段浸润癌患者,其病灶较局限,浸润不深,属于较早期的病变。

4. 外阴切除及部分阴道(必要时部分尿道)切除术　适用于阴道下段或累及尿道的早期浸润癌患者。

5. 淋巴结清扫术　阴道中、上段癌的淋巴结清扫范围可参照宫颈癌,阴道下段癌的淋巴结清扫范围可参照外阴癌。阴道癌的播散方式主要是局部浸润和淋巴转移,与宫颈癌和外阴癌一样,首先在淋巴管内形成癌栓。阴道的黏膜与肌层有丰富的毛细血管网,其与毛细淋巴管网相互吻合,癌细胞可随这些毛细淋巴管中的淋巴引流至盆腔淋巴结。阴道癌患者阴道壁的淋巴流向复杂且难以预料,但一般认为阴道中、上段的淋巴引流与宫颈的淋巴引流相同,阴道下段的淋巴引流与外阴的淋巴引流相同。然而,阴道的淋巴引流还有一个前后分界的问题,通常阴道穹隆部的淋巴引流到盆侧壁和后盆壁的淋巴结,阴道中段的淋巴引流到盆侧壁淋巴结。其中前壁中段的淋巴引流至膀胱旁淋巴结,后壁中段的淋巴引流至深部盆腔淋巴结。阴道下段(如前庭、外阴)和肛门的淋巴则引流至腹股沟淋巴结。

6. 阴道重建术　阴道重建术即部分阴道切除后,如果阴道壁松弛,可游离周围阴道黏膜并遮盖缺损。阴道下段癌行部分阴道切除术后,可利用小阴唇或同时加大阴唇带蒂皮瓣移植形成阴道。对于中、上段阴道切除或全阴道切除者,可参照腹膜代阴道成形术或乙状结肠代阴道成形术,但手术创伤大、暴露时间长,术前应该做好充分准备,患者的体质应能够耐受手术。

五、手术步骤

近年来,机器人手术技术不断发展和完善,且机器人手术治疗妇科各种疾病具有诸多优点,机器人手术在妇科领域得到了广泛的应用。目前,机器人手术系统用于妇科恶性肿瘤的分期术、二探术、广泛性子宫切除术及盆腔淋巴结清扫术等手术技术日趋成熟。有关阴道癌的机器人手术治疗已有文献报道。机器人手术被应用于广泛性子宫切除术、盆腔淋巴结清扫术及全阴道切除术,效果良好,有效减少了术后并发症和缩短了恢复时间等,并且相继出现了保留生育功能手术、卵巢移位术及阴道成形术等个体化术式,取得了不错的效果。但机器人手术在理论和技术上仍有一些问题和难点需要去解决,如术野受限、操作灵活性不够等。作为一门新兴技术,机器人手术除具有与开腹手术效果相似和与传统腹腔镜手术相同的微创优点外,还拥有独特优势。机器人手术系统可提供更清晰的术野和灵活的机械臂,术者可以在狭窄的盆腔内自如地进行细致的解剖、缝合操作。对于阴道癌病灶累及阴道上三分之一者,所实施的机器人广泛全子宫切除术与宫颈癌手术相同。手术的关键在于熟悉盆腔解剖结构,准确暴露阴道前、后的膀胱阴道隔和直肠阴道隔,以及两侧的膀胱侧间隙、直肠侧间隙和阴道侧间隙,游离输尿管,切断宫旁侧方组织(子宫骶韧带、子宫主韧带)。手术一般通过以下步骤完成。

(一)清扫盆腔淋巴结

用电剪或超声刀分离子宫阔韧带前叶。沿髂外动脉向前切开腹膜外侧至髂外动脉和髂内动脉分叉上方,明显暴露髂血管区。在离分叉上方 3 cm 处,用超声刀切开髂总动脉和髂总静脉之间的松散脂肪组织和淋巴结。然后沿髂外动、静脉清扫脂肪组织和淋巴结,直至旋髂静脉。分别将输尿管和髂内动脉由外向内仔细分开,然后清扫髂内动脉的脂肪组织和淋巴结。显露闭孔神经,完全清除闭孔神经上的淋巴结。解剖后可见光滑的髂内外动脉、髂内外静脉、输尿管和闭孔神经(图 19-7 至图 19-9)。

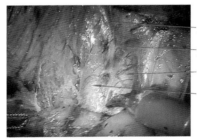

图 19-7　右侧腹股沟深部淋巴结切除

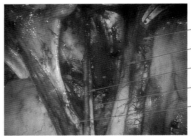

图 19-8　右侧盆腔淋巴结切除术后

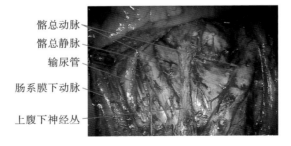

图 19-9　髂总淋巴结切除术后

(二)广泛性子宫切除术、阴道切除术

完成系统盆腔淋巴结清扫后,打开并清楚地显露子宫膀胱间隙和子宫直肠间隙。在髂内动脉起始处横断子宫血管。仔细分离阴道侧间隙(图 19-10 和图 19-11)、膀胱子宫韧带、输尿管隧道,分离、切断宫旁后方组织和宫旁侧方组织(图 19-12 至图 19-15)。在阴道病变下方 3 cm 处做环周切口,开始阴道部分的手术。阴道旁组织被分离到先前分离的膀胱阴道间隙和直肠阴道间隙。切下的标本经阴道取出。

尽管在机器人辅助下足以分离阴道侧间隙,充分游离阴道并切除,但仍建议辅以经阴道

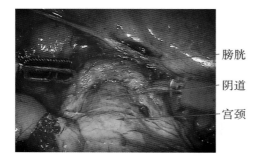

图 19-10 分离膀胱阴道间隙

膀胱
阴道
宫颈

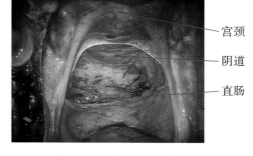

图 19-11 分离直肠阴道间隙

宫颈
阴道
直肠

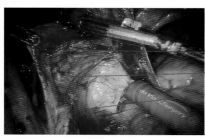

图 19-12 分离左侧直肠侧间隙（冈林间隙）

子宫动脉
输尿管
腹下神经

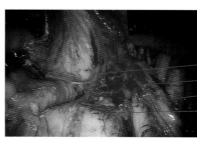

图 19-13 分离右侧直肠侧间隙（冈林间隙）

腹下神经
输尿管
髂内动脉
骶岬

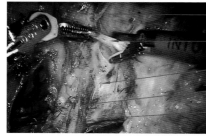

图 19-14 分离左侧腹侧宫旁组织

膀胱
膀胱阴道韧带
阴道侧间隙
输尿管
子宫深静脉

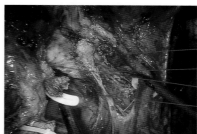

图 19-15 右侧保留神经、切除宫旁侧方组织

输尿管
盆内脏神经
阴道
下腹下神经

手术,经阴道手术切除阴道并不困难且更加快捷,特别是有助于在直视下明确阴道的切除范围,一般要求切缘位于癌灶旁 3 cm 以上,适当保留未受累的阴道有助于阴道功能重建。术中于阴道外口处阴道黏膜下方注射肾上腺素(1:10000)止血。于阴道外口处用电刀环形切开阴道黏膜,锐性结合钝性分离阴道壁直至上方已游离部分。

阴道癌病灶位于阴道前、后壁时可能累及阴道旁组织、膀胱和直肠,术中应对相应组织进行切除并做快速病理学检查,看边缘是否切净。放疗后和子宫切除术后患者,容易发生尿道、膀胱、输尿管、直肠等损伤,分离膀胱阴道间隙和直肠阴道间隙时需仔细操作。肿瘤侵袭膀胱时,除行膀胱底部切除外,还有可能需将输尿管重新移植到新建的膀胱上。当病灶位于阴道后壁时,需仔细将病灶从肛门括约肌和直肠黏膜上分离,必要时需切除一段直肠和肛门括约肌;当病灶位于阴道下段前壁时,可能需切除部分尿道。阴道癌病灶裸露在阴道内时,术者应注意预防医源性播散。

(三)机器人阴道重建术

阴道癌患者切除阴道后封闭原阴道腔穴虽是简单的操作,但患者会因此而失去性功能。

显然,阴道癌术后重建阴道对于患者身心康复具有重要的价值。比较常用的术式如下。

1. 机器人腹膜代阴道成形术　切除子宫和盆腔淋巴结时,尽可能多地保留膀胱腹膜反折和子宫阔韧带腹膜,操作时尽量钝性分离以保护腹膜的血供。连续缝合双侧子宫阔韧带后叶、膀胱顶部腹膜反折、盆侧壁腹膜及直肠前壁以形成宽松的袖套,牵拉远端至阴道腔穴,间断缝合固定于阴道外口,并填塞纱布卷或模具,近端对应缝合作为新形成的阴道顶。此术式与乙状结肠代阴道成形术相比,不增加手术创伤,操作简便易行,对于部分阴道切除者,也可以通过此术式延长阴道。

2. 机器人乙状结肠代阴道成形术　乙状结肠位于阴道顶端旁,是替代阴道的理想器官。基于保留阴道长度的差异,将 8～11 cm 长、血流充足的乙状结肠切除,用于移植。用肠吻合器吻合断端。将用于移植的乙状结肠旋转,近端拉出至阴道腔穴外口缝合。该术式重建的阴道具有黏膜皱襞、柔软湿润、宽度、长度充裕,极似自然阴道,有助于性生活产生快感,但是手术创伤大、风险高,对于阴道癌术中重建阴道者不建议作为首选。术中应注意预防肠道内容物污染,降低术后感染发生率。肠吻合口瘘是严重的手术并发症,术中宜谨慎规范操作。

六、术后处理

(一)密切观察生命体征

术后 4 h 内严密观察血压、脉搏、呼吸、面色等情况。手术一般采用全身麻醉的方式,麻醉插管使喉黏膜损伤,引起喉头分泌物增多,因此术后去枕平卧 6 h,头偏向一侧,保持气道通畅,可防止胃内容物吐出致误吸而引起窒息。

(二)观察切口

观察腹腔引流切口处有无渗液,有无阴道出血。根据渗液情况随时换药、消毒。指导患者及其家属保持患者会阴清洁。阴道成形术后患者注意观察阴道出血量、颜色。

(三)术后活动

术后尽早下床,促进肠蠕动功能恢复,及早进行深呼吸和有效咳嗽,增加肺活量。

(四)术后饮食

术后尽早恢复进食、饮水及辅助营养液,有助于维持肠黏膜功能,防止菌群失调和异位,促进肠道功能恢复。

(五)阴道模具的术后护理

腹膜代阴道成形术后需放置模具以保持阴道足够的长度和宽度,防止阴道挛缩。阴道模具的放置是此手术的特点,其护理也是术后护理的重点。

术后 10 d 拆除前庭缝线,取出阴道填塞的纱布卷,放入套有避孕套的阴道模具,模具放置过程有一定痛苦,提前做好解释工作。注意观察新形成的阴道组织的弹性、颜色、有无渗血及肉芽组织增生。同时观察模具放置的深浅度,过浅易引起模具脱出,使阴道顶端粘连、狭窄而达不到生理要求,过深则易引起不适、疼痛,也易引起顶端缺血、坏死,导致阴道直肠瘘、大小便困难和行动不便。

术后人工阴道壁完全表皮化一般需要 6～12 个月,坚持佩戴模具是手术成功的重要环节。因此,要向患者说明出院后坚持佩戴模具的重要性。术后 3 个月再开始性生活,对保持阴道顶端的完整性有一定作用。

七、并发症及其防治

1.下肢深静脉血栓形成的预防　年龄大、创面大、恢复慢、疼痛等原因严重影响患者的活动,为了预防下肢深静脉血栓形成,可采取以下措施。

(1)卧床休息时主动或被动抬高下肢,适当外展、内收、伸直、屈曲;

(2)使用抗凝药物,其间隔日复查血常规及凝血功能,及时观察用药效果;

(3)每日使用防血栓治疗仪进行下肢气压治疗1次。

2.尿潴留的预防　由于术后留置导尿管时间长,膀胱逼尿肌功能减弱,极易影响膀胱功能而致排尿困难或尿潴留。为了预防尿潴留发生,可采取以下措施。

(1)留置导尿管期间多饮水,达到冲洗膀胱的目的,保持导尿管通畅,以免反复发生尿路感染;

(2)术后4 d开始每日用250 ml呋喃西林冲洗膀胱,预防膀胱感染,减轻排尿障碍;

(3)拔除导尿管后,鼓励患者尽早排便;对于精神高度紧张的患者,术前充分宣教,告知术后发生尿潴留的可能性,使其配合治疗;

(4)拔除导尿管之后,指导患者进行盆底肌训练,即患者在不活动情况下自主收缩会阴及肛门括约肌,每次维持收缩6~10 s,每日30~50次,共5 min左右。

3.压疮的预防　保持床单位的清洁、平整,鼓励患者主动翻身。疼痛严重期,应协助其翻身,防止平卧位时骶尾部皮肤长期受压而形成压疮。

4.淋巴囊肿的预防　盆腔淋巴囊肿是盆腔淋巴结清扫术后常见并发症之一,预防措施如下。

(1)密切观察病情,观察会阴及双下肢有无肿胀,注意患者主诉;

(2)术后早期下床活动,抬高双下肢,促进淋巴回流;

(3)保持盆腔引流管及双侧腹股沟负压引流管引流通畅,避免反折、弯曲。

八、效果评价

原发性阴道癌是罕见的恶性疾病之一,主要发生在60岁以上的女性,而在60岁以下的女性中诊断本病的仅占约30%。关于最佳治疗,文献中没有共识,必须根据医疗条件、分期、部位、年龄和一般健康状况进行个体化和多样化的治疗。由于病变部位距膀胱、直肠很近,手术范围和组织损伤太大,放疗并发症多,而且手术和放疗效果接近,因此,在大多数中心,所有阶段的标准治疗都是放疗。但以前有一些报道表明,对于早期患者,手术治疗比放疗有更好的生存预后。然而,由于手术治疗会给患者身体和心理造成巨大的创伤,它的应用并不频繁。在过去的几十年里,随着腹腔镜技术、机器人技术的改进,微创手术因其无剖腹瘢痕、出血量较少和术后疼痛轻等优点而被广泛接受。但到目前为止,文献报道中很少有关于原发性阴道癌患者行腹腔镜或机器人手术治疗和长期随访生存率的研究。

56%的阴道癌病灶位于阴道上三分之一,其中约一半位于后壁。如果肿瘤延伸到阴道的中下部,则可能需要行盆腔修补术或外阴切除术来完全切除。对于阴道上部Ⅰ期或Ⅱ期肿瘤,通常选择根治性子宫切除术或改良根治性子宫切除术,并结合有足够切缘的阴道切除术,就像针对宫颈癌的做法一样。有报道称,如果肿瘤位于阴道上三分之一、临床分期为Ⅰ期或Ⅱ期,手术治疗的预后优于单独放疗。针对原发性阴道癌的分析发现,Ⅰ期患者手术治疗后的5年生存率为90%,放疗后的5年生存率为63%;Ⅱ期患者手术治疗后和放疗后的5

年生存率分别为70％和57％。在组织学方面,大多数(79％～85％)阴道癌是鳞癌,而6％～14％是腺癌。当根据组织学类型选择治疗类型时,Ⅰ期和Ⅱ期腺癌(特别是透明细胞腺癌)对放疗不敏感,建议手术治疗。手术治疗包括保留足够切缘的阴道切除术、根治性子宫切除术和子宫淋巴结切除术。阴道下三分之一肿瘤的手术必须结合腹股沟淋巴结清扫术。术后如存在残端阳性或淋巴转移等危险因素,推荐行放疗被作为辅助治疗。

(一)阴道癌手术治疗的研究

手术是治疗原发性阴道癌的重要手段,它的优越性显而易见,可以较彻底地去除病灶,降低复发率且能保留卵巢功能,减少阴道狭窄与粘连的发生,同时术中可准确进行髂内动脉灌注化疗,提高生存率。但有关阴道癌手术治疗研究的报道较少。侵犯阴道后壁上段的小病灶可以采用根治性子宫切除术、部分阴道切除术和盆腔淋巴结清扫术。如果患者曾做过全子宫切除术,根治性阴道上段切除术和盆腔淋巴结清扫术比较合适。对于那些局部病变严重的患者(ⅣA期),盆腔脏器切除术是较好的治疗选择,特别是有阴道膀胱瘘和直肠阴道瘘的患者。先前做过盆腔放疗的患者发生阴道癌后,手术是唯一的治疗选择。年轻患者术后会部分或全部丧失性能力或生育功能,常导致年轻患者有巨大的心理压力和性生活质量的明显下降,包括性欲减退、性交不适或疼痛等。近年来,有学者提出,年轻患者可行人工阴道成形术,常用腹膜代阴道成形术或乙状结肠代阴道成形术。国外有报道阴道全切除术及人工阴道成形术后成功妊娠及分娩者。

当行子宫切除术后发现阴道癌时,如果病灶是局部的,也可以考虑手术治疗。部分阴道切除术用于原位癌。对于位于阴道上三分之一处的浸润性癌,建议行阴道切除术,包括阴道旁切除术,同时行盆腔淋巴结清扫术。如果患者有直肠或膀胱浸润性肿瘤、直肠阴道瘘或膀胱阴道瘘,可以考虑扩大手术,如盆腔脏器切除术。对于放疗后局部复发肿瘤,根据美国国家癌症数据库的一份报告,Ⅲ期和Ⅳ期患者单纯手术治疗后的5年生存率为47％,单纯放疗后为35％。然而,手术与放疗联合治疗的5年生存率提高到60％。对于肿瘤已延伸至盆腔壁的病例,应选择不手术;对于侵袭性高的病例,应选择放疗。因此,只有在预后较好的情况下才可进行手术。

(二)放疗或放化疗联合治疗

阴道癌多见于老年患者,其高发年龄为50～70岁或60～80岁。这些患者常因心功能不全、病灶较广泛而不宜做根治性手术,或本人拒绝手术,或术后复发而不得不接受放疗。采用剂量大约为5000 cGy的盆腔外照射,然后行腔内或组织内插植放疗。表浅的小病灶仅采用腔内放疗即可。较大病灶采用组织内插植放疗可以使剂量分布比较好。如果肿瘤累及阴道下三分之一,应将腹股沟淋巴结也纳入照射范围或实施腹股沟淋巴结清扫术。阴道癌放疗后可出现卵巢功能破坏、阴道狭窄和阴道黏膜溃疡,其远期并发症有严重的外阴炎、小肠结肠炎、膀胱阴道瘘、直肠阴道瘘。阴道癌中80％以上为鳞癌,相对于腺癌而言,鳞癌对放疗更敏感。

阴道癌患者较少接受化疗或放化疗联合治疗。单纯应用化学药物治疗阴道癌效果欠佳,但可作为综合治疗的一部分,与手术、放疗联合应用或作为手术和放疗后的巩固治疗措施。阴道癌患者因年龄大,免疫力低下,又常合并高血压、动脉硬化、糖尿病、肥胖、慢性支气管炎及肾功能障碍等,即使接受化疗也难以完成预定的化疗疗程,且化疗造成的骨髓抑制会更加明显,白细胞和血小板计数下降幅度大且恢复慢,会造成全身感染及出血倾向。

(三)阴道癌术后随访

目的是处理复发和治疗相关并发症。

1.治疗后定期随访时间　第1～2年:每1～3个月一次;第3～5年:每6个月一次;第6年及以后:每年一次。

2.检查内容　妇科检查、触诊、细胞学检查、活检、胸部X线检查、肿瘤标志物检查、CT/MRI等。

(四)阴道黑色素瘤

阴道黑色素瘤是一种罕见的非皮肤形式的黑色素瘤。非皮肤形式的黑色素瘤多灶性地发生于不暴露于紫外线的部位。而且其发病率低于皮肤黑色素瘤。生殖器黑色素瘤占女性黑色素瘤的1.6%。阴道黑色素瘤是第二常见的生殖器黑色素瘤。阴道黑色素瘤占所有黑色素瘤的0.3%,占所有阴道癌的3%以下。据报道,该病的发病年龄为37～77岁,但主要在60～70岁。它影响绝经后女性,没有任何已知的危险因素。大多数患者的主诉是阴道出血。阴道黑色素瘤有效的治疗方案尚未确定,可进行广泛局部切除、根治性手术、放疗、化疗,建议使用免疫疗法。阴道黑色素瘤比外阴黑色素瘤侵袭性更强。在阴道恶性肿瘤中,黑色素瘤是预后最差的一组肿瘤。据报道其5年生存率在0～25%之间。

由于肿瘤位置特殊和病灶多发,对于阴道黑色素瘤,可能需要进行盆腔切除术。由于广泛根治性手术与局部切除术在预后上无差异,因此,局部切除术与照射联合治疗更有利于减少并发症、能更好地控制局部病灶。在外阴黑色素瘤中,局部淋巴转移者预后较差,但即使采用根治性外阴切除术,也不能比单纯局部广泛切除提供更好的预后。对于只有少量淋巴转移而无囊外浸润的年轻患者,治疗性淋巴结切除术可能使其长期生存。

阴道黑色素瘤早期伴有淋巴转移。全身性淋巴结切除术对预后的意义尚不清楚。迄今为止,对于外阴和阴道黑色素瘤的患者,前哨淋巴结活检有望检测和切除显微镜下的转移性肿瘤,由于具有安全性和有效性,其已被推荐用于厚度为1～4 mm的皮肤黑色素瘤患者。外阴及阴道黑色素瘤术后辅助治疗应用广泛,但其疗效尚未明确。术后免疫治疗(干扰素和白细胞介素)可降低复发率,但其生存获益尚不确定。术后照射预防皮肤黑色素瘤淋巴结复发的有效性不仅在回顾性研究中得到证实,而且在随机对照试验中得到证实。然而,术后照射常伴随不良事件,如淋巴水肿,而且其是否有助于患者更好地生存尚不清楚。虽然目前还没有建立标准的治疗方案,但每次短时间、高剂量暴露治疗黑色素瘤是安全有效的。远处转移患者的预后很差,应避免广泛切除。只有那些肿瘤孤立且表现良好的患者,才首选广泛切除。对骨或中枢神经转移患者行放疗可缓解半数病例的症状,立体定向放射治疗可使肿瘤生长减少90%,即使是多发性脑转移且除脑外无活动性病灶的患者。

对于晚期黑色素瘤,已经研究了几种系统免疫疗法,包括过继细胞免疫疗法、癌症疫苗和细胞因子(如干扰素和白细胞介素)治疗。然而,这些治疗的反应率最多保持在10%。近年来,针对免疫检查点的靶向药物(抗PD-1抗体)和针对肿瘤特异性基因突变的分子靶向药物受到了广泛关注。这些药物可以延长皮肤恶性肿瘤患者的存活时间。预计在不久的将来,其他针对免疫检查点的药物也可用于肿瘤的治疗。

九、技术现状及展望

阴道癌的治疗选择需要高度个体化,由于病例相对较少,且受累部位和周围器官具有多样性,很难形成统一的治疗模式。手术是年轻的性活跃女性早期阴道癌(Ⅰ期和Ⅱ期)的最佳治疗方式。据报道,与放疗相比,手术可避免潜在的阴道狭窄并发症,并保留卵巢功能,但疗效可能较差。阴道癌主要通过局部转移和淋巴浸润扩散。阴道内病变的位置是设计手术方式的重要考虑因素。这种肿瘤最初在阴道壁内表面扩散,随后侵入阴道旁组织,之后累及周围的器官。阴道上部有淋巴管将淋巴向上引流至盆腔淋巴结。而阴道下部的淋巴则通过另一条淋巴引流通道流入腹股沟淋巴结。然而,由于该病罕见和大多数患者采用放疗,这一解剖发现的重要性就显得相对不确定了。

到目前为止,对于Ⅰ期原发性阴道癌还没有标准的外科手术。妇科专家普遍接受的根治性手术方式如下:对于局限于阴道上三分之一的病灶,行部分阴道切除术和盆腔淋巴结清扫术结合或不结合子宫切除术,切除足够的手术范围;如果病灶位于阴道下三分之一,则必须进行阴道根治性切除术和外阴切除术及腹股沟淋巴结清扫术;如果病灶位于阴道中部,则选择根治性阴道切除术和选择性腹股沟淋巴结清扫术治疗临床上可触及的腹股沟。

显然,如果采取手术治疗,则必须切除整个或部分阴道。考虑到女性患者行根治性手术后的心理康复,阴道重建是必需的。毫无疑问,手术范围越广泛,损伤的程度就越大,术后发生并发症的可能性就越大。除了复杂的根治性外科手术,开放手术的一些缺点不能不考虑,如手术本身的侵入性和严重创伤,以及与永久性腹部瘢痕相关的美容问题。因此,尽管有发生并发症的高风险,大多数中心还是选择放疗。

机器人手术治疗妇科恶性肿瘤已在不断开展。在许多中心,用于进行根治性子宫切除(包括或不包括部分阴道切除)和盆腔淋巴结清扫的技术已成为每个妇科医生都必须掌握的技术。同样,有经验的医生正在进行机器人阴道成形术以治疗先天性阴道缺损。阴道重建结合根治性手术在技术上也是可行的。与开腹手术相比,机器人手术的主要优点包括愈合更快、术后肠梗阻更少、疼痛更少、粘连更少、出血量更少和相同或更好的淋巴结回收数量,以及更好的美容效果。基于以上优点,笔者尝试采用微创手术治疗原发性阴道癌。

笔者认为应用机器人手术技术治疗原发性阴道癌的先决条件包括:①有丰富的骨盆解剖经验和熟练的操作技术;②能熟练处理术中并发症,特别是血管和重要器官的损伤;③在妇科恶性肿瘤手术中,如果中转开腹手术,熟练的操作是必要的;④并发症发生率可接受,预后与开腹手术相当。只有掌握了开放性及腹腔镜下根治性子宫切除术和乙状结肠移植术,才能行此手术。笔者看到术中估计的出血量比开放手术病例的出血量要少得多,而且患者不需要输血。而在笔者以前的开放手术病例中,几乎所有患者都进行了输血。笔者的病例研究中,无论是术中还是术后均未发现任何并发症。任何肿瘤手术可行性的最终检验标准都是生存率。Ⅰ期患者仅接受开放性根治术治疗,5年生存率从56%到100%不等。笔者的病例研究中,对13例患者进行了20~72个月的随访,无复发生存率为100%,优于单纯开放手术和联合放疗。机器人手术对早期原发性阴道癌患者的治疗效果良好。它是一种极佳的治疗方式,如果手术团队经验丰富并选择合适的患者,则可能有助于患者获得良好的生存预后。

阴道切除术后阴道功能重建是盆腔恶性肿瘤根治术后女性身心康复的一个重要方面。文献报道了各种阴道重建技术。其中,乙状结肠因具有形态和功能与阴道相似、术后处理方便等独特特点而被广泛应用。在过去,乙状结肠代阴道成形术的主要缺点是需要开腹手术。术后患者均有短暂白带,连续6个月每周排出分泌物,无性交困难或性交不适感。据笔者所知,原发性阴道癌患者可采用机器人子宫根治术、部分阴道切除术、盆腔淋巴结清扫术和乙状结肠移植重建阴道。因此,笔者认为机器人手术是治疗早期原发性阴道癌的一种安全有效的方法,可以替代传统的腹部手术。

(一)上阴道切除术治疗 VAIN

对于 VAIN 患者的治疗选择通常基于病灶的数量和位置、以前的放疗、以前的 VAIN 治疗、性行为、术者操作经验和患者的偏好。对于多灶性病变和侵犯阴道下三分之一的病变通常采用激光汽化或外用 5-氟尿嘧啶乳膏治疗。激光汽化治疗的成功率从 50% 到 100% 不等,在多项研究中,治愈率已接近 70%。5-氟尿嘧啶治疗的复发率为 7%～59%。患者通常不能很好地忍受并发症,尤其是绝经后女性,可伴有过敏反应、阴道灼烧和外阴刺激。激光汽化治疗和外用 5-氟尿嘧啶乳膏都有减少或避免手术的优点、更少的潜在性功能损害,以及最小的解剖破坏。

上阴道切除术也被一些学者认为是根治 VAIN 的首选方法,主要是因为它为完整的组织学检查提供了标本。上阴道隐匿性侵袭性鳞癌的患病率为 28%。对以前做过子宫切除术的患者进行上阴道切除术时,应切除阴道瘢痕,特别是对以前因宫颈癌或 VAIN 做过子宫切除术的女性(有多余或扭曲的阴道袖带),或以前治疗失败的女性。对于浅表浸润性鳞癌,上阴道切除术似乎也是一种相对安全的方法。在笔者的手术病例中,该术式的估计出血量最少(50 ml),平均手术时间为 55 min,术中并发症发生率为 10%。上阴道切除术的治愈率从 68% 到 83% 不等,是所有治疗方式中最高的。当 VAIN 累及多个部位或阴道下三分之一时,上阴道切除术(包括阴道袖带瘢痕)联合激光汽化治疗可能是一种替代治疗选择。对于被诊断为存在阴道袖带瘢痕区域的 VAIN 女性来说,上阴道切除术是首选的治疗方法。

(二)阴道重建

对于早期阴道癌,子宫切除与否取决于切缘是否干净以及是否能够充分暴露术野。子宫切除并不是必要步骤。如果进行子宫切除术,患者必然会失去部分或全部的阴道。考虑到全阴道切除术对女性的心理影响以及女性对性生活的需求,阴道重建应该个体化进行。重建有功能的阴道是生理和心理恢复的重要方面。阴道重建的技术有很多种,除了腹膜移植法、乙状结肠法外,其他重建阴道的方式主要有皮肤移植法、羊膜移植法等。

(陈必良　葛俊丽)

参 考 文 献

[1] 梁海燕,凌斌.阴道癌腹腔镜广泛宫旁切除与阴道重建[J].实用妇产科杂志,2012,28(12):1006-1008.

[2] SAITO T,TABATA T,IKUSHIMA H,et al. Japan Society of Gynecologic Oncology guidelines 2015 for the treatment of vulvar cancer and vaginal cancer[J]. Int J Clin Oncol,2018,23(2):201-234.

[3] RAJARAM S,MAHESHWARI A,SRIVASTAVA A. Staging for vaginal cancer[J]. Best Pract Res Clin Obstet Gynaecol,2015,29(6):822-832.

[4] 赵福杰,马晓欣,欧阳玲,等.阴道癌腹腔镜广泛性子宫、全阴道及盆腔淋巴结切除术:附 1 例报道[J].中国内镜杂志,2010,16(6):668-670,672.

[5] LING B,GAO Z X,SUN M W,et al. Laparoscopic radical hysterectomy with vaginectomy

and reconstruction of vagina in patients with stage Ⅰ of primary vaginal carcinoma[J]. Gynecol Oncol,2008,109(1):92-96.

[6]　GARGANESE G,ROMITO A,SCAMBIA G,et al. New developments in rare vulvar and vaginal cancers[J]. Curr Opin Oncol,2021,33(5):485-492.

[7]　BALOGLU A,BEZIRCIOGLU I,CETINKAYA B,et al. Primary malignant melanoma of the vagina[J]. Arch Gynecol Obstet,2009,280(5):819-822.

第二十章　机器人子宫内膜癌手术

一、概况

子宫内膜癌是世界上第四常见的女性癌症。子宫内膜癌的发病率和死亡率近年来有所升高，特别是在工业化国家。手术是子宫内膜癌的主要治疗手段，可为肿瘤提供手术病理分期，可指导术后辅助治疗。安全有效的治疗对于改善子宫内膜癌的预后和提高患者的生活质量具有重要意义。近年来，子宫内膜癌的分期手术方法多种多样，主要有阴式手术、开腹手术、腹腔镜手术和机器人手术。2005 年达芬奇机器人手术系统获得了美国 FDA 的初步许可，用于妇科领域。近年来，与机器人相关的技术得到了改善。目前，在美国大约 80％的子宫内膜癌患者接受了机器人子宫切除术。

自从约 30 年前将腹腔镜技术引入妇科领域以来，通过微创手术治疗子宫内膜癌已逐渐成为一种安全且受欢迎的选择，即使对于患有严重肥胖或其他并发症的患者也是如此。一些研究已经比较了不同手术方法的结果，包括腹腔镜手术、机器人手术、开放手术、阴式手术。然而，LACC 得到了意想不到的结果，报道了"通过腹腔镜或机器人手术系统治疗宫颈癌的患者与开腹手术策略相比预后更差"。因此，对宫颈癌、子宫内膜癌等妇科恶性肿瘤患者的信息进行系统管理已成为人们关注和讨论的话题。

另外，美国国家癌症研究所的数据也表明，在过去 30 年里，所有肿瘤学领域（包括手术、放疗和化疗）的成就显著改善了癌症患者的生存状况。特别是美国癌症患者的 5 年生存率从 1970—1977 年的 50.3％上升到 2007—2013 年的 67.0％。相反，在同一时期，宫颈癌和子宫内膜癌患者的 5 年总生存率分别从 69.1％、86.9％下降到 67.1％、82.3％。2007 年，腹腔镜手术已经成为治疗宫颈癌的流行选择，而达芬奇机器人手术系统刚刚被美国 FDA 批准用于妇科。子宫内膜癌患者生存期的缩短是否归因于微创技术还有待证实。尽管有随机试验已经证明微创手术是一种具有成本效益的选择，但迄今为止，还没有一项与 LACC 相对应的临床试验研究子宫内膜癌。

子宫内膜癌全面分期手术的关键步骤为淋巴结清扫，淋巴结清扫的数目可能是淋巴结清扫术最重要的参数，也是衡量手术质量的一个指标。高位腹主动脉旁淋巴结清扫的操作是在腹主动脉、下腔静脉、肾动脉、肾静脉、十二指肠和输尿管周围进行的。此处解剖结构复杂，上界达肾动静脉，下界至腹主动脉分叉，前方至十二指肠、小肠及其血管、胰腺，后方至椎体、神经、腰升静脉、腰大肌，两侧毗邻输尿管、卵巢动静脉及肾。手术时首先需在肾血管及肠系膜上动脉分支处良好显露腹膜后区域。一般于骶前开始纵向打开后腹膜，显露双侧髂总动脉及腹主动脉分叉，继续向上沿腹主动脉走行直达十二指肠横部下缘。用单极电剪剪开动静脉鞘并游离腹主动脉和腔静脉，切除动静脉周围组织后可见的淋巴结，直至肾静脉水平。此步骤显露难、手术要求精准度高，而传统腹腔镜的二维视野、术野盲区、显露困难等不足，使高位腹主动脉旁淋巴结清扫的彻底性及精准性受到了一定程度的限制。但机器人手术系统可以相对完美地克服这些缺点，故其在早期子宫内膜癌手术中的应用具有较明显的优势。

实践表明，机器人手术在淋巴结清扫方面有独特的优势，即可以克服解剖障碍，尤其在进行盆腔淋巴结清扫时。机器人手术的灵活性和稳定性使淋巴结切除更加彻底。较多临床经验表明，机器人子宫内膜癌手术是一种安全有效的手术方法，并彻底改变了子宫内膜癌的手术实践。但是，机器人子宫内膜癌手术的大规模应用仍然面临着一系列的挑战，如高昂的成本、检测费用、维护费用、手术费用等，这些都是制约机器人手术发展和广泛推广的重要原因。尽管使用机器人手术系统的主要问题是成本，但是世界上所有的医疗系统都在努力降低成本，同时保持良好、合理和可行的医疗服务。费用是根据多种因素计算的，这些因素因国家而异，取决于生活费用和医疗保健系统。导致机器人手术成本增加的主要因素有初始支出（购买机器人设备）、持续维护成本和在某种程度上较长的操作时间。其他费用包括每次手术一次性设备使用费用和并发症治疗费用（以术后 30 d 计算）。但是，缩短住院时间可以节省成本；将机器人手术一次性设备的使用费用和每年的维护成本与开腹手术相比，没有显著差异。我们相信随着机器人手术的不断完善，其应用将会更加广泛。

二、适应证和禁忌证

1. 适应证　子宫内膜癌Ⅰ期、Ⅱ期。

早期子宫内膜癌患者，手术的首要目的是手术病理分期，准确判断病变范围及预后，切除病变的子宫和可能存在的转移病灶，决定术后辅助治疗的方式。对于低危组（Ⅰa 期）的患者，是否行淋巴结清扫术尚有争议，支持者认为术前、术后病理类型和分化程度可能不一致，且术中冰冻切片病理学检查对肌层浸润的判断也可能有误差；反对者认为早期子宫内膜癌淋巴转移率低，不行淋巴结清扫术可以避免更多手术并发症。对于Ⅱ期患者，术式应为改良子宫广泛切除术（宫颈癌子宫切除术 B 型术式），应行盆腔淋巴结和腹主动脉旁淋巴结清扫术。术后根据复发因素再选择放疗。相当一部分早期子宫内膜癌患者可仅通过规范的手术得以治愈，但对于经手术病理分期发现具有复发高危因素的患者或者晚期患者，术后需要给予一定的辅助治疗。由于子宫内膜癌患者年龄常较大，且有较多合并症，如高血压、糖尿病以及其他心脑血管疾病等，因此对于具体患者需要详细评估其身体耐受情况，给予个体化治疗。

2. 禁忌证　子宫内膜癌Ⅲ期及Ⅲ期以上。

三、术前准备

所有考虑接受机器人手术的子宫内膜癌患者术前均应接受腹部 MRI 和/或 CT 进行临床分期。通过活检标本和/或刮片进行组织学诊断，如分级和亚型。按照 FIGO 分级系统进行组织学分期和分级。组织学上Ⅰ型子宫内膜癌为子宫内膜样腺癌，Ⅱ型子宫内膜癌为非子宫内膜样（浆液性或透明细胞性）癌。

详细检查以了解心肺状况、腹部手术史和并发症，决定合适的手术方法。制订围手术期管理计划。对透明细胞性、浆液性或癌肉瘤性的患者进行网膜切除术。

四、手术步骤

全身麻醉下，将患者置于截石位，手臂沿身体放置。所有患者均行全子宫切除术联合输卵管卵巢切除术、根治性子宫切除术联合输卵管卵巢切除术，根据前哨淋巴结活检确定是否行盆腔或腹主动脉旁淋巴结清扫术。低危子宫内膜癌患者接受全子宫切除术、输卵管卵巢切除术和前哨淋巴结活检；高危或中危子宫内膜癌患者可采用全子宫切除术、输卵管卵巢切除术、双侧盆腔淋巴结清扫术和腹主动脉旁淋巴结清扫术。手术中最困难的是腹主动脉旁淋巴结清扫术。这里介绍笔者在机器人腹主动脉旁淋巴结清扫术中的经验。

（1）确定穿刺孔位置（图 20-1）和进行达芬奇机器人手术系统定位。

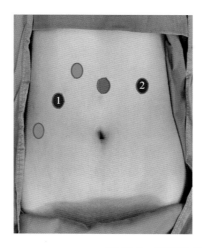

高位穿刺孔

● 镜头穿刺孔

❶ 1号机械臂穿刺孔

❷ 2号机械臂穿刺孔

● 助手穿刺孔

图 20-1　穿刺孔位置

（2）建立"腹膜帐篷"：建立"腹膜帐篷"仅需数分钟，可使支撑腹膜的区域更宽（图 20-2至图 20-11），可以减少助手人数，操作安全可重复。使用牵拉术很少导致腹膜撕裂或损伤，牵拉术还可以用于乙状结肠及其他器官，相当于一个机械臂的作用。

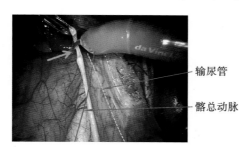

—输尿管

—髂总动脉

图 20-2　右髂总动脉下段腹膜做一切口

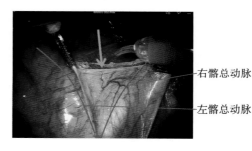

—右髂总动脉

—左髂总动脉

图 20-3　切开腹主动脉和腔静脉下方后腹膜 8～10 cm

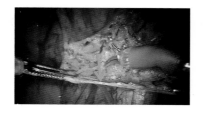

图 20-4　缓慢向上牵拉腹膜

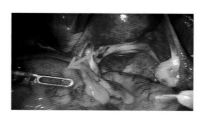

图 20-5　向左上方牵拉乙状结肠

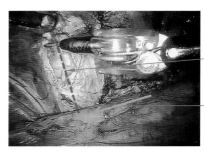

图 20-6 解剖腹膜下疏松结缔组织，
上方达十二指肠

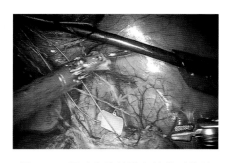

图 20-7 通过套管针引入针线到腹腔

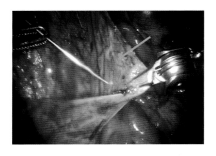

图 20-8 持针从后向前穿过后腹膜，
从腹壁取出

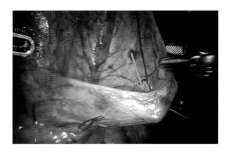

图 20-9 向上牵拉线，暴露腹膜后间隙

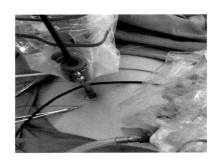

图 20-10 用止血钳将线固定在腹腔外

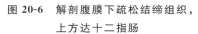

图 20-11 "腹膜帐篷"形成

（3）确认右输尿管（图 20-12）。

（4）鉴别左肾血管（图 20-13）。

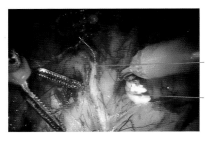

图 20-12 右输尿管

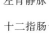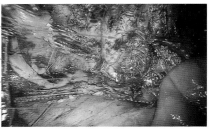

图 20-13 左肾静脉

（5）分离、辨认肠系膜下动脉（图 20-14）。

（6）识别左输尿管（图 20-15）。

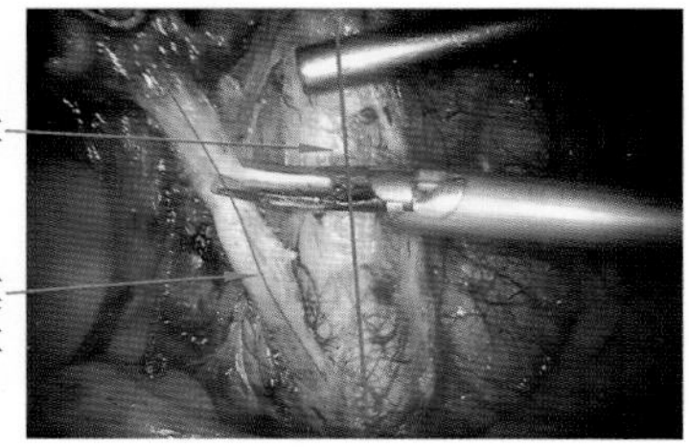

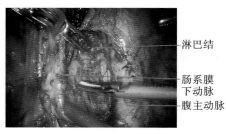

腹主动脉

肠系膜
下动脉

图 20-14　肠系膜下动脉

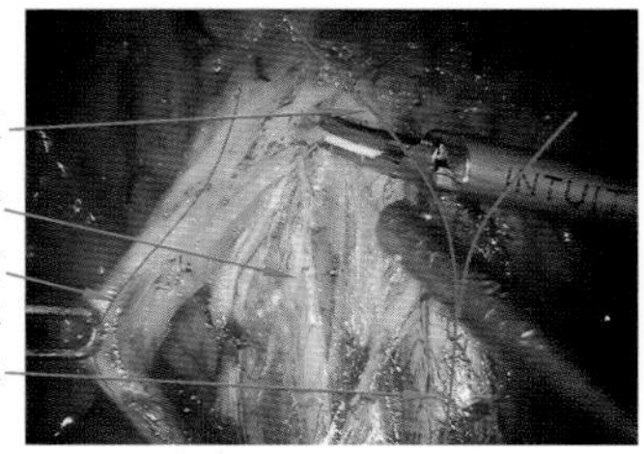

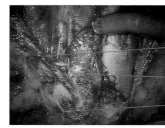

左髂总动脉
左输尿管
肠系膜
下动脉
腹主动脉

图 20-15　左输尿管

（7）切除肠系膜下动脉水平淋巴结（图 20-16）。

（8）切除肠系膜下动脉至左肾静脉水平淋巴结（图 20-17）。

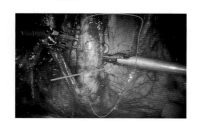

淋巴结

肠系膜
下动脉
腹主动脉

图 20-16　切除肠系膜下动脉水平淋巴结

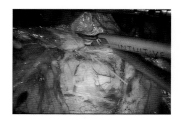

肠系膜
下动脉
腹主动脉
左肾静脉
下淋巴结

图 20-17　切除肠系膜下动脉至左肾
静脉水平淋巴结

（9）切除腹主动脉与下腔静脉前方淋巴结（图 20-18）。

（10）清扫骶前淋巴结（图 20-19）。

图 20-18　切除腹主动脉与下腔静脉前方淋巴结

图 20-19　清扫骶前淋巴结

五、术后处理

同机器人宫颈癌手术。

六、并发症及其防治

同机器人宫颈癌手术。

七、效果评价

Jørgensen 等报道了丹麦 2005 年 1 月至 2015 年 6 月期间接受手术的早期子宫内膜癌

女性患者的连续性数据。根据她们接受手术的时间进行分组：第一组在她们各自所在地区引入机器人子宫内膜癌手术之前接受手术，第二组在她们所在地区引入机器人子宫内膜癌手术之后接受手术。通过组织病理学分层的多变量风险模型比较 5 年总生存率，涉及第一组和第二组之间以及手术方式之间的风险，包括开腹手术、腹腔镜手术和机器人手术。结果发现，与第二组相比，第一组的 5 年总生存率显著降低。采用机器人手术后，无论年龄、BMI、麻醉评分、合并症情况、吸烟情况、社会经济地位和组织病理学风险如何，在全国范围内引入机器人手术治疗早期子宫内膜癌均可提高生存率，这与严重并发症的发生风险降低有关。因此，在全国范围内实施早期子宫内膜癌微创手术不仅被认为在肿瘤学上安全的，而且很可能为早期子宫内膜癌患者提供明确的获益，特别是那些由于合并症、年龄和低社会经济地位而被认为虚弱的女性。此外，与微创手术相比，开腹手术有更高的死亡率。建议无论年龄、BMI、麻醉评分、合并症情况、吸烟情况、社会经济地位和组织病理学风险如何，均应将微创手术作为早期子宫内膜癌的首选手术方案。

（一）肥胖与机器人子宫内膜癌手术

1976—2016 年，全球肥胖人数增加了两倍。肥胖是子宫内膜癌的主要危险因素，主要与 I 型子宫内膜癌有关，它是由长期雌激素暴露引起的。目前对肥胖和子宫内膜癌患者的手术管理没有具体的建议。近 65% 接受原发性子宫切除术的子宫内膜癌患者同时存在肥胖（BMI 为 30～40 kg/m^2）或病态肥胖（BMI＞40 kg/m^2）。肥胖相关的合并症，如糖尿病、阻塞性睡眠呼吸暂停、冠状动脉疾病和高血压，可增加围手术期并发症。这些原因使手术操作困难，并对任何技术的安全性都提出了重大挑战。有报道称，手术医生可能会避免对肥胖患者进行完全的手术分期，包括淋巴结清扫术。此外，肥胖还会给辅助治疗带来困难。因此，肥胖患者可能得不到充分治疗，这对生存率有潜在影响。虽然众所周知，肥胖是子宫内膜癌的主要危险因素，但肥胖与特定死亡率之间的关系尚不清楚。肥胖与手术时间长、住院时间长、切口裂开、手术部位感染、中转开腹手术及肺栓塞有关。

尽管随机对照试验的数据显示，与开腹子宫切除术相比，腹腔镜子宫切除术降低了手术并发症发生率、缩短了住院时间，但由于技术上的挑战，这种方法在肥胖患者中可能不成功。由于膀胱截石位暴露受限，心肺功能受影响，只有 50% 的患者进行了腹腔镜全子宫切除术。一些研究表明，在子宫内膜癌腹腔镜手术中，转开腹手术的概率随着 BMI 的增高而显著增加。

研究报道，非肥胖患者比肥胖患者更常进行盆腔和腹主动脉旁淋巴结清扫术。这归因于手术医生在困难的技术条件下不愿意进行淋巴结清扫术，以及患者患有合并症。因此，与非肥胖患者相比，肥胖患者淋巴结可能切除得不够。然而，肥胖患者更常接受前哨淋巴结手术。在淋巴结缺失评估方面，肥胖组与非肥胖组之间没有差异。肥胖患者更易出现淋巴囊肿和淋巴漏，术后应注意积极预防和管理；在泌尿系统损伤方面，肥胖患者术中的暴露和操作难度均会增大，机器人手术在一定程度上可以弥补此不足。子宫内膜癌合并肥胖患者行机器人子宫内膜癌分期手术是安全可行的。机器人手术已被用作一种替代腹腔镜手术的方法，机器人手术系统的器械可以优化手术技术和暴露，固定的机械臂能支持腹壁的重量，并通过减小腹腔内/胸腔内压力，有利于全身麻醉下气管通气，减少心肺损害。尽管这些优势可能有助于完成微创子宫切除术，但腹腔镜手术和机器人手术在转开腹手术或其他并发症发生率方面没有差异。

有几项研究报道，与开腹手术相比，机器人手术有更好的手术效果，比如出血量更少、住院时间更短。肥胖患者子宫内膜癌的手术治疗较为复杂，机器人手术可以简化这些患者的手术方法。

(二)前哨淋巴结处理与机器人子宫内膜癌手术

早期子宫内膜癌患者通常选择全子宫、双侧附件切除术及盆腔±腹主动脉旁淋巴结清扫术的全面分期手术,其目的是明确哪类患者会从辅助治疗中获益。然而,系统淋巴结清扫术增加了淋巴囊肿、淋巴水肿、盆腔粘连、感染及不同程度短期或长期神经痛的发生率。此外,现有临床试验均未能证明行盆腔及选择性腹主动脉旁淋巴结清扫术的患者的生存期可以得到改善,尤其对于低危子宫内膜癌患者。所以,许多妇科肿瘤学者提出,前哨淋巴结处理在保留淋巴关于预后信息的同时可以降低分期手术相关并发症的发生率。因此,对于子宫内膜癌个体病例,如何选择性地切除盆腹腔淋巴结是关键问题之一。前哨淋巴结定位检测能够有效地反映引流区域淋巴结情况,从而实现选择性淋巴结切除。根据前哨淋巴结病理学检查结果,评估及预测盆腹腔淋巴结转移状态,进一步决定手术切除范围,能够有效避免不必要的淋巴结切除。

此外,随着腔镜器械的不断改进,微创技术的日益成熟,机器人手术系统应运而生,采用腹腔镜及机器人手术系统等进行微创手术,不仅提高了手术质量,降低了术后并发症发生率,提高了患者生活质量,而且在其可直视及可放大 10 倍的高清镜头等优势下,术者能够更加清晰、完整、动态地观察到示踪剂在区域淋巴结的引流情况,准确辨别被染色的淋巴结,实现微创及个体化治疗。近年来,检测前哨淋巴结的方法主要有生物染料法、同位素标记胶体法、联合检测法。但同位素标记胶体法、联合检测法因需要特殊仪器、具有放射性污染等而难以在临床上广泛应用。亚甲蓝染料具有安全性好、操作简单易行、费用低等特点,但其缺点是注射剂量及时间较难掌控。注射部位的选择目前尚无统一标准,有学者认为,将注射点选择在瘤周,可以模仿肿瘤的淋巴引流,理论上可得到更高的前哨淋巴结检出率。

可采用吲哚菁绿和放射性示踪剂联合标记技术检测前哨淋巴结。术前 1 d 用 25 号针头将放射性示踪剂(Tc-99m)注射至宫颈四个基点。在全身麻醉下,以与放射性示踪剂相同的方式注射吲哚菁绿。冰冻切片病理学检查仅在前哨淋巴结出现宏观可疑时进行。若冰冻切片病理学检查显示有转移淋巴结,则行腹主动脉旁及盆腔左室淋巴结切除术。

关于前哨淋巴结显影精确性及安全性的前瞻性研究提示,前哨淋巴结活检技术可作为评价子宫内膜癌是否发生淋巴转移的一种可行办法。但前哨淋巴结显影在高危子宫内膜癌患者中的应用仍有争议。

总之,系统的淋巴结清扫术仍是子宫内膜癌手术的标准术式,前哨淋巴结的处理仍处于探讨可行性阶段,其应用尚缺乏规范有效的准则。因此,仍需要多中心前瞻性的临床试验来确定子宫内膜癌手术中前哨淋巴结处理的临床意义。

八、技术现状及展望

根据世界卫生组织的分类,肥胖被定义为 BMI 为 30 kg/m^2 或以上,且与癌症,特别是子宫内膜癌的风险显著增加相关。事实上,大多数接受子宫切除术的子宫内膜癌患者肥胖且有并发症,如糖尿病、高血压、阻塞性睡眠呼吸暂停和高胆固醇血症,这可能会影响手术结果,并可能增高切口并发症、手术部位感染和静脉感染的发生率。微创手术有利于缩短手术时间、减少术后疼痛、减少并发症和缩短住院天数。一些研究已经证明了腹腔镜和机器人子宫切除术在肥胖甚至极度肥胖的子宫内膜癌患者中的可行性,单孔手术也被证明是可行的。

对所有患者均在术前通过病史、体格检查、阴道-盆腔检查、胸部 X 线检查、超声扫描和盆腔 MRI 进行评估,并告知她们手术情况和转换为腹腔镜手术或开腹手术的可能性。BMI 越高,手术难度越大。

(一)机器人单孔子宫内膜癌手术

与传统腹腔镜手术相比,机器人手术转开腹手术的概率更低、出血量更少,尤其是对肥胖患者。单孔腹腔镜手术与多孔腹腔镜手术相比,侵入性更小,效果相当。单孔腹腔镜手术不仅提供了更好的美容效果,而且减轻了术后疼痛,患者恢复更快。然而,单孔腹腔镜手术仍然是一项具有挑战性的外科技术,主要是由于外科器械之间缺乏三角测量。在过去的几年里,达芬奇机器人单孔手术技术被引入临床实践中,机器人辅助下可完成普外科、泌尿外科和妇科手术,初步结果令人鼓舞。然而,机器人单孔根治性子宫切除术仍不常见,可能是因为技术上有困难和缺乏标准化的技术。

单孔入路在减少侵袭性、减轻术后疼痛和获得良好的美观效果方面具有优势。但其运动自由度的降低和没有多余的机械臂使肠道被排除在手术区域之外,特别是在极度肥胖的患者中,可能使手术过程比多孔手术更加复杂。

达芬奇机器人单孔手术系统有专门的手术器械。手术一般在气管插管全身麻醉下进行。在脐的下缘开一个 2 cm 长的切口。在单孔 port 润滑后,将其浸入无菌盐水中。使用非创伤钳抓住单孔 port 下边缘的上方。折叠单孔 port 的前缘并向下插入切口,同时切口内的牵开器提供反牵引,开始充气,达到约 12 mmHg 的气腹压力。手术操作平台的许多功能都与多通道达芬奇机器人操作平台(S、Si 及 Xi 系统)相同,因此,机器人手术经验丰富的医生操作起来会更加容易。该操作平台包括机械臂、高分辨率的三维视野(可进行放大或缩小操作),且可减小颤抖幅度。在器械方面的几项技术改进以及控制台的独特设计允许通过单孔使用多个机器人手术器械进行操作。

该机器人操作平台通过单孔 port 置入一个柔性摄像头(8 mm)以及 3 个手术器械(6 mm)。每个器械都占据"时钟"的一个位置(3 点钟、6 点钟、9 点钟及 12 点钟位置),这些器械可以进行互换,可独自在通道内移动。此外,还可在不需要手术助手进行任何变更操作的情况下,通过旋转"时钟"来改变治疗器械的布置。机器人单孔手术的手术器械和摄像头整合到同一个手术通路,柔性摄像头由先前多通道操作平台中的相关技术改进而来。手术医生更易掌握标准摄像头的调整操作(如移入、移出、左移、右移)。手术医生调节柔性摄像头的位置,便可以获得新的合适的视野,而不必移动手术器械。

与柔性摄像头类似,3 个手术器械也可借助自己的 2 个关节提供足够的术野。与原来标准的多通道器械相比,新单孔器械最远端的关节点(腕关节)更靠近器械近端。几何结构的改变使多通道操作平台出现了 3 个显著的变化:首先,为了能够容纳这 2 个关节,手术器械和摄像头之间的工作空间更小,因此,整体术野也更小;其次,腕部靠向近端,限制了在 90°线上的操作;最后,与多通道手术操作平台相比,单通道限制了器械的移动范围和力度。

单孔手术系统需要提高手术器械和摄像头之间的协调性,以便平衡工作区域和视野缩小所带来的不便。由于手术医生需要在较小的操作空间内进行操作,单孔操作平台还包括几个特定的"模式",有助于手术医生改善入路角度,从而协调手术器械和摄像头在操作空间内的移动情况。在"调整"模式下,手术器械与组织的相对位置保持不变,同时可改变机器人套管针的角度。如果达到横向操作范围的极限,则可通过"重新定位"踏板移动整个机械臂。对单通道整体调整的特性使单孔手术系统适合操作幅度较大的手术,如子宫内膜癌这类操作步骤较多的手术。

目前的临床经验表明,当医生从多孔手术过渡到单孔手术时,技术上最重要的是要熟悉和适应手术器械与摄像头的改进。要想更好地使用单孔操作平台进行手术操作,需要充分了解该手术系统的优缺点。在初始定位过程中,单孔手术系统能够赋予机械臂竖直运动的范围。限制运动范围有助于防止其与患者发生碰撞。另外一种早期改进为通过一个单孔操作平台置入单孔 port,这样可防止机械臂直接压迫患者的皮肤,还可改善气密性。

如前所述,机器人手术器械和摄像头的新式几何结构使操作空间变得更小,视野更小且限制了单个器械的横向力量。与多通道技术相比,这种局限性还可能会限制牵拉缝合,然而,通过一些微调的小技巧(例如,使缝线与摄像头线性对齐,而非垂直对齐)以及频繁调整摄像头,便可克服大多数困难。此外,通过柔性摄像头还可进行连续调整操作并可重新调整视角。与多通道操作平台相比,单孔操作平台需要更频繁、更主动地控制摄像头,调整操作也更加频繁,同时也避免了在多个摄像头之间进行切换的情况(多通道操作平台中使用 0°镜和 30°镜)。

大多数手术需要手术助手来进行更换手术器械、吸引、牵拉及上血管夹等操作。多通道操作平台中使用的多个机械臂显著限制了外部操作空间,而单孔操作平台的单个机械臂对手术助手的阻碍程度最小。需要注意的一点是,虽然单孔机械臂造成的创伤小,但在开展一些骨盆深部手术时,机械臂通常会靠近患者的头部,可能会对麻醉通道管理有一定的影响。要想更好地使用单孔操作平台进行手术操作,需要充分了解该系统的优缺点。对新的手术操作系统需要进行更大的队列研究,以证明其安全性和可重复性,以及分析医疗成本和长期结果。

(二)达芬奇机器人手术 Xi 系统治疗子宫内膜癌的技术特点

达芬奇机器人手术 Si 系统的使用已经变得越来越普遍,其具有明显的优点,如三维光学图像、手术医生更舒适的工作位置、更灵活的运动、手腕仿生运动、震颤滤波和运动缩放,这些优点使手术更加灵活和准确。因此,机器人手术被广泛应用于子宫内膜癌的手术治疗。然而,机器人手术也存在一些局限性,如缺乏触觉反馈、对接时间过长、对接后无法移动手术台、术中调整受到限制、难以进行多象限工作等。这些问题不应该被低估,特别是对于妇科肿瘤手术,手术医生经常需要进入狭窄的空间或执行复杂的程序,如淋巴结切除术。达芬奇机器人手术 Xi 系统是为了克服达芬奇机器人手术 Si 系统的一些局限性而开发的,由于在顶端安装了光学装置,其具有更高的三维清晰度,更易于操作。达芬奇机器人手术 Xi 系统不需要悬垂或校准或白平衡,增加了四个机械臂的灵活性。此外,达芬奇机器人手术 Xi 系统的机械臂更细,能更容易和更快对接,有更大的运动范围。关于最新的机器人手术系统与传统的达芬奇机器人手术 Si 系统治疗子宫内膜癌的比较数据仍然缺乏。

全身麻醉后,患者仰卧,取截石位,插入 Foley 导尿管和子宫操纵器。采用标准方式使用气腹针通过脐部使气腹压力达 15 mmHg 后,在达芬奇机器人手术 Si 系统的手术中,在脐部或脐部上区域插入一个 12 mm 的光学套管针。在直视下,将两个 8 mm 的套管针置于脐侧 10～12 cm 处(一个在右,另一个在左),位于锁骨中线与脐髂前上棘连线的交点处。4 号机械臂经常用于子宫内膜癌手术,如果需要,4 号机械臂放置在左侧或右侧髂窝下方。调整患者体位,将患者手术平台置于手术台右侧。对接可能比较困难,机械臂角度必须精确,使手术医生获得最大范围的自由运动。达芬奇机器人手术 Xi 系统的对接非常简单和直观:一个激光瞄准系统允许检测正确的患者手术平台位置,然后瞄准目标解剖,所以吊杆是自动定位的。目标由子宫代表,移动吊杆以确保机械臂在最佳位置。带摄像头的 8 mm 光学套管针位于脐侧。根据患者的解剖特点和手术需要,放置 2～3 个 8 mm 机器人套管针,放置在脐左、右侧 8～10 cm 处。手术采用全机器人方法,使用达芬奇机器人手术 Si 或 Xi 系统进行单次对接。达芬奇机器人手术 Xi 系统只需在手术开始时瞄准一次,不需要重新定位或脱离机械臂。达芬奇机器人手术 Xi 和 Si 系统端口放置的主配置可以根据患者的个人特征(如既往手术和粘连)稍加修改内部解剖和术中设置或身体习惯。术中 CO_2 压力设为 10 mmHg。

达芬奇机器人手术 Xi 系统有助于手术室人员更容易地移动,而且它的吊杆功能使侧对接更简单。达芬奇机器人手术 Xi 系统充分减少了多象限手术中机械臂放置的烦琐微调。此外,这种设计允许机械臂的简单和快速运动。经过重新设计的机械臂使得端口间距更小,能避免外部碰撞,并能在狭窄的女性骨盆中进行操作。笔者认为,早期子宫内膜癌手术大多数情况下局限于盆腔区域,新设计的机械臂与达芬奇机器人手术 Xi 系统的线性端口可以使手术助手更容易操作,避免与内部机械臂多次碰撞,从而不扰乱操作流程,与之前的达芬奇机器人手术 Si 系统三角端口位置相比,降低了每次引入仪器时发生损伤的风险。与达芬奇机器人手术 Si 系统相比,达芬奇机器人手术 Xi 系统的对接时间显著缩短($P=0.002$),总体手术时间更短。

总之,子宫内膜癌微创手术的肿瘤学结局与开腹手术相比无显著差异,且围手术期并发症更少,易被广大医患所接受。考虑"熟练获得效应"是合理的,它只与新的机器人技术的实践有关,而与子宫内膜癌的手术过程无关,我们必须认识到手术医生的学习曲线很重要。与传统淋巴结切除术相比,子宫内膜癌患者前哨淋巴结显影及活检的转移淋巴结检出率更高、损伤更小,且对生存率无明显影响,适用于早期低危子宫内膜癌患者,对中、高危患者是否有利尚需更多研究探索。

(陈必良)

参 考 文 献

[1] JØRGENSEN S L,MOGENSEN O,WU C S,et al. Survival after a nationwide introduction of robotic surgery in women with early-stage endometrial cancer:a population-based prospective cohort study[J]. Eur J Cancer,2019,109:1-11.

[2] SIESTO G,ROMANO F,IEDÀ N P,et al. Survival outcomes after surgical management of endometrial cancer:analysis after the first 10-year experience of robotic surgery in a single center[J]. Int J Med Robot,2020,16(6):1-9.

[3] CORRADO G,CUTILLO G,POMATI G,et al. Surgical and oncological outcome of robotic surgery compared to laparoscopic and abdominal surgery in the management of endometrial cancer[J]. Eur J Surg Oncol,2015,41(8):1074-1081.

[4] BECK T L,SCHIFF M A,GOFF B A,et al. Robotic,laparoscopic,or open hysterectomy:surgical outcomes by approach in endometrial cancer[J]. J Minim Invasive Gynecol,2018,25(6):986-993.

[5] NITSCHMANN C C,MULTINU F,BAKKUM-GAMEZ J N,et al. Vaginal vs. robotic hysterectomy for patients with endometrial cancer:a comparison of outcomes and cost of care[J]. Gynecol Oncol,2017,145(3):555-561.

［6］ FELIX A S，MCLAUGHLIN E M，CAAN B J，et al. Guideline-concordant endometrial cancer treatment and survival in the women's health initiative life and longevity after cancer study［J］. Int J Cancer，2020，147（2）：404-412.

［7］ CORRADO G，MEREU L，BOGLIOLO S，et al. Comparison between single-site and multiport robot-assisted hysterectomy in obese patients with endometrial cancer：an Italian multi-institutional study［J］. Int J Med Robot，2020，16（2）：e2066.

［8］ CIANCI S，ROSATI A，RUMOLO V，et al. Robotic single-port platform in general，urologic，and gynecologic surgeries：a systematic review of the literature and meta-analysis［J］. World J Surg，2019，43（10）：2401-2419.

［9］ BOGLIOLO S，MEREU L，CASSANI C，et al. Robotic single-site hysterectomy：two institutions' preliminary experience［J］. Int J Med Robot，2015，11（2）：159-165.

［10］ BOGLIOLO S，FERRERO S，CASSANI C，et al. Single-site versus multiport robotic hysterectomy in benign gynecologic diseases：a retrospective evaluation of surgical outcomes and cost analysis［J］. J Minim Invasive Gynecol，2016，23（4）：603-609.

［11］ KAWAI E，BENOIT L，HOTTON J，et al. Impact of obesity on surgical and oncologic outcomes in patients with endometrial cancer treated with a robotic approach［J］. J Obstet Gynaecol Res，2021，47（1）：128-136.

［12］ WISE M R，JORDAN V，LAGAS A et al. Obesity and endometrial hyperplasia and cancer in premenopausal women：a systematic review［J］. Am J Obstet Gynecol，2016，214（6）：689. e1-689. e17.

［13］ GALLOTTA V，D'INDINOSANTE M，NERO C，et al. Robotic splenectomy for isolated splenic recurrence of endometrial adenocarcinoma［J］. J Minim Invasive Gynecol，2018，25（5）：774-775.

［14］ CUSIMANO M C，SIMPSON A N，DOSSA F，et al. Laparoscopic and robotic hysterectomy in endometrial cancer patients with obesity：a systematic review and meta-analysis of conversions and complications［J］. Am J Obstet Gynecol，2019，221（5）：410-428. e19.

［15］ GALLOTTA V，FEDERICO A，GABALLA K，et al. The role of robotic aortic lymphadenectomy in gynecological cancer：surgical and oncological outcome in a single institution experience［J］. J Surg Oncol，2019，119（3）：355-360.

［16］ KIM S，RYU K J，MIN K J，et al. Learning curve for sentinel lymph node mapping in gynecologic malignancies［J］. J Surg Oncol，2020，121（4）：599-604.

［17］ BODURTHA SMITH A J，FADER A N，TANNER E J. Sentinel lymph node assessment in endometrial cancer：a systematic review and meta-analysis［J］. Am J Obstet Gynecol，2017，216（5）：459-476. e10.

［18］ CHENG-YEN LAI J，YANG M S，LU K W，et al. The role of sentinel lymph node biopsy in early-stage cervical cancer：a systematic review［J］. Taiwan J Obstet Gynecol，2018，57（5）：627-635.

［19］ ACCORSI G，REIS R，SCHMIDT R，et al. Surgical morbidity associated with learning curve of sentinel lymph node technique in early stage cervical cancer treatment[J]. Gynecol Oncol,2019,154:141.

［20］ AIKO K,KANNO K,YANAI S,et al. Short-term outcomes of robot-assisted versus conventional laparoscopic surgery for early-stage endometrial cancer：a retrospective，single-center study[J]. J Obstet Gynaecol Res,2020,46(7):1157-1164.

［21］ CORRADO G,CHIANTERA V,FANFANI F,et al. Robotic hysterectomy in severely obese patients with endometrial cancer：a multicenter study[J]. J Minim Invasive Gynecol,2016,23(1):94-100.

第二十一章　机器人骶前肿瘤切除术

一、概况

骶前肿瘤是一组罕见的可起源于不同组织结构,发生在直肠与骶骨之间的潜在间隙(即骶前间隙)中的肿瘤,其发病率较低,在住院病例中估计发病率为 $1/(40000\sim60000)$,一般人群中骶前肿瘤的发病率尚不清楚。骶前肿瘤的分类要考虑组织学(良性或恶性肿瘤)和起源(先天性或获得性),涉及胃肠外科、肛肠科、妇科、骨科、神经外科等多个专科,多数病灶为良性肿瘤。病变位于骶前是导致非典型症状的主要原因,这些症状的性质和强度取决于肿瘤的大小,若同时存在骶前部位周围组织的浸润,则临床表现多样,完全无症状的病变发生在 $26\%\sim50\%$ 的患者中。患者的症状与肿瘤压迫或浸润小骨盆解剖结构直接相关,可表现为腰痛或直肠痛,或类似于各种神经缺损症状。缺乏特征性症状和解剖定位不清使骶前肿瘤的诊断过程困难,常在体检时偶然发现,往往延误最终诊断。诊断骶前肿瘤的基础是直肠指检,其敏感性接近 97%。骶前肿瘤诊断一经确定,为避免肿瘤恶变、感染,无论良性还是恶性,除有绝对的手术禁忌证外,均应手术治疗。骶前肿瘤手术治疗的关键是完整切除肿瘤,而肿瘤成功切除的关键在于确定最佳手术入路。根据肿瘤的解剖部位、大小、活动度及与周围组织的关系,成年女性骶前肿瘤可分为多种类型,目前主要依据术前体格检查、MRI 或 CT 检查评估肿瘤与小骨盆解剖结构的关系并进行分型。全面了解肿瘤的解剖情况对于确定手术入路有重要意义,不同手术入路的手术应由不同专科医生实施。临床常见的手术入路主要有经骶入路、经腹入路或经腹骶联合入路,少见的亦有经阴道入路和经直肠入路。手术技术的选择取决于肿瘤相对于 S3 椎体的大小和位置。一些组织学类型的骶前肿瘤需要额外的化疗或放疗,但由于该区域的肿瘤具有高放射抗性,这种治疗是有争议的。虽然不常见,但对这些病变的解剖、表现、理想的成像方式和处理的了解,将有助于避免与错误诊断和不当处理相关的并发症发生。

(一)临床解剖生理学

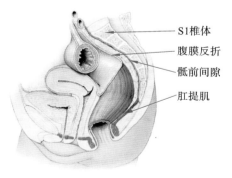

图 21-1　骨盆结构与骶前间隙的关系

骶前间隙是一个潜在的空间。直肠系膜形成间隙的前边界,骶骨前部形成间隙后缘。在上方,该间隙向上延伸至腹膜反折,向下延伸至骶后筋膜,骶后筋膜从 S4 椎体向前延伸至直肠,距离肛门直肠连接处 $3\sim5$ cm。骶前间隙的前面被直肠系膜束缚,下面被骨盆底的肌肉束缚(图 21-1),外侧被输尿管、髂血管、直肠外侧、骶神经根所束缚。骶前间隙包含松散的结缔组织、骶中动脉、直肠上血管以及交感神经和副交感神经系统的分支。骶前间隙是胚胎期后肠和神经外胚层融合的部位,包含各

图中标注:
- S1椎体
- 腹膜反折
- 骶前间隙
- 肛提肌

种肿瘤形成的全潜能细胞。此外，在该区域发现的各种肿瘤来自邻近组织，并延伸到骶前间隙。

直肠后间隙位于骶前筋膜上方，介于直肠和骶骨的上三分之二之间。因为骶前间隙中包含直肠上血管、骶中动脉、交感神经和副交感神经系统的分支，这些血管和神经结构的损伤可能会对直肠生理功能产生深远的影响，并导致神经和肌肉骨骼疾病。切除单侧所有神经根或保留双侧 S1~3 神经根均可维持肛肠功能。然而，如果 S3 神经根被损伤，则肛门外括约肌在直肠扩张时不会收缩，从而导致不同程度的失禁。如果骶骨切除术后，一半以上的 S1 椎体保持完整，则可以保持骨盆稳定（图 21-2 和图 21-3）。然而，如果该区域术前接受了放疗，脊柱骨盆稳定性可能需要融合增强。

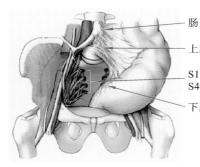

图 21-2　盆腔解剖前面观

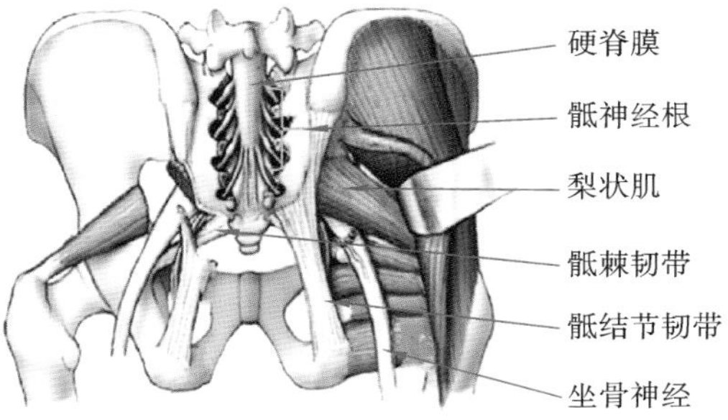

肠系膜下动脉
上腹下神经
S1、S2、S3、S4神经
下腹下神经

图 21-3　盆腔解剖后面观

硬脊膜
骶神经根
梨状肌
骶棘韧带
骶结节韧带
坐骨神经

（二）分类

各种各样的分类系统被提出，以对不同性质的骶前肿瘤进行分类。Uhlig 和 Johnson 首先提出将骶前肿瘤分为先天性病变、神经源性肿瘤、骨性肿瘤、混杂性肿瘤等。Dozois 等修改了 Uhlig 和 Johnson 的分类（表 21-1），并将它们细分为恶性和良性实体，每种实体的治疗方法都不同。

表 21-1　Dozois 等关于骶前肿瘤的分类

分类		举例
先天性病变	良性	发育性囊肿（表皮样囊肿、皮样囊肿等）
		骶前脊膜膨出
		肾上腺剩余瘤
	恶性	骶尾骨脊索瘤
		畸胎癌
神经源性肿瘤	良性	神经纤维瘤
		神经鞘瘤
		神经节细胞瘤
	恶性	神经母细胞瘤
		神经节神经母细胞瘤
		室管膜瘤
		恶性周围神经鞘瘤（恶性神经鞘瘤、神经纤维肉瘤、神经源性肉瘤）

分类		举例
骨性肿瘤	良性	骨巨细胞瘤
		成骨细胞瘤
		动脉瘤性骨囊肿
	恶性	骨肉瘤
		尤因肉瘤
		骨髓瘤
		软骨肉瘤
混杂性肿瘤	良性	血管瘤
		内皮瘤
		硬纤维瘤
	恶性	脂肪肉瘤
		纤维肉瘤
		恶性纤维组织细胞瘤
		平滑肌肉瘤
		血管外皮细胞瘤
		转移性癌
其他		异位肾
		血肿
		脓肿

1. 先天性病变　先天性病变被认为来自胚胎组织的残余,可以表现为囊性或实性病变。囊性先天性病变包括发育性囊肿和骶前脊膜膨出。实性先天性病变包括畸胎瘤、骶尾骨脊索瘤和肾上腺剩余瘤。先天性病变是最常见的骶前肿瘤,约占骶前肿瘤的三分之二。它们通常是良性的,在女性中更常见。

1)发育性囊肿　发育性囊肿是最常见的先天性病变,它们可能来自三个胚层,在女性中更常见。发育性囊肿可根据起源细胞层进一步分类,分为表皮样囊肿和皮样囊肿、重复囊肿(肠源性)和尾肠囊肿(囊性瘤)。

(1)表皮样囊肿和皮样囊肿:外胚层管闭合失败的直接结果。表皮样囊肿由层状鳞状细胞组成,它们是典型的良性单房病变,不包含皮肤附属器。与表皮样囊肿不同,皮样囊肿有分层的鳞状上皮和皮肤附属器(汗腺、毛囊、皮脂腺)。这两种类型的囊肿都可能与皮肤相通,并伴有后凹或窦。当误诊为直肠周围脓肿、肛瘘或阴毛病时,继发感染率约为30%。

(2)重复囊肿(肠源性):重复囊肿起源于内胚层组织,它们可内衬鳞状、立方状、柱状或移行上皮。这些肿瘤通常具有多小叶外观,伴有多个卫星性病变和一个显性病变,类似于表皮样囊肿和皮样囊肿。它们在女性中更常见,并可能发生感染。虽然一般是良性的,但有恶性变的病例报道。

(3)尾肠囊肿(囊性瘤):多结节状,无包膜,通常边界清楚。它们起源于胚胎尾巴的一部分,该部分没有退化。这些病变类似于肠道,由鳞状、柱状或移行上皮组成。尾肠囊肿在组织学上可与表皮样囊肿、皮样囊肿及重复囊肿相鉴别。表皮样囊肿和皮样囊肿缺乏腺上皮或移行上皮。一般来说,这些是良性病变,虽然罕见,但有恶性变的报道。

2)骶前脊膜膨出　骶前脊膜膨出是硬脊膜和蛛网膜通过骶骨前方的异常骨性缺损向盆腹腔突出形成的疝囊。单侧缺损导致骶骨平片显示圆形凹边,无骨质破坏。这是一种特异征象,称为"弯刀征"。这种缺陷可与骶前囊肿或脂肪瘤合并发生,并与先天性异常有关,包括泌尿道或肛门畸形、子宫或阴道复制、脊柱裂和脊髓系带。典型的症状是排便时头痛。这可能是由于硬膜囊与硬膜下隙相连导致压迫性脑脊液压力增高。患者还可出现便秘、尿路症状和腰痛。禁止活检或抽吸,因为这可能导致危及生命的脑膜炎。手术治疗需要结扎硬脑膜缺损。

3)畸胎瘤　畸胎瘤是真正的肿瘤。肿瘤细胞来自三个胚层,因此,畸胎瘤包含胃肠道、呼吸道和神经系统的上皮细胞。这些病变可以是实性的,也可以是囊性的,通常同时包含囊性和实性成分。如果有生殖细胞成分,畸胎瘤有可能发生恶性变,成为鳞癌或横纹肌肉瘤;如果不治疗,高达 10% 的患者会发生恶性变。与男性患者相比,畸胎瘤在女性患者中更常见,在儿科人群中也常见。在儿童中,畸胎瘤常伴有肛门、直肠、尿道和椎骨的异常,在成人中有 40%～50% 的恶性变风险,且不完全切除会增加这种风险。这些病变容易附着于尾骨,手术需要切除整块尾骨。

4)骶尾骨脊索瘤　脊索瘤起源于脊索,它从枕骨基部延伸到胚胎的尾缘。来自 Mayo 诊所的 Fuchs 等报道了 52 例脊索瘤病例,提出脊索瘤是直肠后腔最常见的恶性肿瘤,可发生在胚胎脊索的任何地方,其中 30%～50% 发生于骶尾骨区域。脊索瘤多发生于男性,罕见于 20 岁以下人群。这些肿瘤生长缓慢,具有侵袭性,在影像学上可显示骨质破坏。在 20% 的病例中,它们有侵袭邻近结构并转移到肺、肝和骨的倾向。由于诊断延误,这些肿瘤往往可以达到很大的尺寸。患者可能无症状,表现为含糊不清的主诉,包括臀部、骨盆或下背部疼痛;或者可能表现出特殊症状,包括阳痿和尿失禁。根治性切除术的局部复发率高,10 年生存率只有 9%～35%。

2.神经源性肿瘤　神经源性肿瘤占骶前肿瘤的 10% 以上,是仅次于先天性病变的骶前肿瘤。它们通常起源于周围神经,约 85% 为良性。良性病变包括神经纤维瘤、神经鞘瘤、神经节细胞瘤。恶性神经源性肿瘤包括神经母细胞瘤、神经节神经母细胞瘤、室管膜瘤和恶性周围神经鞘瘤(恶性神经鞘瘤、神经纤维肉瘤和神经源性肉瘤)。神经源性肿瘤生长缓慢,可能引起非特异性症状。因此,当确诊时,它们可能相当大。如果有症状,疼痛的分布和神经功能障碍与受累神经的走行路径有关。

3.骨性肿瘤　骨性肿瘤占骶前肿瘤的 10%。它们来自骨头、软骨、纤维组织和骨髓。良性骨性肿瘤包括骨巨细胞瘤、成骨细胞瘤和动脉瘤性骨囊肿。恶性骨性肿瘤包括骨肉瘤、尤因肉瘤、骨髓瘤和软骨肉瘤。由于生长快速,这些肿瘤常达到相当大的尺寸。如果是恶性的,则在平片上显示骨质破坏或软组织钙化。恶性骨性肿瘤常发生肺转移,总体预后较差。

4.混杂性肿瘤及其他病变　混杂性肿瘤及其他病变占骶前肿瘤的 10%～25%,包括血管瘤、内皮瘤、硬纤维瘤、脂肪肉瘤、纤维肉瘤等。

(三)诊断

1.病史及体格检查　骶前肿瘤往往有一个无痛病程。通常是在做盆腔或直肠检查时偶然发现。大多数症状可归因于骨盆压迫或肿瘤侵犯内脏和神经。有症状的患者可能有一系列的主诉。患者可能描述得含糊不清,并抱怨长期腰痛,坐着可能加重,行走和站立时可改善。有便秘、尿失禁、性功能障碍等特殊主诉的患者会有一个或多个肿瘤,肿瘤较大、已经侵犯到骶骨的患者也可能有阴道分泌物增多,肛门或臀肌后方可能有中线酒窝。这可能会导致误诊为瘘管或阴部疾病。一般来说,疼痛是直肠后恶性肿瘤和良性肿瘤继发感染者的一个症状。在极少数情况下,骶前肿瘤可能导致妊娠患者出现梗阻性分娩,并使患者易发生危及生命的难产。因此,即使没有症状,也要从育龄女性身上切除这些肿瘤,同时必须进行神经系统检查,以确定神经系统缺陷并记录术前功能。直肠检查对于确定病变的近端水平、固定程度以及与其他盆腔脏器的关系至关重要。直肠指检显示直肠黏膜光滑完整,直肠外后方有肿块移位至直肠后壁。可进行刚性或软性乙状结肠镜检查,以确保肿瘤没有跨壁穿透。总的来说,骶前肿瘤的症状是非特异性的,文献显示其临床表现有很大的差异。如果接诊医生保持较高的临床敏感性,并对骶前肿瘤相关的症状有足够的认识,则可以避免延误诊断。

2. 成像　随着技术的发展,放射学成像变得越来越复杂,普通 X 线摄影已经被 CT 和 MRI 所取代,成为诊断骶前肿瘤的首选成像方式。X 线平片也可阐明脊索瘤、肉瘤和局部侵袭性肿瘤(如巨细胞瘤、动脉瘤样骨囊肿和神经鞘瘤)继发的骨质破坏和/或软组织钙化。磁共振血管成像(MRA)可以确定血管解剖结构和是否有肿瘤占位效应引起的扭曲。直肠腔内超声(ERUS)可用于评估病变是囊性还是实性,以及评估直肠受累情况。瘘管造影已用于患有慢性引流窦的患者,以评估可能的发育囊肿。目前,CT 与 MRI 联合使用是诊断骶前肿瘤的金标准。CT 可用于显示皮质骨破坏、病变性质(实性或囊性)以及是否累及邻近脏器。MRI 评估软组织和确定软组织与其他结构的空间关系对于确定切除的水平、范围(局部或整体)和手术入路(前路、后路或联合入路)极为重要。MRI 对脊髓成像也更为敏感,可显示脊髓异常、鞘囊压迫、骨髓或神经根受累。近年来,学者们证明了 ^{11}C-甲硫氨酸正电子发射体层成像(MET-PET)在评估骶尾骨脊索瘤接受实验性碳离子放疗(CIRT)的反应方面的可能用途。与 ^{18}F-氟代脱氧葡萄糖相比,^{11}C-甲硫氨酸在癌症细胞的代谢改变中起着核心作用,摄取实验表明,癌细胞增殖影响了恶性组织的转甲基化和保护素的合成。与传统的 FDG-PET 不同,MET-PET 不会被炎症细胞(如巨噬细胞、中性粒细胞或成纤维细胞)摄取,并可在成像时排除任何辐射诱导的信息。

3. 术前活检　骶前肿瘤术前活检的作用曾一直存在争议。在过去的 25 年里,对于 CT 引导下盆腔病变的穿刺活检,人们一直提倡采用不同的活检方式。实践研究发现,CT 引导下骨盆和骶前肿瘤核心穿刺活检的准确率、敏感性和特异性分别为 90%、84.6% 和 100%。随着影像学技术(CT 和 MRI)的发展以及对肿瘤生物学和新辅助治疗认识的提高,术前活检已成为一项可行的技术。Dozois 等主张,术前组织诊断对于处理固体和异质组织至关重要。单纯的囊性病变很少进行活检,它们通常是良性的,有继发感染的风险。尤因肉瘤、骨肉瘤、神经纤维肉瘤患者都受益于新辅助治疗。在指导治疗的同时,术前活检也有助于确定肿瘤的预后特征,Dozois 等建议在进行直肠后活检时遵循以下一般规则。

(1)在进行活检之前必须做凝血功能检查,因为血肿可能会污染受累区域;

(2)理想的手术入路是经会阴或骶旁入路,因为其通常在未来手术切除的范围内;

(3)活检应由具有诊断和处理盆腔肿瘤经验的医生进行;

(4)外科医生和放射科医生应该讨论活检的方法——必须将针道与标本一起移除;

(5)应避免经腹膜、经腹膜后、经阴道和经直肠活检,活检的通道必须整体切除。经直肠或经阴道的活检也可能导致感染(感染性脑膜膨出引起脑膜炎或死亡),一旦感染则更难以完全切除,或增加术后并发症和复发的可能性。

4.新辅助治疗的进步和术前治疗 新辅助治疗对某些骶前肿瘤如尤因肉瘤和骨肉瘤的治疗至关重要。有关化疗的最新进展表明,酪氨酸激酶抑制剂伊马替尼可促进晚期脊索瘤患者无进展生存。局部复发和转移性脊索瘤患者对化疗药物如西妥昔单抗和吉非替尼反应良好。经导管动脉栓塞(TAE)可以显著减少术中出血量,使术野清晰,并有助于最大范围切除骶尾骨脊索瘤。这是一种令人鼓舞的骶尾骨脊索瘤切除技术。放疗在治疗骶前肿瘤中的作用还没有完全明确:脊索瘤等肿瘤被认为具有抵抗标准剂量放疗的特性。CIRT 已在日本试验中使用,在局部控制骶前肿瘤方面已报道了令人鼓舞的结果。有研究利用 MET-PET检查接受 CIRT 的脊索瘤患者,15 例患者中 10 例表现为原发性骶尾骨脊索瘤,无远处转移;肿瘤直径范围为 7~15 cm。当病变被认为不可切除,患者不是医学上不适合或拒绝手术时,可以选择 CIRT。MET-PET 显示,CIRT 治疗脊索瘤后肿瘤代谢活性降低,3 年的局部控制率超过 73%,而常规放疗的控制率约为 35%。诸如此类的进展证明了放疗在新辅助治疗中可能最终对某些类型骶前肿瘤有积极作用。潜在的益处包括:①使较大的放射敏感性肿瘤减小,从而保留那些原本需要大切缘切除的重要结构;②直接照射较小的电场,从而降低患者的术后并发症发生率。

二、适应证和禁忌证

1.适应证 骶前肿瘤均应手术治疗。一经确诊,鉴于其具有恶性和潜在恶性可能,无论患者有无症状,原则上均应行手术切除肿瘤。常见手术入路主要包括经腹入路、经骶入路、经腹骶联合入路等。

参考腹腔镜手术的经验,笔者认为机器人骶前肿瘤手术应具备以下条件。

(1)肿瘤上界位于 S3 水平以上。手术入路取决于肿瘤的大小、位置及与周围组织的关系,目前的主流观点认为:位于 S3 水平以上的肿瘤宜采用经腹入路,经腹手术会使位置较高的肿瘤暴露更加清楚;位于 S3 水平以下的肿瘤宜采用经骶入路(图 21-4)。故机器人手术宜在肿瘤上界位于 S3 水平以上的病例中开展,此时能够充分发挥腹腔镜下视野清晰的优势。

(2)肿瘤的直径不宜过大。文献中大部分腹腔镜手术病例的肿瘤直径在 10 cm 以下,虽然研究报道肿瘤大小不是影响腹腔镜骶前肿瘤切除术开展的因素,但需要注意的是,即使腹腔镜下能够完成较大肿瘤的分离,术者还是要做一较大的辅助切口取出肿瘤,这样就在一定程度上失去了腹腔镜微创的意义。

(3)肿瘤未侵犯骶骨或未与盆腔内脏器粘连。少数恶性骶前肿瘤可出现骶骨或盆腔内器官侵犯的情况,手术时需切除骶骨或受侵犯的器官,机器人手术难以完成扩大切除,手术难度增大。同时考虑到恶性肿瘤切除术中存在瘤体破裂和种植转移的风险,不推荐用机器人手术系统来实施手术。

2.禁忌证 患者存在绝对不能手术的合并症。

三、术前准备

只要外科医生了解该区域的解剖结构,熟悉不同的切除方法,骶前小肿瘤的手术处理相对简单。较大的骶前肿瘤,特别是恶性和/或涉及周围结构的,在技术上具有挑战性,需要进行多学科合作,并进行仔细的术前规划。通常涉及的相关学科包括骨科、神经外科、血管外科、整形外科和放射肿瘤学。

现代新辅助治疗方案的可行性使得多学科治疗对复杂恶性肿瘤至关重要。结合术前影像学检查、活检（需要时）和辅助治疗的持续进展，必须再次强调多学科治疗骶前肿瘤的重要性，因为这对患者有最大的益处。

（1）进行准确的术前影像学检查，以确定肿瘤与邻近结构和切除边缘的关系。如果采用新辅助治疗，应再次进行影像学检查，以确定适当的切除边缘。通过 B 超、CT、MRI（图 21-5）了解肿瘤大小、位置、与周围脏器（血管）的关系，因为神经、血管受压或大血管受累常为不能切除的主要原因。明确肿瘤位置及大血管和重要脏器受累的程度非常关键。电子束 CT 及多排螺旋 CT 可获得清晰的三维图像，以判断肿瘤与周围脏器的关系和血管受累的程度。动脉造影、MRA 可在横断面、冠状面和矢状面三维成像，清楚地显示血管结构，使肿瘤和大血管的关系显示得更加直观和全面。对于有输尿管受侵者，静脉肾盂造影可显示输尿管扭曲、移位、梗阻、扩张、积水等。最近的研究表明，利用超小高顺磁性的氧化铁行磁共振淋巴造影可了解盆腹腔恶性肿瘤是否发生淋巴转移，对术前诊断和手术方案的确定有相当大的参考价值，但尚未普及。

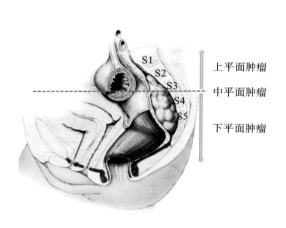

图 21-4　肿瘤与骶骨水平和拟入路的关系

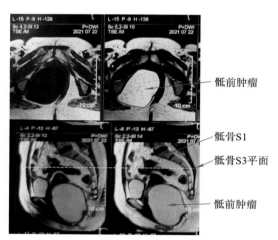

图 21-5　骶前肿瘤 MRI

（2）评估患者的营养状态，并根据需要进行全肠外营养或肠内营养。

（3）阴道准备：避免在患者月经期实施手术，术前 2～3 d 用碘伏擦洗阴道、放置阴道消炎栓剂以防止分离过程伤及阴道。

（4）胃肠道准备：因盆腔腹膜后肿瘤常涉及直肠或乙状结肠，术前 3 d 口服诺氟沙星并尽量进半流食或流食，术前禁食 1 d 并口服聚乙二醇电解质进行充分肠道清洁，耐受差的患者可给予静脉高营养进行补充。

（5）由于有深静脉血栓形成和肺栓塞的高风险，应放置下腔静脉过滤器。盆腔腹膜后肿瘤手术时间较长，达芬奇机器人手术所要求的 CO_2 人工气腹易造成气腹压力的升高和下肢回流不畅，加之中年女性血液黏度增高、肿瘤患者呈高凝状态，极易诱发下肢深静脉血栓形成，应积极预防双下肢深静脉血栓形成。让患者穿弹力袜，同时进行双下肢气压泵加压治疗，对高危患者，可于术后当晚或次日早上进行双下肢血管彩超，排除血栓形成，及早预防治疗。

（6）对于肿瘤较大或接受新辅助治疗的患者，应考虑暂时放置输尿管导管。考虑到肿瘤对腹膜后、盆侧壁压迫、包裹严重者有可能累及输尿管，难以分离或易损伤输尿管，宜于术前在膀胱镜下放置输尿管支架，以便于术中辨别，防止术中输尿管损伤。

（7）麻醉小组应具备良好的设备以处理大量输血。对术中出血应有充分的预计，常规备血 1000～2000 ml 为宜。对于难度较大的手术，术中估计出血量可能达 5000 ml 甚至上万毫升，应充分准备，调动血源。

（8）手术器械和设备：常规机器人手术必备的电铲、双极电剪等，以及标本袋、血管器械、止血材料等。

（9）根据手术入路正确摆放体位，同时充分保护压点，避免对颈部及软组织造成压伤。

（10）建立上肢大静脉通道：用于术中监测中心静脉压和大量快速输血输液，根据需要可进行有创动脉压监测。

（11）术中应用抗生素：术前半小时静脉输入抗生素，手术达 3 h 时追加第二次抗生素。应尽量使用广谱抗生素和抗革兰阴性菌的抗生素。

四、手术步骤

骶前肿瘤的适当手术入路是通过适当的影像学检查（CT 和 MRI）确定的，可以显示病变的位置、性质、大小以及邻近脏器、骶骨或盆侧壁的受累情况。手术范围由肿瘤的性质决定：良性骶前肿瘤需要完全切除，而恶性肿瘤需要根治性切除，如果涉及邻近器官，则需要整块切除。如果肿瘤是恶性的，不完全切除会增高局部复发率和降低生存率。

笔者在常规机器人手术使用 5 个套管针：1 个在左腹部脐高处，设置 12 mm 的穿刺孔（镜头）；1 个在右脐外侧约 10 cm 处（Si 系统为 1 号机械臂）；1 个在左脐外侧约 10 cm 处（Si 系统为 2 号机械臂）；1 个在右上腹，1 个在左下腹，为辅助操作孔。在对接机器人手术系统之前，将患者置于头低脚高位，小肠置于右上象限。打开直肠旁腹膜层，在骶岬下至膀胱的高度。于直肠壁和肛提肌分离肿瘤，注意保护腹下丛和盆内脏神经丛。当囊肿偶然被切开时，立即抽出其内液体。

（一）患者体位

大多数手术需要采用头低脚高位，使肠管等腹腔脏器因重力自动滑向上腹区，从而充分暴露盆腔术野。同时采用膀胱截石位便于操作举宫器和进行阴道手术操作。患者臀部应超出手术床缘 2～3 cm，以防上举受限。

（二）套管针位置（图 21-6）

镜头穿刺孔的位置：脐上正中距离耻骨联合 20～25 cm、向左偏 2～3 cm 处置入 12 mm套管针，用来放置机器人镜头。

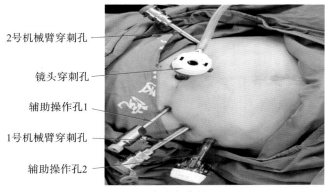

2号机械臂穿刺孔
镜头穿刺孔
辅助操作孔1
1号机械臂穿刺孔
辅助操作孔2

图 21-6　腹壁套管针位置

机械臂穿刺孔位置：1号机械臂穿刺孔位于镜头穿刺孔右侧约 10 cm 处,偏脚侧 15°～30°。1号机械臂穿刺孔与镜头穿刺孔间的距离应较大,便于在两者之间设置辅助操作孔。2号机械臂穿刺孔位于镜头臂穿刺孔左侧约 10 mm 处,偏脚侧 15°～30°。套管针穿刺深度以深黑色标记区刚好显露为宜。

辅助操作孔的位置:镜头穿刺孔与1号机械臂穿刺孔连线中分线上偏头侧、距离机械臂穿刺孔 5 cm 以外处置入 5 mm 的套管针。

（三）直肠系膜分离

直肠系膜应该首先从病灶的前部分离(图 21-7 至图 21-9),然后病灶必须从骶前筋膜分离。移除肿瘤之前,必须确定病灶的供应动脉并闭合,因为供应动脉可能是骶中动脉。机器人技术用于骶前入路手术分离更方便。

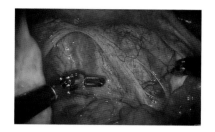

图 21-7　盆底腹膜表面正常
（未见骶前肿瘤）

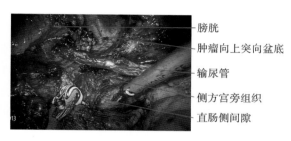

——膀胱
——肿瘤向上突向盆底
——输尿管
——侧方宫旁组织
——直肠侧间隙

图 21-8　分离右侧盆底间隙

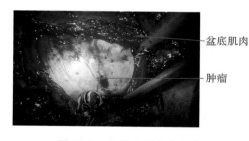

——盆底肌肉
——肿瘤

图 21-9　分离右侧盆底肌肉

（五）肿瘤处理

（四）血管处理

应避免强力牵扯肿瘤,肿瘤较大时极易累及髂血管,髂静脉撕破的发生率远大于髂动脉,且出血更不易控制。骶前及靠近大血管处不可盲目分离,有时肿瘤新的滋氧血管比较粗大,也应认真对待。当肿瘤与大血管关系不明时,可在包膜内切除或先切除大部分肿瘤,待视野扩大后再处理血管和切除残存肿瘤,对于出血明显的血管,可用金属夹或聚丙烯夹止血。

当肿瘤有囊性变或液腔时,可先吸除液体(图 21-10),缩小肿瘤体积,以利于手术操作(图 21-11 至图 21-13)。

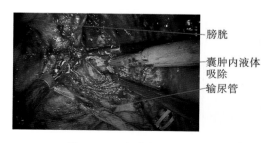

——膀胱
——囊肿内液体吸除
——输尿管

图 21-10　囊肿内液体吸除

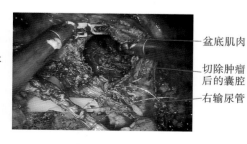

——盆底肌肉
——切除肿瘤后的囊腔
——右输尿管

图 21-11　肿瘤切除后

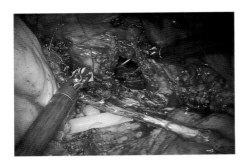

图 21-12　缝合盆底肌肉

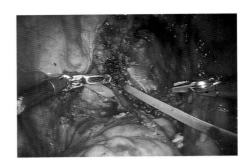

图 21-13　关闭囊腔、放置引流管

五、术后处理

(一)常规护理

手术结束 24 h 后鼓励患者下床活动,以促进肛门排气;指导患者摄入清淡、易消化食物,禁食刺激性及易产气食物等。

(二)病情观察

严密观察患者生命体征变化,切口有无红肿、疼痛及渗血渗液。气腹会使大多数患者出现腹胀、肩痛等不适感,应做好解释工作,必要时予以镇痛剂缓解疼痛。术后保持外阴清洁。常规预防性应用抗生素 3 d,复查血常规。

(三)术后心理护理

患者会感到自己很不幸,多有自卑感、焦虑、烦躁不安等,医护人员应耐心听取患者倾诉,并予以关怀。将手术成功的结果及时告知患者。

(四)出院指导

保持大便通畅,注意会阴清洁卫生,禁性生活 1 个月。机器人辅助下切除骶前肿瘤难度较大,对术者要求较高,目前国内外较少开展。该手术具有创伤小、愈合快、盆腔干扰小、不易发生粘连、手术安全、效果好等优点。手术康复快、住院时间短,因此应重视患者术后护理及术后随访检查。

六、并发症及其防治

有报道称,骶前肿瘤切除术后并发症发生率为 30% 以上,可能与患者年龄、肿瘤直径、周围器官受侵犯范围、病情复杂程度等相关。

(一)低蛋白血症和贫血

低蛋白血症和贫血是骶前肿瘤患者术后常见的并发症。低蛋白血症和贫血的发生与血清白蛋白和红细胞丢失直接有关,而血清白蛋白和红细胞丢失除了与手术创伤应激有关外,还与患者基础疾病、肿瘤大小、手术时间、术中出血量、术中输液量、术前白蛋白水平等相关。对术前营养状态差、肿瘤体积大的患者及时进行临床干预和早期营养支持是防治低蛋白血症和贫血的关键。因此加强围手术期营养管理是重点。若术中创面大、手术时间长、出血量多,则术后易出现低蛋白血症和贫血。肠功能恢复后开始经口进食,逐步从流质、半流质到普通食物,增加肠内营养液,注意有无腹痛、腹胀、腹泻情况,及时调整进食量和种类。

（二）术中大出血

骶前肿瘤手术最大的风险是术中大出血，出血原因主要是大血管损伤，其次为创面广泛渗血及骶前静脉丛破裂出血，尤其是髂静脉闭塞后导致的大量侧支循环形成。此外，肿瘤过大、过深，术野显露不充分，分离困难，肿瘤自身血管异常增生，均可造成难以控制的大出血。患者常因出血量大且迅速，短时间内即出现失血性休克，甚至死亡，因此出血的预防非常重要。

预防出血的方法如下。

（1）维持良好的麻醉，使术野充分显露，是预防出血的基本要求。尽量避免盲目、粗暴地操作，分离时由易到难，逐步进行，切忌急躁。

（2）预处理重要血管。如肿瘤巨大，可采用腹主动脉或髂总动脉阻断，每次 30 min，间歇开放 5 min。多数骶前肿瘤的主要供血血管是髂内动脉，因此可先行机器人双侧髂内动脉结扎术，这样可明显降低大出血的发生率。如瘤体巨大，术中显露髂内动脉困难，应术前行双侧髂内动脉栓塞术。

（三）直肠壁损伤

由于肿瘤周围纤维化，囊肿不可避免地会累及直肠壁，将囊壁与直肠壁完全分离是不可能的。分离时常常损伤直肠壁，此时可用可吸收缝线间断缝合来进行双层封闭。

（四）神经损伤

盆底肌协同失调和下肢无力。

七、效果评价

骶前肿瘤是罕见的病变，表现为非特异性体征和症状，导致诊断困难。横断面成像是评估骶前肿瘤的必要手段，它通过确定肿瘤的范围和病变的性质（实性或囊性）来帮助规划正确的手术入路。术前影像引导活检的组织诊断对于处理实性和异质性囊性肿瘤至关重要。纯囊性病变不应做活检，除非高度怀疑为恶性。最后，这些肿瘤必须以多学科合作的方法处理，以最大限度地造福患者。手术作为治疗的主要手段，可以确定诊断并预防恶性变和继发性细菌感染相关的不良后果。良性骶前肿瘤患者的预后良好。恶性骶前肿瘤患者的预后已经有了实质性改善，新辅助治疗的发展可能会进一步改善恶性骶前肿瘤患者的预后。

八、技术现状及展望

骶前肿瘤成功切除的关键在于确定最佳手术入路。成年女性骶前肿瘤主要依据术前体格检查、MRI 或 CT 检查进行分型。全面了解肿瘤的解剖情况对于确定手术入路有重要意义。临床常见的手术途径有经骶入路、经腹入路或经腹骶联合入路，少见的亦有经阴道入路和经直肠入路。

骶前肿瘤的手术入路选择原则，主要根据肿瘤上界所在的位置来决定：如果肿瘤上界在 S3 水平以下，则经骶入路切除；如果肿瘤上界高于 S3 水平或与周围组织粘连，则需要经腹入路或经腹骶联合入路切除。

（一）经骶入路

此入路适用于位置较低的肿瘤，对于 S3 水平以下的骶前肿瘤是理想的入路。患者取俯卧折刀位，用胶布分开臀部。在下骶骨中线做一切口至肛门皮水平，确保保留肛门外括约肌。横切肛门尾骨韧带,以暴露肿瘤,便于剥离病灶与直肠系膜之间的平面。为了提供足够的暴露空间进行分离,可以横断尾骨,分离臀肌,当肿瘤直径>10 cm 或经骶入路很难切除时,可考虑先切除尾骨,必要时可切除 S4 或 S5 椎体。一般由骨科医生完成,该入路容易损伤骶神经,可能会导致排便异常及性功能异常,术中出血量较多。进行 S4、S5 椎体切除术后,一旦肿瘤暴露充分,则可以从直肠中分离出来。对于直肠系膜和直肠后病变(如果是良性病变),如果病灶非常小或为囊性,则给非惯用手戴双层手套,将食指放在肛管和直肠下部,通过食指向前按压将病灶推到切口。直肠指检过程中,指尖触及肿瘤上界者,可选择经骶入路,术中手指放入直肠进行指示可防止在解剖过程中对直肠壁造成医源性损伤。如果病灶与直肠粘连,不能安全切除,则可随病灶切除一部分直肠壁,再修复缺损。

(二)经腹入路

此入路适用于肿瘤位置较高、体积较大且没有尾骨浸润者,有利于暴露盆腔血管、输尿管、直肠等重要解剖结构。所以,当肿瘤下界在 S4 水平以上时,行经腹入路手术。术前影像学检查必须确认骶骨未受累。将直肠和输尿管从肿瘤的上方及前方游离推开,常能整体切除肿瘤。传统的开腹手术和经骶入路手术损伤大,患者术后恢复慢。近年来,腹腔镜手术及机器人手术已经被证明是安全有效的替代方案。腹腔镜下骶前肿瘤切除术越来越受到重视,具有微创、术后恢复快、镜下视野清晰广阔、对血管解剖更精细等优势。腹腔镜及机器人辅助下切除腹膜后肿瘤难度较大,对术者技术要求非常高。

(三)经腹骶联合入路

此入路适用于肿瘤上、下界均跨越 S3 水平,范围较大,合并感染或恶性肿瘤者。可先经腹部操作,部分游离,然后经骶部切开取出肿瘤,一般由外科医生联合骨科医生完成。这种方法最常见的是先行开腹手术或腹腔镜/机器人手术,检查腹膜腔是否有腹膜植入物或是否有恶性转移性疾病。然后游离乙状结肠,识别并保护输尿管。从骶岬下方进入直肠后腔,从骶前筋膜到肿瘤的上部解剖直肠系膜。如果可能,应将肿瘤前部从直肠系膜上剥离。手术完成后,将肿瘤的后部与骶前筋膜分离。即使肿瘤是恶性的,在肿瘤包膜和直肠系膜之间也有一个可识别的平面,可以保留直肠。如果这一步骤由于肿瘤的大小或直肠的变形不能完成,则必须将直肠连同肿瘤一起整体切除,包括累及的骶骨或神经根。为了防止大便失禁和尿失禁,至少需要保留一个 S3 神经根。如果不能单独保留 S3 神经根,则应进行结肠造瘘术。如果需要整块切除,可在骶岬处用吻合器横断直肠乙状结肠交界处,然后将直肠前壁与阴道后壁分开,剥离到肛提肌水平。如果要整块切除直肠,则在手术的后半程完成肛门和肛管的剥离。如果病变是良性的或患者复发风险低,可以进行端端吻合。在进行骶骨切除术时,应在重要结构后方放置一个厚厚的硅橡胶网。腹部手术可能会发生大量出血。结扎骶骨中外侧血管以及髂内动脉和静脉可以减少出血。腹部手术过程中,将肿瘤从直肠系膜中剥离,可能需进行直肠切除术。

(四)经阴道入路

经阴道入路治疗骶前肿瘤的报道极少,仅有两例。一例因骶前肿瘤压迫导致阴道后壁脱垂,肿瘤位于直肠右后侧,大小约 10 cm,直肠指检时指尖可触及肿瘤上界。另一例无明显症状,仅妇检时可扪及一肿物位于子宫及直肠右后侧,神经检查未见异常,膀胱括约肌功能正常。由于骶前肿瘤与阴道后壁之间无重要的血管、神经走行,经阴道切除时损伤神经、血管的机会小于经骶入路手术,可由妇科医生完成。如果为非直肠正后方的活动度较好的良性骶前肿瘤,肿瘤上界位于 S5 水平以下,可以将食指置于直肠,避开直肠,切开肿瘤表面阴道壁,为完整剥除肿瘤创造条件。

(五)经直肠入路

经直肠入路切除骶前肿瘤的报道较少。有报道经直肠入路手术,直肠指检时肿瘤上界均在指尖范围以下,肿瘤直径 1～8 cm,活动可,均无骨质侵犯,一般由肛肠科医生完成。

总之,对于成年女性骶前肿瘤,若肿瘤上界位置较低(S5 水平以下),阴道或直肠指检可触及肿瘤上界,肿瘤偏离正中线,与周围组织粘连不紧密,未侵犯尾骨,则可考虑经阴道入路手术,行经阴道入路手术时可将食指放入直肠指示,避免在切开阴道黏膜暴露囊壁时损伤肠道。若肿瘤位于骶前正中,直肠正后方水平,与周围组织粘连紧密,或考虑侵犯尾骨,则应考虑经骶入路手术。如果三合诊不能触及骶前肿瘤上界,上界高达 S3 水平以上,下界经向上推仍低于 S5 水平,且偏离正中线,则腹腔镜下经阴道骶前肿瘤切除术是一种比较合适的选择;但若肿瘤位于骶前正中,直肠正后方水平,活动欠佳,则不适合采取经阴道入路手术。对于肿瘤下界位于 S3 水平或活动度较好的肿瘤,若术中能将肿瘤下界从阴道向上推挤至 S5 水平以上,则可考虑经腹腔镜或开腹将肿瘤完整切除。

不同学科之间术者的手术经验有很大差异,如普外科医生擅长经腹入路手术,骨科、肛肠科医生擅长经骶入路手术或经直肠入路手术,妇科医生擅长经腹入路手术或经阴道入路手术。所以,不同入路的手术应该由专科医生施行,经骶入路手术需由骨科医生实施;经腹入路手术由妇科医生或普外科医生实施;经阴道入路手术需由妇科医生实施;经直肠入路手术需由肛肠科医生实施。此类手术必须有周密的准备,多学科密切配合。骶前肿瘤患者很少有机会被收到妇科,所以有些患者错失了经阴道入路手术的机会,对于骶前肿瘤成年女性患者,经严格的术前评估,经阴道入路手术是不应被忽视的入路选择。

综上,机器人骶前肿瘤切除术是可行和安全的。机器人经骶入路手术是很好的方法,尤其是肿瘤位于肛提肌以上者。机器人手术可以提供更好的视觉效果,尤其是对于肥胖患者,可做到清清楚楚解剖、明明白白手术。

(陈必良)

参 考 文 献

[1] UDARE A S,MONDEL P K. Extrauterine choriocarcinoma:another uncommon primary pelvic retroperitoneal mass seen in adults[J]. Radiographics,2013,33(1):301-302.

[2] LEWIS S J,WUNDER J S,COUTURE J,et al. Soft tissue sarcomas involving the pelvis[J]. Surg Oncol,2001,77(1):8-15.

[3] BULLARD DUNN K. Retrorectal tumors[J]. Surg Clin North Am,2010,90(1):163-171.

[4] HAN J G,WANG Z J,GAO Z G,et al. Human acellular dermal matrix for pelvic floor reconstruction after cylindrical abdominoperineal resection[J]. Hepatogastroenterology,2011,58(109):1205-1207.

[5] ROSENBLATT G S,WALSH C J,BASILE J J. Pelvic hem angiopericytomaina patient with mixed germ cell tumor of the testis[J]. J Urol,2001,166(5):1824-1825.

[6] LA FIANZA A,ALBERICI E,MELONI G,et al. Extraperitoneal pelvic leiomyosarcoma.

MR findings in a case[J]. Clin Imaging,2000,24(4):224-226.

[7] SUSINI T,TADDEI G,MASSI D,et al. Giant pelvic retroperitoneal liposarcoma[J]. Obstet Gynecol,2000,95(6 Pt 2):1002-1004.

[8] PIERIE J P,BETENSKY R A,CHOUDRY U,et al. Outcomes in a series of 103 retroperitoneal sarcomas[J]. Eur J Surg Oncol,2006,32(10):1235-1241.

[9] AN J Y,HEO J S,NOH J H,et al. Primary malignant retroperitoneal tumors:analysis of a single institutional experience[J]. Eur J Surg Oncol,2007,33(3):376-382.

[10] GOCKEL I,OBERHOLZER K,GÖNNER U,et al. Retroperitoneale sarkome:diagnostik und therapie[J]. Zentralbl Chir,2006,131(3):223-229.

[11] 肖静. 成年女性骶前肿物分型及手术入路选择[J]. 中国微创外科杂志,2017,17(1): 24-26.

[12] NEALE J A. Retrorectal tumors[J]. Clin Colon Rectal Surg,2011,24(3):149-160.

[13] 王群敏,王飞霞,倪丽芳,等. 原发性骶前肿瘤切除患者术后并发症的分布特点与护理对策[J]. 中华危重症医学杂志(电子版),2020,13(6):475-477.

[14] 朱晓明,高显华,张卫. 腹腔镜手术在骶前肿瘤治疗中的应用价值[J]. 结直肠肛门外科,2020,26(3):268-271.

第二十二章　机器人子宫阴道骶骨固定术

一、概况

超过 40％的 40 岁及以上女性有盆腔器官脱垂（pelvic organ prolapse，POP）。POP 是指阴道前壁、阴道后壁、子宫（宫颈）或阴道顶端（阴道穹隆、子宫切除术后阴道残端）中的一个或多个下降膨出。POP 的发生是由盆腔器官支撑组织无力所致，由于资源匮乏地区人群的预期寿命延长等因素，POP 的患病率目前正在增加，尽管其广泛流行，但仅 2％～3％的患者出现症状。POP 的症状（包括尿失禁或大便失禁、盆腔疼痛、性功能障碍、阴道不适以及膀胱和肠道功能改变）取决于脱垂类型。有症状的 POP 患者常主诉阴道肿块隆起，尿失禁或大便失禁等。POP 进一步发展会影响患者的身体形象和性行为，这极大地影响了女性的生活质量。

（一）盆底支撑的解剖

肌肉与筋膜组成女性的盆底，盆底的重要功能是封闭骨盆出口，承载并维持盆腔器官于正常的解剖位置。近年来盆底结构的解剖学研究日趋完善，较具代表性的有腔室理论、三个水平理论和吊床假说等。

1. 腔室理论　腔室理论在垂直方向上将女性的盆腔分为前、中、后三个腔室。

（1）前盆腔包括尿道、膀胱和阴道前壁。

（2）中盆腔包括子宫和阴道顶部。

（3）后盆腔包括阴道后壁和直肠。

腔室理论将 POP 具体细化到每个腔室。

2. 三个水平理论　1994 年，DeLancey 建议在水平方向上将盆底支撑结构分为"三个水平"。

（1）第一水平为上层支持结构（子宫主韧带-子宫骶韧带复合体），其垂直悬吊子宫和阴道上三分之一，是盆底首要的支撑部分。

（2）第二水平为旁侧支撑结构（肛提肌群及膀胱、直肠阴道筋膜），其由耻骨宫颈筋膜附着于双侧腱弓形成的白线和直肠阴道筋膜及肛提肌组成，在水平方向上支撑着膀胱、阴道上三分之二和直肠。

（3）第三水平为远端支撑结构（会阴体和括约肌），其由耻骨宫颈筋膜、向远端延伸到阴道的直肠筋膜与会阴体融合形成，支撑尿道远端和肛门。

3. 吊床假说　吊床假说将支撑女性尿道和膀胱颈的盆底筋膜和阴道前壁比作"吊床"。盆底筋膜四周和盆筋膜腱弓连接的肛提肌收缩，犹如"吊床"被拉紧，挤压尿道，便可使尿道内压抵挡升高的腹压，控制尿液排出。然而，假如"吊床"遭到损坏，膀胱和尿道可过度活动，在腹压增大时，尿道不能正常闭合产生抗力，尿失禁便可发生。

4. 整体理论　Petros 和 Ulmsten 提出的整体理论认为，盆底由不同腔室、不同阴道支持轴水平共同组成，不能孤立理解。不同腔室和不同阴道支持轴水平的脱垂相对独立，例如：

子宫和阴道顶部脱垂由第一水平缺陷导致,阴道前后壁膨出则由第二、三水平缺陷造成;不同腔室和不同阴道支持轴水平的脱垂之间又相互作用,相互影响,例如尿失禁常与阴道前壁膨出伴随出现,直肠膨出则常与阴道后壁膨出一同出现。盆底支撑组织中神经、肌肉、筋膜、韧带是一个有机的整体,相互作用从而支撑着盆腔器官处于正常位置。

（二）诊断

因 POP 就诊的患者通常会出现阴道隆起的感觉,某些情况下可能会触及阴道肿块。由于盆腔器官(膀胱和直肠)解剖移位,阴道脱垂者可能有尿路相关症状,即排尿症状,如间歇性流尿和尿潴留。排便症状可能包括便秘和粪便污染。性交障碍发生率也较高,如性交困难和性欲下降。以上症状影响女性自尊和身体形象。

1. 骨盆检查　患者取膀胱截石位,嘱患者咳嗽或做 Valsalva 动作以最大限度突出阴道。每个腔室应该单独评估。前盆腔、中盆腔和后盆腔脱垂分别与膀胱膨出、子宫脱垂或阴道穹隆脱垂(子宫切除术后)和直肠前突的意义相同。测量每个腔室相对于固定的参考点——处女膜的脱垂程度。国内外最推荐使用的 POP 评估法是 POP-Q(pelvic organ prolapse quantitation)分度法,这种方法更精准、更普适。

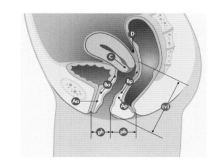

图 22-1　POP-Q 分度法中 6 个点、3 条线所在的位置

2. POP-Q 分度法　POP-Q 分度法是一个客观的、可重复操作的方法,其将脱垂分为 0 至 Ⅳ 度。POP-Q 分度法于 1996 年由 Bump 教授等最早在 *AJOG* 上提出,虽其在起初几年遭到较多抵制,但随着越来越多的研究和文献支持,目前 POP-Q 分度法已成为国际尿控协会(ICS)、美国妇科泌尿协会(AUGS)等首选的 POP 分级方法,也是目前国际上唯一一通用的标准。POP-Q 分度法是客观的位点特异性方法,用于女性 POP 的描述和分期。该方法通过测量代表着脱垂阴道的前壁、顶部和后壁的各个点,绘制出阴道"地形图",然后利用这些点来确定脱垂的分度。

以处女膜为参照(0 点);以阴道前壁、后壁和顶部的 6 个点为指示点(前壁两点 Aa、Ba,后壁两点 Ap、Bp,顶部两点 C、D)。以这 6 个点相对于处女膜的位置变化(分别用 Aa、Ba、Ap、Bp、C、D 表示)为尺度(指示点位于处女膜缘内侧记为负数,位于处女膜缘外侧记为正数),对脱垂进行量化。同时记录阴道全长(total vaginal length,tvl)、生殖道裂孔(genital hiatus,gh)高度(用 gh 表示)、会阴体(perineal body,pb)长度(用 pb 表示)。

（1）POP-Q 分度法中的 6 个点、3 条线如图 22-1所示。

（2）POP-Q 分度法中各个点的含义及正常数值范围如表 22-1 所示。

表 22-1　POP-Q 分度法中各个点的含义及正常数值范围

参照点	解剖描述	正常数值范围/cm
Aa	阴道前壁中线距处女膜缘 3 cm 处,对应"膀胱尿道"皱褶处	−3
Ba	阴道前穹隆的反折或阴道残端(子宫切除者)距离 Aa 点最远处	−3
Ap	阴道后壁中线距处女膜缘 3 cm 处	−3
Bp	阴道后穹隆的反折或阴道残端(子宫切除者)距离 Ap 点最远处	−3

参照点	解剖描述	正常数值范围/cm
C	子宫完整者,代表宫颈外口最远处;子宫切除者,则相当于阴道残端	−tvl 至−(tvl−2)
D	阴道后穹隆或直肠子宫陷凹的位置,解剖学上相当于子宫骶韧带附着于宫颈水平处;子宫切除术后无宫颈者,D 点无法测量。D 点用于鉴别宫颈有无延长	−tvl 至−(tvl−2)
gh	尿道外口到阴唇后联合中点的距离	—
pb	阴唇后联合到肛门开口中点的距离	—
tvl	当 C、D 在正常位置时,阴道顶部至处女膜缘的总长度	—

例如:Aa 指阴道前壁中线距处女膜缘 3 cm 处,代表的是尿道的位置,没有脱垂的时候,其在处女膜缘上方 3 cm 处,记为−3 cm,脱垂最严重的时候是＋3 cm;Aa 脱垂比较严重的时候,往往提示患者可能存在压力性尿失禁。

(3)POP-Q 分度法的具体划分依据见表 22-2。

表 22-2　POP-Q 分度法的具体划分依据

分度/度	解剖描述	定位描述
0	无脱垂	Aa、Ap、Ba、Bp 均在−3 cm 处,C 或 D 在−tvl 至−(tvl−2)cm 处
I	范围大于 0 度,脱垂的最远端在处女膜缘内侧,距处女膜缘 1 cm 以内	脱垂的最远端定位于−1 cm 以内
II	脱垂的最远端在处女膜缘外侧,距处女膜缘 1 cm 以内	脱垂的最远端定位于−1 cm 至＋1 cm
III	脱垂的最远端在处女膜缘外侧,距处女膜缘 1 cm 以上,但小于(tvl−2)cm	脱垂的最远端定位于＋1 cm 至(tvl−2)cm
IV	全部脱出,脱垂的最远端超过处女膜缘(tvl−2)cm	脱垂的最远端定位于(tvl−2)cm 以上

利用 POP-Q 分度法进行检查时,以盆腔器官应该处于的最大脱垂状态为准,然后根据各个点的位置来反映脱垂的程度。通过这样的标准评估,治疗更精准。

(4)不同脱垂程度的图示解析。

①0 至 IV 度子宫脱垂图示分别见图 22-2 至图 22-6。

②I 至 III 度阴道前壁膨出图示分别见图 22-7 至图 22-9。

③I 至 III 度阴道后壁膨出图示分别见图 22-10 至图 22-12。

无评估、不治疗。通过专业的评估了解脱垂程度,制订针对性的治疗方案。

3. 经阴道超声、MRI　在复杂病例中行经阴道超声和骨盆底的动态 MRI 可以对骨盆腔进行全面的非侵入性评估。

(1)经阴道超声:快速且简单,具有更高的可用性。

(2)MRI:可以生成骨盆高质量图像,动态 MRI 可以进行功能评估。可用于涉及多腔室

POP-Q测量值/cm

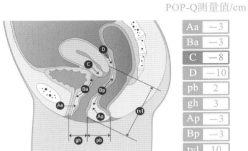

Aa	−3
Ba	−3
C	−8
D	−10
pb	2
gh	3
Ap	−3
Bp	−3
tvl	10

图 22-2　正常情况子宫 POP-Q 测量值

POP-Q测量值/cm

Aa	−2
Ba	−2
C	−6
D	−8
pb	3
gh	3
Ap	−2
Bp	−2
tvl	10

图 22-3　Ⅰ度子宫脱垂 POP-Q 测量值

POP-Q测量值/cm

Aa	+1
Ba	+1
C	0
D	−2
pb	1
gh	4
Ap	+1
Bp	+1
tvl	10

图 22-4　Ⅱ度子宫脱垂 POP-Q 测量值

POP-Q测量值/cm

Aa	+2
Ba	+3
C	+4
D	+1
pb	1
gh	5
Ap	+2
Bp	+2
tvl	10

图 22-5　Ⅲ度子宫脱垂 POP-Q 测量值

POP-Q测量值/cm

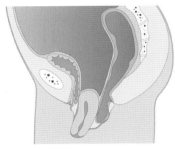

Aa	+3
Ba	+5
C	+8
D	+5
pb	1
gh	8
Ap	+3
Bp	+5
tvl	10

图 22-6　Ⅳ度子宫脱垂 POP-Q 测量值

POP-Q测量值/cm

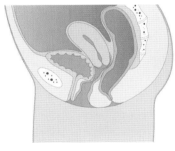

Aa	−2
Ba	−2
C	−7
D	−9
pb	3
gh	2
Ap	−2
Bp	−2
tvl	10

图 22-7　Ⅰ度阴道前壁膨出 POP-Q 测量值

POP-Q测量值/cm

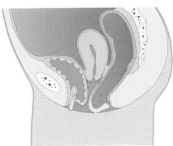

Aa	−1
Ba	−1
C	−5
D	−7
pb	2
gh	3
Ap	−1
Bp	−1
tvl	10

图 22-8　Ⅱ度阴道前壁膨出 POP-Q 测量值

POP-Q测量值/cm

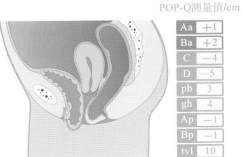

Aa	+1
Ba	+2
C	−4
D	−5
pb	3
gh	4
Ap	−1
Bp	−1
tvl	10

图 22-9　Ⅲ度阴道前壁膨出 POP-Q 测量值

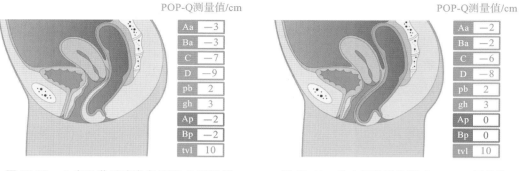

POP-Q测量值/cm

Aa	—3
Ba	—3
C	—7
D	—9
pb	2
gh	3
Ap	—2
Bp	—2
tvl	10

图 22-10　Ⅰ度阴道后壁膨出 POP-Q 测量值

POP-Q测量值/cm

Aa	—2
Ba	—2
C	—6
D	—8
pb	2
gh	3
Ap	0
Bp	0
tvl	10

图 22-11　Ⅱ度阴道后壁膨出 POP-Q 测量值

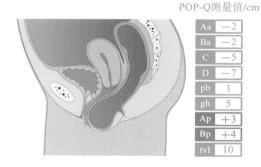

POP-Q测量值/cm

Aa	—2
Ba	—2
C	—5
D	—7
pb	1
gh	5
Ap	+3
Bp	+4
tvl	10

图 22-12　Ⅲ度阴道后壁膨出 POP-Q 测量值

脱垂的复杂病例,也可用于评估术后并发症,如脓肿和炎症等情况。

（三）治疗

根据患者具体情况拟定 POP 治疗的个体化方案。当前,轻中度 POP 患者一般首选非手术治疗,重度 POP 患者或采用非手术治疗效果欠佳者或术后复发者则更倾向于选择手术治疗。

1. 非手术治疗

（1）盆底肌训练:盆底肌训练是一种有效且具有成本效益的治疗方法,被推荐为轻度 POP 的一线治疗。

（2）子宫托:放置于阴道内,防止子宫和阴道壁脱出,分为支撑型和填充型两类,是极其重要的保守治疗方式之一。其适应证比较广泛,如全身状况不佳、不适宜手术的老年患者可以使用,盆底重建术后复发的患者也可以使用,子宫托对妊娠期和产后暂时性的 POP 有缓解作用并能促进恢复。子宫托的应用应遵循个体化原则:挑选适宜型号,阴道与子宫托之间应可容纳 1 指,脱垂部位在放置后复位,在运动、用力、咳嗽时不脱出,患者无不适感,不会对活动造成影响等。

（3）其他治疗:中西医结合、控制体重等。

2. 手术治疗　POP 的手术率随着年龄的增长而增高,POP 的估计手术率为 1000 名女性中每年 1.5～1.8 例,60～69 岁女性中 POP 手术率最高。改善生活质量是女性 POP 治疗的主要目标。骶骨固定和经阴道补片是常用的手术技术。已有 20 多种不同的矫正手术,包括开腹、腹腔镜和机器人子宫阴道骶骨固定术,使用聚丙烯、腹部筋膜或阔筋膜等固定。

1)传统手术方式

(1)阴道前壁修补术:分离膀胱阴道间隙,上推膀胱至膀胱腹膜反折,对膨出的膀胱筋膜和部分肌层做荷包缝合1～3层,剪除多余阴道黏膜,若伴有尿失禁,则同时行压力性尿失禁矫治术。该术式适合单纯中央型筋膜缺陷引发的阴道前壁膨出或尿失禁者。近年随着材料科学的不断发展,修补的同时可加用网片或生物补片来加强修补、减少复发。网片治疗可能引起的常见并发症有糜烂、感染、回缩、骨盆疼痛、阴道出血、性交困难和膀胱出口梗阻。

(2)压力性尿失禁矫治术:压力性尿失禁矫治术种类繁多,达150多种,可分为4类,包括阴道前壁修补术、耻骨后尿道悬吊术、悬吊带术及膀胱颈旁填充剂注射治疗。随着各式合成尿道吊带的不断引入,悬吊带术获得快速发展。如经阴道无张力尿道悬吊术(TVT)、经阴道尿道悬吊术(IVS)、经耻骨上膀胱尿道悬吊术(SPARC)、经闭孔尿道中段悬吊术(TOT)、经闭孔尿道中段无张力悬吊术(TVT-O)等。具体采用何种术式取决于很多因素,如患者的尿失禁类型、尿失禁严重程度和经济状况等。

(3)阴道旁修补术(PVR):阴道旁缺陷引发的阴道前壁膨出常表现为阴道前壁重度膨出,有三种手术入路:经阴道、经开放耻骨后和腹腔镜下耻骨后。应用较广泛的为经阴道的阴道旁修补术,虽然损伤较小、出血量不多,但该术式操作过程中术野暴露较困难。经开放耻骨后阴道旁修补术弥补了经阴道的阴道旁修补术术野差的缺点,但术中出血量较多、损伤较大。近年来,腹腔镜下耻骨后阴道旁修补术术野清晰,能够确定缺陷的具体部位,损伤小、出血量少,有逐渐替代传统阴道旁修补术的趋势。腹腔镜下耻骨后阴道旁修补术应被视为由阴道旁缺损引起的阴道前壁脱垂的一线治疗。

(4)骶棘韧带固定术(SSLF):该术式是指行子宫切除术后,将阴道残端(要求保留子宫者的子宫骶韧带和子宫主韧带)缝合固定于骶棘韧带,可以单侧进行,亦可以双侧进行。该术式适合子宫脱垂同时伴随子宫主韧带、子宫骶韧带松弛的年老体弱者。此术式治疗POP疗效确切,手术时间短,术中损伤轻,恢复快,安全性高。

(5)髂尾肌筋膜固定术:经阴道后壁中线做一切口,在腹膜外沿坐骨棘方向分离至髂尾肌筋膜,悬吊阴道残端于其上(即坐骨棘前下方1 cm)。此术式适用于子宫脱垂并伴随子宫骶韧带和子宫主韧带松弛的患者,特别适合阴道较短、手术无法接近骶棘韧带的患者。此法优点包括使用自体组织修补加固、费用相对较低、操作简单、治愈率高、并发症少。

(6)高位子宫骶韧带悬吊术(HUS):在平坐骨棘水平缝合子宫骶韧带,巩固了第一水平的支撑结构。手术可经阴道、腹或腹腔镜实施。此术式适用于子宫或阴道穹隆脱垂或直肠子宫陷凹疝者,但子宫骶韧带薄弱者不宜应用。

(7)阴道闭合术:包括阴道部分闭合术和阴道完全闭合术。阴道部分闭合术的要领是切除阴道前后壁中央黏膜的对称部分,切除黏膜上达阴道穹隆、下至处女膜内2～3 cm,前后缝合切除部分并于两侧保存两个纵行通道,以便宫颈及阴道的分泌物排出。阴道完全闭合术是切除阴道前壁尿道外口下0.5～3 cm的所有阴道黏膜和阴道后壁处女膜缘以上全部阴道黏膜,并将阴道彻底封闭;该术式适用于重度子宫脱垂且无性生活诉求的合并有内科疾病的老年女性。该手术方法的益处在于安全有效、损伤小。

(8)阴道后壁修补术:将两侧肛提肌缘缝合于直肠之前,以缩小因子宫脱垂而增大的生殖裂孔。因为此修补建立在已经薄弱甚至损伤的组织基础上,故复发率相对较高。

2)新式手术方式　主要是机器人骶骨固定术。

Lane于1962年首次报道了全子宫切除术后阴道穹隆脱垂的女性病例。为了寻找一种子宫切除后仍能保持阴道功能的技术,Lane 提议使用合成材料将脱垂的阴道穹隆固定在骶岬上。这便是我们今天所知的腹部阴道骶骨固定术。多年来,多项研究表明,子宫次全切除术后的宫颈骶骨固定术是治疗子宫脱垂的有效方法。

尽管经阴道手术是最常见的手术方法,占手术干预的 90%,但使用天然组织进行经阴道手术后 POP 复发率高,以及网片相关并发症的报道(美国 FDA 经阴道网片相关诉讼的报道)越来越多,因此这种类型的手术实践减少,而腹腔镜手术增多。腹腔镜手术的复发率和再手术率低于各种经阴道手术(经阴道骶棘阴道固定术、子宫阴道骶骨固定术和经阴道网片手术),唯一的缺点是手术时间更长。然而,腹腔镜阴道骶骨固定术是一个技术上具有挑战性的手术,因为需要深入盆腔操作和高技术的缝合,并发症包括血管损伤和骶神经根损伤,以及随之而来的慢性便秘和疼痛。

阴道骶骨固定术被广泛接受为晚期 POP 的标准治疗。微创阴道骶骨固定术越来越受欢迎,因为它与开放手术的疗效相当,并且能减少出血量、缩短住院时间和缓解术后疼痛。手术方法存在相当大的差异,可能由多种因素决定,包括手术医生偏好和能力,患者 POP 的部位和严重程度,影响泌尿系统、肠道或性功能的其他症状,是否希望保留子宫,目前尚未就最佳方法达成共识。网片暴露的风险也是影响手术医生选择手术方式的常见因素。行子宫切除术的同时行阴道骶骨固定术患者的网片暴露率高达 27.3%,子宫次全切除术与暴露风险降低有关。机器人辅助和传统的腹腔镜阴道骶骨固定术是开腹手术的替代方案,旨在将经阴道手术的优势与开放性阴道骶骨固定术的高成功率相结合。最近的研究发现,腹腔镜全子宫切除术和腹腔镜子宫次全切除术之间的网片暴露率没有差异;机器人全子宫切除术和腹腔镜全子宫切除术之间的比较同样表明,术后 12 个月的网片暴露率没有显著差异。机器人手术具有可在狭窄的骨盆里进行深层缝合操作的优势。

POP 手术仍然是一种选择性手术,能够极大地提高患者的生活质量。对于有多种合并症的患者,仔细评估病史和手术史可能会改变手术方法或不进行手术。最佳治疗方案的选择不仅取决于患者自身因素,包括合并症、患者偏好和期望、个体组织的完整性,还取决于手术医生的经验和专业知识等。POP 修复的理想手术应该是有效和安全的,具有持久的益处,并能改善泌尿系统和肠道功能。新手术必须符合这些标准。自 2004 年以来,机器人阴道骶骨固定术已成为传统腹腔镜手术的可能替代方案。机器人手术与灵活性和精准度提高有关,有助于将网片缝合到阴道。此外,机器人摄像头提供的可视化视野能够更好地保存骶角上方的血管,从而有可能减少出血量。最后,机器人手术可能会影响学习曲线,例如外科医生可能通过更少的病例便可获得手术能力。

二、适应证和禁忌证

1. 适应证　年龄超过 18 岁和有症状的Ⅲ度或Ⅳ度 POP。

(1)以中盆腔缺陷为主的Ⅲ度及以上 POP,特别适合年轻、性生活活跃的患者。

(2)有症状的阴道穹隆脱垂(Ⅱ度及以上)。

(3)POP 术后阴道顶部脱垂复发(有症状,且Ⅱ度及以上)。

术前,若患者以中盆腔脱垂为主且伴有阴道前后壁膨出,可以在行腹腔镜骶骨固定术的同时分离阴道前后壁至膨出的下方放置网片,阴道后壁最低可放在会阴体,阴道前壁可放在膀胱尿道的连接处,这样能同时达到修复阴道前后壁膨出的目的。

2. 禁忌证

（1）严重肥胖（BMI＞35 kg/m²）。

（2）心力衰竭（心功能Ⅲ至Ⅳ级）。

（3）慢性阻塞性肺疾病Ⅲ至Ⅳ期。

（4）凝血功能障碍。

（5）盆腔炎症性疾病和阴道炎的急性发作期。

（6）严重的阴道溃疡。

（7）2次以上既往腹部外科手术和其他大手术和/或全身麻醉禁忌证。

需保留子宫的患者还应排除宫颈和内膜病变。

三、术前准备

（1）术前评估包括详尽的病史采集、体格检查、尿动力学检查、涂片检查和超声检查。术前行超声检查主要是为了了解子宫的位置、大小和内膜的厚度，以及附件区占位性病变的有无、大小、性质（囊性或实性）等，同时可以了解POP的情况等。

（2）根据POP-Q分度法对POP进行分类。

（3）告知患者在术前1周内不要服用非甾体抗炎药/抗凝药物，应进行肠道准备以减少盆腔区域的粪便含量。

（4）建议经常吸烟的患者戒烟，以帮助恢复、切口愈合，并改善患者的整体健康状况。

（5）尽管尿动力学检查没有绝对指征，但这是一种微创检查，可以帮助患者了解排尿相关结局。由于盆腔缺陷复位后，13％～65％的患者会出现新发的压力性尿失禁，建议行隐匿性尿失禁筛查试验，所有患者均应测定残余尿量，有条件者建议行尿流率检查。有尿频、尿急、夜尿等膀胱过度活动症状者，建议行尿动力学检查，同时应行尿常规和尿培养检查。

（6）尿失禁是唯一被专门记录的单一症状。性功能用女性性功能指数进行评估。

四、手术步骤

机器人镜头穿刺器放置在脐上方。一个机械臂穿刺器放置在左侧，另一个机械臂穿刺器和助手的穿刺器放置在与左侧对称的右侧相应部位。

（一）阴道骶骨固定术

对于有子宫者，可先行子宫切除术，再进行腹腔镜下骶前区域的分离，充分暴露右侧结肠侧间隙后，辨认右输尿管，纵向打开骶岬前腹膜，暴露骶前区域，取S1椎体前无血管区作为缝合位点，沿右子宫骶韧带内侧打开侧腹膜（或使网片从侧腹膜下方穿行）至阴道穹隆处。

经阴道或腹腔镜分离膀胱阴道间隙或直肠阴道间隙：在进行腹腔镜操作时，阴道内放置抬举阴道穹隆的器械。对于阴道顶部缺陷的纠正，一般认为分离阴道顶部黏膜距离阴道穹隆3 cm即可。分离膀胱阴道间隙及直肠阴道间隙，深约5 cm。将聚丙烯网片设计、裁剪成Y形，宽度约3 cm。放置阴道前、后壁网片，用0-2可吸收缝线间断缝合固定网片，用1号可吸收缝线连续缝合阴道残端。镜下先暴露右输尿管行程，平骶岬水平用超声刀剪开后腹膜至阴道后壁残端，分离直肠旁、腹膜后疏松结缔组织，暴露骶岬及骶前中动脉、静脉和骶前纵韧带。固定阴道残端于坐骨棘水平，2条网片的游离端用0-2不可吸收缝线间断缝合固定于骶岬下方约2 cm的骶前纵韧带，缝合固定3针，避免网片张力过大。检查阴道顶部是否恢复至解剖位置。检查创面有无活动性出血,用 0-2 号可吸收缝线连续缝合网片上方的盆腹膜,以防网片腐蚀及外露(图 22-13)。

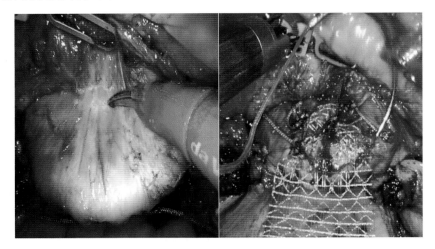

图 22-13　分离膀胱阴道间隙,用不可吸收缝线间断缝合固定网片

(二)子宫或宫颈骶骨固定术

保留子宫或宫颈的骶骨固定术与阴道骶骨固定术相似。打开直肠子宫陷凹的腹膜,分离阴道后壁与直肠间隙,将网片缝合固定在子宫骶韧带附着宫颈处的宫颈周围环上,前方打开膀胱阴道间隙,用网片包绕宫颈前后唇,必要时向下延伸至宫颈耻骨韧带处。两侧分别间断缝合在子宫主韧带复合体上,同时展平膀胱阴道间隙和直肠阴道间隙网片,网片向下延伸达脱垂平面远端,其长度根据 Ⅱ 度脱垂状况而定,以覆盖所有 Ⅱ 度缺陷,甚至可达会阴体(图 22-14 至图 22-16)。

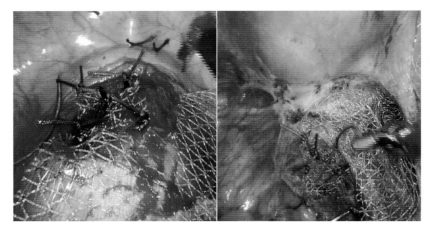

图 22-14　将网片缝合固定在宫颈周围环上

术后阴道内需压迫纱布条以帮助止血和固定网片位置。术后拔除导尿管后测定残余尿量,评估自主排尿功能。对于绝经后患者,建议术后开始使用局部雌激素治疗,每周治疗 2 次,治疗半年以上。

术后 3 个月内避免出现提重物、咳嗽、便秘等增加腹压的情况。禁性生活及盆浴 3 个

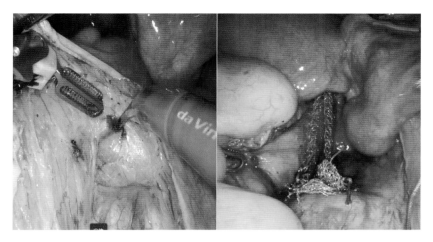

图 22-15　用不可吸收缝线间断缝合,将网片固定于骶岬下方骶前纵韧带

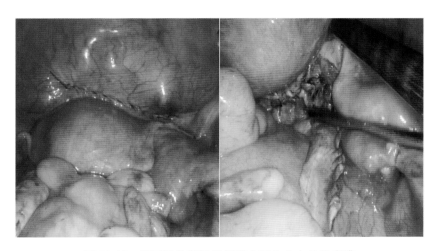

图 22-16　用可吸收缝线连续缝合网片上方的盆腹膜

月,或待阴道黏膜完全修复后进行性生活及盆浴。

　　对于腹部阴道骶骨固定术,推荐使用大孔单丝网,因为其强度高,并发症发生率低。如聚丙烯网由于网孔变宽,顶端下降和网孔伸长的程度变小。此外,网格材料的破坏载荷随着网孔宽度的增加而增加,双网格的破坏强度约为单网格的两倍。1 cm 的宽度是一个有形的阈值,低于该阈值可能会损害修复强度。移植物至少应能承受最大腹压。

　　但是,网孔宽度超过 3 cm 可能会增加网片负担,不会带来额外的好处。虽然有网孔宽度达 6 cm 的报道,但术中在骶前间隙放置过宽的网片可能会影响重要结构的识别和可视化。右输尿管、右髂总动脉、左髂总静脉、骶中血管和骶侧静脉丛均在骶岬1~2 cm 范围内,如果在将网片固定到骶骨上时未明确识别上述结构,则上述结构可能会受损。此外,尽管腹膜闭合,但仍有多达 8.6% 的病例发生肠卡压和梗阻,这凸显了减轻网片负担的重要性。

　　网格强度和伸长率取决于网格的数量和生物力学特性。在笔者的实践中,笔者倾向于使用两条独立的网状带,以允许前后移植物张力具有差异,但一些外科医生习惯使用单条带状 Y 形移植物覆盖阴道壁。2~3 cm 宽的单网在预期的腹压范围内可提供足够的强度。

五、术后处理

(1)术后应用抗生素预防感染。

(2)按摩双下肢预防静脉血栓形成,注意有无活动后下肢不适等。

(3)常规保留导尿管至患者能自主排尿,一般为1～3 d。

(4)术后第1天进流食,术后第2天进半流食,尽量控制及减少大便排出,以利于切口愈合。

(5)术后禁止重体力劳动3～6个月,尽可能减少便秘、咳嗽等使腹压增加的行为。

(6)在术后1个月、3个月、6个月和12个月对患者进行随访,然后每年使用术前评估方案进行评估。

六、并发症及其防治

(一)近期并发症

1.出血 主要发生在骶前血管区,可局部压迫暂时止血,试行缝合、银夹夹闭、烧灼或使用骨蜡等方法止血,若上述方法均无法有效止血,可使用无菌不锈钢止血钉止血。应在充分分离后选择无血管区进行缝合,以免引起大出血。在腹腔镜下处理困难时应中转开腹手术。

2.肠道和泌尿系统损伤 主要是与手术操作密切相关的右输尿管、乙状结肠及直肠损伤,术中需充分暴露、识别输尿管的走行并使其在操作区域外侧方以避免损伤。

3.肠梗阻 术后肠梗阻的发生率约为3.6%,需要手术治疗的患者约占1.1%,发生时间从术后11 d至术后5年不等,既往有盆腹腔手术史是高危因素,术前应进行充分的沟通。

(二)远期并发症

1.排尿、排便异常 主要表现为新发急迫性及压力性尿失禁,发生率为17.8%(2.4%～44%)。前者多与手术操作、尿路感染和膀胱过度活动有关。新发压力性尿失禁者不排除术前即存在隐匿性尿失禁,症状重时可行抗尿失禁手术。压力性尿失禁是补片手术特有的主要并发症,术后新发尿失禁是由尿道扭结和动态梗阻引起的,这是POP手术网片过度张紧的结果。很难在术前预测其发生,虽然术前尿动力学检查、压力试验和矫正器官脱垂评估有助于评估新发压力性尿失禁,但不足以预测所有压力性尿失禁。网片固定期间膀胱颈过度紧张致尿道形态改变被认为是新发压力性尿失禁发生的危险因素。术后消化道功能障碍,如便秘、肛门坠胀感及大便失禁等的发生率约为9.8%(0～25%),可能与不合理的饮食结构、胃肠功能失调、网片植入有关,应加强宣教、改变生活方式,使用缓泻剂可缓解便秘。

2.性功能障碍 阴道骶骨固定术后性功能障碍的发生率约为7.8%(0～47%),可能与患者的心理压力有关,应进行相应的心理疏导。

3.网片相关并发症 包括网片挛缩、暴露和侵蚀等,发生率约为2.7%(0～9%),与随访时间有关。主要发生在阴道,暴露的网片往往位置隐蔽,需用窥器及上下叶长拉钩暴露后处理。罕见网片侵蚀肠道的报道。网片暴露与切除子宫是否有关尚无定论。术中应注意精细操作,分离阴道黏膜时不应过薄,避免缝线穿透黏膜层;术中将网片完全腹膜化、避免与肠管直接接触。术中及术后应用抗生素预防感染,术中充分止血,减少血肿及感染的发生。

宿主炎症反应可能导致粘连、侵蚀和网片收缩等并发症。在腹腔中,异物反应程度与材料和宿主之间的表面接触面积成正比。

七、效果评价

子宫阴道骶骨固定术是 POP 常见经阴道手术,可与经阴道子宫切除术同时进行。腹部阴道骶骨固定术被许多人认为是修复阴道顶部脱垂的标准治疗,在已有的文献中,与阴道悬吊术相比,该手术显示出更好的解剖学结果。与开腹手术相比,腹腔镜阴道骶骨固定术和子宫骶骨固定术已被证明有效且安全,恢复时间更快、手术时间更短、出血量更少、瘢痕组织更少、疼痛更少且具有微创性。然而,这些操作与一些并发症有关,如压力性尿失禁、排便异常和骶前静脉丛损伤。另外,最近引入的机器人手术效果良好,患者术后生活质量也有所改善。一项系统评价和 Meta 分析显示,与腹腔镜手术相比,机器人手术的术中出血量更少,术后并发症发生率更低,住院时间更短,但复发率、转诊率或再手术率无差异。

然而,有研究比较了腹部阴道骶骨固定术与经阴道手术,发现腹部阴道骶骨固定术的术后并发症发生率更高、成本更高和恢复时间更长。机器人阴道骶骨固定术和传统的腹腔镜阴道骶骨固定术是开腹手术的替代方案,旨在将经阴道手术的优势与开放性阴道骶骨固定术的高成功率相结合。有必要进行中长期有效性研究,以评估更多的阴道脱垂微创手术方法。已有学者将骶棘阴道固定术与开腹骶骨固定术进行比较,并发现其在解剖学上与开腹骶骨固定术一样有效。最近发表的 2 种经阴道手术方法和围手术期行为疗法治疗根尖阴道脱垂的比较研究发现,接受经阴道的阴道骶骨固定术的患者和接受骶棘阴道固定术的患者在结局方面没有显著差异。尽管每种途径都有疗效结局数据,但很少有研究跟踪超过 2 年的结局。

研究表明,机器人手术的手术时间相比腹腔镜手术长得多,而这两种手术的估计出血量相似。手术时间和估计出血量的巨大差异一部分是因为伴随手术(例如子宫切除术和盆底修复术)的数量、外科医生经验、既往手术史、手术技术(例如穿刺器和缝线的数量和位置,以及捷径技术的使用)和手术中心(学术与非学术)水平的差异。不同研究中机器人手术的估计出血量相当,出血量在 $81\sim210$ ml 范围内。

机器人手术和腹腔镜手术的并发症发生率均较低。并发症发生率可能因伴随手术、外科医生经验和既往盆腔手术史等因素而异。大多数研究没有使用标准系统来报道并发症发生率。

选择手术方法时,也应考虑术后疼痛。机器人手术组患者的疼痛程度更高和恢复时间延长可以用机器人端口施加的压力更大来解释。例如,外科医生无法感觉到机械臂的力量,这给端口施加了压力。此外,较长的手术时间也可能导致机器人手术组患者的疼痛程度更高。

其他一些比较机器人手术和腹腔镜手术的研究使用回顾性数据或疾病模型来对成本和结局做出假设,除了证明机器人手术的成本较高外,大多数研究仅显示微小的临床差异。

值得注意的是,两种手术方法之间的脱垂复发率几乎没有差异;阴道脱垂的复发率与其他研究报道的复发率相当($0\sim3\%$)。

泌尿系统疾病、妇科疾病及其治疗往往对性功能有相当大的影响,从而对患者生活质量产生相当大的影响。因此,研究还应包括客观和有效的性功能测量,并在术前和术后应用这些测量方法。尽管机器人手术很普遍,但其在降低并发症发生率和改善解剖学结果方面的优势尚不清楚。因此,外科医生和医疗系统应考虑机器人技术快速传播的影响。未来的研究需要探索使用机器人技术进行良性妇科疾病手术的好处。

八、技术现状及展望

与传统腹腔镜手术比较,机器人手术的优势包括以下几点:①可转腕器械在狭窄空间操作更灵活、精细,可减少游离阴道壁及直肠侧间隙时的误损伤,为网片提供最大支撑,可转腕持针器使网片缝合位点更精确;②骶岬血管解剖结构变化大,三维术野使骶前区域及血管显示更加清晰、稳定,出血减少;③术者自主控制镜头,避免了与助手磨合,手术时间缩短;④学习曲线短,易熟练掌握,利于学习推广;⑤符合人体工程学,可减少术者颈肩背部疲劳不适,手术时间缩短。

大多数研究中阴道骶骨固定术的复发率为0～6.9%。这些研究的随访期较短,随访失误高或仅使用问卷进行术后评估。此外,定义和结局测量的异质性很高,这意味着需要进行更长时间随访的研究。使用可吸收缝线固定网片可能会导致网片移位,这可能会因网片无法张紧而导致复发。术前晚期(POP-Q Ⅳ度)患者手术治疗失败率较高,晚期脱垂可能与三个骨盆支撑水平的缺陷有关,因此,对于阴道前部脱垂严重的病例,顶部悬吊手术的益处可能有限。为了获得满意的解剖结果,有必要缩短阴道前壁并处理阴道旁缺陷。

缓解症状和改善生活质量是治疗患者重要的目标。一项关于机器人手术后脱垂的长期随访研究中,63%的患者排便阻塞和45%的患者大便失禁的症状得到解决。虽然这是一个显著的改善,但仍有相当数量的患者持续存在排便问题。

既往因脱垂接受过子宫切除术的患者更易出现结缔组织薄弱的问题,复发风险更大。多学科评估至关重要,应仔细进行术前评估,并制订个体化手术方案。

机器人手术系统的使用使得许多手术从开放手术转变为微创手术。人们对骶骨悬吊的替代手术策略越来越感兴趣。因此,已经开发了用于腹部悬吊的各种外科技术。这不仅是为了最大限度地减少与骶岬解剖相关的手术任务,而且是为了实现个体化治疗和使患者得到满意的结果。腹部侧向悬吊术是一种快速手术,避免了阴道骶骨固定术(即骶骨和直肠阴道解剖)的复杂手术步骤,因此,它可能是一种更方便的治疗孤立性阴道脱垂或联合前壁的阴道脱垂的方法。有研究显示,阴道脱垂的客观治愈率为92%,通过对侧方和骶骨悬吊的解剖结果进行比较分析,我们可以推测这两种策略在前路和后路缺损修复方面各有优缺点。相反,对晚期阴道前壁脱垂患者来说,腹部侧向悬吊术似乎是一种非常有效的矫正策略。网片的独特形状有助于有效修复耻骨颈筋膜缺损。侧向牵引和阴道中央悬吊可有效减少前脱垂。对于这两种手术,应使用长期可吸收缝线(聚二氧环己酮)将网片锚定到阴道前/后壁,并使用不可吸收的2-0聚丙烯缝线将网片锚定到宫颈或阴道穹隆。这两种手术的网片相关并发症发生率较低,有利于采用经腹入路进行安全操作。前瞻性多中心研究表明,腹部侧向悬吊术是一种安全、高效的技术,在治疗晚期阴道脱垂方面不劣于阴道骶骨固定术。

POP可严重影响性功能。机器人手术越来越多地用于治疗POP,但描述其对性功能影响的研究有限。POP导致的性功能障碍可由阴道压力感、疼痛和/或性活动期间的尴尬引起。三维视觉、生理性震颤过滤、器械移动自由度增加和最佳的人体工程学设计是机器人辅助方法的特征。这些可以帮助外科医生在骨盆中进行深入而精确的解剖,并尽可能将网片固定在脱垂的壁上,以尽量减少复发和网片相关并发症。有前瞻性研究表明,机器人脱垂手术1年后患者的性功能显著改善。

POP是一种非器质性疾病,但严重影响患者的生活质量,该疾病重点在于预防,但国内女性对于此病认识不足,故此病未得到有效的防治,应加强疾病宣传和健康教育。手术是最有效的治疗方式，但目前手术方式很多，且各有利弊，最佳手术方式仍无定论。POP 修复的成功与否与手术医生的经验密切相关，故要求临床医生掌握每种手术方式的技术特点以及适应证等，从而制订个体化的治疗方案。笔者认为，机器人手术治疗复杂 POP 的某些步骤更容易，这可能导致并发症发生率降低，转为开放手术的人数更少，结果更好。

腹部手术期间，骶前筋膜暴露时的出血性并发症已有文献报道，且不易处理。笔者的手术病例中未发生该区域的出血，可能是由于精确的机器人解剖和早期识别骶中血管。出于同样的原因，任何腹下神经损伤以及由此产生的任何新发便秘都可能发生在 POP 之后。在机器人手术系统的帮助下，手术医生能够对直肠阴道隔进行深度解剖，直到会阴体。这种操作可矫正非常低的直肠膨出并获得更好的功能结果。机器人辅助操作中，网片放置及其固定都非常准确。与腹腔镜器械相比，机器人手术器械具有 $720°$ 自由度，有助于缝合，其良好的拉伸张力有助于定位网片。即使在骶岬上的固定也可以在不可吸收缝线直接控制下进行，以避免相关风险。文献显示，补片脱离骶岬等技术故障会导致复发。

最近的一项 Meta 分析显示，腹腔镜手术治疗 POP 时转为开放手术的比例高于机器人手术。机器人手术网片暴露量较小，低于腹腔镜手术报道的数据。因此，机器人手术是腹腔镜手术的一种有前途且有效的替代方案，对 POP 的治疗具有一些优势。尽管一些学者坚持认为机器人手术的成本仍然是一个很大的限制，但最近的一项前瞻性随机研究表明，与腹腔镜手术相比，机器人手术具有长期成本效益。需要更多的随机研究来证实机器人手术系统在治疗盆底疾病方面比腹腔镜更有优势。机器人手术具有良好的解剖学和功能结果，并且复发率低、学习曲线短，这反映了机器人的多功能性，它允许根据各种 POP 在多种手术之间进行选择，从而进行个体化手术。

（陈必良　葛俊丽）

参 考 文 献

[1] BARBER M D, MAHER C. Epidemiology and outcome assessment of pelvic organ prolapse[J]. Int Urogynecol J,2013,24(11):1783-1790.

[2] OLSEN A L, SMITH V J, BERGSTROM J O, et al. Epidemiology of surgically managed pelvic organ prolapse and urinary incontinence[J]. Obstetr Gynecol,1997,89(4):501-506.

[3] LANE F E. Repair of posthysterectomy vaginal-vault prolapse[J]. Obstet Gynecol,1962,20:72-77.

[4] SATO H, OTSUKA S, ABE H, et al. Comparison of outcomes of laparoscopic sacrocolpopexy with concomitant supracervical hysterectomy or uterine preservation[J]. Int Urogynecol J,2023,34(9):2217-2224.

[5] MACH P, KAUFOLD C, RUSCH P, et al. Single-center study for robotic-assisted laparoscopic sacropexies:a one-fits-all strategy for pelvic organ prolapse?[J]. Arch Gynecol Obstet,2022,306(6):2009-2015.

[6] WONG M, MORRIS M. Conventional laparoscopy vs. robotic-assisted laparoscopy for sacrocolpopexy and sacrocervicopexy:a review[J]. Curr Obstet Gynecol Rep,2017,6:243-248.

[7] NALDINI G,FABIANI B,STURIALE A,et al. Advantages of robotic surgery in the treatment of complex pelvic organs prolapse[J]. Updates Surg,2021,73(3):1115-1124.

[8] SCHACHAR J S,MATTHEWS C A. Robotic-assisted repair of pelvic organ prolapse:a scoping review of the literature[J]. Transl Androl Urol,2020,9(2):959-970.

[9] SHEKHAR S,GOYAL S,GOEL M,et al. Medium-term anatomical and functional results of isolated laparoscopic sacrocolpopexy for female pelvic organ prolapse during the early learning curve[J]. J Obstet Gynecol India,2021,71(1):91-94.

[10] KUSUDA M,KAGAMI K,TAKAHASHI I,et al. Comparison of transvaginal mesh surgery and robot-assisted sacrocolpopexy for pelvic organ prolapse[J]. BMC Surg,2022,22(1):268.

[11] KONTOGIANNIS S,GOULIMI E,GIANNITSAS K. Reasons for and against use of non-absorbable,synthetic mesh during pelvic organ prolapse repair,according to the prolapsed compartment[J]. Adv Ther,2017,33(12):2139-2149.

[12] SIMONCINI T,PANATTONI A,AKTAS M,et al. Robot-assisted pelvic floor reconstructive surgery:an international Delphi study of expert users[J]. Surg Endosc,2023,37(7):5215-5225.

[13] BERGER A A,TAN-KIM J,MENEFEE S A. Anchor vs suture for the attachment of vaginal mesh in a robotic-assisted sacrocolpopexy:a randomized clinical trial[J]. Am J Obstet Gynecol,2020,223(2):258. e1-258. e8.

[14] ILLIANO E,DITONNO P,GIANNITSAS K,et al. Robot-assisted vs laparoscopic sacrocolpopexy for high-stage pelvic organ prolapse:a prospective,randomized,single-center study[J]. Urology,2019,134:116-123.

第二十三章　机器人回肠代阴道成形术

一、概况

MRKH 综合征即米勒管发育不全,也称为先天性子宫阴道缺如综合征,是由女性胚胎期的副中肾管(即米勒管)未发育或发育不全所导致的以无子宫、始基子宫、无阴道为主要临床表现的综合征。其解剖学特点为外阴发育正常,阴道完全缺失或阴道上三分之二缺失,先天性无子宫或仅有单侧或双侧始基子宫,或极少数患者子宫发育不良但存在功能性子宫内膜,双侧卵巢和输卵管发育多正常,具有女性正常第二性征,染色体核型多为 46,XX。患者幼年期无明显症状,大多数因青春期后原发性闭经就诊,少数因性生活困难就诊。MRKH 综合征发病率为 1∶5000~1∶4000,是临床上比较常见的生殖道畸形。除生殖道畸形外,35%~45% 的患者可合并一侧肾脏缺如,10%~30% 合并脊柱畸形,少数合并心脏、中耳或肢端的发育畸形,如肺动脉瓣狭窄、法洛四联症、传导性耳聋、桡骨缺如综合征等。根据是否合并其他系统发育异常,目前国际上将 MRKH 综合征分为 3 型:Ⅰ型为经典型,表现为单纯无子宫无阴道;Ⅱ型为非经典型,在无子宫无阴道的基础上伴有卵巢或泌尿系统发育异常;Ⅲ型为 MURCS 综合征(米勒管肾脏椎体畸形综合征),此型除副中肾管和肾脏发育畸形外,还合并有颈胸体节发育异常。

男性假两性畸形是指具有男性性腺——睾丸,染色体核型为 46,XY,但由于睾酮合成障碍、雄激素受体缺乏等出现了男性性分化异常。其中最常见的是睾丸女性化综合征(完全型雄激素不敏感综合征),其外表为女性表型,外生殖器呈女性型,青春期乳房发育,阴道呈盲端,无子宫和输卵管,幼稚型睾丸外观正常,常位于腹股沟或腹腔内,有时可降至大阴唇。睾丸女性化综合征以矫治为女性为宜,尽可能早期进行矫治手术,切除睾丸以防青春期出现男性化特征,切除性腺还可以预防性腺肿瘤的发生,阴道盲端极短者宜做人工阴道。

真两性畸形是指患者体内同时存在睾丸及卵巢两种性腺,约 2/3 外生殖器为男性型,常见隐睾及尿道下裂。外生殖器呈女性型者常有阴蒂肥大。染色体核型种类较多,以 46,XX 最常见,约占 60%。青春期后几乎所有真两性畸形都有乳房发育,1/2 以上的患者有月经或周期性血尿,故应切除睾丸或卵巢,以防恶变,可保留单纯的卵巢。肥大的阴蒂予以切除成形。阴道发育不全者尚需做人工阴道。

不论是 MRKH 综合征患者,还是伴有阴道发育不全的两性畸形患者,其治疗目的就是建立一个新的阴道,来满足患者的性生活需要。该类疾病的治疗方法主要包括非手术法和手术法,以 Frank 法为代表的顶压扩张法实施起来简单、花费少,经过充分的咨询和情绪准备,90%~96% 的患者能通过阴道原发扩张获得解剖学和功能性成功。美国妇产科医师学会(ACOG)推荐 Frank 法作为 MRKH 综合征的一线治疗方案,但国内很少有文献报道该方法。对于通过使用阴道扩张方法不成功者,或在充分了解非手术治疗与手术治疗的相关优缺点后仍坚持手术治疗的患者可进行阴道成形术。阴道成形的方法有很多种,主要区别在于人工阴道的衬里不同,常用的手术方式有前庭黏膜提拉式阴道成形术、肠道代阴道成形术、腹膜代阴道成形术、羊膜代阴道成形术、皮瓣或皮肤代阴道成形术及应用生物补片与组织工程学技术的阴道成形术等。由于不同手术方式的优缺点很难通过临床研究进行比较,且这一疾病具有特殊性,暂未形成一个被广泛接受的标准手术方式,手术方式的选择与不同地区、不同医生的临床经验和手术技巧有关。

肠道代阴道具有自然润滑的优势,且有足够的长度和宽度,术后可尽早开始性生活,也不用长期佩戴模具。肠道代阴道成形术中常截取的肠道有直肠、回肠及乙状结肠,直肠代阴道因弊端太多现已被废弃;回肠富含血管,长度和宽度适中,带血管蒂的回肠移植保证了移植肠袢的存活,肠黏膜的分泌功能更使人工阴道在功能上近似于天然阴道,而且与乙状结肠相比,没有术后分泌液异味较大的缺点,可作为人工阴道较为理想的替代材料。

二、适应证与禁忌证

1. 适应证

(1)需行人工阴道手术者,包括 MRKH 综合征患者,阴道闭锁患者,以及两性畸形无正常阴道者,易性症男变女变性者等。

(2)阴道膀胱瘘或阴道直肠瘘、阴道瘢痕严重狭窄者。

(3)行各类人工阴道手术所致膀胱或直肠损伤、腹膜代阴道所致腹膜阴道直肠瘘、陈旧性会阴直肠瘘者等。

2. 禁忌证

(1)准备切取的回肠段发生血运障碍。

(2)准备切取的回肠段甚细,无法容纳两指。

(3)准备切取的回肠段与周围组织粘连紧密,无法游离切取。

三、手术时机

对于手术时机的选择,按照以往的观点,建议在结婚前 3～6 个月进行。随着社会的进步,青少年观念的改变,建议 18 岁性成熟后即手术,否则将影响患者的性心理和性格发展,不利于患者恋爱结婚。对于有正常子宫或功能性子宫而造成经血排出不畅或有周期性下腹痛者,应尽早行手术治疗。故对于手术时机的选择应遵循个体化原则,充分告知患者手术利弊、术后可能发生的并发症等,尊重患者自己的选择。

四、术前准备

1. 辅助检查　术前需完善妇科超声、MRI 等检查,结合性激素、生化、染色体检查等手段,进行更准确的诊断。此外,还需行血常规、凝血功能、肝肾功能、心电图、胸部 X 线、心脏超声、肝胆胰脾及泌尿系统超声等常规术前检查。

2. 术野准备　清洁脐部,外阴擦拭干净。

3. 肠道准备　因该手术需切除回肠,故术前必须进行肠道准备。

(1)术前 3 d 进无渣半流质饮食,术前 1 d 进流质饮食。

(2)术前 3 d 口服甲硝唑及诺氟沙星胶囊。

(3)口服肠道清洁剂复方聚乙二醇电解质散,术前 1 d 晚开始服用。服用复方聚乙二醇电解质散后仍可进无渣液体,术前 6 h 开始禁食水。如服用肠道清洁剂无效,可灌肠。

4. 阴道模具等物品的准备 可根据患者的具体情况进行个体化的准备，如准备无菌避孕套、玻璃模具等。

五、手术步骤

（一）探查盆腔

了解有无子宫、始基子宫是否存在以及具体位置、双侧附件发育是否正常，明确有无粘连，以及与周围脏器的关系。如有粘连，应先行锐性或钝性分离，恢复盆腔正常结构。如发现盆腔包块，必要时需探查同侧输尿管及肾脏，避免发生误诊。对于男性假两性畸形或者真两性畸形者，还应找到并切除盆腔内睾丸组织预防恶性变。

（二）人工阴道造穴

于阴道前庭凹陷处中央垂直于盆底方向注入 1 ∶ 1000 肾上腺素生理盐水 100 ml，在相当于处女膜环部位弧形切开此处黏膜约 3 cm，双手食指沿尿道与直肠之间的间隙进行钝性分离，用阴道拉钩扩大该间隙至 3 横指松，顶端达盆底腹膜处。

（三）截取回肠

取距回盲部 15～20 cm 处较游离并有独立血管支配的回肠段作为移植肠袢。钳夹并提起回肠系膜，用超声刀剪开回肠系膜浆膜层，分离并保留肠系膜血管，完全离断回肠系膜，游离需要切断的回肠段约 15 cm。单极切除游离肠管，钳夹切断时应向保留侧肠管的游离缘略微倾斜，以保证肠吻合成功。游离肠管近侧端缝合，远侧端缝扎，保留线尾（图 23-1）。

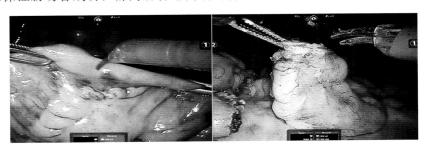

图 23-1 切取回肠肠袢

（四）回肠端端吻合

对保留肠管的近、远侧端进行吻合。用 3-0 可吸收缝线间断全层缝合肠管后壁及前壁，针距控制在 0.5 cm，且线结打在肠管内。再次间断内翻缝合前、后壁肠管浆肌层，注意浆肌层缝合时切勿透过肠黏膜。盆腔放置引流管。

（五）人工阴道成形

于两始基子宫结节后方横向切开，长约 5 cm，形成人工阴道内口。将游离的带血管蒂的肠管缝扎端线尾送至盆底开口处，用卵圆钳通过人工阴道钳夹线尾，下拉肠管至阴道口（图 23-2），剪除缝扎线，用碘伏擦洗肠腔，用 3-0 可吸收缝线间断缝合回肠与人工阴道外口黏膜四壁，形成人工阴道外口。肠袢与人工阴道外口黏膜吻合时，系膜端肠壁应缝合于 12 点钟处，使人工阴道既可顺应盆腔的弧度，又可降低肠袢系膜的张力，这样人工阴道更趋于自然。将回肠近侧端与人工阴道内口周围腹膜间断缝合数针，固定游离的肠管促进愈合（图 23-3）。注意勿在植入过程中拉伤供应血管，勿使肠管及肠系膜血管扭曲，避免牵拉较紧的肠系膜而压迫肠吻合口。

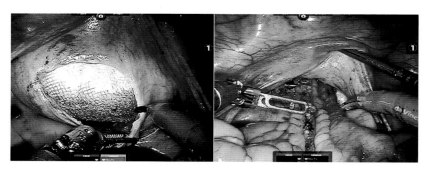

图 23-2　下拉肠管至阴道口

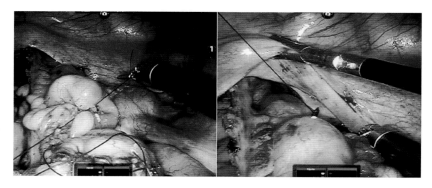

图 23-3　游离肠管近侧端缝合、肠壁与盆壁固定

应将移植肠管从吻合肠管后方拉入穴道,避免较紧的系膜压迫肠吻合口而发生坏死。阴道内放置碘伏纱布,观察 20 min,吻合肠管及阴道上方盲端肠管色红,血运好,手术即结束。

六、术后处理

(一)营养管理

因患者行部分肠管切除及端端吻合,术后肠道功能恢复可能会较其他无肠道操作的手术患者慢。患者在术后麻醉清醒后即可开始摄入糖盐水,约 30 ml/h,之后可缓慢添加其他无渣饮食,如蛋白粉、肠内营养粉、菜汤、米汤等,并逐渐增加肠内摄入量,在术后 72 h,肠内摄入量每天可达 2000 ml。

(二)肠道管理

术后为减少吻合口张力过大、吻合口瘘的发生,可每天常规用 20 ml 开塞露纳肛,促进胃肠蠕动及排气,避免肠胀气的发生。此外,还应密切观察盆腔引流管情况。引流管不仅起到引流盆腔积液、积血及减压的作用,还可通过观察引流管中引流液的颜色、量和性状,及时发现有无吻合口瘘。若引流液为粪状物,提示有肠瘘的可能;若引流液呈深红色血性,考虑有肠管吻合口出血的可能。

(三)会阴护理

观察人工阴道有无出血及异常分泌物,保持外阴皮肤干燥、清洁。每天冲洗会阴 2 次,碘伏消毒人工阴道 1 次,同时消毒阴道模具。

(四)导尿管护理

术后保持导尿管通畅,观察尿色、尿量,导尿管保留 1 d 后可拔除。拔除导尿管后应嘱咐患者多饮水,勤排尿,避免憋尿,预防尿路感染。

(五)使用抗生素

术后一般预防性使用一代或二代头孢类抗生素 2～3 d,预防感染的发生。

(六)佩戴阴道模具

术后第 2 天取出人工阴道自制模具,使用阴道模具扩张。每天以碘伏清洁消毒阴道 1 次,并更换阴道模具,更换时需注意观察移植肠管的色泽。坚持每天 24 h 佩戴阴道模具,直到阴道及阴道口扩张满意,此过程需要 6～9 个月。

(七)术后镇痛

腹腔镜手术后疼痛涉及多种机制,给患者带来的疼痛除了小切口直接导致的疼痛外,CO_2 人工气腹给机体带来的病理生理方面的影响更明显,患者术后存在肩部酸痛,膈下、腹部胀痛及两侧季肋部疼痛等局部和全身改变,以及内脏创面的疼痛等,这类术后疼痛程度超过了切口疼痛。对于非切口引起疼痛的机制,大多数学者认为是 CO_2 人工气腹后腹膜的急性扩张导致腹膜小血管撕裂、神经牵拉创伤、腹膜表面碳酸形成等,从而产生腹膜炎症所致。再加上女性会阴神经丰富,且较敏感,人工阴道建立后会阴的疼痛往往更加明显,甚至会影响下床活动以及排尿,因此需采用多模式镇痛才能有效缓解术后疼痛。为了减轻患者的痛苦,可采用的措施如下:①建立人工气腹前用局麻药浸润切口:建立人工气腹前对每个切口用罗哌卡因浸润(0.5%,5 ml)。②应用非甾体抗炎药:诱导前静脉注射帕瑞昔布钠 40 mg。③术后用肺复张手法放气。④双氯芬酸钠栓直肠给药。

(八)心理调节

大多数先天性无阴道患者在确诊后存在孤僻、抑郁、焦虑、质疑自己女性身份等情绪,严重者甚至对生活丧失信心,在人际交往尤其是两性相处过程中极其自卑。

对她们而言,心理调节比恢复解剖正常结构更重要。通过合适的心理干预方法可以帮助患者正确认识疾病,形成良好的自我调节能力,树立信心,提高社会适应能力,建立正确的人际关系,从而更好地配合医生诊疗。此外,家庭支持对患者的心理健康和疾病康复起着重要作用。帮助患者家属及性伴侣正确认识疾病,可以稳定患者情绪,督促患者严格执行治疗计划。对于行手术治疗的患者,人工阴道成形术成功完成只是成功的一半,更重要的是术后阴道模具的佩戴、人工阴道的护理、规律的性生活以及定期随访。由于此类患者内心抵触,依从性较差,术后容易发生阴道狭窄、感染等并发症,反而会影响患者的性生活质量和婚姻质量,加重患者的精神和心理负担。因此,建立完善的心理评估体系,寻找合适的心理干预模式有助于患者从心理和生理上恢复健康。

七、并发症及其防治

(一)直肠、膀胱损伤

术中发生的直肠、膀胱损伤主要于建立隧道时发生,故建立隧道需将腹部手术和会阴手术密切结合完成,正确掌握盆腔解剖特点,可控制此类并发症的发生。人工阴道造穴的切口应选择在尿道外口与肛门之间,相当于阴道外口的位置,呈横行或弧形切开,在尿道、膀胱、直肠间注射 1∶1000 肾上腺素生理盐水 100 ml，以扩大其间的组织间隙，减少分离过程中的损伤及出血量。分离人工阴道洞穴时应沿着骨盆轴的方向进行锐性或钝性分离，术中可以用食指伸入肛门，检查直肠是否完整，尿道可放置金属导尿管以正确分离间隙。若术中发现尿道、膀胱或直肠损伤，应立即予以缝合，保留导尿管 5～7 d，保持无渣饮食 5 d，并应用抗生素预防感染。另外，要预防肠管热损伤，遇到出血时可采用双极钳定点、鼓点式电凝止血，切忌大范围、长时间电凝。

(二)出血及血肿

不论是吻合口出血还是人工阴道出血，多是术中止血不彻底或术后暴力操作所致，故术中应认真止血，术后更换阴道模具时动作要轻柔，有性生活后也要注意，严禁暴力。若术中或术后短时间内有血肿形成，小的血肿可以通过压迫止血，待其自然吸收；若血肿较大，则应拆除缝线，清除血块，出血点再次缝扎止血。术后应用抗生素预防感染。

(三)移植肠管坏死

代阴道的肠管坏死往往是因为血管蒂的张力过大、扭曲、损伤和压迫，所以术中对回肠系膜血供、解剖及回肠系膜长度的判断非常重要，另外在移植肠管倒转及隧道建立时注意勿扭曲和压迫血管蒂也是移植成功的关键。游离欲截取肠管时，其一端有独立的血管支配，切断后的肠管不要过分游离，以免损伤毛细血管网导致肠管坏死。剪开回肠系膜前，必须分清楚回肠系膜下动脉及其分支的走向。将游离的肠管放进人工阴道洞穴前必须辨别肠管的颜色，如果呈现瘀黑色，则说明肠管血供不好，应检查保留的血管蒂是否正常。将肠管放进人工阴道洞穴固定后，应观察 10～20 min，如颜色为粉红色，说明肠管血供正常。如为瘀黑色，则应将肠管取出，检查血管蒂是否扭转，如证实为血管弓扭转，待恢复正常解剖后，肠管多能逐步恢复成粉红色。

(四)吻合口瘘或肠梗阻

吻合口瘘及肠梗阻是较少出现的并发症，主要与吻合口张力、血供及吻合技术有关。在腹腔镜下完成肠切除及肠吻合对技术要求较高，如果处理不当就会造成术后吻合口瘘或肠梗阻。术前应使肠内容物完全清除，肠管切断处系膜缘游离应限于 1 cm 以内，且肠系膜对缘的肠壁应较系膜缘多切一些，即在切断时肠钳钳夹及切线应有所倾斜，以免吻合后出现血运障碍。控制肠内容物的肠钳不宜夹得过紧，以防损伤肠壁组织及血运，肠壁多做 2 层缝合，第 1 层间断缝合全层，宜绕过钳夹处(免得钳夹处坏死脱落)，针距 0.5 cm；第 2 层行浆肌层包埋缝合(切勿透过肠黏膜进入肠腔，以免发生肠瘘)，与第 1 层针距约 0.5 cm，本层针距亦为 0.5 cm。此外，吻合口位置选择是否恰当也很重要，如果吻合口位置选择不当，可造成吻合后远端肠管成角，术毕检查吻合口血供时，如吻合肠管变紫，则应将变紫肠段切除并重新吻合。因此，肠吻合后要检查吻合口的位置是否符合解剖要求，否则需重新吻合，以免发生肠瘘。肠瘘的症状一般在术后 5～7 d 出现，表现为急性腹膜炎症状，出现发热、腹痛、腹胀、腹肌紧张、压痛、反跳痛，实验室检查血象升高，腹部立位平片可见膈下游离气体。B 超可探及腹水，腹部穿刺或盆腔引流管可见肠内容物性状液体。一经确诊，应立即行剖腹探查术，将有瘘口的部分肠段切除，重新行肠吻合术，彻底冲洗腹腔，并进行腹腔引流，抗感染治疗。

(五)阴道直肠瘘

阴道直肠瘘发生原因多为术中直肠损伤，经修补后仍未能愈合。医生和患者都应该注意选择合适的阴道模具，并正确放置阴道模具，以防止阴道模具过度压迫而导致阴道直肠瘘。如果发生阴道直肠瘘，一般不要急于修补，因为已发生组织炎症和水肿，此时很难修补成功。应先抗炎处理，以口服肠道抗生素为主。同时局部使用碘伏等消毒液冲洗阴道，用手指或阴道模具扩张阴道，以免阴道挛缩。3～6个月瘘口处炎症和水肿消退，瘘口缩小，此时可进行瘘口修补。

（六）感染

术后常规经验性使用广谱抗生素，保持会阴清洁干燥，更换阴道模具时严格消毒，并注意手卫生可明显降低术后感染的风险。除此之外，努力避免吻合口瘘所致的腹膜炎也是预防感染的重要措施。另外，术后阴道填塞纱布不可过紧，避免人工阴道内肠液排出困难，导致肠液潴留而引起患者较重的下腹疼痛伴发热。建议采用疏松纱布卷或直接使用阴道模具，这样术后肠液可流出，术后腹痛及发热症状会明显减轻。

（七）人工阴道狭窄

人工阴道狭窄也是术后常见的并发症，预防的方法是建立的隧道要足够大，尤其是盆底腹膜切口要够宽。术后为防止隧道狭窄，应对患者进行成形阴道的卫生知识宣教，指导患者更换阴道模具和采用简易消毒法，保持外阴清洁，并嘱患者坚持佩戴并妥善固定阴道模具，以防止人工阴道挛缩、狭窄。术后禁盆浴3个月，1周后门诊复查。术后佩戴阴道模具，佩戴前高温消毒阴道模具。更换阴道模具前先洗手，可在阴道模具上涂抹润滑剂，以减轻疼痛。操作时动作轻柔，不能强行插入，插入后注意阴道模具的固定。注意保持外阴及成形阴道的清洁。告知患者坚持佩戴阴道模具6个月以上，术后3个月内每天24h佩戴阴道模具，3个月后阴道模具佩戴时间减少为每天2～4h，术后6个月可停止佩戴。告知患者术后3个月可以开始性生活，有规律性生活者可以酌情减少阴道模具佩戴时间。

（八）人工阴道脱垂

人工阴道脱垂较为少见。术中应将回肠常规固定至骶岬或后腹膜，尽量使人工阴道的肠管保持逆蠕动状态，患者术后宜卧床1周，以减少或避免阴道脱垂的发生。对于发生人工阴道脱垂者，可将脱出的阴道黏膜环状切除后行创面间断缝合。

八、效果评价

阴道呈管状，阴道壁由黏膜层、肌层和纤维组织膜构成，其中黏膜层由淡红色无腺体的非角化复层鳞状上皮覆盖，有许多横行皱襞，伸展性较大。对阴道成形术而言，一般以术后人工阴道的长度、宽度、柔软度、美观程度等物理性能，以及患者的自我满意程度，并参照女性性功能指数（female sexual function index，FSFI）等进行术后效果评价。理想的人工阴道有足够的深度和宽度，弹性好，不破坏原有外阴形态，不易挛缩变窄，不产生明显瘢痕，不对机体造成大的创伤，患者性生活质量满意。

阴道成形术的形成和实施已经超过两个世纪，治疗方法种类繁多，术式各不相同，各术式选用覆盖阴道壁的材料不同，对术后护理要求也不尽相同。目前各种术式均有其优缺点，但如何使人工阴道最大限度地满足生理功能需求，如何保持人工阴道的最佳状态，都是这些术式术后必须面对的问题，尚无一种术式能满足上述所有要求。目前临床上较为常用的术式主要有以下几种。

（一）羊膜代阴道成形术

优点：操作简单，成功率高，术后形成的阴道壁被黏膜覆盖，与自然阴道类似，有弹性且润滑。缺点：阴道全部被正常黏膜覆盖所需时间长，阴道易感染，易形成瘢痕，阴道模具佩戴时间较长。

（二）腹膜代阴道成形术

优点：腹膜作为人体的重要组织，与正常阴道黏膜极为相似，具备润滑、柔软、有弹性的特点，可鳞状上皮化，挛缩小，无异味产生。缺点：分泌物较少，患者仍会感觉阴道干涩。

（三）生物膜代阴道成形术

优点：无抗原性，简单易行，手术和麻醉时间短，阴道黏膜上皮化时间短，且形成的阴道黏膜较厚、光滑红润、弹性好，瘢痕的形成及挛缩均不明显，没有供区瘢痕，符合患者美观需求，有助于保护患者隐私。缺点：费用昂贵，术后需长期佩戴阴道模具。

（四）乙状结肠代阴道成形术

优点：乙状结肠管腔大、管壁厚，可分泌黏液，性生活时具有良好的润滑性，比较符合阴道的解剖和生理特点。缺点：分泌物多，且有异味，影响性生活质量，另外，术前需进行严格的肠道准备，手术复杂，创伤大，术后并发症多。

（五）回肠代阴道成形术

小肠在正常人体内全长约 35 m，一般近侧的 2/5 为空肠，远侧的 3/5 为回肠，位于结肠下区的右下部，并垂入盆腔，借肠系膜悬浮于腹后壁。回肠代阴道成形术的优点如下。

1. 血运好　回肠系膜游离，活动度大，无张力，能保证肠壁血运良好，移植肠管易存活。

2. 手术易成功　回肠腔干净，两断端可做一期吻合，吻合口容易愈合，感染机会少，术后并发症少。

3. 具有内分泌功能　回肠黏膜细胞具有一定的分泌功能，分泌物为乳白色水样，无异味，类似于正常阴道分泌物。

4. 术后无瘢痕　术后阴道壁柔软、湿润、红嫩、富有弹性。

故在进行阴道成形术时，需结合患者的具体情况，选择最合适的手术方法，合理选择，才能获得理想结果。Callens 等总结 1898—2013 年的 190 项研究后指出，如果以解剖学上人工阴道深度＞7 cm、能够满足性生活需求作为阴道成形术成功的评价标准，则手术阴道成形术成功率高于非手术阴道成形术。有研究结果提示，有些人工阴道虽然长度足够长，但性交困难、狭窄等发生率很高，患者自我满意程度很低，故术后人工阴道的长度并非是判断手术成功与否的唯一指标。术后人工阴道的质量评估，不仅依赖于手术方式及术后人工阴道的物理功能，还与术后外阴美观程度、患者的主观感觉及预期愿望等相关。

九、技术现状及展望

阴道成形术虽然可以在较短的时间内给患者重建一个有一定长度和宽度的人工阴道，但术后人工阴道粘连、狭窄甚至闭锁是很常见的并发症。以往为避免术后人工阴道发生粘连或狭窄，术后常采用放置阴道模具或扩张阴道的方法来保持人工阴道的长度及宽度。虽然放置阴道模具可以保持阴道的长度，但长期放置会给患者的生活带来不便，增加人工阴道感染和损伤的机会；定期来医院进行阴道扩张，不仅会给患者的生活带来不便，还会增加医护人员的工作负荷。故研究出更适用于人工阴道的内衬材料，更加人性化、更加舒适的阴道模具是迫在眉睫的主要任务。

正常女性阴道内存在多种微生物，与机体内分泌调节和解剖生理结构共同组成相对稳定的阴道微生态系统,而阴道黏膜是将宿主生殖道内环境与有害病原体进行物理分隔的天然屏障。如果阴道黏膜受损,阴道微生态异常可能会导致外阴瘙痒、白带增多、阴道灼热感等不适,这些阴道不适不仅会改变患者的性欲,还可能影响性高潮、性唤起、阴道润滑度,甚至会引起性交痛,从而影响女性性功能。所以维持术后人工阴道微生态平衡不但有利于人工阴道的健康,对术后性功能也有重要作用。研究认为,建立人工阴道的正常微生态将是未来阴道成形术后人工阴道健康化管理需要关注的一项重要内容。

在多数人的认知里,正常月经来潮、第二性征以及女性的性器官是女性身份的象征。先天性无阴道患者易对自己的女性身份产生怀疑,产生抑郁、焦虑、自卑、孤僻等负面情绪甚至厌世心理。因此,除解剖学结构恢复正常以外,先天性无阴道患者的心理干预也是治疗中的重要环节。临床医生需重视此类患者的心理评估,这对于手术方式的选择、术后恢复、随访和管理有着重大的意义。路径化健康教育理念应运而生,它是为满足患者对健康教育的需求,依据标准健康教育计划为某一类疾病患者制订的在住院期间进行健康教育的路线图或表格。

健康教育不仅可以改变患者不良的生活方式和卫生观念,提高患者健康意识,还能使患者主动配合治疗,提高患者的自我护理能力,使患者保持和维护身心健康的最佳状态,从而有效地促进术后康复。自我管理模式的核心理念是强调患者在疾病管理中的核心作用,提高患者自我管理能力。循序渐进的路径化健康教育不仅有助于患者掌握自我护理的技能,还能使医护人员对患者的健康教育有章可循,工作更有计划性、针对性、系统性。而且,路径化健康教育增加了医患沟通交流的机会,增加了患者对医护人员的信任,促进了良好医患关系的建立。

另外,路径化健康教育增强了患者的主动参与意识,目标性更强,患者学得更快,加快了术后患者的康复速度,缩短了术后住院时间,节约了医疗成本,减轻了患者的经济负担。最关键的是,路径化健康教育还有助于减少并发症的发生,人工阴道的护理是长期性的,出院后的"护理断层"会造成患者心理和生理上的知识缺失,从而出现各种护理问题和心理变化。因此,住院期间的健康教育和心理指导尤为重要。故按照"生物-心理-社会"医学模式与个体化治疗相结合的方式探索先天性无阴道患者的诊治方案是未来的发展趋势。

(邹　伟　陈必良)

参 考 文 献

[1] 刘义彬,闫璐,张敬坤,等.MRKH综合征的诊治[J].中国实用妇科与产科杂志,2018,34(4):377-381.

[2] WILLIAMS L S,DEMIR EKSI D,SHEN Y,et al. Genetic analysis of Mayer-Rokitansky-Kuster-Hauser syndrome in a large cohort of families[J]. Fertil Steril,2017,108(1):145-151.

[3] 效小莉,陈醒,白文佩.妇科微创手术围术期疼痛管理的进展[J].中国疼痛医学杂志,2016,22(9):641-644.

[4] THOMAS J C,BROCK J W Ⅲ. Vaginal substitution:attempts to create the ideal replacement[J]. J Urol,2007,178(5):1855-1859.

[5] CALLENS N,DE CUYPERE G,DE SUTTER P,et al. An update on surgical and

non-surgical treatments for vaginal hypoplasia[J]. Hum Reprod Update,2014,20(5)：775-801.

[6] ARNOLD K,BIRSE K,MCKINNON L,et al. Mucosal integrity factors are perturbed during bacterial vaginosis：a proteomic analysis[J]. AIDS Res Hum Retroviruses,2014,30(S1)：A30.

[7] NUNN K,WANG Y Y,HARIT D,et al. Influence of vaginal microbiota on the diffusional barrier properties of cervicovaginal mucus[J]. AIDS Res Hum Retroviruses,2014,30(S1)：A234.

[8] 罗光楠,秦成路.阴道成形术不同术式的利与弊[J].中国实用妇科与产科杂志,2018,34(4)：387-392.

[9] 秦成路,罗光楠,罗新.基于生理功能需求的阴道成形术后系统管理[J].中国计划生育和妇产科,2020,12(12)：13-16.

[10] WEIJENBORG P T M,KLUIVERS K B,DESSENS A B,et al. Sexual functioning,sexual esteem,genital self-image and psychological and relational functioning in women with Mayer-Rokitansky-Küster-Hauser syndrome：a case-control study[J]. Hum Reprod,2019,34(9)：1661-1673.

第二十四章　机器人女性梗阻性生殖器官畸形手术

一、概况

(一)女性生殖系统的发生

众所周知,胚胎期 8 周左右女性生殖系统开始分化。女性生殖系统的发生过程主要包括生殖腺的发生、生殖管道的发生及外生殖器的发生。女性梗阻性生殖器官畸形主要是指生殖管道在形成和发育过程中受到某些内源性因素(如基因或染色体异常等)或外源性因素(如使用性激素类药物)的影响,原始性腺分化、发育,内生殖器始基融合,管道腔化和发育等发生改变,导致各种发育异常。

生殖腺由卵巢的胚胎中肾管退化形成,两侧副中肾管头端形成两侧输卵管,两侧中段和尾段开始并合,构成子宫及阴道上端。副中肾管最尾端形成窦阴道球,随后消失形成阴道。随着医疗技术的发展,人们认为阴道是双重来源,上段(上三分之一)来自副中肾管尾端,下段(下三分之二)来自尿生殖窦。副中肾管最尾端与尿生殖窦相连构成窦结节,细胞增殖成实性圆柱体,称阴道板,随后阴道板中心细胞退化,逐渐腔化形成阴道,内端与子宫相通,外端与尿生殖窦腔相通,由处女膜相隔。但最近很多胚胎学家认为阴道全部由尿生殖窦的窦-阴道球演变而来,副中肾结节达尿生殖窦盆腔面,窦-阴道球向头端增生形成阴道板,阴道板自上而下腔化,形成漏斗状腔,上端形成阴道穹隆,下端与尿生殖窦之间形成处女膜(图 24-1)。

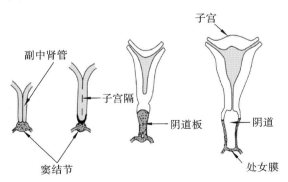

图 24-1　阴道形成理论示意图

(二)女性生殖器官畸形的诊断

对于女性先天性生殖器官畸形,准确的诊断至关重要,只有诊断明确,才能制订出合理的治疗方案。然而女性生殖器官畸形种类多样,部分患者可无临床症状,而有临床症状者因畸形类型不同,临床表现亦不相同。对生殖器官梗阻的患者而言,因梗阻所导致的原发性闭经、下腹疼痛可能为其主要临床表现。但这两种症状缺乏特异性,所以在诊断及治疗过程中容易出现误诊、误治,不必要的手术和器官切除是在生殖器官畸形处理中特别值得提出警示的问题,容易产生医疗纠纷,故此类疾病治疗过程中对医生的技术以及设备等的要求很高。我们需要充分利用先进的辅助检查,比如三维或四维超声、MRI等,此外,还需结合性激素、生化、染色体检查等手段,必要时还可使用内镜及碘油造影等技术来帮助我们进行更准确的诊断,其中最常用也最好用的是三维或四维超声,它们在判断子宫畸形类型及评估病情中有很大的价值,值得重视。另外,X线和CT检查对于合并骨骼系统畸形的排查有价值。注意应同时常规行泌尿系统影像学检查。与此同时,我们也要加强与内分泌科、外科、整形外科甚至全科等学科的合作交流,很多患者就诊时往往散落在不同的学科,通过多学科的合作交流,能够让患者得到及时准确的诊断,避免延误治疗。

(三)女性生殖器官畸形的分类

女性生殖器官畸形较为复杂,分类尚不统一。临床工作中最常用的分类方法是美国计划生育协会修订的女性生殖器官畸形分类系统(AFS分类法)。AFS分类法根据副中肾管发育异常的阶段进行分类,适用于大部分子宫解剖异常的患者,但该分类系统仍有很多问题没有解决,如:MRKH综合征描述笼统,也未划分亚类;某些特殊的子宫畸形尚未纳入分类;弓形子宫是否有必要单列;阴道畸形分类的胚胎发育理论基础有待商榷。欧洲人类生殖与胚胎学学会及欧洲妇科内镜学会发布的女性生殖器官畸形分类共识(ESHRE/ESGE,2013)是以解剖学为基础的分类系统,其将最常见也最重要的子宫畸形分为7个主型,各主型根据临床意义不同又分为不同亚型,并按严重程度从轻到重进行排序。宫颈及阴道的畸形单独根据临床意义分为不同亚型。不同学会对女性生殖器官畸形的命名不统一,可能还存在着命名不够准确、一名多义等现象,这样势必会造成错用和混淆,引用中产生歧义。为了统一女性生殖器官畸形的命名和定义,2015年中华医学会妇产科学分会制定了《关于女性生殖器官畸形统一命名和定义的中国专家共识》。该共识关于宫颈及阴道畸形的分类参考了ESHRE/ESGE宫颈及阴道畸形分类,见表24-1及图24-2;关于阴道闭锁的分型参考了北京协和医院的分型方法,见图24-3。

表 24-1　宫颈及阴道畸形分类

类型	描述
I	宫颈未发育
II	宫颈完全闭锁
III	宫颈外口闭塞
IV	条索状宫颈
V	宫颈残迹

(四)女性梗阻性生殖器官畸形的分类

女性梗阻性生殖器官畸形主要包括处女膜闭锁、阴道横隔、梗阻性阴道纵隔、阴道闭锁及宫颈发育不良等。主要临床表现有闭经、周期性腹痛、腹部包块及压迫症状、性交困难、不孕及合并其他脏器畸形等。生殖器官不完全梗阻时,可出现月经淋漓不尽。当梗阻合并感染时,表现为急性盆腔炎症性疾病的相关症状。30%~50%的生殖器官畸形患者存在泌尿系统发育异常。大部分患者无泌尿系统症状,部分患者可出现月经期血尿和尿路感染症状。

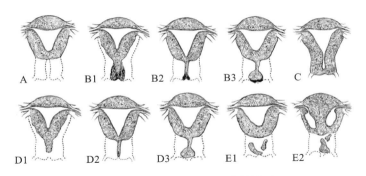

图 24-2　各型宫颈发育异常的图示

注：A 为宫颈未发育；B1、B2、B3 为宫颈完全闭锁；C 为宫颈外口闭塞；D1、D2、D3 为条索状宫颈；E1、E2 为宫颈残迹。宫颈完全闭锁：可见或触及正常或发育不良宫颈阴道部结构；条索状宫颈：阴道检查不可见但可触及宫颈阴道部结构。

　　阴道闭锁及宫颈发育异常在女性梗阻性生殖器官畸形中发生率较低，且常合并存在。这类患者一般输卵管和宫体发育良好且有功能性子宫内膜，存在不同程度的宫颈发育不良或宫颈闭锁，约50%的患者宫颈发育异常与先天性阴道发育异常同时存在。超声为首选的辅助检查方式，可提示宫颈未探及或仅见条索样组织，常有子宫增大、宫腔积血、输卵管积血、卵巢囊肿及盆腔积液等，MRI 的准确性更高，不仅能观察到宫颈是否发育和外口闭塞情况，还可以用于其他生殖泌尿系统畸形和子宫内膜异位症（内异症）等的鉴别。

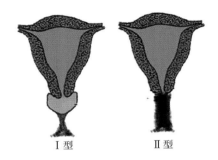

图 24-3　各型阴道闭锁的图示

注：Ⅰ型为阴道下段闭锁，有发育正常的阴道上端、宫颈及子宫。Ⅱ型为阴道完全闭锁，伴宫颈完全或部分闭锁，宫体发育正常或有畸形，内膜有功能。

（五）女性梗阻性生殖器官畸形的治疗

　　手术是治疗阴道闭锁及宫颈发育异常的唯一方法。新阴道的创建本身就是一种罕见的手术，需要丰富的手术经验和多学科的技术支持。宫颈的重建更是一种要求高且罕见的手术。同时进行这两种手术必然有一定的困难和潜在的复杂性。此类复合畸形的手术难度大，技术要求高。以往对于此类合并有功能性子宫的阴道闭锁及宫颈发育不良者，多数会采取切除子宫的办法缓解症状，即便少数患者保留了子宫，之后多半会因宫颈粘连而反复手术，甚至最终也难逃切除子宫的命运。故此类手术的重点不仅是解除生殖器官梗阻、缓解临床症状，还要建立正常性功能，更重要的是要保留发育良好的子宫，保留其生育功能，最关键的是永久恢复生殖器官解剖。手术的复杂性主要体现在：①患者年龄小，术野狭小，不利于操作。②从会阴入路难以准确找到阴道上段及宫颈，盲目切开容易损伤尿道与直肠。③即使切除了闭锁宫颈，术后贯通宫腔与外阴的通道缺乏光滑的覆盖材料，极易收缩粘连，甚至再次闭锁，导致手术失败，最后患者不得不切除功能性子宫，丧失生育功能。④患者通常有功能正常的子宫内膜，由于生殖器官梗阻，青春期月经来潮后经血流出受阻致经血逆流，可出现周期性下腹痛，甚至出现经期延长或出现盆腔包块。经血逆流还可增加脱落的子宫内膜盆腔种植的机会，再加上机体的免疫调节和激素影响，盆腔内异症的发病率显著增高，从而增加了手术难度。⑤女性生殖器官与泌尿器官在起源上密切相关，两者的发育可相互影响,故很多生殖器官畸形的患者合并有泌尿器官畸形,解剖结构的异常无形中也增加了手术的难度。⑥该手术尚无统一的标准治疗,也无随机对照研究证实哪种手术更优,对术者的手术技术有很高的要求。

多年来,国内外学者从未放弃对此领域的探索,但想要做到既保留患者的生育功能,又保持生殖器官通畅,避免反复手术是一项巨大的挑战。此类手术根据是否保留生育功能,一般分为保留生育功能的手术和子宫切除术,选择何种手术方式,一般是根据宫颈发育异常类型、子宫发育是否正常、盆腔内异症和盆腔粘连严重程度做个体化分析,充分权衡利弊,选出最佳方案。保留生育功能的手术主要包括宫颈-阴道贯通术、子宫-阴道吻合术、宫颈端端吻合术、宫颈外口闭塞贯通术等。宫颈-阴道贯通术主要适用于单纯条索状宫颈或宫颈外口闭塞者,手术过程主要是在宫腔和阴道间建立通道,放置宫颈阴道支架。子宫-阴道吻合术主要适用于完全无宫颈或仅有少量宫颈组织者,手术过程主要是充分解剖游离宫颈,切除发育不良的宫颈组织,下拉子宫,与成形阴道吻合,通常在宫颈口置管预防粘连。宫颈端端吻合术主要适用于阴道正常、宫颈呈条索状者,条索状宫颈分为远端和近端两个部分:远端与穹隆相连,近端与宫体相连,远、近端宫颈组织通过纤维索相连。手术过程主要是横断条索状宫颈,吻合远、近端宫颈,用 Foley 导尿管支撑宫颈管。宫颈外口闭塞贯通术适用于宫颈外口闭塞者,手术过程主要是切开闭塞的宫颈外口,与新成形阴道贯通,可先阴道成形再切开宫颈外口并与新成形阴道贯通。下面将以Ⅱ型阴道闭锁合并条索状宫颈为例,介绍子宫-阴道吻合术。

二、适应证与禁忌证

1. 适应证

(1)Ⅰ型阴道闭锁(中、高位闭锁)。

(2)Ⅱ型阴道闭锁。

(3)宫颈发育异常。

2. 禁忌证

(1)合并严重心、肺、脑等疾病,无法建立人工气腹。

(2)严重的盆腔粘连,不适合行腹腔镜手术。

(3)合并其他不能耐受常规机器人手术的疾病。

三、手术时机

一经诊断,应尽早手术。梗阻性生殖器官畸形往往并发内异症,病史越长,内异症的症状越严重,而且越可能合并严重的子宫腺肌病,手术效果越差。Ⅰ型阴道闭锁的患者子宫及宫颈往往发育良好,其腹痛发生时间较早,容易被早期发现;Ⅱ型阴道闭锁的患者因宫颈闭锁,子宫发育也较差,其腹痛发生时间较晚,腹痛程度也相对较轻,容易延误治疗。手术尽量选在"经期"(即有腹痛)时进行。

四、术前准备

1. 辅助检查　术前需完善三维超声、MRI 等检查,结合性激素、生化、染色体检查等手段,必要时需完善垂体、甲状腺、肾上腺等的相关检查,进行更准确的诊断。此外,需行血常规、凝血功能、肝肾功能、心电图、胸部 X 线、心脏超声、肝胆胰脾及泌尿系统超声等常规术前检查。

2. 术野准备　清洁脐部,外阴擦拭干净。

3. 肠道准备　因合并梗阻性生殖器官畸形的患者多合并内异症,盆腔环境复杂,恢复正常解剖结构困难,术前需进行肠道准备。肠道准备的方法首选口服肠道清洁剂——复方聚乙二醇电解质散,术前一晚开始服用。服用复方聚乙二醇电解质散后仍可进无渣液体,术前6 h开始禁食水。如服用肠道清洁剂无效,可灌肠。

4. 阴道模具或相关生物材料等的准备　可根据患者的具体情况进行个体化的准备,如准备无菌避孕套、节育器、双腔导尿管等。

五、手术步骤

(一)探查盆腔

观察子宫、双侧附件有无异常;是否合并盆腔粘连,以及与周围脏器的关系;盆腔腹膜有无病灶;双侧子宫骶韧带有无缩短、变硬,直肠子宫陷凹是否封闭。探查双侧输尿管走行有无异常,必要时需探查双侧肾脏位置及与周围脏器的关系。因女性梗阻性生殖器官畸形常合并内异症及泌尿器官畸形(图 24-4),探查完毕后首先要钝、锐性松解粘连,尽量恢复正常的盆腔解剖结构。

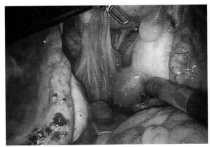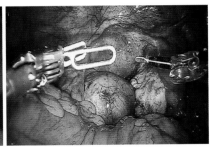

图 24-4　梗阻性生殖器官畸形合并内异症图示

(二)处理盆腔内异症

对于卵巢子宫内膜异位囊肿,可行囊肿剥除,创面多选择缝合止血并塑形,尽量减少对卵巢的电损伤。对于输卵管积水或积血,多行造瘘术,保留功能,如输卵管破坏严重,无法保留,可行切除术。如盆腔腹膜散在内异症病灶,可行病灶灼烧术;如子宫骶韧带被内异症侵犯,需行子宫骶韧带 DIE 病灶切除术,充分松解粘连,游离子宫骶韧带,增加子宫活动度。

(三)处理畸形子宫

如合并残角子宫,术中应将其切除,并将该侧子宫圆韧带缝于对侧发育正常的宫角部,但有时因经血潴留残角子宫体积会大于对侧发育正常的子宫,需仔细辨别,避免误切;无内膜的残角子宫可无症状,于术中偶然发现。如合并单角子宫、双角子宫、双子宫等,术中多不做过多处理。

(四)阴道造穴

此步骤成功的关键在于找准间隙,行"水分离"。"水分离"法可将正常组织间隙分离,有助于提高分离效果,避免损伤正常组织,而肾上腺素有助于局部止血,减少术中出血量。故对于阴道闭锁的患者,可于阴道前庭凹陷处中央垂直于盆底方向注入 1：1000 肾上腺素生理盐水 100 ml,在相当于处女膜环部位弧形切开此处黏膜约 3 cm,双手食指沿尿道与直肠之间的间隙进行钝性分离,用阴道拉钩扩大该间隙至 3 横指松,顶端达盆底腹膜处。如间隙正确,则感觉间隙疏松,不出血。必要时,可向膀胱内插入金属导尿管,食指伸入肛门内做指引,并检验间隙是否正确。

（五）游离腹膜及宫颈

用长穿刺器向膀胱和直肠表面腹膜下注入 1∶1000 肾上腺素生理盐水,用"水分离"法分离腹膜,充分游离膀胱表面及直肠表面腹膜。打开膀胱腹膜反折,下推膀胱;打开盆侧壁腹膜,游离双侧输尿管盆部,并分离出双侧子宫动、静脉;打开子宫直肠间隙,下推直肠(图 24-5 至图 24-7)。

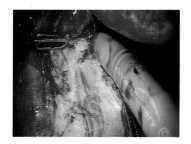

图 24-5　游离左输尿管

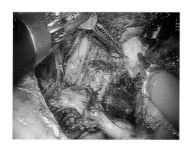

图 24-6　分离出右子宫动脉

（六）定位宫颈

对于Ⅱ型阴道闭锁及宫颈发育异常者,准确定位宫颈是较困难的,此时需借助举宫杯。于正常或人工阴道内置入小号举宫杯(此处要注意,仅放举宫杯,勿放举宫棒),用力上举;腹腔镜下寻找举宫杯杯缘,沿杯缘环形切开阴道壁,暴露宫颈(图 24-8 至图 24-10)。

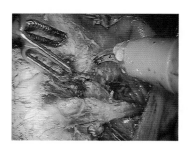

图 24-7　游离右输尿管及分离出右子宫动脉

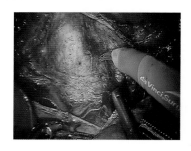

图 24-8　阴道内置举宫杯,定位宫颈

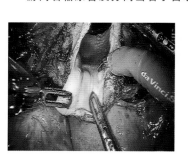

图 24-9　切开阴道前壁

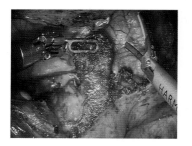

图 24-10　暴露条索状宫颈

（七）宫颈管塑形

切除宫体下段的畸形宫颈组织，暴露宫颈管；将畸形宫颈下段外翻，整形；钳夹宫颈，于宫腔内放置 8 号导尿管，球囊内注入生理盐水 2～3 ml。

（八）阴道成形

腹膜代阴道成形术：腹膜作为自体材料，具有吸收、渗透功能，无特殊异味，使用腹膜作为人工阴道壁的覆盖物，无排斥反应，术后人工阴道壁光滑，可减少术后人工阴道粘连的机会。另外，腹膜容易游离，可塑性强，手术操作相对简单。腹腔镜下游离盆腔腹膜时，尽可能利用"水分离"法充分游离膀胱表面及直肠表面腹膜，以得到完整的腹膜片，将游离好的膀胱及直肠表面腹膜牵拉至人工阴道口，形成阴道前、后壁，用可吸收缝线间断缝合腹膜至阴道口。

生物网片代阴道成形术：近年来，得益于组织工程学的发展，生物网片等组织工程材料逐渐应用于临床。生物网片主要是通过脱细胞处理去除掉自体或异体的真皮组织内的各种细胞成分，保留完整的细胞外基质，用于人体组织修复。生物网片具备良好的组织相容性、可降解性、贴附性和耐感染性，用于人工阴道黏膜化时间短，与正常阴道组织接近，术后佩戴阴道模具的时间也较短。有研究比较了生物网片代阴道成形术与腹膜代阴道成形术，发现生物网片组手术时间更短、术后恢复时间明显更短，两组患者术后阴道长度、性生活满意度评分无明显差异，缺点是生物网片费用较高。将生物膜缝合成一直径 4 cm、深 8 cm 的桶状，经人工阴道置入，先用 2-0 倒刺线将生物膜一端与塑形宫颈连续缝合，再用 2-0 可吸收缝线将生物膜另一端与阴道口间断缝合（图 24-11 和图 24-12）。

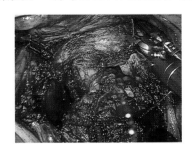

图 24-11　缝合阴道后壁与宫颈后唇

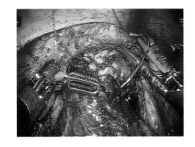

图 24-12　缝合阴道前壁与宫颈前唇

（九）子宫峡部环扎术

充分暴露子宫峡部及两侧的子宫血管，使用两端带针的聚丙烯环扎带，即 Mersilene 带，将缝针由弯变直，在子宫峡部与子宫血管之间的无血管区由前向后进针，出针点仍选择在子宫峡部与子宫血管之间，将环扎带拉紧，环扎子宫峡部，线结打在子宫峡部后方（图 24-13）。

（十）固定宫颈

用 2-0 可吸收缝线于子宫下段创面处间断缝合子宫前壁与前盆壁腹膜、子宫后壁与子宫骶韧带（图 24-14）。

（十一）放入阴道模具

于宫颈外口处将导尿管打结，去掉多余导尿管；阴道内放入自制的用安全套包裹的碘伏纱布卷模具。用 7 号丝线间断缝合小阴唇 2～3 针，若放置的自制模具脱出，则会影响人工阴道的长度及宽度。

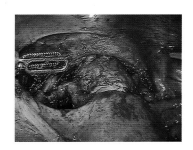

图 24-13　子宫峡部环扎

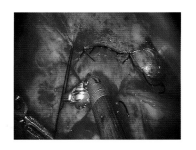

图 24-14　缝合子宫前壁与前盆壁腹膜

六、术后处理

虽然机器人手术降低了女性梗阻性生殖器官畸形手术的难度,但术后患者的管理是决定手术是否成功的关键性因素。既往由于子宫阴道支架及阴道模具选材或者放置不当,易发生宫颈或阴道再次粘连闭锁,迫不得已再次手术,切除子宫的例子比比皆是。或者患者自身护理不当,导致阴道或尿路感染、出血等,亦会造成手术失败。此外,梗阻性生殖器官畸形患者多合并内异症,虽然术中会对异位病灶做相应处理,但如果术后没有进行长期管理,内异症依然会复发、持续进展,患者依然会被疼痛、不孕等折磨,手术效果会大打折扣。术后管理主要体现在以下几个方面。

（一）术后镇痛

梗阻性生殖器官畸形患者的切口多在阴道,此处富含神经末梢,对疼痛较敏感;此外,由于机器人腹腔镜手术人工气腹、穿刺等原因,患者术后会出现上腹区腹痛、腹胀,并伴肩部酸痛等,多会影响日常活动,从而增加术后粘连、肠梗阻及血栓发生风险,甚至危害心理健康,故做好术后镇痛十分重要。镇痛药物可选择非甾体抗炎药,如静脉使用氟比洛芬酯注射液,或口服塞来昔布胶囊等。

（二）会阴护理

不论是阴道成形术还是子宫-阴道吻合术,术后均需放置子宫阴道支架和/或阴道模具,故阴道均会出血,术后应每日至少擦洗会阴一次,穿棉质宽松内裤,保持会阴清洁、干燥。

（三）预防尿路感染

对于术后需要放置阴道模具的患者,由于阴道模具的存在,再加上疼痛等因素,很多患者会自觉排尿困难、尿频、尿不尽等,此时除了应用抗生素预防感染外,还要鼓励患者多饮水、勤排尿,改变憋尿等不良习惯,加强沟通,做好心理疏导,使患者逐渐适应阴道模具的存在。

（四）预防便秘

对于全身麻醉患者,术后麻醉完全清醒后即可恢复饮食,可从全流食开始逐渐过渡到正常饮食。注意营养搭配,可选择高蛋白、高纤维素饮食,促进切口愈合的同时预防便秘。如果患者长期便秘,则不利于阴道模具的佩戴。

（五）人工阴道的远期维护

阴道成形术及宫颈成形术可以在较短的时间内给患者重建一个有一定长度和宽度的人工阴道,可以使经血正常流出,但术后人工阴道及成形宫颈粘连、狭窄甚至闭锁问题常见,也十分棘手。除阴道壁覆盖材料支撑不足及阴道周围肌肉挛缩等原因外,术后人工阴道管理不当也是导致这类问题出现的重要因素。临床上为维持术后人工阴道长度、宽度,减少术后人工阴道粘连、狭窄,术后常采用放置阴道模具或阴道顶压扩张法进行维护。阴道成形术和宫颈成形术后生理功能的维持是长期的,术后患者必须保持良好的依从性,坚持正确佩戴阴道模具并按时扩张阴道,如果因为护理不当导致阴道或宫颈再次粘连、闭锁,则功亏一篑。由于手术的特殊性和疾病的隐私性,进行阴道成形术的患者无法像常见病、多发病患者一样进行计划性的复诊,手术团队必须建立专业有效的医疗模式以及方便的复诊平台,便于患者的长期管理,随时解决随访过程中出现的各种问题。自制模具可放置1个月,1个月后取出模具和宫腔球囊导尿管,充分消毒阴道,放置子宫阴道支架(图24-15),每日坚持扩张阴道,并佩戴玻璃或橡胶模具3～6个月。

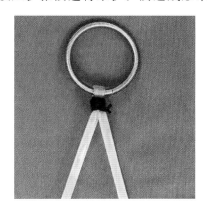

图 24-15　子宫阴道支架

(六)长期管理内异症

阴道闭锁患者通常合并不同程度的内异症及子宫腺肌病,对于发病时间短、症状轻的患者,随着梗阻的解除,经血能够正常流出,通常不需要其他药物治疗;对于发病时间长、症状重的患者,即使其梗阻情况得到解除,仍建议术后使用药物如促性腺激素释放激素激动剂(GnRHa)、复方短效口服避孕药等来达到更好的治疗效果。术前因时间或经济等原因不能及时手术者,也可选用GnRHa及复方短效口服避孕药来形成"药物性绝经",缓解临床症状。

(七)心理健康持续管理

女性生殖器官是女性特有的标志,阴道、宫颈的缺失或者发育不良意味着女性一个重要性征的缺失,所以生殖器官畸形患者除身体的缺陷外,往往伴有严重的自卑感等心理障碍,此类患者多在青少年时期确诊,在得知自己没有阴道或宫颈时是震惊的,这一诊断会极大地改变患者对自我、性生活、生育功能以及社会角色的认识,对其家庭也有巨大的冲击,尽管良好的手术效果能够在一定程度上改善患者的自卑感,但还远远不够。所以在对患者实现阴道、宫颈解剖重建的同时,应该建立生物-心理-社会综合模式和长期随访计划,培养患者对术后身体完整性的自我认同,同时要协助其弥补在人际关系及社会关系层面的"残缺"。术前医患之间充分的沟通、交流,给患者讲解疾病知识、治疗方案及术后护理要点,提高患者对疾病的认知程度,术后人工阴道的定期扩张,对患者进行持续的心理干预及术后护理支持均有助于提高手术效果。另外,术后也应指导患者性生活及其与性伴侣的相处方式,提高患者的生活质量。必要时建立病友群,提供交流平台,帮助患者进行互动和交流,使患者获得群体认同感,并通过医患之间及患者之间交流信息与经验,为患者提供社会支持和心理慰藉,使其重拾自信,获得满意结果。

七、并发症及其防治

(一)盆腔脏器损伤

阴道成形术的基本操作是阴道造穴,即打隧道,不论采取何种手术方法,阴道造穴都是手术成功的基础。合并梗阻性生殖器官畸形患者的膀胱及直肠与子宫的间隙较紧密,如果再有既往盆腹腔手术史或阴道成形术失败史,此间隙可能会发生粘连,解剖层次不清,手术操作难度较大,分离时易误伤膀胱、直肠。为减少盆腔脏器损伤,应做好术前评估,对于有盆、腹腔手术史或其他可能增加膀胱和直肠间组织分离困难度因素者,应仔细评估是否适合行腹膜代阴道成形术。术中分离人工阴道隧道或游离腹膜时应首先进行"水分离",以减少出血量并利于分离,此操作是预防直肠、膀胱、尿道损伤的关键。穿刺器应在前庭正中刺入,在尿道、膀胱和直肠之间形成"水垫"。切口的位置亦应在阴道前庭的正中,过高或过低都可能造成副损伤。用大弯钳在手指指引下插入前庭正中3～4 cm,扩张隧道后可用两指深入隧道向上、下、左、右分离,分离的方向可按骨盆轴方向进行。如果隧道较深,手指无法到达盆底,可在腹腔镜监视下进行。如术中发现膀胱或直肠损伤,应立即修补。对于直肠损伤,可在阴道拉钩及直肠指诊的配合下充分暴露直肠破裂口,用3-0可吸收缝线做肌层及黏膜下层缝合,缝线尽量不穿透肠黏膜,再用1号丝线加固包埋缝合,然后用可吸收缝线间断或连续缝合结缔组织,覆盖破裂口缝线,以利于破裂口修复。术后应注意饮食及预防感染。如仍形成直肠阴道瘘,则应等半年后再酌情行直肠阴道瘘修补术。如为膀胱损伤,则应显露膀胱破裂口,用4-0或5-0可吸收缝线间断或连续缝合膀胱黏膜下层,修复破裂口,缝线不要穿透膀胱黏膜层,然后用3-0可吸收缝线间断或连续缝合膀胱肌层,可向膀胱灌注稀释的亚甲蓝溶液,观察修补处是否有渗漏。如有渗漏,则加固缝合数针,直至不漏。术后预防感染,并留置导尿管2～3周。

（二）感染

感染经常发生在手术创面或泌尿系统,另外,不论是行贯通术,还是行吻合术,由于缺乏正常的宫颈内口及黏液栓等女性生殖道正常防御屏障,极易发生上行感染,导致子宫内膜炎、盆腔脓肿,甚至感染性休克等。为了预防感染,应于术前1 d用碘伏溶液进行会阴冲洗,围手术期使用抗生素,术中严格无菌操作。术后按时冲洗、消毒会阴,阴道模具应定期更换并严格消毒,多饮水、勤排尿等。如发生感染,应首先经验性使用广谱抗生素,同时取尿液、阴道分泌物、盆腔引流液做细菌培养加药物敏感试验,根据结果更换敏感抗生素。感染控制后,一般预后良好。

（三）阴道出血

阴道成形术时在膀胱及直肠间隙之间的结缔组织中打隧道,由于会阴及盆底血运丰富,静脉丛较多,打隧道的过程中如损伤血管,可能出血较多,处理不好还会形成阴道血肿,影响阴道壁的愈合。为了预防术后阴道血肿的发生,首先在第一步打"水垫"的过程中就应注意,进针位置一定要选择在膀胱与直肠间的间隙内,直达盆底直肠子宫陷凹腹膜外,形成"水垫"后要边退针边注射,使整个隧道都被水充满。另外,打"水垫"的液体中建议加入垂体后叶素或者肾上腺素,以促进血管收缩,减少出血。其次,术中操作应严格止血,一旦发生"阴道"出血,应做全面检查。对于渗血,可采用压迫法;对于活动性出血,要找到出血点,钳夹后结扎止血或缝合止血。因血管结扎不严出现活动性出血者,应及时行二次手术。此外,还要考虑息肉、瘘管、扩张或性活动引起的黏膜创伤、感染及癌症的可能性。为了预防术后阴道出血,可尽量保留始基子宫;如选择切除始基子宫,应结扎子宫动脉。

（四）阴道狭窄、挛缩

瘢痕挛缩是阴道成形术后最常见的并发症,严重时可导致人工阴道重建失败。人工阴道重建后瘢痕挛缩本身是一个正常的病理生理过程,可分为人工阴道形成期、瘢痕挛缩期、瘢痕吸收期及人工阴道成熟期四个阶段,在不同阶段给予不同处理,可最大限度降低人工阴道挛缩的概率。

(1)人工阴道形成期:手术当日至术后14 d,此时人工阴道已形成,宽度及深度均足够,此期仍需使用阴道模具。

(2)瘢痕挛缩期:术后15 d至术后1个月,此时人工阴道逐渐变得又窄又浅,呈圆锥状,阴道口较宽,越往深处越窄,同时感觉阴道壁周围有大量瘢痕形成,阴道有紧缩感。这是因为人工阴道造穴后组织受创,受创组织修复的过程会有大量瘢痕形成,从而造成人工阴道的挛缩、狭窄,这其实是一个正常的病理生理过程。由于自制的用安全套包裹的碘伏纱布卷模具可在阴道内放置1个月,基于自制阴道模具的持续支撑,瘢痕组织无法造成人工阴道的挛缩及狭窄,故可平稳度过人工阴道形成期及瘢痕挛缩期。

(3)瘢痕吸收期:术后2个月,此期瘢痕已被逐渐吸收软化,人工阴道变得又宽又深,弹性也很好。此期可放置硅胶或者玻璃模具,并每日由医生主动扩张阴道5~10 min。尤其要注意人工阴道的顶端,避免顶端挛缩、狭窄。

(4)人工阴道成熟期:术后3个月,此期人工阴道进一步吸收软化,阴道宽松且深,可出现黏膜皱襞及白色分泌物,此时可以有性生活,但仍要坚持佩戴阴道模具。若机械扩张不满意,则需要二次手术切开阴道穹隆进行扩张。

(五)宫颈闭锁

宫颈闭锁是导致手术失败,不得已切除子宫的主要原因。如宫颈阴道重建术后发生宫颈闭锁,则经血依然流出不畅,甚至加重盆腔内异症。决定该重建手术成功与否的因素主要包括:①宫颈发育异常类型:如宫颈外口闭塞较宫颈未发育等其他类型预后好。②手术技巧:术者丰富的手术经验可起到重要作用。③吻合口大小:吻合口大者术后不容易再次发生宫颈闭锁。④吻合口连接处是否有功能性宫颈和阴道黏膜。⑤宫颈置管时间:宫颈置管多选择Foley导尿管,因为其组织相容性较好,一般建议术后放置1周到18个月不等,多为3~6个月。

八、效果评价

阴道既是性交器官,也是经血排出和胎儿娩出的通道,基于阴道组织结构和生理功能,重建的人工阴道的解剖和功能必须接近正常的阴道,有类似的组织结构,有弹性,具有容受和贯通的能力,能充分满足患者生理及心理的需要。宫颈呈较窄的圆柱状,位于子宫下部,下端为宫颈外口,通向阴道,上端为组织学内口,连接子宫峡部。宫颈内腔呈梭形,被黏液栓填塞,不仅是经血排出的通道,还是女性生殖道自然防御的重要屏障,也是维持妊娠、保证妊娠顺利的重要结构。由于目前临床上对于阴道成形术及宫颈成形术的术式及术后功能评价的标准不一,选用何种术式在很大程度上依赖于医生对术式的掌握程度及患者的具体情况,但相对而言,微创、美观、操作简单、不破坏外阴形态,术后可解除生殖道梗阻、缓解临床症状,可尽可能保留发育良好子宫,永久恢复生殖道解剖,建立的人工阴道具有生理功能并容易护理的术式是值得推荐的。现阶段多以手术时间、出血量、术后肠道功能恢复时间、术后临床症状缓解程度、经血排出是否顺畅、术后是否发生阴道挛缩粘连、术后护理是否方便、佩戴阴道模具是否痛苦、性生活质量等指标对术式进行评价。因此,术前进行精准诊断,医患之间进行充分沟通,提高患者对疾病的认知程度,选择合适的微创手术,术后放置恰当的子宫阴道支架,对人工阴道进行定期扩张及复查,对患者进行持续的心理干预及支持等均可能提高术后的手术效果。

但对于那些本身就合并严重内异症、严重盆腔粘连、输卵管炎等,或者本身就为严重子宫畸形或宫腔过小者,可能初次手术时选择子宫切除术的获益更多。因为对于这类患者,即使保留子宫,妊娠希望、生育概率仍非常低,且术后面临的并发症问题不容小觑。故术前要认真评估手术指征,向患者及其家属详细交代手术目的、可能出现的风险和可能面临的问题等,在患者及其家属充分知情的前提下选择合适的术式。

九、技术现状及展望

阴道成形术及宫颈成形术后发生人工阴道和/或成形宫颈粘连、狭窄甚至闭锁是医护人员与患者不希望见到的事情。虽然放置阴道模具可以保持阴道的通畅,但长期放置给患者生活带来不便,操作不当还会增加人工阴道感染和损伤的风险,最重要的是如果阴道模具放置不正确仍然会导致人工阴道或宫颈粘连或狭窄。研发出更佳的人工阴道覆盖物以及子宫阴道支架,将会是一个新的方向。国外有文献报道,对于先天性宫颈发育异常的患者,在进行了宫颈端端吻合术之后,于宫腔及宫颈之间放置铂支架,可有效预防宫颈再次粘连挛缩,保证生殖道通畅。

有观点认为,在必须创建新阴道的情况下,最好分两个步骤完成操作:首先创建新阴道,然后进行子宫-新阴道吻合术。

Ali 等研究出了耻骨后球囊阴道成形术和腹腔镜插管术的联合应用法,这种方法在治疗宫颈阴道发育不良的患者中取得了不错的效果。

由于阴道成形术、发育异常宫颈切除术及子宫-阴道吻合术开展时间较短,患者年龄较小,目前尚无梗阻性生殖器官畸形患者妊娠、分娩的报道,这类患者能否顺利受孕、是否需要使用辅助生殖技术、是否需要预防性环扎宫颈、妊娠结局如何等问题,均需要更大的样本量来进行分析研究。

(李玲霞　陈必良)

参 考 文 献

[1] 冷金花,郎景和,连利娟,等.阴道闭锁 16 例临床分析[J].中华妇产科杂志,2002,37(4):217-219.

[2] GRIMBIZIS G F, GORDTS S, DI SPIEZIO SARDO A, et al. The ESHRE-ESGE consensus on the classification of female genital tract congenital anomalies[J]. Gynecol Surg,2013,10(3):199-212.

[3] 中华医学会妇产科学分会.关于女性生殖器官畸形统一命名和定义的中国专家共识[J].中国妇产科杂志,2015,50(9):648-651.

[4] 于云杰,史惠蓉.青春期子宫内膜异位症合并生殖道畸形 15 例临床分析[J].中国计划生育和妇产科,2017,9(7):68-71.

[5] SONG X C, ZHU L, DING J, et al. Clinical characteristics of congenital cervical atresia and associated endometriosis among 96 patients[J]. Int J Gynaecol Obstet,2016,134(3):252-255.

［6］ MATALLIOTAKIS M，GOULIELMOS G N，MATALLIOTAKI C，et al. Endometriosis in adolescent and young girls：report on a series of 55 cases［J］. J Pediatr Adolesc Gynecol，2017，30(5)：568-570.

［7］ 罗光楠，秦成路. 阴道成形术不同术式的利与弊［J］. 中国实用妇科与产科杂志，2018，34(4)：387-392.

［8］ 罗光楠，潘宏信. 罗湖术式在阴道闭锁治疗中的应用及热点问题探讨［J］. 国际妇产科学杂志，2017，44(3)：245-247.

［9］ ZHANG X Y，TANG X Y，DING Y，et al. Management of partial vaginal agenesis according to the Wharton-Sheares-George technique—a long-term follow-up［J］. J Obstet Gynaecol，2020，40(5)：715-717.

［10］ Committee on Adolescent Health Care. Management of acute obstructive uterovaginal anomalies：ACOG Committee opinion summary，number 779［J］. Obstet Gynecol，2019，133(6)：1290-1291.

［11］ KRISTENSEN S E，MOSGAARD B J，ROSENDAHL M，et al. Robot-assisted surgery in gynecological oncology：current status and controversies on patient benefits，cost and surgeon conditions—a systematic review［J］. Acta Obstet Gynecol Scand，2017，96(3)：274-285.

［12］ GKEGKES I D，IAVAZZO C，IATRAKIS G，et al. Robotic management of endometriosis：discussion of use，criteria and advantages：a review of the literature［J］. Acta Medica (Hradec Kralove)，2019，62(4)：147-149.

［13］ 王一婷，贺豪杰，梁华茂，等. 先天性宫颈阴道闭锁初次手术治疗失败后的再处理：附5例报告［J］. 中国微创外科杂志，2013，13(2)：145-148.

［14］ WANG T，ZHOU Y H，FU J X，et al. Level of depression，anxiety and stress in patients with intrauterine adhesions in Hunan Province，China：a cross-sectional study［J］. PLoS One，2020，15(3)：e0229832.

［15］ CALLENS N，DE CUYPERE G，DE SUTTER P，et al. An update on surgical and nonsurgical treatments for vaginal hypoplasia［J］. Hum Reprod Update，2014，20(5)：775-801.

［16］ MCQUILLAN S K，GROVER S R. Systematic review of sexual function and satisfaction following the management of vaginal agenesis［J］. Int Urogynecol J，2014，25(10)：1313-1320.

［17］ CARRERAS N，DE GUIRIOR C，MUNMANY M，et al. Diagnosis and surgical treatment of uterine isthmus atresia：a case report and review of the literature［J］. J Minim Invasive Gynecol，2021，28(1)：137-141.

第二十五章 机器人深部浸润型子宫内膜异位症手术

一、概况

子宫内膜异位症(简称内异症)是指具有生长功能的子宫内膜组织(腺体和间质)出现在宫腔以外的部位,在临床上内异症是一种月经周期依赖性、慢性炎症性、通常表现为盆腔痛的系统性疾病,发生于5%~10%的育龄期女性,影响了全世界近2亿女性。近期流行病学研究表明,亚洲人群的内异症发病率达15%,较欧美人群(5%~10%)高,且呈逐年升高的趋势。内异症的主要症状为慢性盆腔痛、不孕症,严重影响了女性及其家庭的生活质量,增加了社会成本。内异症目前按病灶所处的部位及深度分为4型:腹膜型内异症(浅表的腹膜病灶)、卵巢型内异症(卵巢子宫内膜异位囊肿,OMA)、深部浸润型内异症(deep-infiltrating endometriosis,DIE)及其他部位型内异症(图25-1)。

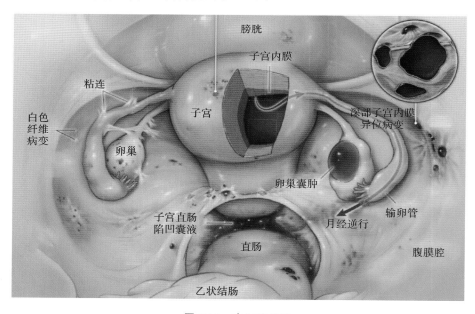

图 25-1 内异症分型

DIE是一种特殊类型的内异症,早在1913年就有对DIE的描述,但对DIE的广泛研究是从2000年开始的。目前DIE的定义(2021年版内异症诊治指南)是指内异症病灶在腹膜下浸润深度不小于5mm,包括位于子宫骶韧带、直肠子宫陷凹、阴道穹隆、直肠阴道隔、直肠、结肠、输尿管、膀胱的内异症。DIE的分布特点:子宫后部多于前部,左侧多于右侧,多发多于单发。随着临床医生对DIE认识的提高,DIE在内异症中占比高达33%。DIE的主要症状是疼痛,根据侵犯部位的不同可有特殊临床表现,侵犯直肠阴道隔、子宫骶韧带者往往表现为性交痛,侵犯膀胱及输尿管者可有尿频、尿血、腰痛、肾盂积水,侵犯结直肠者可有肛门坠胀、经期便血甚至不完全肠梗阻。

DIE的治疗以2018年《子宫内膜异位症长期管理中国专家共识》及2021年《子宫内膜异位症诊治指南(第三版)》为基础,新的诊治观念重视内异症的长期管理。内异症的治疗原则:减灭和消除病灶,减轻和消除疼痛,改善和促进生育,减少和避免复发。治疗手段有药物治疗和手术治疗,手术是其主要治疗手段,其中腹腔镜下完整切除DIE病灶是首选方法。选择治疗方案时需要考虑的因素有临床表现、病程和症状类型、影像评估病变范围和定位、患者年龄及生育愿望、药物费用及副作用、手术费用及患者接受手术的意愿。内异症的治疗:应在保证手术安全的前提下,解除梗阻、保留器官功能及预防复发,依据患者的具体情况制订个体化方案。

对于DIE,无论术者技术如何精湛,腹腔镜手术仍存在一定的局限性。主要的技术缺陷包括:①术者依靠助手扶镜和辅助,具有不稳定性;②提供的是2D术野,降低了术者手眼协调操作的精准度;③套管针孔的杠杆作用能产生对抗直觉的反向器械操作并能放大手部震颤;④器械尖端的触觉反馈较弱或无;⑤器械的活动自由度少,造成了一些手术盲区,精细分离、缝合、吻合等操作的难度增大;⑥学习曲线较长。手术的精准度降低、手术风险增加,这些因素限制了腹腔镜技术向更复杂手术的拓展应用,也成为腹腔镜技术发展中的瓶颈。

自2005年达芬奇机器人手术系统被美国FDA批准使用以来,机器人腹腔镜手术成为盆腔疾病的终极微创手术方式。机器人腹腔镜作为目前最先进的微创手术设备,"三头六臂"的达芬奇机器人手术系统几乎融合了现代技术的全部理念,能够为术者提供一个稳定、完全可控的3D术野,实现了两个超越,一个是使人的研究能够看到"微观层次",达到更加微创的效果;另一个是延伸了人手的长度,完全模拟人手在腹腔内进行高精准度、灵活的操作,将医生在患者体外的动作精确传递到机械臂,转化为手术器械在患者体内的动作,从而完成外科手术。达芬奇机器人手术的意义还在于,达芬奇机器人手术系统特殊的设计降低了镜下切割、缝合、结扎等各项操作的难度,从而促进了微创手术的普及,有利于复杂微创手术的推广。这些优势在复杂手术中显得尤为重要,尤其适用于复杂内异症,如泌尿系统DIE、肠道DIE等。输尿管DIE病变切除后进行端端吻合时,机器人手术系统的震颤过滤系统发挥了重要作用,避免因手部震颤和摇晃而牵拉撕扯输尿管断端,进针吻合时也能精准定位进针点,避免手部震颤导致反复多次进针而加重输尿管吻合口的损伤。直肠DIE病灶多位于直肠前壁盆腔较深的部位,套管针位于上腹部,腹腔镜器械如双极钳、抓钳平直而无法变换转动角度,故很难到达病灶部位,操作十分不便,后续镜下缝合更是困难。而机器人手术系统利用机械臂可以360°无死角旋转的特性,能轻松到达病灶部位进行操作,也能利用该特性轻松完成镜下缝合。另外,机器人手术系统具有3D术野,视角广且为立体图像,镜下解剖层次清晰,较常规腹腔镜的2D术野能够更准确、清晰地在术中判定病灶浸润深度、范围,精准辨认粘连部位操作间隙,进而决定手术方式。总而言之,机器人腹腔镜手术具有3D术野、高清影像、定位精准、机械臂360°无死角旋转、操作更精细、解剖层次更清晰、病灶切除更彻底等特点。对于DIE手术,特别是泌尿系统DIE或肠道DIE手术,机器人手术是安全且极优的选择。虽然有关机器人DIE手术的研究不多,但其效果好、无中转、无术中并发症、术后妊娠率高、术后疼痛评分低。

二、适应证和禁忌证

1. 适应证 结合临床表现、术前检查综合分析考虑诊断为 DIE,同时合并下列任一项。

(1)输尿管内异症导致输尿管梗阻严重、输尿管扩张及肾脏积水。

(2)肠道内异症导致肠道狭窄梗阻。

(3)伴有严重疼痛症状(尤其是严重性交痛导致患者无法进行性生活)。

(4)药物保守治疗无效或有药物禁忌证。

(5)不孕症。

(6)合并卵巢子宫内膜异位囊肿。

2. 禁忌证 不能耐受手术者,更符合保守治疗条件者,建议先行药物保守治疗。

三、术前准备

内异症手术是良性疾病手术,但具有恶性肿瘤手术的特点,是风险较大、难度较高的手术,常需要进行组织间隙解剖、输尿管游离、甚至输尿管吻合、再植,膀胱修补,肠管修补吻合等手术操作,因此,完善术前准备和关注术中细节是完成内异症手术尤其是 DIE 手术的重要部分。术前准备是决定手术策略的一个重要依据,术前相关的检查越完善,手术预案越详尽,术中出现的意外情况越少,手术越安全。充分的术前评估是内异症手术成功的必要条件。

(一)手术方式的选择

腹腔镜手术是首选的手术方式。不管选用何种腹腔镜,对于内异症手术均有一定的局限性,因无法观察直肠子宫陷凹封闭或隐藏在腹膜后的内异症,往往需要联合镜下器械触诊及阴道直肠检查。通过辅助检查在术前精确勾勒出病变范围,有助于术中完整切除病灶。另外,内异症手术需要特别强调手术质控,即施行内异症手术需要术前全面评估,包括病史、临床表现、妇科三合诊、影像学检查、生化检查以及是否有合并症等,按照术前评估的内异症严重程度以及是否存在合并症,选择具有一定级别的医生实施手术。

(二)妇科检查

由经验丰富的医生进行妇科检查,妇科检查对内异症的诊断非常重要。DIE 病灶触诊敏感性高,有文献报道,妇科检查对子宫骶韧带 DIE 的诊断敏感性为 73.5%,是影像学检查的重要补充。

(三)术前充分的影像学检查

临床医生需要提高警惕,强烈建议对所有盆腔内异症的患者,特别是妇科双合诊及三合诊触及痛性结节的患者,常规行泌尿系统影像学检查,了解上尿路情况。

1. 超声 经阴道超声是慢性盆腔痛、不孕症或临床可疑内异症患者的最初影像学评估方法。与 MRI 相比,超声更易实施,检测卵巢子宫内膜异位囊肿及直肠壁病变的敏感性和特异性较高。笔者的经验是,在进行超声检查之前,应由临床医生进行针对性体格检查,报告子宫活动度、宫颈/阴道触痛情况、阴道穹隆是否有肉眼可见的内异症病灶。通过超声对子宫(宫体大小、形状和方向,子宫内膜,子宫肌层,宫颈及宫旁)、附件(卵巢和输卵管)、直肠子宫陷凹进行检查,寻找内异症病灶。对前、中、后盆腔进行定向超声检查,对特异性压痛部位和卵巢活动度进行评估,使用超声滑动征对直肠子宫陷凹进行评估,判断前、中、后盆腔是否有 DIE 病灶。先用探头轻触,引出压痛区域,检查直肠子宫陷凹、肠壁和直肠阴道隔。从卵巢开始逐步评估骨盆,缓慢向直肠子宫陷凹移动,同时触诊和评估不适区域。在内侧区域,检查子宫骶韧带、宫颈后唇和直肠阴道隔。用探头轻轻移动宫颈,观察宫颈和子宫的运动,固定运动提示有粘连。观察肠道是否有蠕动(任何没有蠕动的区域都可以认为有可疑病变)。有研究表明,经阴道超声对子宫骶韧带 DIE 检测的敏感性为 $53\% \sim 64\%$,特异性为 $93\% \sim 97\%$;对阴道直肠隔 DIE 的敏感性为 81%,特异性为 95%;对直肠乙状结肠 DIE 的敏感性为 90%,特异性为 96%;对膀胱 DIE 的敏感性为 55%,特异性为 93.5%。

2. MRI MRI 可以用来评估 DIE 的病情,对术前术式选择和术后监测具有重要意义。MRI 可一并展现盆腔中的器官结构层次,分辨 DIE 病灶的大小及其对周围脏器的侵犯情况和与周围脏器如膀胱、输尿管、肠管的关系。MRI 是侵及肠道 DIE 的首选检查手段,敏感性及特异性均大于 90%,但其对浅表微小病灶效果有限,不能完全替代腹腔镜。

3. CT 尿路成像(CTU) 通过注射造影剂,采用重建方式显示大血管、泌尿系统的形态特点,可方便准确、多角度显示血管及输尿管情况,对判断输尿管、膀胱是否受侵受压及有无解剖异常有较大帮助。对于有尿路梗阻的患者,可以明确梗阻部位、梗阻原因,为手术预案的制订提供帮助。

4. 肾图 肾图可检查出肾功能情况。输尿管内异症是肾脏的"隐匿性杀手",进行肾功能检查,根据肾功能受损情况,请泌尿外科会诊决定术前预案。例如,肾图检查出患者存在无功能肾,则须对是否在术中同时行无功能肾切除术做出预案。

5. 膀胱镜 对于膀胱 DIE,术前进行膀胱镜检查,可以判断 DIE 病灶在膀胱内的位置及与输尿管开口的关系,有助于制订手术预案。术前准备输尿管双 J 管,术中出现以下情况需放置输尿管双 J 管:①需要切除受累段输尿管,行输尿管端端吻合或输尿管膀胱种植术;②分离解剖输尿管过程中有可疑医源性损伤;③输尿管内异症合并膀胱内异症,且膀胱内异症病灶邻近输尿管开口。

6. 肠镜 对于肠道 DIE,术前进行肠镜检查可以判断 DIE 病灶是否穿透肠腔,同时可以活检以在术前明确病变性质。肠道 DIE 的发病部位以直肠前壁和乙状结肠前下缘多见,表现为腔内隆起型病变或环形狭窄,黏膜面受侵少见,故肠镜活检阳性率低。

7. 经直肠超声检查(transrectal ultrasonography,TRUS),经直肠内镜超声检查 直肠 DIE 的影像学检查有 MRI、肠镜和超声检查,MRI 可较全面地评估直肠及盆腔情况,但费用昂贵,耗时长。肠镜检查仅能取到直肠黏膜层组织,易漏诊深度未达黏膜层的病变。直肠腔内超声检查包括经直肠和经阴道超声检查,经直肠超声检查操作不受月经期影响。肠道 DIE 的超声检查表现为固有肌层内纺锤形低回声团,且病灶内部回声随经期变化,经期病变充血、肿胀,病变更明显。经直肠内镜超声检查可以兼顾肠黏膜病变及肌层病变,判断 DIE 病灶与直肠壁的关系,预判是否需要行病灶剔除、肠管节段切除吻合。

8. CA125 合并卵巢子宫内膜异位囊肿时,若出现血中 CA125 水平高于 200 IU/ml,卵巢囊肿直径 >10 cm,要排除恶性肿瘤的可能性。

(四)MDT 团队合作

经过体格检查、影像学检查后,复杂的盆腔内异症需要多学科讨论及协作。内异症 MDT 小组应包括妇科、影像科、泌尿外科、胃肠外科、病理科成员等,需进行术前讨论、术前评估,再次为术中可能会出现的问题做预案,以期做到术中临危不乱。

(五)术前谈话

术前与患者及其家属进行充分的沟通,沟通内容包括手术方式、手术获益、手术风险、手术并发症(如手术损伤(泌尿系统、肠道损伤)),及可能需要再次手术的情况(如对于复发的内异症或出现并发症者)。告知患者 DIE 手术是复杂的手术,药物治疗可以缓解疼痛,手术并不能根治,术后可能复发,术后仍需药物维持治疗。

(六)肠道准备

肠道空虚有助于充分暴露术野,同时,肠道 DIE 手术时可能会涉及肠管修补甚至切除吻合,因此需要术前进行充分的肠道准备。笔者经验是通过口服复方聚乙二醇电解质散泻肠,同时在术前一晚和术日早晨进行灌肠,以达到更好的肠道清洁效果。为预防患者电解质紊乱,给予口服速能等高能量电解质饮料。

四、手术步骤

不同类型 DIE 的治疗方式不同。

(一)手术实施要点

充分暴露术野,首先松解粘连,恢复解剖;手术是一把双刃剑,切净病灶与保留功能需要平衡。探查盆腹腔,内容包括确定子宫大小、活动度及与直肠、膀胱的关系,判断是否有 DIE 病灶,了解直肠子宫陷凹封闭情况,双侧卵巢、输卵管形态及与周围脏器的关系,腹膜是否有病灶等。在髂总血管水平探查双侧输尿管走行情况及是否梗阻。盆腔粘连松解是内异症手术非常重要的一步。

(二)麻醉与体位

患者常规全身麻醉,取膀胱截石位,臀部超出手术床沿 10 cm,便于术中操作举宫器,处理子宫骶韧带、直肠。此外,摆放体位时,在手臂下方、腘窝、肩部放置软垫,防止皮肤压伤及神经血管损伤。

(三)腹壁穿刺建立人工气腹及置入操作导管

在脐孔处用气腹针穿刺,CO_2 人工气腹形成,气腹压力维持在 13 mmHg。横向切开脐上一横指左旁开 2 cm 上缘皮肤约 12 mm,用套管针穿刺进入腹腔,顺利插入机器人腹腔镜,于镜孔两侧角 15°,左侧距离 8 cm、右侧距离 12 cm 处各取一个 8 mm 穿刺孔,分别接机器人2 号机械臂和 1 号机械臂;1 号机械臂的上、下各取一个 5 mm 和 12 mm 的辅助孔,顺利进腹。

(四)手术步骤(以直肠阴道隔 DIE 为例)

(1)术中所见,左侧子宫骶韧带内侧见约 3 cm 大小 DIE 病灶,右侧子宫骶韧带腹膜及子宫阔韧带腹膜未见内异症病灶(图 25-2)。

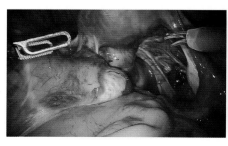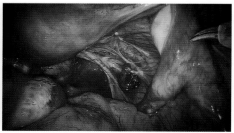

图 25-2　术中所见

（2）打开盆侧壁腹膜，游离左侧输尿管（图 25-3）。

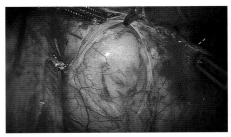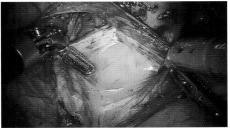

图 25-3　打开盆侧壁腹膜，游离左侧输尿管

（3）打开右侧盆壁腹膜，游离右侧输尿管（图 25-4）。

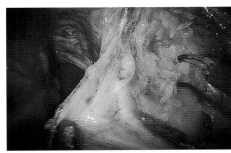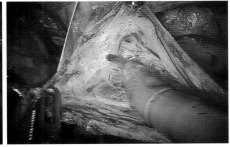

图 25-4　打开右侧盆壁腹膜，游离右侧输尿管

（4）打开双侧直肠旁沟，下推直肠（图 25-5）。

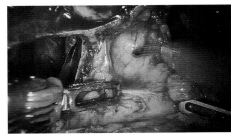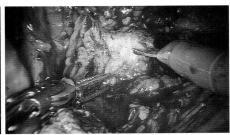

图 25-5　打开双侧直肠旁沟，下推直肠

（5）"农村包围城市"式游离 DIE 病灶（图 25-6）。

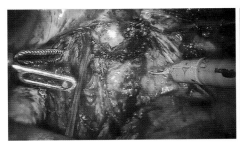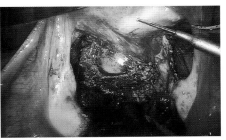

图 25-6　"农村包围城市"式游离 DIE 病灶

（6）宫体注射垂体后叶素，沿宫体切除 DIE 病灶（图 25-7）。

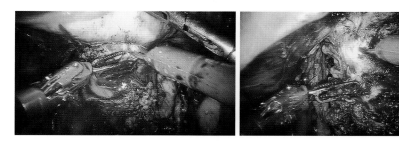

图 25-7　宫体注射垂体后叶素，沿宫体切除 DIE 病灶

（7）切开阴道壁，直视下完整切除病灶（图 25-8）。

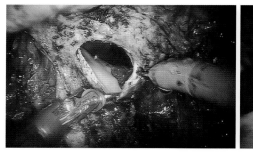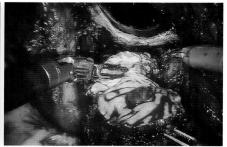

图 25-8　切开阴道壁，直视下完整切除病灶

（8）连续缝合阴道壁（图 25-9）。

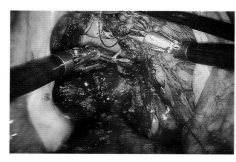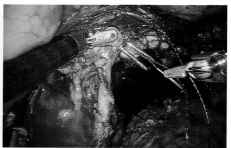

图 25-9　连续缝合阴道壁

（9）冲洗盆腔，检查创面（图 25-10）。

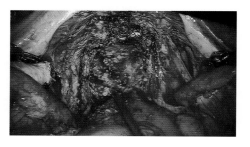

图 25-10　冲洗盆腔，检查创面

五、术后处理

（1）术后一般处理措施：DIE 患者往往粘连严重，手术创面大，术后给予预防感染、补液营养支持治疗，促进术后恢复。

（2）对于术后有生育要求的患者，明确建议患者积极备孕，必要时到生殖中心就诊。

（3）对于术后无生育要求的患者，术后长期管理应该是一种综合治疗，包括药物治疗、定期随访、健康教育、心理咨询。长期管理也要注意药物副作用的管理。

（4）药物维持治疗：推荐患者术后先使用促性腺激素释放激素激动剂（GnRHa），半年后再服用复方口服避孕药（COC）作为维持治疗，直至有生育要求时再停药。在整个生育年龄内长期和最大限度药物治疗对避免重复手术，即所谓"一生只做 1 次手术"至关重要。

（5）术后患者的教育：手术可有效治疗盆腔痛，但术后复发是内异症患者的常见问题，随访发现内异症术后 5 年复发率高达 50%。内异症易于复发，其原因在于无论药物还是手术都难以确保内异症病灶完全去除，在停药或术后雌激素刺激下，原有的残留病灶会"死灰复燃"；或者内异症病灶已经去除，在位内膜亦可促使形成新生病灶。减少复发重在初始治疗，应尽可能减少和消除病灶，注重药物的持续巩固治疗与长期管理。通过健康教育提高内异症患者的认知水平和依从性，从而促进患者的长期管理至关重要。

（6）术后随访：建议术后 1 个月、3 个月和 6 个月进行随访，半年后每 6 个月随访 1 次。随访的重点包括药物治疗的效果、药物副作用的管理、病情的监测、生育问题的指导。随访内容包括妇科检查、盆腔超声检查、卵巢储备功能监测、CA125 检查等。

六、并发症及其防治

DIE 的治疗理念已经有所转变，从最初的初步诊断，到如今手术方式的探索。对于 DIE 的治疗，不应只追求手术成功、彻底，更要注意手术并发症的防治、生活质量的提高。内异症手术首先是恢复解剖，再根据病变范围切除病灶，因此，术前准备、熟悉解剖、术中规范操作是预防并发症的重要因素。从正常间隙开始分离，既可减少术中大出血，又能避免损伤正常器官。术后常规检查肠管、输尿管、膀胱，彻底止血。

（1）泌尿系统并发症包括输尿管损伤、膀胱损伤、尿潴留、输尿管阴道瘘、膀胱阴道瘘等。泌尿系统损伤的原因可能与内异症引起膀胱、输尿管解剖变异，病灶与周围组织结构解剖不清，病灶侵犯膀胱、输尿管，分离和切除病灶时导致直接损伤，电凝导致的热损伤等有关。

预防措施如下。

①术前留置导尿管，排空膀胱，术中仔细分辨膀胱界限，避免过分使用能量器械，防止热损伤。术中发现膀胱损伤时，立即修补，术后留置导尿管 7～10 d。术后若发现阴道漏尿，通过妇科检查结合膀胱亚甲蓝试验，基本可以确诊膀胱阴道瘘，通过膀胱镜检查瘘管位置、大小，选择不同的术式，手术时机以术后 3～6 个月为宜。

②术前预防性置入双 J 管，术中仔细分离盆腔粘连，遇到管状结构时高度警惕，避免盲目钳夹；从输尿管骨盆入口处打开后腹膜，游离输尿管，辨识输尿管的走行，游离至输尿管与子宫动脉交叉处及输尿管隧道段，将输尿管向外侧推开，确保在切除子宫骶韧带 DIE 病灶时输尿管不在切除范围内。同时术中在剥除病灶时注意不要过分游离输尿管，保护输尿管鞘膜血供，正确使用电凝器械，减少热损伤。若术中发现输尿管损伤，立即进行修复，输尿管无水肿及粘连者手术成功率高。术后出现输尿管瘘或输尿管阴道瘘者可表现为发热、腰痛、腹

痛、腹胀、阴道漏尿等,有压痛、反跳痛,超声提示盆腹腔有大量液体,漏出液检查示尿素肌酐水平升高。通过膀胱镜检查、静脉肾盂造影、MRI/CT水成像可鉴别输尿管瘘和输尿管阴道瘘,明确输尿管损伤的具体部位。发生输尿管瘘后首先在膀胱镜下置入双J管,部分患者可自愈,保守治疗失败者可于3~6个月后再次修补吻合,手术成功率较高。

(2)消化系统并发症包括肠道损伤、吻合口瘘、直肠阴道瘘、吻合口狭窄、吻合口出血。术后低蛋白血症、贫血、感染、血糖控制不佳者,发生吻合口瘘的风险增加,因此,围手术期预防感染、控制血糖、纠正贫血及低蛋白血症,充分的肠道准备对于预防此类并发症非常重要。术中充分游离吻合口近端的结肠及其系膜,减小吻合口张力,吻合术后常规行充气试验,常规放置盆腔引流管。

(3)尿潴留、肠道功能性并发症如便秘、腹泻或二者交替,可能与支配膀胱、肠道的神经受损相关。术中注意仔细辨认支配肠道排便功能的下腹下丛内侧传出支,仔细分离并保留之。术后若出现排便功能障碍,加强术后排便锻炼,出现相应症状时对症治疗。

(4)术后感染性并发症主要是盆腔脓肿。肠道DIE行肠道碟形切除或阶段切除,Ⅱ类切口,术中消化液进入盆腔,或者吻合口瘘等可引起盆腔脓肿。

(5)手术3周以后的并发症非常罕见。术后晚期的并发症主要包括淋巴结并发症、切口疝和下肢深静脉血栓形成。DIE手术复杂,手术时间较长,手术体位为头低臀高位,术前备弹力袜,术中、术后使用,术后尽早下床活动,预防下肢深静脉血栓形成。

七、效果评价

DIE手术成功的关键:充分评估,"不打无准备之战";恢复解剖,既是关键又是前提更是基础;保护功能,改善生活质量是终极目标;正确决策,权衡手术效果与并发症;术后随访,多管齐下,齐抓共管。

手术效果在很大程度上依赖于术中对病灶的切除程度,DIE病灶位置深,多中心分布。Collinet等的多中心回顾性研究评估了164例ARSM分期为Ⅳ期的内异症患者行机器人腹腔镜手术后的生育结局,妊娠率达28.2%,考虑与机器人手术后患者内异症复发率低、卵巢储备功能受损率低有关。Brudie等对39例Ⅳ期内异症患者行传统腹腔镜及机器人腹腔镜输尿管松解术,比较中转开腹手术率、手术时间、术中出血量等指标发现,两种手术方式之间的差异有统计学意义,机器人手术在治疗重度内异症特别是DIE时存在优势,使用机器人腹腔镜,清晰的术野和精细解剖有助于更好地暴露输尿管走行和松解粘连,精准完成输尿管吻合或输尿管再植等难度较高的操作。Soto等进行的多中心随机对照试验,比较了机器人手术与传统腹腔镜手术治疗内异症的优劣。该研究中内异症均不涉及肠切除及输尿管再植,结果显示,机器人手术与传统腹腔镜手术的围手术期疗效(包括出血量,术中、术后并发症,中转开腹手术率)无明显差异。两组患者在术后6周及6个月时生活质量均有明显改善。

虽然达芬奇机器人手术系统的高清视野及灵活机械臂对于治疗内异症存在益处,但高昂的成本限制了其临床使用,在简单内异症治疗中优势并不突出,因此更推荐将机器人腹腔镜用于重度内异症患者。

八、技术现状及展望

(一)内异症的发病机制

内异症病因理论中,Sampson的经血逆流学说是最被广泛接受的,生殖道梗阻引起的经血逆流增加了内异症的患病率。子宫内膜干细胞理论认为,在盆腔外、无子宫患者甚至男性中发现内异症表明经血逆流不是内异症发展的唯一途径,来自骨髓或其他部位的干细胞与内异症的发病机制有关。体腔化生理论认为,异位子宫内膜是由腹膜、胸膜和卵巢间皮细胞的化生变化所致,初潮前女性内异症和胸腔内异症的病例报道支持这一理论。另有研究表明,内异症会影响肝脏和脂肪组织的新陈代谢,并引发全身性改变和脑部改变,从而导致疼痛感和焦虑症的增加,这在患有内异症的女性中十分常见。

(二)内异症是系统性慢性病

郎景和院士曾经说过,内异症是一个令人迷惑不解的、折磨人的、让人很难过,又通常不致人死亡的"精灵"。内异症不仅是一种多部位、多器官受累的良性疾病,还是一种与盆腔痛、不孕症相关的炎症性疾病,因为其容易复发、不易根治,应作为慢性病来长期管理。越来越多的证据表明,内异症在全身具有多方面的作用,不仅仅局限于盆腔的病变。因此,我们应将内异症视为全身系统性疾病,不可将其孤立区分并分别手术处理。

内异症对患者的主要影响是生活质量和生育功能下降。对于内异症患者,应该制订个体化的治疗方案。手术切除病灶可改善症状,促进生育,主要用于囊肿较大、症状明显、药物治疗无效的患者。但是对于卵巢子宫内膜异位囊肿,手术往往导致卵巢储备功能下降,反而影响生育功能,因此需慎重施行。病灶切除不彻底往往是疗效不佳、术后复发的原因之一。为提高手术治疗效果,建议多学科合作,采用恰当的手术方式,彻底切除病灶,以达到提高疗效、降低复发率的目的。

(三)内异症的患病率和延迟诊断

内异症影响全球 5%～10% 的育龄女性,全世界近 2 亿女性受内异症影响。尽管内异症的患病率很高,但人们对该疾病的识别仍不充分,诊断时间范围一般为 4～11 年,而且其中 65% 的女性最初被误诊。延迟诊断的原因,一方面是女性患者通常难以表述自己的症状,或感觉自己的症状是正常的。另一方面是大家认为诊断性腹腔镜检查是诊断的金标准,或患者未经腹腔镜检查,阻碍了早期诊断及治疗。事实上,诊断性腹腔镜检查并不总是准确的,常常会漏诊。缺乏病灶或组织学阴性,也不能排除内异症的诊断。随机腹膜活检标本中也查到了隐匿性内异症。另有研究报道,有慢性盆腔痛或无症状女性的内异症的患病率高达 45%～50%,因此,临床症状及超声等辅助检查可能为内异症的诊断提供一定依据。提倡通过临床诊断而不仅仅靠手术诊断对内异症进行早期识别和治疗。若临床疑为内异症,即使没有手术诊断,也可以考虑使用药物治疗。

(四)内异症的临床表现

内异症可能有全身性表现,因此,需要一种综合的基于临床的方法促进准确和及时的诊断。询问病史非常重要。慢性盆腔痛是最常见的症状,但其不是内异症的独特表现,慢性盆腔痛与妇科多种疾病甚至非妇科疾病有关。需要仔细询问周期性肠道、膀胱疼痛,性交痛,不孕史等,并将内异症所致盆腔痛与非妇科原因所致盆腔痛区分开来。体格检查时注意三合诊检查子宫骶韧带及直肠阴道间隙是否有触痛结节,但阴性并不意味着不存在内异症。影像学检查方面推荐经阴道超声检查和盆腔 MRI。

(五)内异症的分级和分类系统

ASRM 评分系统在 1985 年首次发行,在 1997 年修订,是全球统一标准的内异症分期方法。尽管应用广泛,但 ASRM 评分系统仍不完善,其与疼痛、不孕症相关性较差,且无盆腔外病变评估。Enzian 系统是针对 DIE 的分期系统,但世界子宫内膜异位症协会发表了一项共识,强调了这两种系统均无法与疼痛等临床症状相关联。由于盆腔经常发生疼痛且容易看到病变,医患均将重点放在盆腔病变,但内异症具有广泛的全身作用,盆腔痛也可能由内异症所致,需要进一步研究内异症发生、发展的机制。

(六)新的诊断方法和治疗反应预测因子

人们研究了各种血清标志物作为可能的诊断工具,循环 miRNA 被认为是最有前景的候选生物标志物,其在循环中稳定且具有高度特异性表达谱。对 miRNA 组合的检测可将内异症患者与对照组可靠地区分开。一项关于人内异症标本的研究中,病变中孕激素受体的表达与基于孕激素的治疗反应相关。在高表达孕激素受体的患者中,所有患者对孕激素疗法的反应均较高,而在低表达孕激素受体的患者中,孕激素治疗只有 6% 的患者有效。因此,患者术后可通过病理免疫组化结果,针对特定激素受体表达进行个体化治疗。

(七)内异症相关疼痛的治疗

内异症的治疗旨在抑制病灶生长,治疗疼痛并调控疾病的全身效应。内异症所导致的腹痛主要与月经周期中分泌后期子宫内膜分泌内源性生物活性物质(如前列腺素)增多有关,过多的前列腺素会导致经期子宫过度收缩、血管痉挛和子宫肌层缺血。有效治疗痛经的方法不仅包括使用镇痛药(如非甾体抗炎药(NSAID)),还包括口服避孕药和左炔诺孕酮宫内释放系统(LNG-IUS)抑制排卵和/或子宫内膜增殖,从而减少子宫内膜增生所分泌的前列腺素的含量。一线治疗由 NSAID 类药物组成,通常与孕激素联合使用,NSAID 可抑制环氧合酶的功能,从而降低前列腺素的浓度和减轻炎症反应。最新研究表明,Dienogest(DNG)对于缓解痛经疗效显著,DNG 是一种合成的孕激素,可与孕激素受体高度结合。它可抑制卵巢功能(排卵和雌二醇的产生)和子宫内膜细胞的增殖。

九、各型 DIE 的治疗理念

DIE 相关特点:①慢性进展性良性疾病,浸润范围广,病变常呈多灶性、多样性,临床表现复杂;②盆腔内 DIE 病灶多数位于后盆腔,常见于直肠子宫陷凹周围;③常常涉及多个重要脏器,如结肠、直肠、输尿管、膀胱,病灶部位不同,往往出现不同的临床症状;④对药物治疗不敏感,手术是主要治疗手段,手术难度大、风险高、并发症多,易复发;⑤盆腔常广泛粘连,伴解剖变异,腹腔镜下所见往往只是冰山一角,手术彻底性及安全性受解剖部位影响。

DIE 手术决策中,要权衡手术安全性与手术效果。因无法进行大规模随机双盲对照研究,尚无统一手术治疗方案。基本共识是因人而异,即因患者而异、因术者而异。因患者而异,对不同患者选择不同方式,根据患者的年龄、生育要求、病变范围、疼痛与病灶相关性选择个体化的手术方案。因术者而异,DIE 往往粘连致密,解剖复杂,手术损伤概率显著增大,术者需根据经验和技术量力而行,如果畏首畏尾,顾忌损伤,则难以切除病灶,影响手术效果;如果大刀阔斧,对受累器官一味切除,则易造成不必要的损伤。

膀胱 DIE:膀胱下段 DIE 能引起严重的症状,需手术切除;膀胱 DIE 无症状时即可累及膀胱逼尿肌甚至膀胱全层,经尿道电切往往难以完全切除,需行部分膀胱切除;输尿管膀胱 DIE 手术治疗效果的回顾性分析显示,虽然该手术复杂、术后有严重并发症,但远期效果及术后妊娠率满意。

输尿管 DIE:发病隐匿,症状不明显,早期诊断较困难。解剖结构的改变增加了手术难度及并发症发生风险。中线移位:子宫骶韧带增粗、挛缩,与盆侧壁腹膜粘连,牵拉输尿管紧贴子宫骶韧带走行。外周移位:盆腔粘连严重时,输尿管可紧贴输卵管和卵巢下方。输尿管DIE术式:输尿管松解术适用于"外在型输尿管DIE",解除外压型缩窄环;输尿管部分切除+吻合/再植术适用于"内在型输尿管DIE",病灶侵及肌层或复发病例。

肠道DIE:是否手术及手术时机的选择,目前仍存在争议。现有的证据显示,药物治疗DIE能改善深部性交痛、排便痛和一些肠道症状,但药物的副作用影响了药物长期使用的依从性,且有一部分体积大、浸润深的病灶用药物治疗无效,仍需手术。药物和手术治疗对肠道DIE患者的疼痛及消化道症状缓解率达80%以上。有学者研究了有症状的结直肠DIE患者在共同决策治疗后选择药物或手术治疗的满意度情况,结果显示,无论是先选择药物治疗还是先选择手术治疗,最终因症状缓解率高,患者的满意度均较高,且两组症状缓解率并无显著差异。但肠道DIE手术一旦出现并发症,将对患者生活质量产生较大的影响。所以,对于无生育要求且没有持续严重肠道梗阻的患者,治疗方案应首选药物治疗;手术则是药物治疗无效、不耐受药物治疗或有药物治疗禁忌证患者的二线治疗。一旦有症状的患者药物治疗无效,病情发展到必须进行肠道手术,则需考虑手术并发症、术后复发、手术获益能否足够平衡手术的并发症风险等。肠道DIE的病例通常需要多学科管理,训练有素的妇科医生和熟悉DIE的胃肠手术医生应共同参与。在术前知情同意的过程中,患者应该充分了解手术的相关风险,术后进行长期有效管理。

观念上变革的影响将比技术上变革的影响更为深刻,唯有从不断更新理念这一更高的层次去理解微创外科的内涵与意义,才能不断推动技术的创新。微创妇科与功能治疗涉及多个层面内容,尤其是在当今社会人们对手术成功的期望值不断提高的现状下,唯有理念的革新及各项新技术的应用才是推动微创与功能诊断、治疗相结合的原动力,二者缺一不可。只有不断地探索与进步,依靠现有的微创理念、医学知识、医学技术及医疗设备等,针对微创外科量大面广的共性问题,聚焦临床应用,规范与创新并存,不断在规范中创新,在创新中突破,才能推动科学的发展。

尽可能保留机体的自主功能,减少医源性损伤,提高患者生活质量,才能真正意义上使患者受益。我们期待达芬奇机器人手术系统通过自身的优势带来新的手术治疗模式,我们将借用这一新的平台,紧跟疾病谱的变化,看准未来发展趋势及时调整方向,不断拓展微创妇科的发展路径,这将是微创妇科未来的发展方向和必然趋势。

(吕小慧)

参 考 文 献

[1] TAYLOR H S,KOTLYAR A M,FLORES V A. Endometriosis is a chronic systemic disease:clinical challenges and novel innovations[J]. Lancet,2021,397(10276):839-852.

[2] ZONDERVAN K T,BECKER C M,MISSMER S A. Endometriosis[J]. N Engl J Med,2020,382(13):1244-1256.

[3] SHAFRIR A L,FARLAND L V,SHAH D K,et al. Risk for and consequences of endometriosis:a critical epidemiologic review[J]. Best Pract Res Clin Obstet Gynaecol,2018,51:1-15.

［4］　CHAPRON C,FAUCONNIER A,DUBUISSON J B,et al. Deep infiltrating endometriosis：relation between severity of dysmenorrhoea and extent of disease［J］. Hum Reprod，2003,18(4)：760-766.

［5］　DE PAULA ANDRES M,BORRELLI G M,KHO R M,et al. The current management of deep endometriosis：a systematic review［J］. Minerva Ginecol,2017,69(6)：587-596.

［6］　中国医师协会妇产科医师分会,中华医学会妇产科学分会子宫内膜异位症协作组. 子宫内膜异位症诊治指南（第三版）［J］. 中华妇产科杂志,2021,56(12)：812-824.

［7］　TOSTI C,PINZAUTI S,SANTULLI P,et al. Pathogenetic mechanisms of deep infiltrating endometriosis［J］. Reprod Sci,2015,22(9)：1053-1059.

［8］　BAZOT M, DARAÏ E. Diagnosis of deep endometriosis：clinical examination,ultrasonography,magnetic resonance imaging,and other techniques［J］. Fertil Steril,2017,108(6)：886-894.

［9］　EXACOUSTOS C, MALZONI M, DI GIOVANNI A, et al. Ultrasound mapping system for the surgical management of deep infiltrating endometriosis［J］. Fertil Steril,2014,102(1)：143. e2-150. e2.

［10］　GUERRIERO S, SABA L, PASCUAL M A, et al. Transvaginal ultrasound vs magnetic resonance imaging for diagnosing deep infiltrating endometriosis：systematic review and meta-analysis［J］. Ultrasound Obstet Gynecol,2018,51(5)：586-595.

［11］　HINDMAN N,VANBUREN W. Imaging spectrum of endometriosis(endometriomas to deep infiltrative endometriosis)［J］. Radiol Clin North Am,2020,58(2)：275-289.

［12］　NISENBLAT V,BOSSUYT P M,FARQUHAR C,et al. Imaging modalities for the non-invasive diagnosis of endometriosis［J］. Cochrane Database Syst Rev,2016,2(2)：CD009591.

［13］　SANTULLI P,STREULI I,MELONIO I,et al. Increased serum cancer antigen-125 is a marker for severity of deep endometriosis［J］. J Minim Invasive Gynecol,2015,22(2)：275-284.

［14］　COLLINET P,LEGUEVAQUE P,NEME R M,et al. Robot-assisted laparoscopy for deep infiltrating endometriosis：international multicentric retrospective study［J］. Surg Endosc,2014,28(8)：2474-2479.

［15］　BRUDIE L A,GAIA G,AHMAD S,et al. Peri-operative outcomes of patients with stage Ⅳ endometriosis undergoing robotic-assisted laparoscopic surgery［J］. J Robot Surg,2012,6(4)：317-322.

［16］　SOTO E,LUU T H,LIU X B,et al. Laparoscopy vs robotic surgery for endometriosis (LAROSE)：a multicenter, randomized, controlled trial［J］. Fertil Steril, 2017, 107(4)：996. e3-1002. e3.

［17］　SAMPSON J A. Peritoneal endometriosis due to the menstrual dissemination of endometrial tissue into the peritoneal cavity［J］. Am J Obstet Gynecol,1927,14：422-469.

［18］　GARGETT C E,SCHWAB K E,BROSENS J J,et al. Potential role of endometrial stem/progenitor cells in the pathogenesis of early-onset endometriosis［J］. Mol Hum

Reprod,2014,20(7):591-598.

[19] SUGINAMI H. A reappraisal of the coelomic metaplasia theory by reviewing endometriosis occurring in unusual sites and instances[J]. Am J Obstet Gynecol,1991,165(1):214-218.

[20] LAUX-BIEHLMANN A,D'HOOGHE T,ZOLLNER T M. Menstruation pulls the trigger for inflammation and pain in endometriosis[J]. Trends Pharmacol Sci,2015,36(5):270-276.

[21] CHAPRON C,MARCELLIN L,BORGHESE B,et al. Rethinking mechanisms, diagnosis and management of endometriosis[J]. Nat Rev Endocrinol,2019,15(11):666-682.

[22] AGARWAL S K,CHAPRON C,GIUDICE L C,et al. Clinical diagnosis of endometriosis: a call to action[J]. Am J Obstet Gynecol,2019,220(4):354. e1-354. e12.

[23] HUDELIST G,VALENTIN L,SARIDOGAN E,et al. What to choose and why to use—a critical review on the clinical relevance of rASRM,EFI and Enzian classifications of endometriosis[J]. Facts Views Vis Obgyn,2021,13(4):331-338.

[24] DIROU C,FONDIN M,PABIC E L,et al. Association of preoperative Enzian score with postoperative fertility in patients with deep pelvic endometriosis[J]. J Gynecol Obstet Human Reprod,2022,51(7):102408.

[25] COSAR E,MAMILLAPALLI R,ERSOY G S,et al. Serum microRNAs as diagnostic markers of endometriosis: a comprehensive array-based analysis[J]. Fertil Steril,2016,106(2):402-409.

[26] FLORES V A,VANHIE A,DANG T,et al. Progesterone receptor status predicts response to progestin therapy in endometriosis[J]. J Clin Endocrinol Metab,2018,103(12):4561-4568.

[27] ANDRES MDE P,LOPES L A,BARACAT E C,et al. Dienogest in the treatment of endometriosis: systematic review[J]. Arch Gynecol Obstet,2015,292(3):523-529.

[28] GIANNINI A,PISANESCHI S,MALACARNE E,et al. Robotic approach to ureteral endometriosis: surgical features and perioperative outcomes[J]. Front Surg,2018,5:51.

[29] TURCO L C,SCALDAFERRI F,CHIANTERA V,et al. Long-term evaluation of quality of life and gastrointestinal well-being after segmental colo-rectal resection for deep infiltrating endometriosis(ENDO-RESECT QoL)[J]. Arch Gynecol Obstet,2020,301(1):217-228.

第二十六章　机器人子宫移植

第一节　子宫移植概述

一、子宫移植介绍

子宫移植(uterine transplantation,UT)是将一名女性的子宫移植给另一名需要该子宫的女性的技术。进行子宫移植的目的是使患有绝对子宫因素不孕症(absolute uterine factor infertility,AUFI)的患者恢复生育功能。子宫移植作为一种前沿医疗技术,诞生于 21 世纪初,但早在 20 世纪 20 年代就已经有相关的动物实验研究。子宫移植建立于"补缺"这一更为直接的治疗理念即器官移植技术之上,尽管可能存在更大的风险(如多次大型手术和免疫抑制),但它是目前能在根本上使得子宫性不孕症患者恢复生育功能唯一可证的医学手段。

世界卫生组织预测,在 21 世纪,不孕不育将成为继肿瘤、心脑血管疾病之后的第三大顽疾。目前,全球范围内约有 15% 的育龄夫妇受不孕不育问题困扰。患有不孕症的女性承受的不仅是无法拥有后代的痛苦,还有家庭和社会对其造成的心理压力。随着体外受精(IVF)和胚胎移植(ET)等技术的出现,不孕不育的治疗已经发生了革命性的变化。现有的辅助生殖技术已经可以解决大部分疾病引起的不孕不育问题,但是单纯依靠辅助生殖技术仍无法解决由 MRKH 综合征(Mayer-Rokitansky-Kuster-Hauser 综合征)、宫腔粘连综合征(Asherman 综合征)等疾病或者子宫切除等情况带来的不孕问题。这一类疾病被称为绝对子宫因素不孕症。

世界上约有 1/500 的女性受到绝对子宫因素不孕症的困扰。这些女性获得后代的方法通常是选择领养或者进行代孕。然而,领养并不能获得自己的遗传学后代,代孕在一些民族或者宗教的文化中不被人们接受,而且很多国家的法律并不允许开展代孕技术。目前中国可能存在超过 100 万患者群体,这是一个相当庞大的子宫移植适应证群体。子宫移植是绝对子宫因素不孕症患者潜在的重要治疗方法,可以帮助这些患者获得妊娠分娩的权利。通过子宫移植,患者有机会亲自经历从妊娠到分娩的过程,获得自己的遗传学后代,并且不会发生代孕后可能出现的法律和伦理争议,避免对后代心理造成不良影响。

二、子宫移植的特点

大多数实体器官(心、肝、肾等)移植手术的目的是挽救危重患者,拯救患者生命。子宫作为一种重要的生殖器官,是女性妊娠时孕育胚胎的器官。但是它的缺失或功能异常并不会导致患者丧失生命或者严重影响患者正常生活。因此子宫移植虽然属于器官移植手术,但与其他移植手术不同,它并不是一种拯救生命的手术。绝对子宫因素不孕症患者接受子宫移植并不是为了延长生命,而是为了获得一个可以妊娠的子宫。

子宫移植是一项高技术含量、高难度的手术。子宫血管尤其是子宫静脉的解剖结构复杂,解剖耗时较长,对术者的解剖技术以及操作精准度都有很高的要求。子宫移植作为一项新兴手术,仍处于临床试验阶段,需要解决的问题仍有很多。为保证移植手术的顺利进行以及术后患者情况稳定,需成立由妇产科、器官移植中心、显微外科、生殖中心、药剂科等多学科专家组成的专家团队,多学科通力协作。

子宫移植的另一特点是,它是一种"暂时性"的移植。因为接受移植子宫的患者需要接受免疫抑制治疗,考虑到子宫移植的强烈目的性以及患者的风险收益比,移植的子宫并不会终身使用。移植子宫的预期时间限制通常是 5 年,或经历两次妊娠和分娩,之后受体需要再次接受手术将移植子宫摘除。这种限制期既可以保证子宫移植后有足够时间进行妊娠和分娩以达到子宫移植的目的,又可以限制接受免疫抑制治疗的时间,从而降低因长期服用免疫抑制剂产生副作用的风险。但是这也意味着受体可能需要接受至少三次手术,第一次手术是异体子宫移植,第二次手术是剖宫产(如果想要第二个孩子,还需进行第二次剖宫产),第三次手术是摘除移植子宫时的移植子宫切除术。

三、子宫移植的发展历史

早在 1926 年,就有美国著名病理学家 Leo Loeb 对大鼠进行同种异体(部分)子宫移植实验的记载。尽管研究目的并非集中于探讨异体子宫存活的可能性,但是子宫移植被纳入异体器官移植进行研究意味着它已作为器官移植家族中重要的一部分登上医学的舞台。20世纪 60 年代后期,子宫移植的概念首次作为治疗输卵管功能障碍不孕症的方案被提出。研究人员进行了子宫-输卵管移植的动物模型研究,但是因条件限制,只实现了动物的自体移植,未能实现异体移植。1978 年体外受精技术的临床突破使输卵管功能障碍不孕症得到了有效治疗,子宫-输卵管移植的研究也暂时被搁置。但是之后由于绝对子宫因素不孕症仍未能得到解决,研究人员又将更多的目光投向了子宫移植治疗绝对子宫因素不孕症的可行性上。

器官移植的研究遵循着由易到难、由动物到人的逻辑路线。早期动物模型主要为小型动物,包括啮齿动物、犬和兔。随着技术的发展,拥有与人类生殖器官和生殖道更为相似的大型动物开始被纳入研究,经典的模型动物是绵羊和猪。在过渡到临床前,动物实验的最后一步是使用生殖器官结构最接近人类的非人灵长类动物进行子宫移植,如食蟹猴、猕猴和狒狒。研究人员通过多种动物模型(小鼠、大鼠、兔、绵羊等)来进行关于手术操作、缺血耐受性、排斥反应、免疫抑制剂使用和随后的生育功能等各方面的研究,积累了大量实验数据和操作经验。经过多年的探索,瑞典在 2003 年报道了世界上第一例成功利用小鼠模型进行子宫移植后的活产子代,证明了移植子宫有正常妊娠的能力,且子代发育正常,为鼓励继续探究子宫移植能否治疗子宫绝对因素不孕症提供了强大的证据支持。

人类子宫移植的第一次尝试发生在 2000 年沙特阿拉伯,供体是一名 46 岁女性,受体是一名因产后大出血而切除子宫的 26 岁女性。血管选择为将沿供体隐静脉走行的子宫动脉和子宫静脉与受体髂外血管行端侧吻合。尽管做了充分的准备,术后 99 d 移植子宫还是因急性血管内血栓形成而发生坏死被移除。究其原因,可能是术中对子宫韧带的处理不够充分,导致供血血管痉挛和血栓形成。此次移植手术虽然最终没能成功,但是作为首例人类子宫移植的尝试,在子宫移植的发展历程中具有里程碑式的意义,为后来研究子宫移植提供了宝贵经验,激发了全球多个研究小组进一步加快和完善与子宫移植相关的基础研究。

2011 年,土耳其进行了世界上第二例人类子宫移植,同时也是世界上第一例死亡供体来源的子宫移植。受体是一名 21 岁的 MRKH 综合征患者,供体是一名已故的 22 岁女性。子宫移植手术成功,移植子宫在受体内恢复月经来潮。受体从术后 18 个月开始多次进行体外受精-胚胎移植,但仅有 2 次成功受孕,其中 1 次为生化妊娠,另外 1 次为宫内妊娠,但于孕 8 周自然流产。究其原因,移植前未能证实供体子宫有正常生育功能可能是一个重要因素,也可能与受体患有甲状腺功能亢进和高同型半胱氨酸血症有关。

瑞典在 2013 年启动子宫移植的临床试验,首批涉及 9 对临床供体-受体,供体均为活体供体。其中 5 名供体已绝经,术前接受药物治疗保持人工月经周期。血管选择:移植物左侧髂内静脉段的子宫静脉与受体的髂外静脉吻合,同时使子宫-卵巢静脉的近端部分与子宫深静脉端对侧吻合以增加血液流出;移植物右侧采用两条重新吻合后的子宫深静脉与受体的髂内静脉吻合。术后有 2 名受体接受了紧急子宫移除术,分析原因可能是接受的子宫状态不好(均来自 60 岁以上供体),移植后子宫血流量很低。2014 年 9 月,1 名接受了子宫移植的 35 岁 MRKH 综合征患者(供体是 1 名 61 岁已绝经的女性)分娩了子宫移植后世界上第一个活产儿。此活产儿的出生使利用子宫移植治疗绝对子宫因素不孕症这一想法转化为现实,证明了子宫移植的可行性和广阔发展前景。

2015 年 11 月 20 日,空军军医大学西京医院的陈必良教授团队完成了中国第一例人活体子宫移植,也是世界上第一例使用达芬奇机器人手术系统进行的子宫摘除后子宫移植。受体为 1 名 22 岁的 MRKH 综合征患者,供体为其 42 岁的母亲。该团队在国际上率先将子宫-卵巢静脉的大部分(包括远端)吻合到受体的髂外静脉,极大地降低了器官获取难度和缩短了器官获取时间。2019 年 1 月,受体孕 34 周剖宫产分娩一男婴,这是世界上首例机器人子宫移植后的活产儿,这一成功案例说明了机器人手术应用于子宫移植中以及子宫-卵巢静脉用于子宫移植后静脉吻合中的可行性。

2016 年 2 月,陈必良教授在世界子宫移植大会上展示了机器人子宫移植供体子宫摘除手术,引起极大的轰动。世界各地开始了将腹腔镜、机器人手术系统应用到子宫移植的探索。达芬奇机器人手术系统是目前全世界最先进的微创手术系统,达芬奇机器人手术可以减少摘取器官对供体的影响,符合人们对微创治疗的期待,可引领未来子宫移植发展趋势。目前,瑞典、美国、巴西和中国等 11 个国家共报道了近百例子宫移植案例,多个研究中心在子宫移植方面的实践促进了子宫移植领域的快速发展。

任何科研、技术的发展都不是一蹴而就的,子宫移植目前仍处于实验性研究阶段,很多问题还有待进一步探索。只有科研和医务工作者不懈地追求进步,不断促进技术的完善,才能在不久的将来使这项技术造福更多需要的人。

四、子宫移植的成功标准和主要流程

(一)子宫移植的成功标准

对于子宫移植,仅仅完成移植手术本身并不代表真正的成功,达成患者妊娠并分娩健康后代的心愿才是子宫移植的意义。考虑到从手术到完成妊娠并分娩需要一个较长的时间,子宫移植的过程可以分为 7 个渐进阶段,每个阶段都有相应的成功标准。虽然完成中间某阶段的成功并不能定义整个手术的成功,但是报道所定义阶段的成功与否将有助于寻找整体过程中发生问题的位置和时间,有利于发现并解决问题,为患者提供益处。

子宫移植各阶段的成功标准如下。

(1)第一阶段即移植本身,以移植技术上的成功来定义:在移植术后第 30 天移植物仍存活。

（2）第二阶段是移植子宫功能恢复,恢复月经周期。

（3）第三阶段是胚胎移植后成功妊娠,定义为超声胎儿心率阳性。

（4）第四阶段是维持妊娠至成功分娩。

（5）第五阶段是成功分娩 1 名或 1 名以上活产儿。

（6）第六阶段是停止免疫抑制治疗和移除移植物(移植子宫切除术)。

（7）第七阶段是受体和后代的长期随访。

（二）子宫移植的主要流程

与子宫移植的成功标准相对应,子宫移植这一治疗技术包括但不限于供受体的器官移植手术,还包括一系列相关的准备和后续治疗。子宫移植的主要流程如下。

（1）供受体的筛选和医学评估。

（2）胚胎准备:术前通过体外受精获得足够数量的胚胎,并冷冻以备之后使用。

（3）移植手术:包括供体手术和受体手术。供体手术即从供体体内摘取子宫,受体手术即将获取的子宫移植到受体体内。

（4）免疫抑制治疗:受体接受免疫抑制治疗,严格检测并控制体内药物浓度。按受体个人情况和阶段遵医嘱调整免疫抑制剂用量,直至移植子宫被摘除。

（5）妊娠:移植手术几个月后,根据受体情况判断是否可以行胚胎移植。受体经胚胎移植成功妊娠期间需要接受产科医生的频繁产前护理和密切监测。

（6）分娩:在保证孕妇和胎儿安全健康的前提下尽可能接近足月通过剖宫产分娩。

（7）移植子宫摘除:满足摘除条件(移植手术后 5 年或已有两次术后分娩)的受体接受手术,摘除移植子宫。

第二节　机器人子宫移植概述

自 2000 年沙特阿拉伯进行了第一次人类子宫移植至今,如何将子宫移植从临床试验阶段发展到针对子宫绝对因素不孕症的标准治疗阶段,怎样优化子宫移植使其可以规范化应用于临床患者的探索从未停止。

一、阻碍子宫移植发展的问题

根据供体来源的不同,可以将子宫移植分为死亡供体子宫移植和活体供体子宫移植。活体供体子宫移植和死亡供体子宫移植后均有活产报道。两种供体来源各有优缺点(表 26-1)。

表 26-1　活体供体与死亡供体子宫移植比较

项目	活体供体子宫移植	死亡供体子宫移植
术前评估	可完整评估	较难完整评估
手术计划	多学科选择性规划	很难计划手术
手术风险	输尿管损伤、输尿管阴道瘘风险和麻醉意外风险高	无
手术时间	11 h 左右(开腹手术)	90 min
卵巢静脉等较大血管的获取	较难获取,尤其是卵巢静脉只能从绝经后女性供体获取	易获取
子宫年龄	较老	有可能较年轻
冷缺血时间	较短	较长

续表

项目	活体供体子宫移植	死亡供体子宫移植
免疫排斥反应	较少	较多
组织相容性	好	差
社会伦理	花费少,伦理问题相对多	花费高,伦理问题相对少

对于死亡供体,在摘取子宫时因不用考虑供体的手术风险,因而可以切除更长的血管以利于移植子宫血管吻合。但是因死亡供体具有独特性,术前很难对子宫进行完整评估,同时由于子宫缺血时间(尤其是冷缺血时间)较长,可能导致生理不稳定、器官退化及相关全身炎症反应。

活体供体一般为患者亲属(母亲、姐妹等),可以在术前进行详细的检查,制订严密的手术计划和术后管理计划。选择活体供体有利于缩短冷缺血时间和降低免疫排斥反应的发生率,活体供体子宫移植明显更有利于达到移植手术目的。尽管死亡供体来源的子宫可能更符合伦理,但是就患者获益以及现有技术考虑,活体供体子宫移植成功率可能更高。因此,目前更常见的是使用活体供体来源的子宫进行子宫移植。

子宫血管特别是子宫静脉的解剖结构复杂,解剖耗时较长,故对供体造成的损伤较大;同时为了提供质量更高的子宫,在器官获取的过程中必须进行部分组织处理,这就需要更高的手术技术和操作精准度来降低破坏性以确保活体供体的安全。对活体供体而言,手术的主要风险是开腹手术及其潜在的并发症,尤其是对输尿管的损伤,以及在剥离术中发生断流和输尿管阴道瘘的风险。这些问题可能会影响活体供体捐献意愿,给手术及术后护理带来困难,故严重限制了子宫移植的发展。

二、机器人促进子宫移植发展

2015 年,陈必良教授团队完成了世界上第一例机器人子宫移植,使用机器人手术系统进行供体子宫摘除,将机器人手术的优势带入了子宫移植领域。目前,世界上只有中国、瑞典和美国有关于机器人子宫移植案例的报道。

根据现有报道,中国目前已进行的 2 例机器人子宫移植中,供体手术出血量平均约为 75 ml(50～100 ml)。瑞典将机器人子宫移植的供体手术分成 9 个步骤,并通过所做的 8 例子宫移植对机器人子宫移植进行了系统、循序渐进的发展性研究,最终成功做到供体手术可以完全通过机器人手术系统实施。瑞典这 8 例机器人子宫移植并未完全使用机器人手术系统操作,供体手术出血量约为 125 ml(100～600 ml)。美国在 2019 年所做的 5 例机器人子宫移植供体手术出血量约为 100 ml(20～200 ml)。与开腹手术平均出血量(715 ml±584 ml)相比,机器人手术可以明显减少出血量,更有利于供者术后恢复。机器人子宫移植供体手术后的住院时间为 4 d 左右,比开腹子宫摘除手术(住院时间为 6 d 左右)短。并且,机器人手术相比开腹手术切口更小,可以提供更好的美容效果。

机器人手术系统拥有三维高清视图,数倍放大作用,利于操作者观察术野;同时拥有 7 个自由度的腕关节器械,可消除手部震颤,减少操作者疲劳。特别是当术野深而狭窄,以及需要精细解剖和微型缝合时,使用机器人手术系统可以更好地暴露盆腔血管,有助于血管吻合,从而保障移植物的血液供应。同时,使用三维技术的腹腔镜进行血管解剖以及使用血管夹减少血管的微小渗漏,可以缩短冷缺血时间。机器人手术的优点可以很好地解决当前限制子宫移植的问题。

第三节　子宫移植适应证

一、适应证

子宫移植的绝对适应证就是绝对子宫因素不孕症。

绝对子宫因素不孕症不是一种单一的疾病，而是一类疾病的总称。绝对子宫因素不孕症包括两类：①先天性：MRKH 综合征，先天性无子宫等。②后天性：因恶性肿瘤、胎盘植入等切除子宫，刮宫术后子宫损伤等。

（一）先天性因素

先天性子宫发育异常发生率为 2%～3%，其中米勒管发育不全，即 MRKH 综合征发生率为 0.4%～1.5%。MRKH 综合征是指一组具有正常核型（46，XX），胚胎时期双侧副中肾管未发育或发育不全导致的以无子宫、始基子宫、无阴道为主要临床表现的综合征。其解剖学特点为外阴发育正常，阴道完全缺失或阴道上三分之二缺失，先天性无子宫或仅有单侧或双侧始基子宫，或极少数患者子宫发育不良但存在功能性子宫内膜，双侧卵巢和输卵管发育多正常，第二性征发育正常。每 4500 名女性中大约有 1 名为 MRKH 综合征患者。

根据是否合并其他系统发育异常，MRKH 综合征可分 3 型：① I 型（经典型）：单纯子宫、阴道发育异常，而泌尿系统、骨骼系统发育正常。此型最为常见（约占 50%）。② II 型（非经典型）：除子宫、阴道发育异常外，还伴有卵巢或泌尿系统发育异常（约占 20%）。③ III 型：除副中肾管和肾脏发育异常外，同时合并颈胸段体节发育畸形（约占 30%），这种类型也称为 MURCS 综合征（米勒管肾脏椎体畸形综合征）。

目前研究认为，MRKH 综合征是子宫移植最主要的适应证。

（二）后天性因素

1. 医源性子宫缺失　育龄女性可能因产后出血、子宫破裂、胎盘植入或盆腔恶性肿瘤（如早期宫颈癌）等行子宫切除术。对于已经经历过妊娠分娩成为母亲的患者，因这些问题切除子宫并不会造成患者及其家属的强烈反对和太大的心理负担。但是对于已经有生育计划的患者，因病切除子宫会是一个巨大的打击，尤其是年轻患者，在尚未对自己未来生活有所计划时就失去了选择的机会，对整个家庭都是巨大的打击。接受子宫移植是这类患者获得妊娠机会的唯一疗法。

2. 宫腔粘连综合征　宫腔粘连综合征是指子宫内膜基底层受损后功能层再生障碍导致宫腔完全或部分粘连，常合并有纤维瘢痕组织的形成及薄型子宫内膜。宫腔粘连综合征常见于人工流产过度刮宫或结核性子宫内膜炎，也可发生在其他宫腔操作后，如子宫肌瘤挖除、子宫纵隔切除术等。临床上可表现为闭经或经量减少，同时雌激素试验阴性。育龄女性患病率约为 1.5%，此类患者中约有 50% 会出现不孕，且约 40% 的患者妊娠后易发生流产。

宫腔粘连综合征的治疗方案通常为手术治疗联合术后辅助治疗。宫腔镜检查是明确宫腔粘连诊断的金标准。宫腔镜下宫腔粘连松解术是治疗宫腔粘连综合征的标准术式，即在宫腔镜直视下分离宫腔粘连，切除粘连形成的瘢痕，恢复宫腔解剖结构。但是宫腔镜下宫腔粘连松解术后仍有 10%～70% 的患者不能生育，不孕率与术前粘连程度成正比。

3. 放疗后不孕　少数患者会因为接受放疗（全身照射或盆腔照射）出现子宫因素不孕症。辐射剂量的高低与是否发生不孕密切相关，辐射剂量小于 4 Gy 时一般不会造成不孕症状。辐射剂量一般为 12 Gy，此时有可能发生妊娠，但自然流产、早产及围产儿死亡等围生期并发症发生率显著增高。辐射剂量超过 45 Gy 时会对子宫肌层和血管造成不可避免的损伤，使子宫体积不可逆地显著减小，导致无法妊娠。

受到辐射的时机也是影响生育功能的一个重要因素。子宫发育成熟前经历辐射的患者发生不孕的风险高于子宫完全发育成熟后的患者。对有生育需求的女性肿瘤患者进行放疗前，应充分考虑其病情，充分沟通并告知辐射对其生育可能产生的影响。

二、供受体选择

供受体的选择并不能单纯根据患者及其家属的意愿来决定。不是所有的子宫因素不孕症患者都适合接受子宫移植，也不是所有愿意捐献子宫的志愿者都可以成为供体。由于技术、伦理和器官来源的限制，该项技术目前还不能在临床实践中随意开展。在对子宫移植供受体进行选择时，医生要经过十分详细的分析，充分考虑供受体的各种情况。要严格按照标准对有意向的人群进行纳入和排除，对供受体进行全面的检查。表 26-2 所示为 2013 年瑞典子宫移植临床试验中针对供体和受体的医学调查内容。

表 26-2　子宫移植前供体和受体医学调查内容

项目	内容	项目	内容
放射影像学	MRI（盆腔和腹部） 胸部 X 线检查 经阴道超声（TVS）	肾功能	血肌酐 尿肌酐
临床检查	常规心电图 运动心电图 实验室检测	血常规	电解质 血红蛋白、白细胞（WBC） 凝血酶原时间（PT） 活化部分凝血活酶时间（APTT） 总颗粒物浓度 C 反应蛋白
肝功能	丙氨酸转氨酶（ALT） 天冬氨酸转氨酶（AST） 碱性磷酸酶（ALP） 白蛋白 总蛋白 胆红素	微生物学	巨细胞病毒（CMV） EB 病毒 人类免疫缺陷病毒（HIV） 衣原体 人乳头瘤病毒 淋病奈瑟球菌 梅毒螺旋体 甲型肝炎病毒（HAV） 乙型肝炎病毒（HBV） 丙型肝炎病毒（HCV）
专科评估	移植中心 心身医学科 临床免疫科 麻醉科 内科 放射科		

（一）受体选择

受体选择的主要问题在于评估哪些患者适合进行子宫移植。子宫移植的目的是使受体最终成功分娩，所以在对受体进行筛选时不仅要考虑受体能否承受子宫移植，还要考虑受体自身条件对术后免疫抑制治疗和体外受精-胚胎移植的影响。

首先，必须要做到的是患者充分知情同意。子宫移植是一项花费高、有风险的手术操作，这种有创的治疗方案实施前必须明确受体已接受认真彻底的咨询及知情同意，必须告知受体各种已知和未知的移植风险以及随之而来的免疫抑制治疗。受体自身必须清楚这种子宫移植以及后续治疗方案的风险和影响，有强烈的生育愿望并愿意配合治疗。

其次，受体必须处于育龄期，且可以提供足够数量的健康可移植胚胎。受体接受手术的最终目的是妊娠，因此必须确保受体符合体外受精和胚胎移植的基本条件。为了缩短受体术后接受免疫抑制治疗的时间，一般建议满足条件的受体在结婚后进行该手术。

子宫移植作为一项高难度、高风险的操作，对受体有着严格的纳入及排除标准（表 26-3）。

表 26-3　子宫移植受体纳入及排除标准的建议

标准	具体内容
纳入标准	子宫缺失或为非功能性子宫 育龄期女性（18～45 岁），具备足够数量的可移植胚胎 无精神疾病 无吸烟史，无药物滥用史 非肠管代阴道，阴道长度≥7 cm 宫颈涂片正常，高危 HPV 筛查阴性 无 HBV、HCV、HIV、人类嗜 T 细胞病毒（HTLV）、CMV、衣原体、梅毒螺旋体等感染 无重度腹腔内粘连 无糖尿病、高血压、慢性阻塞性肺疾病或其他严重系统性疾病 愿意且能进行全身麻醉、体外受精、大型妇科手术、剖宫产及最终的移植子宫切除术 愿意且能接受免疫抑制治疗，并能执行实体器官免疫抑制后相关感染预防方案
排除标准	年龄＞45 岁或胚胎质量差 既往患有高血压、糖尿病或其他严重系统性疾病，或 BMI＞30 kg/m² 移植团队审查时认为受体有导致高风险手术并发症的既往病史 化学药品或酒精依赖或滥用 既往恶性肿瘤史（不包括早期宫颈癌或其他复发风险低的癌症） 具有影响手术成功的解剖异常 过去 3 个月内有或正处于全身感染状态 伴侣关系不稳定或单身 有重大心理疾病 免疫抑制治疗的相对或绝对禁忌证 其他器官移植的禁忌证

医生在进行医疗活动时必须严格掌握受体纳入及排除标准，做到对每一例患者均进行个体化分析。

（二）供体选择

供体有活体供体和死亡供体，两者各有优劣，已在上文比较。目前尚未明确何种供体更好,但是以现有技术来说,活体供体对受体个体而言可能获益更多。活体供体的纳入及排除标准见表26-4。

表 26-4 子宫移植活体供体纳入及排除标准的建议

标准	具体内容
纳入标准	自愿捐赠,心理状态稳定
	18~60 岁,BMI≤28 kg/m²
	ABO 血型和人类白细胞抗原(HLA)与受体匹配
	无吸烟史,无药物滥用史
	至少有一次足月妊娠史
	无恶性肿瘤史
	超声下见正常子宫,无肌瘤、子宫腺肌病、息肉
	宫颈涂片正常,高危 HPV 筛查阴性
	无 HBV、HCV、HIV、HTLV、CMV、衣原体、梅毒螺旋体等感染
	无糖尿病、高血压、慢性阻塞性肺疾病或其他严重系统性疾病
排除标准	非自愿捐赠,无知情同意能力
	年龄<18 岁或 BMI>35 kg/m²
	恶性肿瘤未完全治疗(包括原位癌)
	患精神疾病
	患子宫肌瘤、子宫腺肌病或子宫畸形等疾病
	患糖尿病、高血压、慢性阻塞性肺疾病或其他严重系统性疾病无法耐受手术
	无法耐受手术的其他情况

第四节 机器人子宫移植

一、术前准备

(1)术前经医院伦理委员会批准并获得患者及其家属的知情同意。

(2)成立由妇产科、血管外科、免疫科等多学科专家组成的移植团队,制订详细的手术及术后治疗计划。

(3)术前做好后续治疗的准备,如提前进行取卵、体外受精、冷冻胚胎,对无子宫无阴道患者行人工阴道成形术等;为了获得更高的活产率,应选择囊胚期胚胎。子宫移植前,最少保存 4 个质量良好的囊胚期胚胎。

(4)按照筛选标准对供受体进行各项必要的检查,如心理评估,HLA 配型,血常规、血型、肝肾功能、血糖检查,胸部 X 线检查,腹部盆腔 CT、B 超等。

(5)供受体均做好充分的术前准备,如心理护理、阴道准备等,保证供受体处于最佳心身状态。

(6)选择理想的手术时间,保证供受体同时手术,缩短受体等待时间、子宫缺血时间,提高移植子宫质量,可以有效减少术后并发症。

二、手术步骤

(一)供体手术

1. 全身麻醉　静脉通道建立完成后,行气管插管全身麻醉。由于 CO_2 人工气腹和较大角度的头低脚高位对呼吸、循环系统有较大的影响,应做好呼气末 CO_2 分压和气道压力监测准备。同时行桡动脉置管,以便于有创血压监测和血气分析。

2. 体位　采用头低脚高位,使肠管等腹腔脏器因重力自动滑向上腹区,从而充分暴露盆腔术野,同时采用膀胱截石位以便于操作举宫器。供体臀部应超出手术床缘 2~3 cm,否则操作举宫器时容易出现上举受限。

3. 放置肩托　为了防止供体身体因头低脚高位而下滑,应放置配有海绵垫的肩托。注意保护好与腿架接触的腘窝部,应用厚软的海绵垫或布类垫好,防止腓总神经损伤。供体双臂应垫棉垫束缚于身体两侧,为手术助手提供更多的空间。

4. 举宫　常规消毒皮肤、铺手术单后留置导尿管,放置简易举宫器。

5. 建立人工气腹及置入穿刺器　第一个穿刺点位于脐上正中距离耻骨联合约 25 cm 处。首先置入 12 mm 的镜头穿刺器。腹部压力维持在 10~12 mmHg。1 号、2 号机械臂穿刺点分别位于第一穿刺点(镜头臂穿刺点)两侧约 10 cm 处。两个辅助操作孔(5 mm 和 10 mm 辅助穿刺点)分别在右肋下(镜头臂穿刺点与 1 号机械臂穿刺点中间偏头侧)及右下腹区域(图 26-1)。

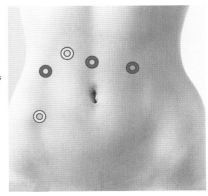

◉ 镜头臂穿刺点

◉ 1号、2号机械臂穿刺点

◎ 辅助穿刺点

图 26-1　机器人手术穿刺点

对供体进行完整的盆腔检查,以评估子宫(图 26-2)和卵巢的结构。

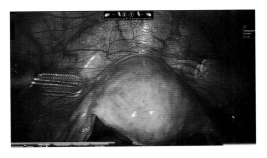

图 26-2　供体子宫

　　精准分离宫旁组织。为了纳入更多的阴道壁,需要进行 Q-M 分型,操作与 B1 型根治性子宫切除术一样。剪开子宫阔韧带前叶、子宫阔韧带后叶、卵巢悬韧带前叶、卵巢悬韧带后叶、子宫圆韧带、膀胱子宫腹膜反折、子宫直肠腹膜反折(图 26-3 至图 26-5);精准分离输尿管、双侧卵巢悬韧带、卵巢血管、子宫动脉及髂内动脉各分支(膀胱上动脉、闭孔动脉、阴部内

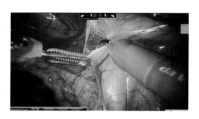

图 26-3　剪开右侧子宫阔韧带前叶

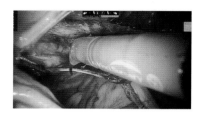

图 26-4　剪开右侧子宫阔韧带后叶

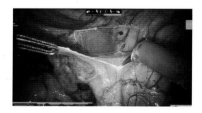

图 26-5　剪开右侧卵巢悬韧带前叶

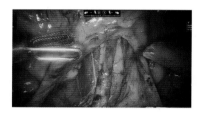

图 26-6　显露右侧卵巢悬韧带、卵巢血管

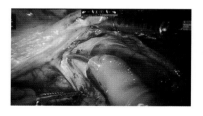

图 26-7　分离右子宫动脉与输卵管间隙

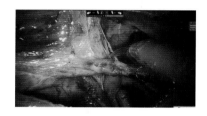

图 26-8　分离右子宫动脉

动脉、骶外侧动脉、髂腰动脉、直肠动脉等)(图 26-6 至图 26-8);精准分离输尿管隧道(图 26-9);切断子宫圆韧带、背侧子宫骶韧带、腹侧部分膀胱宫颈韧带、侧方宫旁组织;确保髂内动脉到子宫动脉血流正常;环形切开阴道;钳夹并切断子宫动脉以外的所有髂内动脉分支(图 26-10 至图 26-22);钳夹并切断卵巢血管(图 26-23 和图 26-24);取出子宫(图 26-25)。子宫的大部分血液供应来自两条子宫动脉和两条子宫-卵巢动脉。收集子宫动脉(髂内动脉的前支),用于后续的动脉吻合术,吻合点离髂内动脉的前支约 2 cm。静脉供应主要由两条子宫静脉、两条子宫深静脉和两条子宫-卵巢静脉组成。在供体中很难识别和分离子宫静脉和子宫深静脉,因此只选择子宫-卵巢静脉进行静脉吻合术。

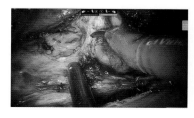

图 26-9　分离右输尿管隧道后叶外推输尿管

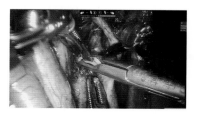

图 26-10　钳夹左闭孔动脉

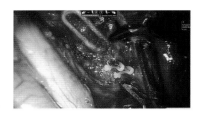

图 26-11　切断左闭孔动脉

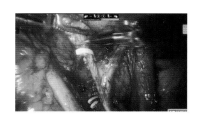

图 26-12　钳夹并切断左髂内动脉末梢闭锁支

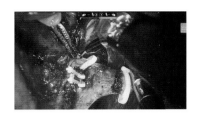

图 26-13　钳夹并切断左膀胱上动脉

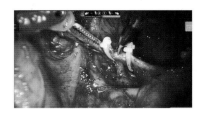

图 26-14　钳夹并切断左阴部内动脉

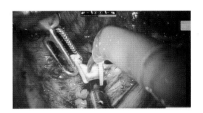

图 26-15　钳夹并切断左髂腰动脉

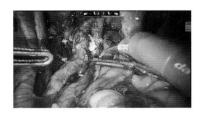

图 26-16　切断左髂内动脉分支后

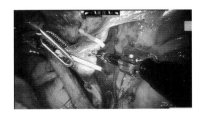

图 26-17　钳夹并切断右髂内动脉末梢闭锁支

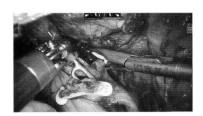

图 26-18　钳夹并切断右闭孔动脉

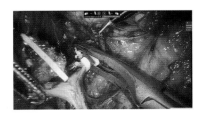

图 26-19　钳夹并切断右阴部内动脉

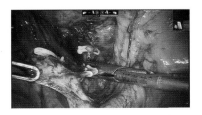

图 26-20　钳夹并切断右髂腰动脉

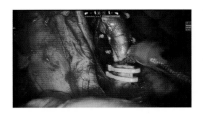

图 26-21　钳夹并切断左髂内动脉

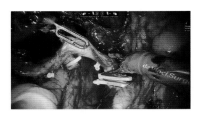

图 26-22　钳夹并切断右髂内动脉

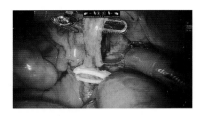

图 26-23　钳夹并切断左卵巢血管

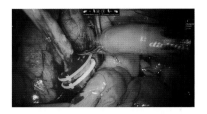

图 26-24　钳夹并切断右卵巢血管

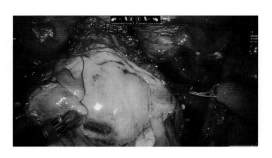

图 26-25　切除的子宫自阴道取出

(二)移植子宫准备

迅速将移植子宫保存在无菌盆中,并在冰中冷却。使用 23 号静脉导管向每根动脉输注组氨酸-色氨酸-酮戊二酸盐缓冲液(HTK 液)冲洗子宫(图 26-26)。HTK 液含组氨酸、色氨酸及 α-酮戊二酸,是心脏移植常用的器官保存液,有利于减轻内皮细胞水肿,同时降低灌注后高血钾风险。肝素钠(12500 U)和利多卡因(100 mg)溶于 HTK 液(1 L)中,以清除子宫血管中的所有血细胞和纤维蛋白。修剪卵巢静脉周围组织(图 26-27)。持续灌注压力维持在 75 mmHg,直到器官变白、静脉流出物清澈。将移植子宫保存在冰上,直到移植到受体内。

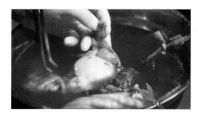

图 26-26　灌注器官保存液

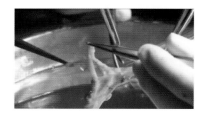

图 26-27　修剪卵巢静脉周围组织

（三）受体手术

供体手术与受体手术应同步进行,以避免移植子宫冷缺血时间过长。受体的术前准备由受体外科医生团队在相邻的手术室启动。剖腹手术是在下腹正中做切口。在子宫移植开始时,应对受体进行完整的盆腔检查,以评估子宫和卵巢的结构是否存在异常。

首先,从膀胱和直肠中分离阴道穹隆(图 26-28)。在 MRKH 综合征患者的手术中,始基子宫最终被保留并在移植子宫前进行固定。将髂外动、静脉与两侧及邻近组织分离,为后续吻合髂外血管做准备。将受体阴道穹隆纵向切开 40 mm。向移植子宫灌注肝素化盐水,将其转移到手术区域,置于受体骨盆的正常位置(图 26-29),用可吸收缝线将移植子宫阴道边缘与受体阴道顶部缝合(图 26-30)。为了避免组织缺血,选择以连续、非连锁的方式进行缝合。

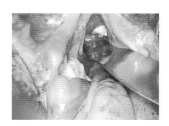

图 26-28　分离阴道穹隆

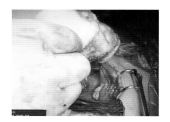

图 26-29　放入移植子宫

血管吻合时需要放大到 2.5 倍视野。对移植血管与髂外血管进行双侧血管端侧吻合(图 26-31)。先吻合右侧血管。使用 8-0 聚丙烯缝线将卵巢-子宫静脉分支直接与受体髂外静脉吻合,用 9-0 聚丙烯缝线将髂内动脉前段与受体髂外动脉连接。右侧血管吻合完成后,释放右侧血管钳(受体内),以缩短移植子宫的热缺血时间。子宫迅速恢复正常颜色,可以观察到子宫左动脉有新鲜出血(图 26-32)。左侧血管吻合的方法与右侧相同,所有血管吻合完毕后释放所有的血管钳,然后将血管多普勒探头放置在子宫动脉周围,确认吻合后子宫动脉有足够的血流量(图 26-33 和图 26-34)。

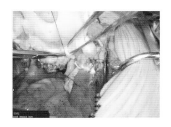

图 26-30　阴道端端吻合

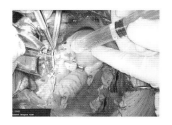

图 26-31　吻合血管

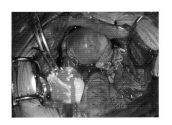

图 26-32　吻合血管开放

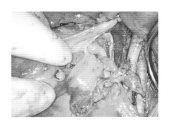

图 26-33　右侧吻合的动脉、静脉

血管吻合完成后,将子宫韧带与对应的骨盆韧带连接,使子宫固定在盆腔,以达到固定子宫、避免出现子宫脱垂和坏死的目的。MRKH综合征患者的始基子宫固定在移植子宫的前方。最后,切除供体的移植卵巢和输卵管,保留周围的组织和血管(图26-35)。

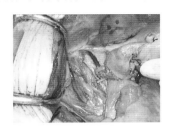

图26-34　左侧吻合的动脉、静脉

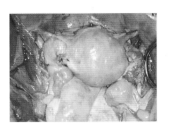

图26-35　移植成功的子宫

三、术后处理

(一)术后护理

成立由专业知识扎实、临床经验丰富的护士组成的护理小组,术后48 h内密切监测病情变化,制订个体化、特色化、针对性较强的护理方案。每日严密观察生命体征变化、切口敷料有无渗血,同时注重观察身体其他系统变化,做好特护记录。

1. 供体术后护理　术后供体留置导尿管及阴道引流管,为了防止逆行感染的发生,应加强会阴的护理,每日早晚用碘伏溶液擦洗外阴,保持外阴清洁、干燥。准确记录尿量以及阴道引流量,阴道引流量符合拔管指征时及时拔除阴道引流管。

机器人手术切口为8～12 mm的小切口,创伤较小,术后疼痛较轻,恢复较快,应鼓励供体早下床活动、早进食。

供体接受机器人子宫移植,住院时间与接受机器人全子宫切除术的患者类似。出院时详细向患者讲解出院后的注意事项及随访时间,嘱患者出院1周后到门诊拔除导尿管,并保持外阴清洁、干燥,禁止盆浴及性生活3个月,注意休息,加强营养。出院1个月后定期到门诊复查。

2. 受体术后护理　受体接受子宫移植后为避免移植物被排斥,需长期服用免疫抑制剂,加之移植过程中各种侵入性治疗,极易发生感染。因此,术后在病室环境、人员要求、物品消毒、护理、心理辅导和健康宣教、家庭环境准备以及长期密切随访观察等各个环节均应做好预防感染的工作,减少受体围手术期感染的发生,保障移植成功。

1)移植病室要求　受体接受移植子宫后需入住移植病室。在术前1周,就要每日对移植病室进行彻底清洁,用含氯消毒液擦拭物体表面、地面,再用紫外线照射1 h,对空气进行细菌学监测,确保处于无菌状态。受体术后入住移植病室后,调节病室为正压系统,使空气从室内向室外单向流动。每日对空气做细菌学监测,每日用紫外线消毒3次,每次1 h,同时每日用500 mg/l含氯消毒液擦拭物体表面及地面4次。移植病室禁止非特护人员入内,由专人负责监督,严格落实消毒隔离制度;限制人员入内,外来人员进入时穿隔离衣,戴隔离帽,用消毒液洗手;术后初期禁止家属探视,待患者病情平稳后,可允许家属进行探视,每次只允许1人进入,且需按移植病室管理要求着装、消毒。每次探视时间不能超过30 min,为了预防接触感染的发生,严禁受体与其丈夫有亲密动作;外来仪器及其他所有用品经专业消毒处理后方可进入移植病室。

2)物品要求　受体使用的被套、床单、内衣裤、病号服、腹带等每日均需更换并高压灭菌;毛巾、食具、水杯等生活用品均需煮沸消毒后使用,食物经微波炉加热后方可食用;受体术后会有阴道少量渗血、渗液或月经来潮,使用的卫生巾、护理垫均消毒后方可使用。

3)基础护理

(1)会阴护理:保持外阴清洁、干燥,每日用灭菌注射用水、0.5%苯扎氯铵、1:10碘伏溶液等交替冲洗会阴,至少4次。大小便后用1:10碘伏溶液冲洗会阴。

(2)用制霉菌素甘油合剂涂抹尿道口、阴道口、肛门、皮肤皱褶处,4次/日;外耳道、鼻腔用制霉菌素甘油合剂消毒,4次/日。每日对鼻腔、耳道及皮肤皱褶处行细菌学培养检查,同时每日做口腔咽拭子、血、尿、粪、痰、阴道分泌物等的细菌、霉菌及病毒检查。

(3)气道的护理:术后立即拔除气管插管,降低侵入性操作引发感染的概率。鼓励受体进行正确的深呼吸,有效咳嗽,使用呼吸功能锻炼器、吹气球并配合雾化吸入锻炼肺功能,督促受体进行适度的床上活动,预防坠积性肺炎的发生。注意观察痰液的量、性质及颜色,每日做痰及咽拭子细菌培养。

(4)各种引流管的护理。腹腔引流管:术后留置2根腹腔引流管,护理人员定时挤压,防止引流管阻塞,影响引流液的排出,保持引流通畅。引流装置采用抗反流袋,记录引流液的量、颜色、性状,每小时1次,每日更换引流袋,进行引流液细菌培养。导尿管:早晚交替用苯扎氯铵溶液(按照1:10~1:5的比例稀释)与碘伏溶液擦洗尿道口,每日做尿细菌培养。

4)出院指导

(1)居家环境要求:对家属进行消毒隔离知识的培训;受体出院后3个月内,入住医院安排的房间。出院前1周进行家庭准备,房间用药物和紫外线照射消毒,消毒完后对房间进行空气细菌培养,确保无细菌生长;居家房间每日进行紫外线消毒。

(2)向受体及其家属解释并做好子宫移植的知识宣教,告知受体家属移植手术后受体属于高危感染者,需重点监护。术后3个月内禁止性生活,尽量避免外来人员探视,并进行定期随访观察。

(3)感染是移植手术后常见的并发症,受体术后需服用免疫抑制剂以预防排斥反应发生,由于免疫系统受到药物抑制,感染的危险会增加。制作服药记录表,指导并监督受体正确按时服用他克莫司、吗替麦考酚酯(MMF)胶囊等免疫抑制剂。

子宫移植解决的问题涉及家庭、后代以及伦理,供体、受体均承受巨大心理压力。同时由于治疗及护理操作频繁、切口疼痛、术后药物影响等,供体、受体易产生焦虑及紧张情绪。因此,医护人员在进行治疗和护理时要注意供体、受体情绪,必要时提供心理帮助,以便消除其恐惧、紧张心理。

(二)术后监测

美国生殖医学会在关于子宫移植立场的声明中指出:①子宫移植后应根据实体器官移植和复合组织物移植的原则提供最先进的免疫抑制治疗;②需定期行宫颈活检,因其可用于监测及评估免疫排斥反应,也可用于妊娠监督;③在子宫移植中,尽管胎儿接触免疫抑制剂的剂量和机会与其他经过充分研究的实体器官移植如肾脏移植相似,但应进一步进行新生儿相关评估,以减少对后代潜在的危害;④理想的移植物监测和随访应包括实验室研究、影像学检查和宫颈活检,然而对于移植后短期或中期监测的最佳策略迄今尚未确定。

供体术后按照机器人全子宫切除术接受常规复查,受体术后还需要通过如下各项检查进行严密的监测以确保安全。

（1）阴道和腹部超声检查子宫和子宫内膜；彩色多普勒超声检查吻合子宫动脉血流。复查时间为术后第1个月每周2次，术后第2个月每周1次，术后第3个月每两周1次，之后每月1次。

（2）临床检查还包括宫颈视诊、宫颈培养和活检。活检一般在预定的时间点进行（术后1周、2周、4周各进行1次，之后每月进行1次）或出现临床症状（如宫颈变色，阴道出现异常分泌物，子宫增大，发热，腹痛），怀疑发生移植排斥反应时进行。

（3）出院后半年内着重监测血常规、肝肾功能、血糖、他克莫司血药浓度、CD细胞计数等，以及血栓弹力图（每月1次），MRI与CT动脉血管成像（每3个月1次）。

第五节　子宫移植与免疫

一、移植子宫免疫特性

子宫具有独特的免疫环境，具有组织更新和容受子宫内膜的特征。蜕膜免疫细胞促进胚胎着床和胎盘发育。正常妊娠期间，母体蜕膜内的免疫细胞与胚胎滋养细胞相互连接，以促进胎盘形成和耐受同种半异源胎儿。同种异体子宫移植是一种非自身的器官移植，可能会引起受体出现免疫排斥反应。为了防止异体子宫免疫排斥反应的发生，受体必须接受免疫抑制治疗。

异体子宫移植及免疫抑制剂的应用可能改变免疫环境，对妊娠和移植有潜在的影响。妊娠期应用免疫抑制剂的临床数据表明，妊娠期免疫细胞的数量和活性受到显著影响，免疫细胞在母胎界面至关重要，特别是在螺旋动脉重塑过程中。对这一过程进行干扰可能会损害血管内滋养细胞的侵袭和螺旋动脉的转化。因此，与未接受免疫抑制治疗的正常妊娠的女性相比，接受子宫移植后免疫抑制治疗的妊娠女性具有更高的妊娠风险。

在同种异体子宫移植加上半异源胎儿中，移植子宫与母胎界面的相互作用的免疫特性尚缺乏相关研究。但是不可否认的是，子宫移植增加了妊娠和移植期间免疫的复杂性，该过程提供了一个独特的临床和实验模型。同时，免疫抑制治疗的副作用对母体和婴儿都有潜在的影响，了解移植子宫、母胎界面的免疫特性可能会为改善子宫移植的预后提供有价值的新见解。

（一）子宫移植的移植耐受

子宫移植过程中，移植物不可避免地经历缺血再灌注，这一过程会导致组织缺氧，免疫原性增强，可能加速同种异体免疫过程。这种现象在小鼠心肺移植模型和临床肾移植模型中都可以观察到。再灌注后，毛细血管微循环的代谢变化可引起局部组织损伤和全身无菌性炎症。在实体器官移植中，缺血再灌注损伤表现为移植物功能延迟恢复（delayed graft function），在子宫移植的多种临床前动物模型中也可观察到。例如，在大鼠肾缺血再灌注损伤模型中，核因子（NF）-κB的mRNA表达增加与移植肾功能延迟恢复相关，在他克莫司治疗的同种异体大鼠子宫中也有类似现象。在食蟹猴子宫移植模型中也发现长时间缺血会损害同种异体移植子宫功能，导致月经延迟或缺失。近期报道的羊子宫移植模型实验进一步揭示了缺血再灌注损伤会影响移植物生存能力，相比于短缺血（1 h）的对照组，持续缺血（24 h）的子宫自体移植后会出现子宫各层间质组织水肿、广泛上皮细胞损伤、乳酸和子宫肌酸激酶浓度增加。

除了缺血再灌注损伤对移植子宫功能的直接影响外,缺血再灌注损伤期间还有启动损伤相关分子模式(DAMPs)和同种异体免疫反应增强所带来的影响。在发生急性排斥反应的移植子宫的活检中发现,子宫移植后的急性排斥反应主要是由 CD3$^+$ T 细胞介导的 CD3$^+$ T 细胞广泛浸润所致。此外,急性排斥反应在临床子宫移植中经常发生,迄今报道的 17 例子宫移植受体的 24 次组织学活检,均证实发生了 T 细胞介导的排斥反应。尽管目前的建议是缺血时间不应超过 6 h,但是在实际的子宫移植经验中耐受缺血的时间没有明确的定义。因此,以前一些失败的子宫移植可能与缺血时间延长有关。综上所述,缺血再灌注损伤为非特异性损伤,增强同种异体免疫反应以及炎症反应也可能导致子宫内膜接受能力低下,并可能导致月经周期不佳。这些方面也可能是死亡供体子宫移植妊娠率较低的原因。

(二)子宫移植的免疫特性可能会对胎儿植入和胎盘产生影响

成功的胎盘植入需要蜕膜血管的修饰、免疫稳态的改变和滋养细胞的浸润,这一过程可能受到免疫抑制和同种异体子宫移植本身的影响。在没有免疫抑制的情况下,鼠移植子宫被排斥,在移植后 2 周出现严重的坏死。因此,子宫移植需要有效的免疫抑制,但这可能会对包括巨噬细胞、树突状细胞(DC)和自然杀伤(NK)细胞在内的几种白细胞亚群造成影响,这些细胞在胎盘形成和维持妊娠过程中都扮演着重要的角色。

在异体子宫移植过程中,子宫组织的 NK 细胞可以促进螺旋动脉重构和分泌胎儿生长因子;NK 细胞来源的干扰素(IFN)-γ 通过在胎盘期间抑制 Th17 细胞增殖,帮助维持母胎界面的免疫稳态。MMF 和钙调磷酸酶抑制剂已被证明可以抑制人类 NK 细胞来源的 IFN-γ 的产生。糖皮质激素可通过损害 DC 的成熟和分化而影响蜕膜新生血管的生成;还可以抑制巨噬细胞的吞噬功能,这可能会进一步破坏螺旋动脉重构和滋养细胞浸润。

总的来说,子宫移植过程中因为免疫反应、内环境失衡、免疫细胞缺失导致白细胞功能受损,可能导致血管重塑不足和滋养细胞浸润受损,阻碍胚胎移植和妊娠维持。免疫抑制剂的应用导致妊娠期间的流产率、早产率和低出生体重率更高。此外,考虑到子宫移植后较高的免疫反应和早期感染风险,应慎重考虑胚胎移植的时机。

(三)子宫移植的免疫特性可能会影响胎儿的耐受

子宫被认为是支持半异源胎儿生长和发育的免疫优势部位。目前还不清楚母体免疫系统是如何将同种异体免疫反应和排斥反应的发生机制与保留半异源胎儿的机制相结合的。

在人类妊娠的早期阶段,白细胞占蜕膜细胞的 30%,并通过促进炎症环境的形成来支持胚胎移植。如:人中性粒细胞介导分娩时胎膜的细胞外基质降解;人巨噬细胞通过由基质金属蛋白酶、白细胞介素(IL)-1、IL-6 和肿瘤坏死因子(TNF)-α 组成的促炎分泌物帮助胎盘形成。在子宫移植的啮齿动物模型排斥反应期间,这些促炎通路的过早或过度激活表现为子宫内膜 IL-1α 的 mRNA 表达显著增加,早期中性粒细胞和巨噬细胞浸润子宫内膜和子宫肌层,这可能降低胎儿的耐受性。有临床研究表明,宫颈炎症细胞因子浓度和基质金属蛋白酶活性的增高与早产有关。目前在有活产的子宫移植案例中,也有早产和先兆子痫的报道。

Th17 细胞可以通过增加炎症细胞因子 IL-17 的分泌来促进滋养细胞浸润和增殖。但是,若孕妇蜕膜和外周血中 Th17 细胞过多,则可能会发生先兆子痫、早产和反复自然流产。Th17 细胞浸润被认为是移植排斥反应的关键驱动因素,所以子宫移植后的孕妇若发生先兆子痫、早产和反复自然流产,可能与急性排斥反应有关。

因此,在生理条件下,母胎界面支持半异源胎儿的发育和维持。而在子宫移植的情况下，胎儿可能会受到炎症反应和免疫细胞浸润的干扰。

（四）子宫移植促进异体移植物耐受的免疫特性

与母体异源免疫反应影响蜕膜的免疫稳态相反，母胎界面的各种生理免疫抑制机制会促进母体对胎儿的耐受，这些独特的免疫调节特性反过来也可以改善同种异体免疫反应。目前已经证实，T细胞介导的对人实体器官移植的排斥反应特征是通过识别成熟的DC提供的供体抗原来激活同种异体反应的T细胞。抗原提呈有三种途径：①直接途径的特点是供体来源的DC迁移到移植物引流淋巴结，提呈供体主要组织相容性复合体（MHC）分子；②在间接途径中，移植物侵染宿主DC，表达经过处理的供体抗原；③半直接途径是受体和供体DC通过细胞间接触产生完整供体MHC肽复合物，这是第三种选择。直接抗原提呈是急性排斥反应的主要驱动因素。

值得注意的是，母胎界面显示出一种减弱的抗原提呈轴，限制了母体免疫系统对胎儿的同种异体识别。在子宫移植中，供体DC来源的直接抗原提呈可能受损，这可能改善T细胞介导的同种异体免疫反应。

（五）子宫移植正在面临的免疫挑战

子宫移植术后免疫监控中，缺少类似于肝功能、肾功能等的敏感生化指标，同时也不存在类似黄疸、少尿等肝、肾移植后一旦出现排斥反应就会快速出现的临床症状。因此，子宫移植的免疫抑制治疗、排斥反应的监测和控制等相关问题仍是一项临床难题，如何简易、有效、无创地监测移植子宫的免疫状况还有待进一步研究。

目前，人类子宫移植后免疫排斥反应的病理诊断标准尚未建立。因此，排斥反应的诊断基于临床症状、宫颈活检和影像学技术（如超声和MRI）。宫颈活检是检测排斥反应的主要手段，可将排斥反应根据严重程度分为重度、中度、轻度和边缘性子宫排斥反应。月经期间生理性淋巴细胞波动可能会影响宫颈活检的结果。因此，早期同种异体子宫移植排斥反应的检测需要更有价值的标志物。

在子宫移植中，由于子宫内含有大量白细胞，可能会产生同种异体来源的嵌合体。这种情况可能导致来自三个不同个体（即母体、胎儿和子宫供体）的细胞的复杂共存。正如造血干细胞移植需要确定供体和受体之间的HLA相似一样，胎儿、母体和子宫供体之间HLA相似性强而不完全相同，可能会导致自身耐受能力的丧失从而促进自身免疫过程。生理妊娠期间可观察到供体来源的同种异体子宫白细胞的存在，这些白细胞可能对妊娠、移植结果和后代产生潜在影响。

子宫移植后的同种异体免疫、妊娠和完整的免疫反应过程中，有许多未解决的问题。有必要对母亲和子女进行终身随访，以研究和了解短期免疫抑制治疗对婴儿健康的影响以及对母亲的长期影响。

二、免疫抑制治疗

免疫抑制领域的发展极大地降低了器官及组织移植后排斥反应发生的风险，移植领域的研究进展明显加快。由于各脏器的免疫特点各异，免疫抑制剂的使用剂量和时间也各不相同。动物实验显示，肝移植术后即使不予以免疫抑制剂也可实现术后移植物长期存活，且临床肝移植患者术后可实现临床操作性免疫耐受，但是肾和心脏移植术后受体往往需要终身服用免疫抑制剂，长期使用免疫抑制剂会使受体发生感染以及病毒相关恶性肿瘤的风险增加。但是子宫移植的目的是延续生育功能，当受体得到期望的后代数量后即可行子宫切除术。因此，术后服用免疫抑制剂只是暂时的。子宫移植的免疫抑制治疗方案的特殊性在于一方面受体非长期处于免疫抑制状态，另一方面免疫抑制剂对母胎有副作用。

近年来许多新型高效免疫抑制剂在临床移植患者中得到了广泛应用，其中也包括器官移植后的妊娠女性，但其在妊娠期女性中应用的影响尚无定论。在过去的 50 年里，已经有大约 14000 名女性在接受了器官移植和免疫抑制治疗的情况下妊娠。同时，研究显示，接受肝移植或肾移植的妊娠患者中约有 75％ 的活产率，其中约有 3％ 的胎儿存在明显的先天畸形，此发生率与正常妊娠女性相似，并未有关于胎儿畸形风险增加的报道。这说明器官移植术后患者妊娠期接受免疫抑制治疗具有安全性及可行性，这也是子宫移植可以达成患者妊娠目的的必然前提。然而，与未接受免疫抑制治疗的正常妊娠女性相比，接受子宫移植的妊娠女性发生子痫前期、早产和新生儿低出生体重的风险增加。子宫移植后的妊娠女性存在潜在的风险，主要在于免疫抑制剂和产科并发症的综合作用导致临床预后不佳。制订子宫移植后合适的免疫抑制治疗方案对于保证移植物存活和实现活产分娩具有重要意义。

表 26-5 总结了迄今为止子宫移植临床试验中所采用的免疫抑制治疗方案。可以看出无论是否添加甲泼尼龙，抗人胸腺细胞免疫球蛋白（anti-human thymocyte immunoglobulin，ATG）都已经成为子宫移植中最常用的免疫抑制剂。维持期他克莫司与霉酚酸酯（MMF）的联用已经逐渐取代了环孢素。他克莫司在美国 FDA 妊娠期药物安全等级中为 C 级，研究显示他克莫司可通过胎盘，并与早产和新生儿低出生体重存在一定的关联。硫唑嘌呤在美国 FDA 妊娠期药物安全等级中为 D 级，临床研究可观察到硫唑嘌呤存在一定的致畸和骨髓抑制效应。甲泼尼龙在美国 FDA 妊娠期药物安全等级中为 C 级，横断面研究显示糖皮质激素可能会增加胎儿先天性唇腭裂的风险。

表 26-5　临床子宫移植免疫抑制方案小结

国家/地区	完成时间	诱导期	维持期（术后）	维持期（稳定）
沙特阿拉伯	2000 年	环孢素＋甲泼尼龙	环孢素＋硫唑嘌呤＋泼尼松龙	无
土耳其	2011 年	ATG＋泼尼松龙	他克莫司＋MMF＋泼尼松龙	他克莫司＋硫唑嘌呤＋泼尼松龙
瑞典	2013 年	ATG＋甲泼尼龙	他克莫司＋MMF	他克莫司
中国	2015 年	ATG＋甲泼尼龙	他克莫司＋MMF＋甲泼尼龙	无
美国达拉斯	2016 年	ATG	他克莫司＋MMF	他克莫司＋硫唑嘌呤
巴西	2016 年	ATG＋甲泼尼龙	他克莫司＋MMF＋泼尼松龙	他克莫司＋硫唑嘌呤
德国	2017 年	ATG	他克莫司＋MMF＋泼尼松龙	他克莫司＋硫唑嘌呤＋泼尼松龙
捷克	2018 年	ATG	他克莫司＋MMF	他克莫司
印度	2018 年	巴利昔单抗＋甲泼尼龙	他克莫司＋依维莫司＋MMF＋泼尼松龙	无

目前,子宫移植后的免疫抑制治疗方案主要基于肝、肾等实体器官移植的临床用药方案,即受体遵循一个标准化的方案,首先用 ATG 和甲泼尼龙诱导减少循环 T 细胞的数量,随后三联用药(他克莫司＋MMF＋糖皮质激素)。临床试验结果显示,对于子宫移植,免疫抑制治疗方案可有效抑制子宫排斥反应,以低剂量免疫抑制剂维持是安全可行的。

维持期推荐采用三联免疫抑制剂(他克莫司＋MMF＋甲泼尼龙琥珀酸钠)方案治疗。

(1)他克莫司:口服;每日早 9:00、晚 9:00 各一次;维持性免疫抑制治疗,术后第 1～5 周调整他克莫司全血浓度至 12～15 ng/ml,术后 6 周维持在 10～12 ng/ml。

(2)MMF:口服,每日早 8:30、晚 8:30 各一次。MMF 每日剂量为 1.5 g。

(3)甲泼尼龙琥珀酸钠:术中大剂量甲泼尼龙琥珀酸钠冲击,术中及术后前 4 d 静脉续滴,4 d 后改为空腹口服,每日 1 次,由 60 mg 开始递减,2 个月后改为维持剂量 2 mg/d。

第六节　机器人子宫移植并发症

和其他所有手术一样,子宫移植也可能会使供体和受体处于危险之中。作为一项高技术、高风险的手术,机器人子宫移植后可能出现各种术后并发症。

一、供体并发症

(一)可能发生的并发症

机器人供体子宫切取术类似于机器人根治性子宫切除术,因此供体可能发生的并发症与机器人根治性子宫切除术的并发症类似。

1.膀胱及输尿管损伤　以膀胱阴道瘘及输尿管阴道瘘为主,发生的原因为直接损伤及缺血性损伤两类。直接损伤是由于不熟悉解剖位置或解剖有变异造成误伤。缺血性损伤则由局部血液循环受阻,造成缺血性坏死所致。如已出现泌尿系统瘘,且瘘不大,可延长放置导尿管的时间(4～6 周),并抬高臀部,使膀胱、输尿管末端充分休息,以期获得自愈。如保守治疗无效,应及早进行手术治疗。

2.出血　术中分离子宫主韧带、输尿管时,常易发生盆底静脉出血。此时,阻断髂内动脉或髂总动脉,可控制局部出血,找到出血点后再缝扎止血;或压迫止血(至少 7 min),并加用血管收缩药物,待找到出血点再缝扎,切忌盲目钳夹。如损伤大血管,则需行无创缝合或吻合。术中、术后必须予以抗凝、抗感染处理。

术后近期出血多由止血不确实或结扎线头松脱所致。如出血发生在阴道,可钳夹、缝扎止血;如出血发生在盆腔,且出血量大,应立即开腹止血。手术数日后出血多因继发感染所致,可用大量抗生素控制感染。不论用何种方法止血,都必须及时补充血容量,纠正出血引起的并发症,并预防感染。如有出血倾向,应查清原因,采取纠正措施。

3.感染　发生原因是术前有潜在感染或合并感染,或术时不慎污染,或术后继发感染。应根据情况采用预防性或治疗性抗感染措施,预防性抗感染时应选用广谱抗生素;治疗性抗感染时应及时选用致病菌敏感的抗生素,如有盆腔脓肿、淋巴囊肿,宜及时引流。

4.功能障碍

(1)膀胱麻痹:由于盆内脏神经及血管在术中受损,膀胱逼尿肌功能减弱,形成尿潴留。

(2)阴道缩短:切除大部分阴道会影响性生活,且术后阴道残端可能裂开。

（3）绝经：如果选用子宫-卵巢静脉作为吻合血管，供体需同时切除双侧卵巢，可形成人工绝经。

5. 疼痛

（1）肋部、肩胛区疼痛：由于在术中建立 CO_2 人工气腹，CO_2 气体刺激膈神经，从而导致两侧肋部及肩胛区放射性疼痛及腹胀。持续低流量吸氧可促进 CO_2 的排出，减轻 CO_2 对膈神经的刺激，从而缓解疼痛及腹胀。

（2）腿、臀部疼痛：术后可能由于切口未愈合，出现牵扯性疼痛；也有可能因术中操作影响到一些神经，导致腿、臀部疼痛；另外，术后出现下肢静脉血栓，也可能引起疼痛。

（二）供体并发症报道

截至 2022 年 12 月，世界上共进行了 15 例机器人子宫移植，其中中国 2 例、瑞典 8 例、美国 5 例。15 例机器人子宫移植中共有 5 例供体发现并发症，具体情况如下。

瑞典和美国各有 1 例供体在术后发生了暂时性脱发。这一并发症发生的原因可能与供体接受手术时的体位（头低脚高位）有关。若手术时间过长，术中可多次调整头部位置，以避免术后供体出现暂时性脱发。

瑞典有 1 例供体于术后 3 周发生肾盂肾炎，超声显示该供体左肾有轻度至中度肾盂积水，给予静脉注射抗生素和单侧输尿管支架置入治疗。美国有 2 例供体出现输尿管损伤（1 例表现为单侧肾积水，另 1 例为获得性双侧输尿管阴道瘘），均接受了输尿管支架置入治疗。尿路并发症的发生可能与广泛的输尿管解剖导致部分输尿管壁损伤以及在输尿管附近的手术操作有关，但是为了获得最佳移植血管，这些操作在术中是必要的。

术中复杂的盆腔解剖结构和高难度的血管解剖增加了手术难度，也增加了并发症发生的风险。机器人手术系统可以为术者提供更加清晰的术野、确保精细操作等，因此相对于开腹的子宫移植，机器人子宫移植可以大大降低活体供体并发症发生的概率。

二、受体并发症

机器人子宫移植的受体术后接受的治疗与开腹子宫移植的受体相同，其并发症与开腹子宫移植的受体并发症相同。根据已有的报道，受体可能发生的并发症如下。

1. 出血　术中、术后都可能出现出血，尤其要注意缺血再灌注后吻合血管和阴道残端的出血，术中止血不足可能导致术后腹腔内并发症或腹膜后血肿。

2. 阴道狭窄　可能因移植子宫与受体阴道吻合导致阴道狭窄，需要置入支架治疗。

3. 免疫排斥　根据移植后发生排斥反应的时间可将排斥反应分为超急性（血管再通后数分钟内）、急性（数天至数周）、后期急性（3 个月后）或慢性（数月至数年）排斥反应。受体需接受三联用药（钙神经蛋白抑制剂＋抗细胞增殖类药物＋糖皮质激素）治疗，根据发生排斥反应的时间和免疫监测结果及时调整免疫抑制剂用量。

4. 感染　受体接受免疫抑制治疗后免疫能力下降，容易发生各种感染，如细菌感染、真菌感染、病毒感染。受体应接受预防感染治疗。

5. 膀胱阴道瘘　在 MRKH 综合征受体中，因为人造阴道必须与膀胱分离，这导致发生膀胱阴道瘘的风险很高。

6. 血栓形成　与其他器官移植相比，子宫移植的吻合口血管较狭窄，发生血栓的风险更高。术后患者应接受抗凝治疗和凝血功能监测，根据凝血情况及时调整抗凝治疗方案。

第七节   讨论和展望

自 2000 年进行第 1 例人类子宫移植至今,世界上已经有 11 个国家进行了近百例子宫移植。虽然仍处于临床试验阶段,但子宫移植已有多个成功案例。活体供体和死亡供体子宫移植后均有成功分娩的报道。2015 年,世界上第 1 例机器人子宫移植在中国成功实施。机器人子宫移植降低了活体供体的手术风险。2019 年 1 月 20 日该手术中的受体经剖宫产分娩一健康男婴,这也是世界上首例机器人子宫移植后的活产报道,他的出生证明了机器人子宫移植的安全性和可行性。

在正常的子宫生理中,血液主要通过双侧子宫动脉流入子宫。在所有报道的子宫移植病例中,吻合是从受体的髂外动脉到供体的子宫动脉(或髂内动脉),这些动脉被用来给移植物提供血液。对受体来说,确定移植物的吻合部位是很重要的。来自供体的额外的血管也可以用来扩展或补充动脉。子宫静脉有丰富的侧支血流和个体变异性,因此子宫的流出比流入更加复杂。已有的文献对流出静脉的报道存在很大的不一致性,很难对组间结果进行比较。并且关于子宫的静脉系统没有统一的命名,《人体解剖学图谱》中将通往子宫下侧的血管命名为"子宫血管",而将位于卵巢悬韧带的血管命名为"卵巢血管"。然而,这种粗略的命名并不足以详细描述用于子宫移植的静脉。我们可以将起源于子宫的静脉重新命名为子宫上静脉和子宫下静脉。双侧子宫下静脉引流子宫下侧面的静脉血。子宫下静脉通常是丛状的,起源于子宫一侧,进入髂内静脉之前在子宫阔韧带底部向外走行。这些子宫下静脉被传统的解剖学教科书简称为"子宫静脉"。将从子宫上部到卵巢的静脉段称为子宫上静脉。这些静脉已被证明在子宫移植中至关重要,但其在解剖学文献中从未被描述为单独的血管。一直以来,人们认为子宫上部的静脉引流是通过所谓的子宫-卵巢静脉实现的,使用子宫-卵巢静脉需要进行供体卵巢切除术。相比之下,使用子宫上静脉则可以保留供体的卵巢,因为卵巢静脉(从卵巢到腹膜后的静脉段)仍然可以作为卵巢血液流出通道。区分子宫上静脉和子宫-卵巢静脉可以明确手术应使用什么血管、供体的卵巢是否可以被保存,这对供体有重要意义,也是子宫移植进一步研究的主要内容。

解剖子宫深静脉是一个复杂、困难的操作,耗时较长。子宫位于盆腔深处,与周围器官关系密切。子宫动、静脉纤细、迂曲,为建立移植子宫的丰富血运带来困难。子宫-卵巢静脉走行于卵巢悬韧带内,具有血管蒂长、管径粗、易分离等优点。若使用子宫-卵巢静脉作为供体子宫静脉流出通道,则可以大大简化手术,减少周围组织损伤等并发症的发生,并有利于供体的手术安全,以及受体子宫移植后静脉回流的通畅。陈必良教授团队在术前仔细分析了子宫的血流,确定子宫-卵巢静脉可以满足子宫血供要求,在国际上率先使用子宫-卵巢静脉。中国 2 例供体手术时间分别为 6 h、4 h 35 min,与瑞典最初报道的 9 例开腹手术(供体平均手术时间约 11 h 37 min)相比,手术时间大大缩短。但是术中为了使用子宫-卵巢静脉,切除了供体双侧卵巢,这会对未绝经的供体产生额外损害。各国在进行机器人子宫移植的同时也在探索如何保留供体卵巢。瑞典所做的机器人子宫移植中选择使用子宫深静脉来保留供体卵巢;美国的机器人子宫移植取双侧子宫-卵巢静脉的近端,保留了供应卵巢的卵巢分支,以保留供体卵巢。但是选用这些血管需要较长时间的解剖,延长了供体手术时间,瑞典供体手术时间约为 11 h 30 min(10~13 h);美国供体手术时间约为 10 h 46 min(9 h 25 min~12 h 10 min)。长时间的手术同样容易给供体带来损伤,因此制订手术方案时要充分评估供体实际情况,考虑获益风险比,制订对供体最有利的方案。

移植手术后受体必须接受免疫抑制治疗,现行的子宫移植免疫抑制剂的毒性和不良反应可导致感染、肿瘤等并发症。而诱导免疫耐受作用持久且术后可能无须予以免疫抑制剂维持,因此如何诱导移植子宫的免疫耐受是免疫研究重点。目前已通过诱导嵌合体实现肾移植术后的免疫耐受,有效减少了移植手术后免疫抑制剂的使用,值得借鉴和运用到子宫移植后。近期发表的子宫移植临床成功与器官年龄联系的报道提示,子宫年龄与免疫反应的发生相关,这与之前报道的老年异体肾移植存在整体高排斥率相一致。绝经期供体的子宫会由于内源性雌激素的缺乏而出现包括内膜萎缩在内的一系列改变,其中最重要的是可能会影响到移植物脉管系统的状态。因为捐献子宫的活体供体大多为受体的母亲,年龄相对较大,研究老龄化供体对子宫移植的影响以及如何保证免疫抑制后受体的妊娠分娩是未来子宫移植研究的主要方向。

自2014年瑞典团队首次报道子宫移植后活产分娩以来,世界多个中心陆续报道了子宫移植后分娩的病例,提示子宫移植后免疫抑制治疗安全可行。但尚无大样本和长期生长发育的资料可供参考,免疫抑制治疗方案的生殖、发育毒性尚待评估。免疫抑制治疗对维持移植子宫存活至关重要,但一些免疫抑制剂对胎儿有毒性,必须在胚胎移植前停止使用。大多数子宫移植病例的免疫抑制治疗方案与肾移植病例类似,主要通过ATG和皮质类固醇进行诱导治疗,随后使用三联免疫抑制剂治疗。ATG的妊娠期药物安全等级为C级(不排除风险),因此,在停用ATG至少3个月后,才可以行胚胎移植。MMF的妊娠期药物安全等级为D级(有明确证据证明对胎儿有危害),与流产和胎儿广泛畸形有关,在妊娠期严格禁止使用。为降低免疫抑制剂的致畸风险,瑞典子宫移植团队建议术后第7个月就停用MMF,并且建议胚胎移植前至少停用MMF6个月以减轻药物带来的生殖毒性,术后7个月争取单独用他克莫司维持免疫抑制。美国子宫移植团队在其他中心遵循的维持性免疫抑制治疗方案中去除了MMF,仅使用他克莫司和硫唑嘌呤维持治疗。

为了确保移植子宫的活力和功能,并实现采用最小的免疫抑制剂维持剂量,一般在移植后1年左右,为受体进行胚胎移植,以协助受体妊娠。如果使用去除MMF的维持免疫抑制治疗方案,最快可以在诱导治疗3个月后考虑进行胚胎移植。但是由于移植手术、免疫抑制剂和感染性疾病风险的复杂性,为受体进行胚胎移植需要制订详细计划。推荐以受体为中心来确定子宫移植后的胚胎移植时机,基于受体接受的免疫抑制治疗方案、移植手术后子宫功能恢复情况、感染性疾病的易感性来判断。胚胎移植前要达到的条件:移植子宫功能稳定、无主动排斥反应、使用低致畸风险的稳定免疫抑制剂、有害机会性感染处于低风险状态。考虑到子宫移植和受体群体的特殊性,子宫移植到胚胎移植的间隔时间应有别于其他器官和血管异体移植的推荐间隔时间。为了最大限度地缩短年轻、健康的患者群体使用免疫抑制剂的时间,需要最大限度地缩短受体接受移植子宫到胚胎移植的时间。根据已有子宫移植经验,以及其他实体器官移植受体成功妊娠的经验,如符合上述条件,可在子宫移植后满足致畸药物停用时间后尽早考虑胚胎移植。所有接受子宫移植的产妇分娩方式都是剖宫产,即使这个手术比移植手术范围小,在尝试接受第二次妊娠之前也需要相同的术后恢复。在剖宫产后6个月内应避免进行胚胎移植,以降低产妇死亡和发病的风险。

进行子宫移植时,子宫来源有活体供体和死亡供体两种。活体供体的优点包括能够对潜在供体进行更彻底的调查和优化程序安排。就目前技术水平而言,采用活体供体来源的子宫可能更有利于手术成功以及术后妊娠。活体供体来源多为受体亲属(母亲或姐妹),子宫来源更稳定可靠。然而，子宫移植的目的是解决受体绝对子宫因素不孕症的问题，对供体个人而言无任何医疗获益。更为重要的是使用活体供体行子宫移植仍存在实质性挑战，供体手术可能对活体供体造成损伤。同时使用活体供体来源的子宫必须考虑到对受体和供体造成的心理压力，手术对活体供体的损伤会在一定程度上影响供体的捐赠意愿，也给受体带来更大的心理负担。当移植子宫失败或受体未能妊娠时，也会对供体的心理健康造成影响。随着微创技术的发展以及人们对减少手术创伤的追求，腹腔镜手术已经成为部分妇科疾病的首选手术方法。机器人辅助的腹腔镜技术使盆腔内手术取得了进一步的突破，目前腹腔镜手术和机器人手术广泛应用于妇科疾病。机器人手术相对于开腹手术，手术时间较短，损伤较小且更美观。因此将子宫移植中供体手术改进为机器人手术，有利于增加子宫来源和保证供体安全。

实施机器人子宫移植需要一个强大的移植团队，需要妇产科、血管外科、显微外科、生殖中心、药剂科等多科室专家的共同努力。掌握机器人宫颈癌根治性子宫切除术是术者进行机器人子宫移植的必要前提，同时术者也应掌握移植相关的专业知识，并在大型动物体内进行过血管解剖训练。子宫切除术前行双侧盆腔髂内动脉周围淋巴结及脂肪组织清扫术。手术的关键之一是将子宫动脉从髂内动脉的其他分支（闭孔动脉、阴部内动脉、髂腰动脉等）中分离出来，暂时不切断。在输尿管和子宫动脉交叉处分离出子宫动脉的下行支（阴道支）。关键之二是子宫深静脉的分离，这也是最难的环节。子宫静脉位于子宫动脉下方，贴盆底内层。深层解剖能识别出 2～3 个与子宫侧支静脉或阴道静脉吻合的大静脉，解剖这些血管的手术技术很复杂，风险特别大。因为这些血管与输尿管、阴道宫颈旁组织紧密相连。关键之三是将子宫周围准备切取的动脉和静脉游离好后，按顺序切断子宫韧带（子宫圆韧带、子宫骶韧带）、子宫阴道旁组织，距离宫颈外口下 1～2 cm 离断阴道壁。关键之四是钳夹、切断足够长的动脉和静脉（先切断静脉还是先切断动脉意见不一）。陈必良教授团队切断动脉的位置在近髂内动脉分叉处，静脉回流采取的是卵巢静脉，所以钳夹、切断卵巢血管的位置在高位卵巢悬韧带处。关键之五是为了减少感染机会，将切取的子宫用一次性标本袋装好后从阴道取出。

就像把机器人手术系统运用在其他疾病中的微创手术一样，机器人活体供体子宫切除术有助于使活体供体获益。但是进行机器人活体供体子宫切除术需要有丰富的盆腔深血管解剖知识，精确的解剖技术和大量重复操作训练。这对术者提出了极高的要求，同时也限制了现阶段该术式的大范围推广。目前，使用机器人手术系统进行小口径血管吻合是一个巨大挑战，因此受体手术使用机器人手术系统进行移植血管吻合仍在探索中。机器人设备的小型化和大型动物血管吻合的专项训练平台的发展，可能会在未来使机器人辅助下受体血管吻合成为现实。机器人手术系统将有希望全面应用于子宫移植中，使供体、受体共同受益。由于机器人子宫移植仍有待改进，因此无论成功还是失败，都鼓励公开所有的数据，数据交流共享可以极大促进该技术的发展。尤其是术后并发症的报道，有助于确定风险因素和其他相关因素，可能会促进手术技术提高和降低供体发生并发症的风险。

从结果上分析，子宫移植无疑是治疗绝对子宫因素不孕症最为有效的医学手段；但仍然可以看到，新技术的诞生伴随着很多亟待解决的问题。尤其是子宫作为人类的生育器官，其伴随的众多伦理道德质疑并非依靠理性的医学知识即可回答。子宫移植的研究正处于关键阶段，其研究重点应当从完成移植手术转向完善和改进试验程序，应解决诸如器官捐献者和受体的术前筛查、微创手术操作方法、免疫抑制治疗方案的合理制订、移植手术后胚胎移植时间以及子宫移植受体妊娠期观察等问题。目前,世界各国的子宫移植研究方兴未艾,机器人手术可以减少摘取器官对活体供体的影响,符合医疗技术的发展方向,可引领未来子宫移植发展趋势。临床研究和组织工程技术的开展有望开拓子宫移植新时代,机器人子宫移植是通往这个新时代的必备工具。

（陈必良　翟梁好）

参 考 文 献

[1] BRÄNNSTRÖM M. Introduction:uterus transplantation[J]. Fertil Steril,2019,112(1):1-2.

[2] BRÄNNSTRÖM M. Uterus transplantation[J]. Curr Opin Organ Transplant,2015,20(6):621-628.

[3] BARN G. Uterus transplants and the potential for harm:lessons from commercial surrogacy[J]. Dev World Bioeth,2021,21(3):111-122.

[4] CAPLAN A,PURVES D. A quiet revolution in organ transplant ethics[J]. J Med Ethics,2017,43(11):797-800.

[5] KRISTEK J,JOHANNESSON L,NOVOTNY R,et al. Human uterine vasculature with respect to uterus transplantation:a comprehensive review[J]. J Obstet Gynaecol Res,2020,46(11):2199-2220.

[6] BRÄNNSTRÖM M,DAHM-KÄHLER P. Uterus transplantation and fertility preservation[J]. Best Pract Res Clin Obstet Gynaecol,2019,55:109-116.

[7] FAGEEH W,RAFFA H,JABBAD H,et al. Transplantation of the human uterus[J]. Int J Gynaecol Obstet,2002,76(3):245-251.

[8] OZKAN O,AKAR M E,OZKAN O,et al. Preliminary results of the first human uterus transplantation from a multiorgan donor[J]. Fertil Steril,2013,99(2):470-476.

[9] BRÄNNSTRÖM M,JOHANNESSON L,DAHM-KÄHLER P,et al. First clinical uterus transplantation trial:a six-month report[J]. Fertil Steril,2014,101(5):1228-1236.

[10] WEI L,XUE T,TAO K S,et al. Modified human uterus transplantation using ovarian veins for venous drainage:the first report of surgically successful robotic-assisted uterus procurement and follow-up for 12 months[J]. Fertil Steril,2017,108(2):346.e1-356.e1.

[11] HUANG Y H,DING X,CHEN B L,et al. Report of the first live birth after uterus transplantation in People's Republic of China[J]. Fertil Steril,2020,114(5):1108-1115.

[12] MALASEVSKAIA I,AL-AWADHI A A. A new approach for treatment of woman with absolute uterine factor infertility:a traditional review of safety and efficacy outcomes in the first 65 recipients of uterus transplantation[J]. Cureus,2021,13(1):e12772.

[13] JOHANNESSON L，TESTA G，FLYCKT R，et al. Guidelines for standardized nomenclature and reporting in uterus transplantation：an opinion from the United States Uterus Transplant Consortium[J]. Am J Transplant，2020，20(12)：3319-3325.

[14] KVARNSTRÖM N，ENSKOG A，DAHM-KÄHLER P，et al. Live versus deceased donor in uterus transplantation[J]. Fertil Steril，2019，112(1)：24-27.

[15] BRÄNNSTRÖM M，DAHM-KÄHLER P，KVARNSTRÖM N，et al. Live birth after robotic-assisted live donor uterus transplantation[J]. Acta Obstet Gynecol Scand，2020，99(9)：1222-1229.

[16] BRÄNNSTRÖM M，KVARNSTRÖM N，GROTH K，et al. Evolution of surgical steps in robotics-assisted donor surgery for uterus transplantation：results of the eight cases in the Swedish trial[J]. Fertil Steril，2020，114(5)：1097-1107.

[17] JOHANNESSON L，KOON E C，BAYER J，et al. Dallas UtErus Transplant Study：early outcomes and complications of robot-assisted hysterectomy for living uterus donors[J]. Transplantation，2020，105(1)：225-230.

[18] BRÄNNSTRÖM M，DAHM KÄHLER P，GREITE R，et al. Uterus transplantation[J]. Transplantation，2018，102(4)：569-577.

[19] TEH W T，STERN C，CHANDER S，et al. The impact of uterine radiation on subsequent fertility and pregnancy outcomes[J]. Biomed Res Int，2014，2014：482968.

[20] BRÄNNSTRÖM M，JOHANNESSON L，DAHM-KÄHLER P，et al. First clinical uterus transplantation trial：a six-month report[J]. Fertil Steril，2014，101(5)：1228-1236.

[21] 郝亮，张红菊，王彤. 世界首例机器人辅助下子宫移植供体子宫切取术患者的围术期护理[J]. 大家健康(中旬版)，2016，10(6)：196-197.

[22] 张红菊，郝亮，李丹，等. 中国首例亲体子宫移植患者围术期预防感染的护理对策[J]. 解放军护理杂志，2017，34(16)：56-57.

[23] ISKE J，ELKHAL A，TULLIUS S G. The fetal-maternal immune interface in uterus transplantation[J]. Trends Immunol，2020，41(3)：213-224.

[24] ZITKUTE V，KVIETKAUSKAS M，LEBER B，et al. Ischemia and reperfusion injury in uterus transplantation：a comprehensive review[J]. Transplant Rev(Orlando)，2020，34(3)：100550.

[25] EL-AKOURI R R，MÖLNE J，GROTH K，et al. Rejection patterns in allogeneic uterus transplantation in the mouse[J]. Hum Reprod，2006，21(2)：436-442.

[26] VIJAYAN M，PAVLAKIS M. Pregnancy and the kidney transplant recipient[J]. Curr Opin Nephrol Hypertens，2017，26(6)：494-500.

[27] DURST J K，RAMPERSAD R M. Pregnancy in women with solid-organ transplants：a review[J]. Obstet Gynecol Surv，2015，70(6)：408-418.

[28] 李蕊，杨柳，李金洁，等. 全国首例子宫移植者术后他克莫司浓度和淋巴细胞亚群监测及临床意义[J]. 临床检验杂志，2017，35(1)：53-56.

[29] PUNTAMBEKAR S，PUNTAMBEKAR S，TELANG M，et al. Novel anastomotic

technique for uterine transplant using utero-ovarian veins for venous drainage and internal iliac arteries for perfusion in two laparoscopically harvested uteri[J]. J Minim Invasive Gynecol,2019,26(4):628-635.

[30] JOHANNESSON L,WALL A,PUTMAN J M,et al. Rethinking the time interval to embryo transfer after uterus transplantation-DUETS(Dallas UtErus Transplant Study)[J]. BJOG,2019,126(11):1305-1309.

[31] 程天一.子宫移植供体选择中的伦理问题[J].现代妇产科进展,2019,28(9):709-711,715.

[32] CARBONNEL M,DAHM-KÄHLER P,REVAUX A,et al. Adapting surgical skills from robotic-assisted radical hysterectomy in cervical cancer to uterine transplantation: a look to an optimistic future![J]. J Robot Surg,2020,14(6):841-847.

第二十七章　机器人单孔手术在妇科的应用

第一节　绪　论

一、机器人单孔手术的发展史

在不影响治疗效果的前提下,无瘢痕微创手术是外科医生和患者共同的期望。1969 年 Wheeless 报道了首例妇科单孔腹腔镜手术(laparoendoscopic single-site surgery,LESS),该手术为一例单切口输卵管结扎术。其后 LESS 在妇科领域得到了广泛的应用,涉及各种妇科疾病,包括子宫肌瘤、子宫内膜异位症、卵巢囊肿、盆底重建以及宫颈癌、子宫内膜癌等。传统的 LESS,面临一些操作上的限制,包括视野小、"操作三角"缺失和器械在腹腔内外的相互干扰等,这是 LESS 在临床操作过程中需要医生通过学习曲线逐渐适应克服的难点问题,也是一些不接受该术式的医生认为其影响手术效果的短板。

2005 年,美国 FDA 批准达芬奇机器人手术系统(Intuitive Surgical,Sunnyvale,CA)用于妇科疾病。此后该系统迅速普及。机器人手术的引入为妇科手术患者带来诸多临床获益,如术中出血量和术后疼痛减少、术后下床时间和住院时间缩短。同时也因为机器人手术能够减少外科医生手部震颤,支持在不具备专业知识的助手辅助的情况下控制 3 个机械臂和镜头,以及具备三维视觉等特点,在一定程度上降低了手术操作难度,提高了操作便利性,被越来越多的外科医生接受和认可。

与传统腹腔镜手术相比,多孔机器人平台的引入增加了术中皮肤切口数量及长度(需要两个 12 mm 和两个 8 mm 穿刺孔),这一问题促使医学家及工程师们考虑向 LESS 入路引入机器人手术系统。2009 年 Escobar 等报道了首例妇科机器人单孔腹腔镜手术(robotic LESS,R-LESS),该例患者是一位 BRCA 突变的 60 岁乳腺癌患者,鉴于其患卵巢癌风险增加,患者选择行降低风险的双侧附件切除术,由于乳腺癌术后需长期服用他莫昔芬,患者选择同时行子宫切除术。手术采用经脐 3 cm 切口,通过腹腔镜单孔多通道硅胶平台分别置入 12 mm、8 mm 和 5 mm 的三个穿刺器,用于放置镜头及两把机器人操作器械,手术耗时 168 min,出血量约为 80 ml。同年 Fader 报道了行 LESS 和 R-LESS 的 13 例病例回顾分析,其中 4 例涉及 R-LESS 术式的病例行全子宫双侧附件切除术。

其后,随着机器人平台应用于 LESS 的临床研究逐渐增多,2013 年达芬奇单孔平台获得美国 FDA 批准,可通过单一脐部入口进行妇科手术。该平台包括一个 2.5 cm 的硅胶装置和五个独立的穿刺器(分别用于注气和置入机器人镜头、两个机器人机械臂和一个辅助机械臂)。新的机器人硅胶平台的使用和其特有的弯曲机械臂的设计,使其避免了传统单孔腹腔镜"操作三角"缺失和机械臂碰撞的技术问题,使得单孔手术的优势在新技术的支撑下得到了更好的发挥。

二、单孔机器人手术系统介绍

在早期的临床研究中和国内尚未获批单孔机器人手术系统时，也有较多医生选择通过腹腔镜单孔多通道平台，接驳传统多孔机器人手术机械臂、器械及镜头完成手术。目前市面上可获得的单孔机器人设备仅有达芬奇机器人手术系统。最初，大部分机器人单孔手术是应用第三代达芬奇机器人手术 Si 系统完成的。目前达芬奇机器人手术系统已经发展到第四代，第 4 代达芬奇机器人手术系统具有新设计的 FLEX 关节对接、更窄的机械臂和更大的运动范围，减少了外部碰撞。下面主要介绍达芬奇单孔平台。

(一)单孔平台设计

单孔平台（单孔 port）为硅胶材质，除注气孔外共包括四个通道，见图 27-1。其包括 8.5 mm 镜头孔、5 mm 或 10 mm 辅助机械臂孔、左右两个曲线形的机器人机械臂孔。单孔平台放置后其表面箭头应指向手术目标区域，这样才能确保屈臂机械臂置入后在术野内。同时单孔平台上的图形可帮助提醒设备置入正确位置。

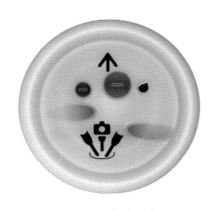

图 27-1　单孔平台

一般于脐孔做 2～2.5 cm 切口，置入硅胶材质的单孔平台时可采取两种方式（图 27-2）。不论采用直式钳夹还是折叠钳夹，注意不要夹住注气管头，钳尖不要超过单孔平台边缘。

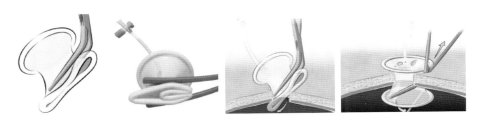

图 27-2　单孔平台的置入方式

(二)单孔平台配套器械套筒

(1)镜头套筒见图 27-3。

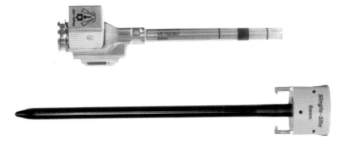

图 27-3　镜头套筒

（2）曲线形机器人机械臂套筒见图 27-4。

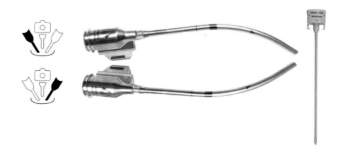

图 27-4　曲线形机器人机械臂套筒

（3）其他套筒见图 27-5。

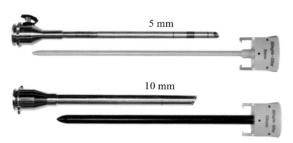

图 27-5　其他套筒

（4）套筒置入平台模式见图 27-6。

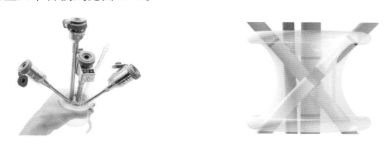

图 27-6　套筒置入平台模式

（三）半弹性器械

半弹性器械见图 27-7。

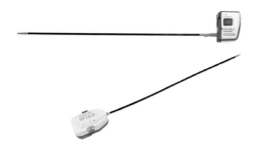

图 27-7　半弹性器械

（四）接驳后平台状态

接驳后平台状态见图27-8。

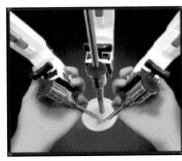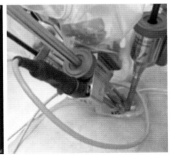

图 27-8　接驳后平台状态

单孔机器人手术系统利用自身器械弧度和机械臂末端的腕式结构，重塑"操作三角"和重建空间层叠关系，通过控制台内置软件调整，实现了左、右手切换，恢复了正常人体工程学效果，克服了 LESS 左、右手换位操作导致的空间及视觉混乱问题，因而切口更小、操作性更强，较传统 LESS 学习曲线缩短。

三、机器人单孔手术的优势与劣势

相比于传统 LESS 及机器人手术，R-LESS 有如下优势：①通过机器人操作平台可直接看到放大的三维立体术野，弥补了深度感的缺失，可以精准地进行组织定位和器械操作；②可以消除人手直接操作时的震颤，提高了准确度；并且仿真手腕活动更灵活，可以完成人手无法触及的狭小空间内的精细操作；③利用半弹性器械通过弯曲 Trocar 来重建"操作三角"，减少了器械碰撞，降低了手术难度，提高了效率；④单孔机器人手术系统通过软件进行优化，使用交叉操作模式，将器械重新分配，克服了左、右手交叉操作造成的手眼不协调问题；⑤持针器具有内腕功能，缝合时形成更接近多孔手术的"操作三角"，缝合更容易；⑥术者可以自行调整镜头和辅助机械臂，减小助手因素对手术的影响；⑦术者术中采取坐姿，有利于开展时间长、操作复杂精细的手术，在一定程度上减轻了疲劳感。

R-LESS 虽然有较多优势，但仍然有一定的局限性：①与机器人多孔腹腔镜手术（多孔手术）相似，仍然存在触觉反馈体系缺陷，缺乏应力的反馈，只能通过视觉反馈弥补；②尽管有半弹性器械、弯曲 Trocar 及交叉操作，单孔平台器械移动范围仍然有限，需根据术中情况选择相应长度的 Trocar，以增加手术空间；③半弯半弹性器械使牵拉、缝合的张力不够，操作时间相对较长；④机器人操作平台复杂，发生故障的概率大于普通内镜手术系统；⑤机器人设备成本及维护费用均高，加上高昂的手术费用，影响其推广使用。

将机器人手术系统应用于 LESS（R-LESS）可以克服单独运用这两种技术各自的局限性。达芬奇机器人单孔手术的相关研究表明，减少切口的数量和减小切口的大小将会使疼痛减轻、恢复加快、美容效果更好，并能在一定程度上将部分多孔手术相关的并发症发生率降至最低。

有研究证明，与传统手术相比，R-LESS 具有较高的手术成功率和良好的美学效果，而并发症发生率相似。最近的一项分析认为 R-LESS 比机器人多孔手术更具成本效益。此外，与机器人多孔手术相比，R-LESS 具有较短的住院时间、较轻的术后疼痛和更高的患者满意度。这些临床获益使得机器人单孔手术逐渐被广泛应用于各类妇科手术，包括良性疾病和恶性肿瘤,如子宫肌瘤、异常子宫出血、子宫内膜异位症、盆腔器官脱垂、卵巢囊肿,以及子宫内膜癌、宫颈癌和卵巢癌。

四、机器人单孔手术在妇科良性疾病中的应用

(一)子宫肌瘤切除术

目前尚无将 R-LESS 应用于子宫肌瘤的病例对照研究发表。有两项回顾性队列研究中报道了用 R-LESS 进行子宫肌瘤切除的经验。Choi 等报道了 61 例 R-LESS 成功治疗大型多发性子宫肌瘤的病例,其中肌瘤数最多为 12 枚,最大直径为 12.8 cm。该术式被认为适合各类子宫肌瘤,包括浆膜下肌瘤、肌壁间肌瘤和子宫阔韧带肌瘤。手术时间为 135.9 min±59.62 min(60~295 min),出血量为 182 ml±153.02 ml(10~600 ml),皮肤切口长度为 2.7 cm±0.19 cm(2.4~3.1 cm)。2 例患者因贫血需要输血治疗。术中或围手术期均未发现其他并发症。Gargiulo 等详细介绍了其开展 21 例肌瘤摘除术的手术方法和结果。肌瘤直径为 5.7 cm±1.9 cm(2.1~9.5 cm),手术时间为 154 min±55.2 min(85~290 min),平均出血量为 57.9 ml±53.7 ml(5~200 ml)。在这两项研究中,均无病例中转多孔手术或开腹手术。这证明了 R-LESS 在子宫肌瘤切除中的可行性和安全性,子宫肌瘤的位置和类型不会限制 R-LESS 的实施。在考虑 R-LESS 术式普遍获益的同时,该术式在子宫肌瘤切除术中的价值逐渐得到体现。

(二)子宫切除术

Sendag 等和 Jayakumaran 等对因良性指征而接受 R-LESS 子宫切除的患者进行了回顾性队列研究,总手术时间分别为 98.5 min(71~183 min)和 132 min(60~294 min),阴道残端缝合时间分别为 25 min(16~41 min)和 18 min(10~27 min),出血量分别为 22.5 ml(7~120 ml)和 75 ml(20~300 ml)。

有三项回顾性研究比较了 R-LESS 和 LESS 的手术时间、阴道残端缝合时间、出血量及平均住院时间,其中 Paek 等回顾性分析了 467 例因良性妇科疾病而接受全子宫切除术的患者数据(R-LESS 25 例,LESS 442 例);Akdemir 等报道了 58 例患者(R-LESS 24 例,LESS 34 例);Lopez 等分析了 100 例患者的结果(R-LESS 50 例,LESS 50 例)。在这三项研究中,R-LESS 平均操作时间较长(Paek 等:170.9 min vs 94.1 min,$P<0.0001$;Akdemir 等:98.5 min vs 86 min,$P=0.013$;Lopez 等:R-LESS 组延长 24.9 min,$P=0.002$)。此外,Akdemir 等的研究表明,R-LESS 组阴道残端缝合时间短于 LESS 组(21 min vs 26.5 min,$P=0.011$);与 R-LESS 组相比,LESS 组出血量较少(中位估计出血量,20 ml vs 50 ml,$P=0.009$;平均血红蛋白含量较低,1.6 g/dl vs 2.0 g/dl,$P=0.038$)。未发现手术入路(机器人手术与腹腔镜手术)与任何主要并发症之间存在关联(优势比,0.55;$P=1.0$)。两组中的大多数患者在手术当天出院,R-LESS 组住院时间较短,平均为 8 h,比 LESS 组短 12 h($P=0.003$)。

Akdemir 等分析了手术医生在 24 例良性指征患者 R-LESS 子宫切除中阴道残端缝合技术的学习曲线,平均缝合时间为 23.2 min±7 min。学习曲线分析显示,14 次手术后阴道残端缝合时间缩短。因此他们提出一名经验丰富的机器人手术医生大约需要 14 次手术才能熟练掌握 R-LESS 子宫切除中的阴道残端缝合技术。

2018 年的一篇综述涵盖了从 R-LESS 开始应用于子宫切除术至 2017 年的研究,纳入 26 项研究,共有 810 例妇科非肿瘤性疾病患者行子宫切除术。手术时间为 60~311 min,出

血量为 7～750 ml,切除子宫重量为 39～520 g。4.9% 的患者出现并发症,包括出血、阴道血肿、裂伤和切口裂开、脐疝、内脏损伤。该研究发现,年龄和 BMI 不影响 R-LESS 的手术结局,术者手术熟练程度高可能会减少并发症的发生并缩短手术时间。

综上所述,LESS 和 R-LESS 两种技术在良性指征下进行全子宫切除都是安全可行的,且它们的早期手术结局(手术时长、出血量、住院时间及手术并发症发生率等)无明显差异。此外,经过一定例数的学习后,熟练程度的提高可能会减少并发症的发生并缩短手术时间。机器人手术在良性指征下切除子宫具有一定优势。然而,仍需要随机对照试验来验证其临床实际价值。

(三)盆底重建术

Matanes 等首次报道了 25 例接受 R-LESS 筋膜外子宫切除术(SCH)和阴道骶骨固定术(SCX)的患者。在他们的研究中,"盆腔器官脱垂量化"评分的中位数为 3(2～4),中位总手术时间为 190 min(114～308 min),无术中及术后轻微不良事件发生。术后有 1 例患者因小肠粘连需要再次行腹腔镜手术。该研究的结论是,R-LESS 下 SCX 是一种安全可行的技术,具有良好的美容效果。传统的单孔腹腔镜下 SCH＋SCX 由于手术时间长,且难以将网片缝合到宫颈和阴道壁,被认为具有很大的挑战性。在机器人单孔平台中器械拥有自身弧度和机械臂末端的腕式结构的优势简化了这一复杂的过程,缩短了操作时间。

2017 年 Giannini 等报道了首例应用达芬奇单孔平台进行盆腔器官脱垂手术的 R-LESS 顶端悬吊病例。整个过程在 155 min 内顺利完成。治疗期间没有发生手术并发症,也不需要中转开腹手术或额外增加辅助穿刺孔。Davila 等报道了 5 例 R-LESS 与 13 例 LESS 的对比研究,结果提示二者的临床结果无显著差异。

2020 年 Matanes 等再次报道了盆腔脏器脱垂患者的机器人单孔 SCX 及机器人多孔 SCX 的随机对照研究。70 例盆腔器官脱垂定量分期法(POP-Q)评分为 2～4 分的脱垂患者随机分组,经统计,术中出血量、手术并发症、疼痛指数、术后生活质量等指标在两组间均无显著差异。单孔组较多孔组手术时间略长(181 min±32.6 min vs 157.5 min±42 min,$P=0.018$)。作者还对每一步骤的时间差进行了具体分析:麻醉时间差 29.8 min,$P=0.005$;操作时间差 33.1 min,$P<0.0001$;筋膜外子宫切除时间差 8.6 min,$P=0.025$;缝合固定网片至骶岬时间差 8.3 min,$P=0.03$;腹膜缝合时间差 4.7 min,$P=0.004$。术后患者对瘢痕的满意度水平,单孔组明显高于多孔组。虽然机器人单孔手术时间略长,但两种术式均可行,术后短期结局、生活质量评分、解剖恢复程度均相似,因此可认为针对 SCX,特别是针对在意美观的特定患者,R-LESS 是一个不错的可选择的方法。

根据以上报道的数据,R-LESS 在骨盆重建手术中是可行和安全的。鉴于目前盆底治疗中应用 R-LESS 的报道仍较少,还需要进行对比试验来确定这些结论。

(四)卵巢囊肿与子宫内膜异位症手术

2015 年 Gungor 等利用达芬奇机器人单孔平台为 1 例患有皮样囊肿的 27 岁患者进行了肿瘤剥除手术。术中精细地将病变组织和正常卵巢组织剥离,手术时间为 45 min,对接时间是 15 min。这提示采用达芬奇机器人单孔平台行卵巢囊肿剥除术是安全可行和精准有效的。

其后也陆续有 R-LESS 在子宫内膜异位症手术治疗中的初步报道。其中 1 例 36 岁的深部浸润型子宫内膜异位症患者,病变累及输尿管和直肠,在吲哚菁绿示踪下进行了 R-LESS。这种方法有助于结节的识别,术后盆腔疼痛症状完全缓解,并取得了良好的美容效果。

综上所述,由于 R-LESS 具有精准性,采用 R-LESS 进行卵巢囊肿剥除术能够减少对正常卵巢组织的破坏,对年轻女性生育功能的影响较小,可以考虑用于那些希望采用超微创方法治疗卵巢囊肿和子宫内膜异位症的特定患者,如需要进行辅助生殖手术和不孕症相关手术的年轻女性。

五、机器人单孔手术在妇科恶性肿瘤中的应用

除妇科良性疾病的研究以外,近年也不断有回顾性研究、描述性队列研究和病例报道介绍妇科恶性肿瘤中机器人单孔手术的相关技术,并评价了对恶性肿瘤采用 R-LESS 的可行性、安全性和短期结果。其中涉及最多的研究为子宫内膜癌,其次为宫颈癌,也有部分早期卵巢癌病例行 R-LESS 的初步经验报道。所有提到的研究都支持在妇科恶性肿瘤患者中进行 R-LESS,R-LESS 具有较高的安全性和可行性。与多孔手术相比,单孔手术在手术结果方面没有明显差异,而且住院费用更低。

六、效果评价

鉴于机器人单孔手术在妇科领域的逐渐拓宽,相关研究也越来越多。临床医生更加关注在不同类型疾病中机器人单孔手术的手术时间、术中出血情况、住院时间、术中中转或改为多孔手术的比例以及手术并发症发生率。

一项涉及 27 篇机器人单孔手术相关研究的 Meta 分析,共纳入 1065 例患者。根据手术指征分为三组(良性组、恶性组、混合性疾病组)。其中,良性组 605 例,恶性组 260 例,混合性疾病组 200 例。

分析结果见表 27-1,三种类型疾病手术患者 BMI 无明显差异。手术时间均略长于 2 h,差异无统计学意义。术中出血量为 50~75 ml,恶性组术中出血量略高,但差异无统计学意义。住院时间为 1.0~2.2 d,差异无统计学意义。

表 27-1　三种类型疾病患者手术结果分析

结果	良性组 ($n=605$)	恶性组 ($n=260$)	混合性疾病组 ($n=200$)	P
手术时间/min	144.3	131	134	0.723
术中出血量/ml	57.9	75	50	0.342
中转其他术式例数(比例)	2(0.3%)	3(1.2%)	5(2.5%)	0.012
住院时间/d	1.8	2.2	1.0	0.146
并发症发生例数(发生率)	10(1.7%)	16(6.2%)	5(2.5%)	0.001
BMI/(kg/m^2)	27	25.7	26	0.230

关于手术并发症发生情况,良性组 10 例(1.7%)、恶性组 16 例(6.2%)和混合性疾病组 5 例(2.5%)发生主要并发症,其中 8 例血管相关并发症、8 例肠道并发症、5 例阴道并发症、4 例感染性并发症、3 例泌尿系统并发症、1 例血栓并发症、1 例神经相关并发症、1 例淋巴并发症。合并分析显示,与其他组相比,混合性疾病组中转其他术式比例(2.5%)较高($P=0.012$),恶性组手术的并发症发生率(6.2%)较高($P=0.001$)。虽然机器人手术系统机械

改良给手术医生带来了便利,但不可否认,R-LESS 仍是一个复杂的手术,需要很长的学习曲线。研究表明,恶性疾病患者的手术并发症发生率高于良性疾病患者。通常在恶性肿瘤的手术操作中,涉及较为复杂的步骤或手术,如淋巴结切除术或根治性子宫切除术等,因此患者有更高的并发症发生率。此外,恶性组的住院时间更长,虽然此差异没有统计学意义。R-LESS 中常见的并发症是肠道并发症,以及阴道并发症。其他并发症,包括感染性并发症等,均为 2 级较轻微类型,与经典微创妇科手术的不良事件发生率一致。其中,切口感染发生率和切口疝的发生率可能与 R-LESS 需要较大的脐部切口有关。

关于中转其他术式的情况,良性组 2 例(0.3%)、恶性组 3 例(1.2%)和混合性疾病组 5 例(2.5%)术中更改术式,其中 5 例改为机器人多孔手术、2 例改为传统腹腔镜手术、2 例增加辅助穿刺孔、1 例改为经阴道手术。虽然研究发现混合性疾病组的术式更改率高于其他两组,但这一结果意义并不大。因为纳入分析的研究对手术中转的定义没有一致意见,这一结果可能也会受到外科医生专业技术的影响,而不同组别之间的差异并不显著。

综上所述,R-LESS 在妇科领域的开展,提高了手术的精确性,实现了更好的美容效果,减轻了术后疼痛,降低了术后并发症的发生率,目前的研究提示 R-LESS 可以用于妇科良性疾病和恶性肿瘤的治疗,具有良好的应用前景和研究价值,其可行性、安全性和在临床实践中的优势仍需大量的大样本前瞻性研究加以验证。随着设备和操作技术的不断更新完善,多种辅助 R-LESS 的设备和专门用于单孔手术的机器人手术系统也在研发中,R-LESS 会在妇科领域中得到广泛的应用和推广。

(刘淑娟)

第二节　机器人单孔宫颈癌手术

一、概况

由于全球人口增加、老龄化、环境污染、社会竞争激烈,癌症患者逐年增加,并呈年轻化趋势。癌症在发展中国家居死因首位。而妇科三大恶性肿瘤(宫颈癌、子宫内膜癌、卵巢癌)的全球年发病人数已超过 100 万人,其中大部分新发病例来自发展中国家,且平均发病年龄逐年变小。同样,中国的肿瘤发病率逐年升高,且年轻化趋势明显,妇科三大恶性肿瘤年发病人数超过 20 万人。在以往,妇科恶性肿瘤的治疗主要依赖开腹手术,患者腹部会留下 20~30 cm 的瘢痕,年轻患者接受度差,患者术后生活质量受影响。随着时代的发展,目前已进入了微创外科的时代,其理念是以最小的创伤达到最大的治疗效果。妇科腹腔镜技术日臻完善,但也面临着如何更加体现微创理念、带给患者更多人文关怀的问题。

经脐单孔腹腔镜手术(transumbilical laparoendoscopic single-site surgery,TU-LESS),将手术切口隐藏于脐孔或脐周,利用人类先天残留的自然瘢痕,使手术几乎不留瘢痕,具有突出的美容优势,也是对传统腹腔镜技术的发展和有益补充。单孔腹腔镜手术(LESS)在现阶段已经可以用于大部分妇科手术。但目前尚无充分的循证医学证据证实其安全性和有效性,良性疾病应是 LESS 的主要适应证。由于妇科恶性肿瘤手术过程复杂、手术范围广泛,加之 LESS 操作的困难性,手术精准度存在不确定性,这些缺点极大地限制了 LESS 在妇科恶性肿瘤领域的推广。

进入 21 世纪后,机器人手术作为一种新兴的微创手术方式在医院迅速普及。机器人手术发展迅速,且其在妇科中的使用已成倍增长,美国 FDA 在 2005 年批准其可用于妇科手术。随着原国家卫生部(现为国家卫生健康委)将达芬奇机器人手术系统纳入"十二五"甲类大型医用设备配置规划,我国陆续引进该系统并取得了良好效果。目前,机器人技术已广泛应用于妇科子宫切除术、子宫肌瘤切除术、阴道骶骨固定术、附件手术及恶性肿瘤的分期手术。

目前,机器人手术在手术清晰度、精准度和学习曲线上要明显优于普通腹腔镜手术,但同样需在腹壁做 4～5 个穿刺孔。随着 LESS 的普及,机器人手术由于会在患者腹壁上留下 4～5 个穿刺孔,应用价值显然会降低。但 LESS 在治疗妇科恶性肿瘤方面的缺点也是显而易见的,手术操作难度大,对术者要求高,学习曲线明显延长,手术时间、术中出血量、手术精准度都不如传统腹腔镜手术,更无法与机器人多孔手术相比。机器人单孔手术可以摒弃两者缺点,结合两者优点,提升手术治疗的精准度和微创性。

2009 年,Barret 等首次将机器人单孔腹腔镜技术应用到前列腺切除术。同年 Escobar 等首次报道了妇科机器人单孔腹腔镜手术(R-LESS),开启了该技术应用于妇科的先河。2013 年,Intutive Surgical 公司在达芬奇机器人手术系统基础上,生产了单孔机器人专用手术器械及专用入路装置(port),恢复了手术"操作三角",降低了手术难度,使得手术操作更简便、易行,可以缩短 LESS 学习曲线,使该技术日益成熟。

R-LESS 的优势在前文已有论述,此处不再赘述。

在国内,2009 年上海长海医院任善成教授首先开始尝试使用传统机器人器械进行机器人单孔前列腺癌根治术。随后上海长征医院妇科刘晓军团队利用单孔机器人手术 Si 系统在国内率先实施了妇科恶性肿瘤手术。西京医院刘淑娟团队相继成功开展 10 余例妇科 R-LESS。目前,国内多家医院相继开展该手术,部分医院还利用达芬奇机器人手术 Xi 系统开展机器人单孔手术,还有医院经阴道实施机器人单孔手术,这些均表明 R-LESS 可以安全、有效地应用于妇科,但仍需不断探索。

二、适应证和禁忌证

(一)适应证

(1)宫颈癌 Ⅰ A1 期伴或不伴淋巴脉管浸润。

(2)宫颈病灶直径小于 2 cm、术前病理提示为鳞癌或者腺癌,盆腔 MRI 提示盆腔淋巴结阴性、无深间质侵犯、无淋巴血管间隙侵犯的低危型 Ⅰ B1 期浸润性宫颈癌。

(3)宫颈癌 Ⅱ B 期或晚期宫颈癌在新辅助化疗后充分评估,术前行 PET-CT 检查提示宫旁无转移,盆腔、腹主动脉旁无肿大淋巴结,无远处转移,经与患者及其家属充分沟通后实施手术。

(二)禁忌证

目前机器人手术中同样需要建立人工气腹,而气腹状态与体位可能会加重心肺疾病,机器人单孔手术多数选择经脐入路,所以严重心肺疾病及严重脐部发育异常及脐部疾病是机器人手术的绝对禁忌证。其余禁忌证多为相对禁忌证。机器人单孔手术对术者及器械要求较高,随着术者技术和手术器械的发展,手术范围不断扩大,一些相对禁忌证逐渐成为适应证。

1.绝对禁忌证

(1)任何难以耐受麻醉的患者,包括有严重心血管疾病致心功能不全者、严重心律失常者及严重呼吸功能不全者。

（2）先天性脐部发育异常或脐疝患者。

（3）盆腹腔广泛粘连患者，包括上腹部重度膨隆的弥漫性腹膜炎、有广泛的腹壁瘢痕或盆腹腔内广泛粘连者，先天性膈疝者。

（4）严重凝血功能障碍及血液病患者。

2.相对禁忌证

（1）过度肥胖患者（BMI 大于 28 kg/m²）。

（2）既往多次腹部手术史或感染性肠道疾病史。

（3）局限性腹膜炎或既往有可疑结核性腹膜炎。

（4）轻度凝血功能障碍。

（5）盆腹腔内巨大肿块，影响手术操作。

三、术前准备

（一）辅助检查

术前完善血液检查（血常规、肝肾功能、凝血功能、传染病等检查）及相关辅助检查（B超、心电图、胸部 X 线、盆腔影像学检查，必要时行 PET-CT 检查等），对有内科合并症患者针对其自身疾病做相应术前检查，对有合并症患者术前还需明确所服用药物是否需要停用或更换。

（二）谈话

术者应重视术前谈话与沟通，目前针对宫颈癌患者实施微创手术有重大争议，NCCN 指南不支持对宫颈癌患者实施微创手术，国内的相关研究正在实施与完善中，故术前应充分告知患者及其家属相关手术风险、各类手术方式可能的预后情况。

（三）皮肤清洁

术前需进行腹部特别是脐部清洁，术前常规备皮，阴道除有炎症部位外均应予以擦洗。

（四）麻醉用药

术前使用镇静剂及解痉剂，以利于解除患者术前焦虑，提高痛阈，抑制腺体分泌，消除不利的反射和减少麻醉的不良反应。

（五）肠道准备

机器人单孔手术和一般机器人手术相比，因操作空间的局限性，对盆腔充分暴露要求更高，因此术前的肠道准备非常重要。术前可禁食 1 d 并补液，注意补液量及维持水、电解质平衡。术前一晚可口服肠道清洁剂（复方聚乙二醇电解质散等），术日清晨可行不保留清洁灌肠。经过充分肠道准备的患者术中肠道影响小，便于顺利实施机器人单孔手术。

（六）术前、术后预防静脉血栓栓塞

静脉血栓栓塞（venous thromboembolism，VTE）是妇科手术常见并发症，任何引起静脉损伤、静脉血流停滞及血液高凝状态的因素均是 VTE 的危险因素。VTE 包括肺血栓栓塞症（pulmonary thromboembolism，PTE）和深静脉血栓形成（deep vein thrombosis，DVT）。PTE 与 DVT 是同一疾病发展的不同阶段和在不同部位的两种临床表现，二者统称为 VTE。机器人单孔手术患者术前活动量减少、术中制动时间长，术后部分患者恢复活动晚，这些因素均使静脉血流速度明显减慢；麻醉及手术创伤促使组织因子释放，并直接激活外源性凝血系统，导致血液高凝状态或血栓形成；患者自身因素，如高龄、肥胖、恶性肿瘤等，均可能导致

VTE 的发生,一旦发生 PTE,严重者可危及生命,故术前、术后需做好评估及预防。患者入院后需行血栓评分,根据评分结果行相应治疗。目前 VTE 预防措施主要包括机械预防和药物预防及两者结合。

1.机械预防

(1)弹力袜:用于下肢 DVT 的初级预防,一般可使用过膝弹力袜。

(2)间歇充气加压泵(intermittent pneumatic compression pump,IPCP):建议每日使用 2～3 次,每次 1 h,治疗前需行血管 B 超检查以明确患者下肢是否已存在血栓。

2.药物预防　目前常用的是低分子肝素,皮下注射,每日 1 次。不同的低分子肝素用于普通外科 VTE 预防的剂量有所不同,建议参照药品说明书给药。考虑到出血风险,对于低风险患者,可于术后 24～48 h 用药;对于中等风险的患者,可于术前 12 h 临时皮下注射 1 次;对于高危患者,可于术前 2 h 临时皮下注射 1 次。对于肥胖患者,可能需要更大剂量的低分子肝素(可根据体重计算)。

对于一般手术患者,推荐预防 7～14 d 或直至出院;对于盆腹腔恶性肿瘤等 VTE 高危患者,推荐使用低分子肝素预防 4 周(出院后可继续皮下注射低分子肝素或口服相应药物,如利伐沙班)。

(七)术前手术器械准备

术前应告知手术室手术所用器械,包括单孔 port,及相应机器人器械(目前普通机器人器械可用于完成机器人单孔手术)。对于身高较高的患者,行盆腔深部操作时,必要时需使用机器人加长器械,助手也需要使用加长器械辅助手术操作。

四、手术步骤

(一)患者体位摆放

患者可采用膀胱截石位或人字位(人字位摆放简单、易操作,可避免长时间膀胱截石位对患者下肢肌肉及神经的影响),术中患者头低 15°～30°,根据手术范围及患者体型可做一定调整。

(二)手术切口选择

在脐部做一 3.5 cm 的横形或竖形切口,置入单孔 port,在单孔 port 的 4 个通道分别置入 2 个 12 mm 穿刺套管及 2 个 8 mm 的机器人专用套管(图 27-9)。

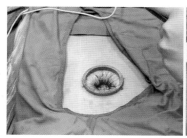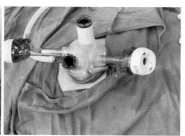

图 27-9　脐部切口及 port 安装

(三)机器人器械臂的安装与摆放

单孔 port 上仅有 4 个通道,故机器人单孔手术中一般使用 1 号镜头臂,2 号及 3 号机械臂,另外 1 个通道供助手使用辅助器械。机器人器械臂准备好后,护士将机器人手术平台推至患者两腿之间,镜头臂放中间,2 号及 3 号机械臂分置两侧,镜头臂正对脐孔位置,将机器人器械臂与穿刺器连接,展开器械臂,整体呈"扇形"打开(图 27-10)。

(四)探查盆腹腔

置入机器人 12 mm 镜头,镜头 30°朝上,了解子宫、附件及其病变,明确有无粘连及与周围脏器的关系。有异常时,还应探查横膈、肝、脾、胃、肠、大网膜等。探查完毕,充分暴露术野。如有粘连,应先行锐性或钝性分离。对于术中需要进行前哨淋巴结显影的患者,可在宫颈 3 点钟及 9 点钟方向注射吲哚菁绿,镜头调节为荧光显影模式,术中探查前哨淋巴结,并行前哨淋巴结切除以明确有无转移(图 27-11)。

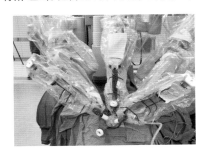

图 27-10　单孔 port 与器械臂连接

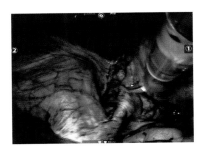

图 27-11　前哨淋巴结显影

(五)附件的处理

先使用双极电凝将患者输卵管峡部凝闭,根据患者年龄,以及卵巢正常与否,决定卵巢的去留。对于 45 岁以上的患者,如果不保留卵巢,术者用双极电凝将子宫阔韧带前叶提起,避开血管,沿宫角方向由外向内用单极电剪切开子宫阔韧带前叶;避开血管切开子宫阔韧带后叶,向内下方游离输尿管,避开输尿管,游离卵巢悬韧带,用血管钳在高位夹住卵巢悬韧带,亦可以用双极电凝切断卵巢悬韧带,注意钳夹时勿使断端过短致血管滑脱,或误伤输尿管。钳夹后确认无其他组织。如果保留卵巢,电凝卵巢固有韧带、输卵管及子宫卵巢血管交通支,然后切断它们;将卵巢和卵巢悬韧带向患者头侧游离,考虑术后可能要进行补充放疗,需将卵巢高位悬吊缝合于髂窝(图 27-12)。

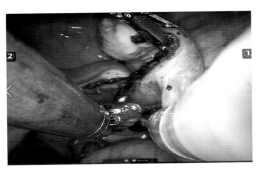

图 27-12　附件的处理

(六)盆腔淋巴结清扫术

在行盆腔淋巴结清扫术时,需充分打开患者盆侧壁腹膜,在输尿管跨越髂血管上方 2 cm

处切开腹膜,用单极电剪向患者腿侧切开侧腹膜,外侧缘达腰大肌外侧缘,下方达子宫圆韧带根部,电凝并切断子宫圆韧带根部。用双极电凝提拉髂总血管表面淋巴结,单极电剪锐性加钝性分离淋巴结与髂总血管之间间隙,并切除髂总动脉前及其周围的淋巴结和脂肪组织,继续用双极电凝提拉腰大肌表面淋巴结,单极电剪继续锐性加钝性分离淋巴结与腰大肌之间间隙,并切除腰大肌表面的淋巴结和脂肪组织,再分离腰大肌上的脂肪结缔组织,注意显露其上的生殖股神经,并予以保护,避免损伤。用单极电剪继续剪开髂外血管表面鞘膜,游离髂外血管,用双极电凝提拉并分离髂血管表面及周围淋巴结,用单极电剪将髂血管周围淋巴结切除。助手置入分离钳提拉髂外动脉,暴露髂血管外侧与腰大肌及骨盆壁之间间隙,术者继续分离淋巴结和脂肪组织及腰大肌与骨盆壁之间间隙,将淋巴结从腰大肌内侧肌骨盆壁完整剥离。于髂血管的前方最下端外侧分离腹股沟深淋巴结,远端达旋髂静脉交叉处,用单极电剪完整切除腹股沟深淋巴结。于髂血管前方最下端内侧分离出腹壁下静脉及副闭孔静脉,在髂血管末端自下而上继续游离并切除髂血管内侧淋巴结,直至髂血管分叉处,注意游离并避开输尿管,暴露髂内血管,沿髂内血管自上而下分离淋巴结及脂肪组织与血管之间间隙,在髂内血管及髂外血管之间,用单极电剪小心逐层切开淋巴结。当术中神经电刺激明显时,可嘱麻醉师加深肌松程度,小心暴露闭孔神经,用双极电凝小心分离闭孔神经与周围淋巴结和组织之间间隙,这时需要当心闭孔神经下方的闭孔动静脉,术中经常在此处发生血管损伤,继而引起出血,干扰术野,必要时可提前凝闭、切断闭孔动静脉,避免出血干扰术野,继续完整游离闭孔神经与周围淋巴结和组织之间间隙,用单极电剪在闭孔神经末端外侧完整切下淋巴结,使闭孔神经外侧淋巴结与髂外血管周围淋巴结融为一体,用单极电剪在闭孔神经末端内侧完整切下淋巴结,使闭孔神经内侧淋巴结与髂内血管周围淋巴结融为一体,将淋巴结及脂肪组织自下向上游离,在输尿管跨髂血管处于输尿管下方与髂总淋巴结融合,完整切除盆腔淋巴结(图 27-13 和图 27-14)。注意切除盆腔淋巴结后立刻将其放入标本袋中。在盆腔淋巴结清扫过程中,如果有静脉破裂,术中寻找出血点困难时,由助手置入干纱布压迫止血是很好的止血方法,此法效果明显。

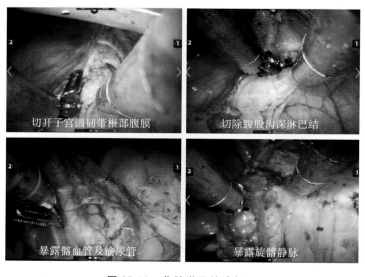

切开子宫圆韧带根部腹膜　　切除腹股沟深淋巴结

暴露髂血管及输尿管　　暴露旋髂静脉

图 27-13　盆腔淋巴结清扫一

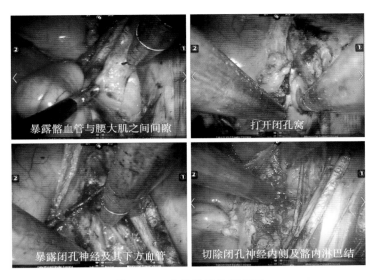

图 27-14　盆腔淋巴结清扫二

(七)分离宫颈癌手术中的重要间隙

1. 分离膀胱宫颈间隙及膀胱阴道间隙　助手此时可置入举宫器(恶性肿瘤患者一般不用举宫器,主要考虑到举宫器的杯缘对组织的压力过大,可能增加肿瘤播散的风险),由子宫圆韧带断端处,在子宫阔韧带两叶之间,沿着子宫的边缘,剪开子宫阔韧带前叶及膀胱腹膜反折(图 27-15),直达对侧子宫圆韧带断端下方。也可提起膀胱腹膜反折中央的疏松游离部分,剪开,并向两侧剪开达双侧子宫圆韧带断端处。以双极钳提起膀胱腹膜反折边缘,沿膀胱筋膜与宫颈筋膜间的疏松组织向下及两侧钝性剥离,充分推开膀胱,侧边达宫颈旁 1 cm,下方紧贴阴道壁用单极电剪分离膀胱阴道间隙,游离阴道壁 2～3 cm。剪开膀胱腹膜反折时,深度要适中,太深则容易出血,且不易剥离,太浅则容易剥破,如切开厚度适宜,层次清楚,下推膀胱多能顺利进行,且很少出血。遇膀胱腹膜反折与宫颈相连牢固时,也可用剪刀剪开。

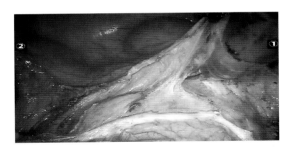

图 27-15　剪开膀胱腹膜反折

2. 分离膀胱侧间隙及直肠侧间隙　在游离的髂内动脉末端找到脐动脉及子宫动脉的起始部,在脐动脉与子宫动脉近腿侧部锐性加钝性分离筋膜及脂肪组织,暴露膀胱侧间隙;同法,在脐动脉与子宫动脉近头侧部锐性加钝性分离筋膜及脂肪组织,暴露直肠侧间隙,当向深处分离间隙时,可暴露腹下神经,在切断血管及宫旁组织时避免损伤腹下神经。分离间隙的同时游离子宫动脉,暴露子宫深静脉,这样便于沿血管根部切除血管(图 27-16)。

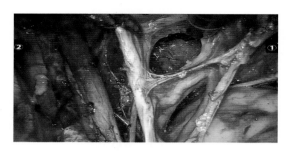

图 27-16 分离膀胱侧间隙及直肠侧间隙

3. 分离宫颈及阴道与直肠之间的间隙 举宫的助手抬起子宫,即可见到子宫骶韧带,切开子宫骶韧带下方腹膜,并向宫颈后方及阴道壁位置继续切开腹膜,在腹膜下方切开直肠与阴道壁之间筋膜组织,紧贴宫颈后方及阴道壁后方将筋膜组织向直肠方向分离,完整游离并暴露宫颈及阴道壁后方,进而暴露并分离直肠阴道间隙(图 27-17)。

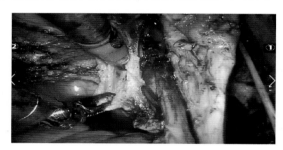

图 27-17 分离直肠阴道间隙

(八)分离、切开膀胱宫颈韧带并下推输尿管

助手提起子宫动脉断端,暴露子宫动脉下方的输尿管,术者沿血管及输尿管之间间隙锐性加钝性分离直至输尿管进入膀胱宫颈韧带处,用双极电凝经膀胱宫颈韧带入口处伸入膀胱宫颈韧带前叶与输尿管之间,钝性分离膀胱宫颈韧带与输尿管之间间隙,并暴露膀胱宫颈韧带出口处,用双极电凝张开并撑起出口处筋膜组织,用单极电剪切开,此时可使膀胱宫颈韧带入口与出口完全贯穿,再次将双极电凝伸入膀胱宫颈韧带前叶并电凝,然后用单极电剪小心切开膀胱宫颈韧带前叶。助手用输尿管抓钳牵拉输尿管,暴露输尿管与膀胱宫颈韧带后叶间隙,锐性加钝性分离该间隙,下推输尿管直至膀胱角处(图 27-18)。

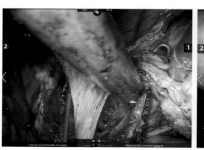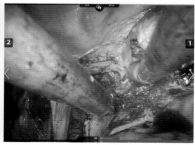

图 27-18 输尿管隧道处理

（九）游离并切除子宫骶、主韧带

在距宫旁 3 cm 处子宫骶韧带下方切开腹膜，分离腹膜与子宫骶韧带之间间隙，同法分离子宫骶韧带与其内侧腹膜之间间隙，游离子宫骶韧带。

在距宫旁 3 cm 处继续分离子宫主韧带与周围组织间隙，继续裸化并暴露子宫主韧带。在距宫旁 3 cm 处切除子宫骶、主韧带（图 27-19）。

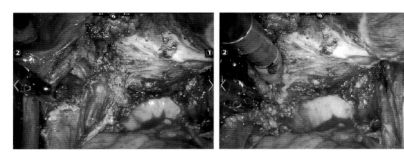

图 27-19 子宫骶、主韧带处理

（十）切开阴道前壁，切除子宫

暴露宫颈与阴道连接区域，检查确定子宫周围组织已全部充分剥离后，为避免切开阴道壁时在盆腔内暴露宫颈，可在阴道壁下方 3 cm 处用肠线将宫颈缝合在阴道壁上。自阴道前壁开始行荷包缝合，贯穿阴道前后壁，缝合后打结扎紧阴道壁，在缝线下方的阴道前穹隆处切开，沿穹隆环状切断阴道，随之切除子宫，使宫颈包埋于阴道壁中，自阴道取出整个子宫（图 27-20）。

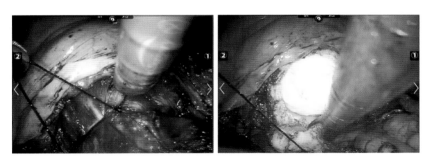

图 27-20 环扎阴道后切开

（十一）缝合阴道残端

可先用顺铂冲洗盆腹腔，检查有无活动性出血，吸净积液，再用生理盐水冲洗盆腹腔。机器人单孔宫颈癌手术中阴道壁切除较多，缝合有时较困难，可用可吸收缝线经阴道连续缝合，这样可降低缝合难度，但缝合后需检查缝合时是否缝合到膀胱。机器人单孔手术因为只有脐部一个切口，放置引流管困难，可经阴道残端放置一个导尿管充当引流管。

（刘晓军）

第三节　机器人单孔子宫内膜癌分期手术

一、概况

子宫内膜癌(endometrial carcinoma,EC)是妇科三大恶性肿瘤之一,占妇科恶性肿瘤的20%～30%,在世界范围内的发病率呈上升趋势。目前该病在美国已居妇科恶性肿瘤的首位。子宫内膜癌好发于老年女性,平均发病年龄为62岁。近年来其发病率在全球呈现逐渐增高的趋势,且向年轻化发展,严重危害女性的身心健康。从传统开腹手术、腹腔镜手术,到2005年美国FDA批准将达芬奇机器人手术系统应用于妇科手术,子宫内膜癌的术式有了更多的选择。近十余年来,以腹腔镜手术和机器人手术为代表的微创术式蓬勃发展,逐渐取代开腹手术成为治疗子宫内膜癌的主流方法。随着医学科技的不断发展以及女性患者对术后生活质量要求的提高,腹腔镜手术因具有切口小、术野清晰、出血量少、住院时间短、恢复快、术后并发症少、术后疼痛轻、美容效果好的优势已经成为子宫内膜癌患者的首选手术方案。目前传统腹腔镜手术已非常普及,LESS以更美观的优势逐渐被推广,LESS在子宫内膜癌分期手术中逐渐占据重要地位。但是子宫内膜癌患者常合并的肥胖、糖尿病、高血压等慢性疾病可能造成腹腔镜手术难度增大,且腹腔镜手术术野受限(二维成像)、手术器械末端无法弯曲、对术者水平要求较高等因素,限制了腹腔镜手术的推广应用,而LESS难度还要高于普通腹腔镜手术,以上缺陷在利用LESS治疗子宫内膜癌中尤为明显。普通的LESS在妇科恶性肿瘤的治疗中存在一定局限,如手术时间延长、术者操作难度增加、扶镜头的助手较疲劳等。机器人手术系统拥有清晰的三维视野、灵活的"腕式运动",能够在有限的狭窄空间工作,完成复杂手术操作。国内目前已经有多家医院开展了机器人单孔子宫内膜癌分期手术,初步的研究表明将机器人手术系统与单孔腹腔镜结合,能够更好地完成早期子宫内膜癌的分期手术,特别是结合机器人的前哨淋巴结显影技术,可减小部分早期患者的淋巴结清扫范围,避免了大范围淋巴结清扫可能引发的并发症,提高了患者术后生活质量。

二、适应证和禁忌证

(一)适应证

(1)ⅠA期子宫内膜癌,ⅠB期子宫内膜癌。

(2)Ⅱ期子宫内膜癌。

(3)Ⅲ期及Ⅳ期子宫内膜癌患者目前不适用机器人单孔手术,主要是因为目前单孔机器人手术系统难以实施满意的肿瘤细胞减灭术。

(二)禁忌证

与机器人单孔宫颈癌手术类似,严重心肺疾病、严重脐部发育异常及脐部疾病是机器人单孔子宫内膜癌分期手术的绝对禁忌证。

1.绝对禁忌证

(1)任何难以耐受麻醉的患者,包括有严重心血管疾病致心功能不全者、严重心律失常者及严重呼吸功能不全者。

(2)先天性脐部发育异常或脐疝患者。

（3）盆腹腔广泛粘连患者，包括上腹部重度膨隆的弥漫性腹膜炎、有广泛的腹壁瘢痕或盆腹腔内广泛粘连者，先天性膈疝者。

（4）严重凝血功能障碍及血液病患者。

（5）术前怀疑子宫外有病灶转移的患者，怀疑晚期子宫内膜癌的患者。

2. 相对禁忌证

（1）过度肥胖患者（BMI 大于 30 kg/m²），因子宫内膜癌分期手术一般不做广泛性子宫切除，故患者 BMI 对手术的影响小于宫颈癌手术。

（2）既往多次腹部手术史或感染性肠道疾病史。

（3）局限性腹膜炎或既往有可疑结核性腹膜炎。

（4）轻度凝血功能障碍。

（5）巨大子宫，影响手术操作。

三、术前准备

术前准备类似于机器人单孔宫颈癌手术。

（一）辅助检查

术前完善血液检查（血常规、肝肾功能、凝血功能、传染病等检查）及相关辅助检查（B超、心电图、胸部 X 线、盆腔影像学检查）。术前盆腔 MRI 便于了解宫腔内病灶大小、病灶肌层是否浸润及浸润深度、盆腔淋巴结是否存在转移可能，便于术前判断淋巴结清扫范围。由于盆腔淋巴结存在跳跃转移可能，必要时术前可行 PET-CT 检查，以了解高位腹主动脉旁淋巴结有无转移，以及有无远处转移。对有内科合并症患者针对其自身疾病做相应术前检查，对有合并症患者术前还需明确所服用药物是否需要停用或更换。

（二）谈话

术者应重视术前谈话与沟通，需与患者及其家属充分沟通手术方式及手术范围，术前应充分告知患者及其家属相关手术风险及各类手术方式可能的预后情况。因为术前对病理类型、分化程度、子宫肌层浸润深度尚不明确，应详细告知患者及其家属手术方式，为了避免大范围淋巴结清扫的并发症，对于早期患者可行前哨淋巴结活检，但术中仍存在扩大淋巴结清扫范围的可能，故术前需详细告知患者及其家属是否需进行淋巴结清扫，以及淋巴结清扫范围、术后可能的并发症。

（三）皮肤清洁

术前需进行腹部特别是脐部清洁，术前常规备皮，阴道除有炎症部位外均应予以冲洗。

（四）麻醉用药

术前使用镇静剂及解痉剂，以利于解除患者术前焦虑，提高痛阈，抑制腺体分泌，消除不利的反射和减少麻醉的不良反应。

（五）肠道准备

机器人单孔手术和一般机器人手术相比，因操作空间的局限性，对盆腔充分暴露要求更高，因此术前的肠道准备非常重要。术前可禁食 1 d 并补液，注意补液量及维持水、电解质平衡。术前一晚可口服肠道清洁剂（复方聚乙二醇电解质散等），术日清晨可行不保留清洁灌肠。经过充分肠道准备的患者术中肠道影响小，便于顺利实施机器人单孔手术。对于肥胖患者,需要行腹主动脉旁淋巴结切除的患者可进行肠道准备 3 d,术前 3 d 进无渣半流质饮食,术前 2 d 进流质饮食,术前 1 d 禁食,便于全面分期手术的实施。

（六）术前、术后预防静脉血栓栓塞

静脉血栓栓塞(VTE)是妇科手术常见并发症,VTE 包括肺血栓栓塞症(PTE)和深静脉血栓形成(DVT)。一旦发生 PTE,严重者可危及生命,故术前、术后需做好评估及预防。患者入院后需行血栓评分,根据评分结果行相应治疗。目前 VTE 预防措施主要包括机械预防和药物预防及两者结合。

1. 机械预防

(1)弹力袜:用于下肢 DVT 的初级预防,一般可使用过膝弹力袜,患者术前可穿至手术室。

(2)间歇充气加压泵(IPCP):建议每日使用 2～3 次,每次 1 h,治疗前需行血管 B 超检查以明确患者下肢是否已存在血栓。

2. 药物预防　目前常用的是低分子肝素,皮下注射,每日 1 次。不同的低分子肝素用于普通外科 VTE 预防的剂量有所不同,建议参照药品说明书给药。考虑到出血风险,对于低风险患者,可于术后 24～48 h 用药;对于中等风险的患者,可于术前 12 h 临时皮下注射 1次;对于高危患者,可于术前 2 h 临时皮下注射 1 次。对于肥胖患者,可能需要更大剂量的低分子肝素(可根据体重计算)。

子宫内膜癌患者多肥胖,多数伴有糖尿病、高血压、高血脂,推荐使用低分子肝素预防 4周(出院后可继续皮下注射低分子肝素或口服相应药物,如利伐沙班)。

（七）术前手术器械准备

术前应告知手术室手术所用器械,包括单孔 port,及相应机器人器械(目前普通机器人器械可用于完成机器人单孔手术,术中一般使用双极电凝及单极电剪即可完成手术,不需要助手使用超声刀协助手术,缝合时利用机器人持针器即可)。对于身高较高的患者,行盆腔深部操作时,必要时需使用机器人加长器械,助手也需要使用加长器械辅助手术操作。

四、手术步骤

（一）患者体位摆放

患者可采用膀胱截石位或人字位(人字位摆放简单、易操作,可避免长时间膀胱截石位对患者下肢肌肉及神经的影响),术中患者头低约 30°,因为术中必要时需进行腹主动脉旁淋巴结切除,故患者头低的角度比宫颈癌手术略大。

（二）手术切口选择

在脐部做一 3.5 cm 的横形或竖形切口(图 27-21),置入单孔 port,在单孔 port 的 4 个通道分别置入 2 个 12 mm 穿刺套管及 2 个 8 mm 的机器人专用套管。

（三）机器人器械臂的安装与摆放

单孔 port 上仅有 4 个通道,故机器人单孔手术中一般使用 1 号镜头臂,2 号及 3 号机械臂,另外 1 个通道供助手使用辅助器械。机器人器械臂准备好后,护士将机器人手术平台推至患者两腿之间,镜头臂放中间,2 号及 3 号机械臂分置两侧,镜头臂正对脐孔位置,将机器人器械臂与穿刺器连接,展开器械臂,整体呈"扇形"打开(图 27-22)。当行高位腹主动脉旁淋巴结切除,术野自腿侧向头侧暴露困难时,术中可调整机器人手术车位置,将机器人手术车从患者腿侧移至患者头侧,移动至患者头侧后,镜头臂仍正对患者脐孔,镜头臂两边的双极电凝及单极电剪仍呈"扇形"打开。

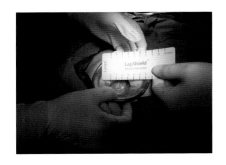

图 27-21　单孔切口

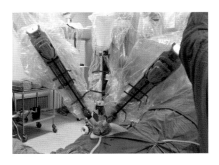

图 27-22　单孔机械臂连接

（四）探查盆腹腔,留取盆腹腔冲洗液

　　置入机器人 12 mm 镜头,镜头 30°朝上,先用大量生理盐水冲洗盆腹腔(图 27-23),并了解子宫、附件及其病变,明确有无粘连及与周围脏器的关系。有异常时,还应探查横膈、肝、脾、胃、肠、大网膜等。探查完毕,吸取盆腹腔冲洗液,充分暴露术野。如有粘连,应先行锐性或钝性分离,当患者大网膜或部分肠管粘连于脐孔周围腹壁下,干扰术中放置器械时,可先在无气腹或普通腔镜下利用电刀或超声刀松解粘连(图 27-24)。对于术中需要进行前哨淋巴结显影的患者,可在宫颈 3 点钟及 9 点钟方向注射吲哚菁绿,镜头调节为荧光显影模式,术中探查前哨淋巴结(图 27-25),并行前哨淋巴结切除以明确有无转移;对于需要进行高位前哨淋巴结显影的患者,可在子宫肌层注射吲哚菁绿,但需注意避免造影剂注射过量或造影剂漏出而干扰术野,导致在机器人荧光模式下无法看清显影的前哨淋巴结。

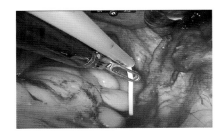

图 27-23　术中留取盆腹腔冲洗液

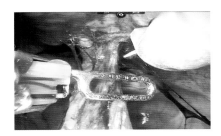

图 27-24　切除腹壁下粘连的大网膜

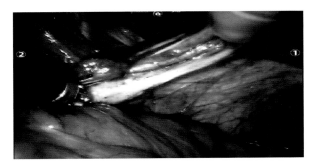

图 27-25　术中前哨淋巴结显影

(五)行机器人单孔全子宫及双侧附件切除术

可置入举宫杯,术前注意子宫大小,举宫杯的长杆不可留置过长,避免举宫杯的长杆穿透宫体,造成子宫内膜癌病灶播散可能。子宫内膜癌患者一般需行卵巢切除术,对于要求保留卵巢的年轻患者,术中可切除部分卵巢并进行冰冻切片病理学检查明确有无病变,并在子宫切除后剖视标本,明确病灶在宫腔内的位置、宫腔子宫肌层浸润深度,并送冰冻切片行病理学检查排除特殊病理类型后,再决定最终是否保留卵巢组织。对于行全子宫及双侧附件切除术的患者,术者用单极电剪剪开卵巢动静脉两旁腹膜,游离卵巢悬韧带,电凝切断或血管夹夹闭卵巢悬韧带(图 27-26)。向内上方提起宫角的子宫圆韧带,于离宫角外侧 2～3 cm处用双极电凝电凝 1～2 cm(图 27-27),用单极电剪剪断子宫圆韧带,用双极电凝将子宫阔韧带前叶提起,避开血管,沿宫角方向由外向内,用单极电剪剪开子宫阔韧带前叶;避开血管剪开子宫阔韧带后叶,用单极电剪剪开膀胱腹膜反折(图 27-28),锐性及钝性分离膀胱宫颈间隙及部分阴道间隙,分离间隙时需注意两侧的静脉丛,可电凝后再切断,避免出血。分离后,将膀胱推至宫颈外口,向两侧分离时可见子宫峡部及子宫动脉,电凝并切断子宫动脉(图 27-29),用双极电凝及单极电剪分次电凝、剪断子宫骶韧带及子宫主韧带,用双极电凝切开阴道穹隆(图 27-30),切除子宫,阴道残端用 1 号肠线连续缝合(图 27-31)。

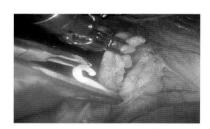

图 27-26　术中用血管夹夹闭卵巢悬韧带

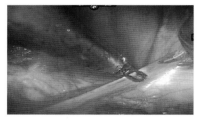

图 27-27　术中电凝子宫圆韧带

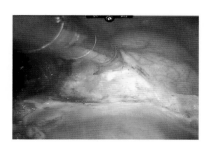

图 27-28　剪开膀胱腹膜反折

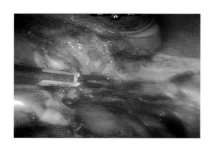

图 27-29　电凝子宫动脉

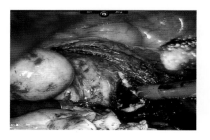

图 27-30　切开阴道穹隆

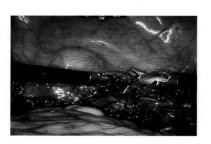

图 27-31　缝合阴道残端

（六）剖视子宫标本

子宫切除后立刻剖视标本，注意宫颈及宫颈管有无病灶侵犯，宫腔内病灶大小，病灶侵犯范围及侵犯肌层深度，宫角有无病灶，双侧输卵管及卵巢外观是否正常。剖视标本后可送冰冻切片进行病理学检查进一步明确病理类型并判断是否存在可疑部位的转移。

（七）盆腔淋巴结清扫术

操作同机器人单孔宫颈癌手术的盆腔淋巴结清扫术，如图 27-32 所示。

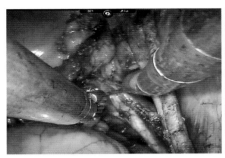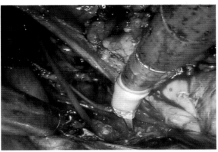

图 27-32　盆腔淋巴结清扫

（八）腹主动脉旁淋巴结切除术

腹主动脉旁淋巴结主要沿腹主动脉及下腔静脉分布，主要分为以下几组淋巴结。

（1）腹主动脉前及腹主动脉外侧淋巴结（左侧）。

（2）腹主动脉后方淋巴结。

（3）腹主动脉及下腔静脉间淋巴结。

（4）下腔静脉前及下腔静脉外侧淋巴结（右侧）。

（5）下腔静脉后方淋巴结。

此外，按腹主动脉旁淋巴结切除位置高低，腹主动脉旁淋巴结切除术可分为高位和低位腹主动脉旁淋巴结切除术。高位腹主动脉旁淋巴结切除术指从肾静脉到髂总血管中点，完全切除腹主动脉、下腔静脉和肾血管周围的脂肪组织和淋巴结。低位腹主动脉旁淋巴结切除术指从肠系膜下动脉水平至髂总血管中点，切除腹主动脉、下腔静脉周围脂肪组织和淋巴结。

对机器人单孔手术而言，患者术前需做好充分肠道准备，当机器人手术车放置在患者腿侧时，术者可完成低位腹主动脉旁淋巴结切除术，若因患者病情，需完成高位腹主动脉旁淋巴结切除术，则需将机器人手术车放置在患者头侧，便于术者完成手术操作。腹主动脉旁淋巴结切除术主要由以下几个手术步骤组成。

1. 暴露腹主动脉及下腔静脉　用单极电剪轻轻剪开髂总动脉上方腹膜，沿腹主动脉表面打开其表面腹膜至肠系膜下动脉上方 2 cm 处，用双极电凝提拉剪开的两侧腹膜，锐性加钝性分离两侧腹膜，以充分暴露腹主动脉及下腔静脉（图 27-33）。

2. 切除下腔静脉前方淋巴结　助手轻轻提起下腔静脉前方组织，术中用双极电凝轻轻分离下腔静脉前

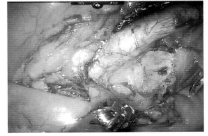

图 27-33　暴露腹主动脉及下腔静脉

方组织与血管之间间隙,并用单极电剪切下分离的脂肪组织和淋巴结。

3.切除腹主动脉下段前淋巴结 用单极电剪贯穿分离腹主动脉前方组织并切开分离,用单极电剪切开腹主动脉鞘,用双极电凝略微分离脂肪组织和淋巴结与血管之间间隙,用单极电剪锐性切开、剥离腹主动脉前外侧的脂肪组织和淋巴结。

4.切除肠系膜下动脉脂肪组织和淋巴结 肠系膜下动脉位于腹主动脉下段左侧,在髂总动脉分叉上约 4 cm 处,用双极电凝提起肠系膜下动脉表面脂肪组织,用单极电剪锐性加钝性分离脂肪组织和淋巴结与血管之间间隙,并予以切除,同时沿腹主动脉锐性加钝性分离淋巴结和脂肪组织直至髂总动脉分叉处(图 27-34)。

5.切除骶前淋巴结 骶前淋巴结位于两侧髂总血管内侧,上至骶岬,下至 S3～4,用双极电凝提起双侧髂总血管内侧及骶岬区淋巴结,锐性加钝性,由外而内、自上而下地将脂肪组织和淋巴结向骶尾方向分离,再用单极电剪将 S3～4 处脂肪组织和淋巴结整块切除(图 27-35)。

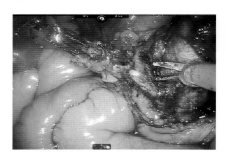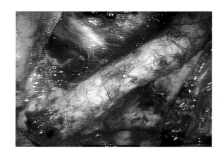

图 27-34 暴露肠系膜下动脉　　　　　　图 27-35 切除骶前淋巴结

完成以上部位淋巴结切除后,就基本完成了低位腹主动脉旁淋巴结切除术,如因患者病情需要完成高位腹主动脉旁淋巴结切除术,可将机器人手术车放置在患者头侧,再行高位腹主动脉旁淋巴结切除术。

1.分离并切除肾血管前组织 助手可用分离钳钳夹并提起后腹膜,用单极电剪剪开腹主动脉表面腹膜组织直至肾动脉水平,再用双极电凝钝性分离两侧腹膜以暴露腹主动脉及下腔静脉。助手提起已切开的肾动脉前腹膜,术者用单极电剪切开血管表面组织,锐性加钝性暴露脂肪组织和淋巴结与血管之间间隙,同时注意辨别卵巢血管,完整切除血管周围淋巴结和脂肪组织。

2.切除腹主动脉上段淋巴结 用双极电凝牵拉、提起腹主动脉上段淋巴结和脂肪组织,并用单极电剪分离组织与下腔血管之间间隙,锐性切除淋巴结和脂肪组织。

3.切除腔静脉表面淋巴结 将腹主动脉周围淋巴结切除后,用双极电凝继续钝性分离脂肪组织和淋巴结与下腔静脉之间间隙,找到间隙后,轻轻提起其表面组织,用单极电凝锐性切除下腔静脉表面脂肪组织和淋巴结,当看到下腔静脉表面小静脉属支时,尽量不使用锐性分离,避免出血,需采用单极电剪锐性切断。

完成以上部位淋巴结切除后就基本完成了高位腹主动脉旁淋巴结切除术。术中术者需仔细操作,避免损伤十二指肠,避免损伤血管造成大量出血,遇到明显淋巴结时需仔细凝闭淋巴,避免术后出现乳糜漏。

(刘晓军)

第四节　机器人单孔子宫切除术

一、概况

手术是目前妇科良恶性肿瘤的主要治疗手段。传统的开腹手术临床应用时间久，技术相对成熟，操作相对简单，肿瘤切除彻底，复发率相对较低，在治疗恶性肿瘤时具有不可替代的作用。但传统开腹手术创伤大，对腹腔干扰大，恢复时间相对较长，且瘢痕较大。随着人们对健康越来越重视和对美有更高的追求，微创观念深入人心并逐步加深了人们对于诊疗方式的重视，越来越多的患者对微创的追求极大地推动了术式的变革。腹腔镜手术应运而生，目前腹腔镜手术已成为妇科医生和患者偏爱的一种术式，并且大多数妇科手术可以通过腹腔镜完成。

机器人单孔腹腔镜手术（R-LESS）为最前沿的微创手术技术。2009 年妇科领域进行了第一例 R-LESS，完成了机器人经脐单孔全子宫及双侧附件切除术，患者术中出血量少，术后恢复良好，此后 R-LESS 在妇科领域逐渐开展。2013 年美国 FDA 批准了达芬奇机器人手术系统进行妇科单孔手术操作，目前机器人单孔子宫切除术和子宫肌瘤切除术是妇科手术中应用较多的术式。

在妇科手术领域，R-LESS 可分为机器人经脐单孔腹腔镜手术（robotic transumbilical laparoendoscopic single-site surgery，RTU-LESS）和机器人经阴道腹腔镜手术（robotic vaginal-natural orifice transluminal endoscopic surgery，RV-NOTES）。目前 RTU-LESS 和 RV-NOTES 在妇科领域尚处于发展阶段，妇科良性疾病是其主要适应证，在妇科恶性肿瘤中的应用还处于初期探索阶段。其安全性和有效性目前未有定论。但机器人手术系统与经自然腔道内镜手术的结合很好地改善了术野，降低了手术难度，立体放大的视野极大地提高了术中操作的精细程度和安全性，减少了术中出血量，患者术后恢复快。且 R-LESS 入路为人体自然腔道，体外无瘢痕，在达到治疗目的同时也符合广大患者对术后美观的要求。随着科技的发展，各种新型单孔器械设备不断研发出来，如可弯曲器械或弧形器械，单孔腹腔镜的局限性正在逐步被克服，基于机器人平台的 LESS 也得到广泛应用，有望更多更好地服务于广大患者。

二、适应证和禁忌证

1.适应证
（1）各类子宫良性疾病，无保留子宫及宫颈愿望。
（2）各类宫颈良性疾病，无保留子宫及宫颈愿望。
（3）宫颈锥切确诊的宫颈原位癌和 Ⅰ A1 期宫颈癌。
（4）子宫内膜癌 Ⅰ 期和卵巢癌分期手术中的子宫切除。
（5）患者子宫大小不大于孕 20 周时大小。

2.禁忌证　机器人单孔子宫切除术主要禁忌证与传统腹腔镜单孔子宫切除术的禁忌证相同，但禁忌证是相对的。
（1）有严重的心、肺、脑等器官疾病或系统性慢性疾病，不能耐受麻醉。
（2）因有手术史，腹壁广泛的瘢痕或腹腔内广泛粘连。
（3）弥漫性腹膜炎。

（4）脐疝、膈疝、腹壁疝、腹股沟疝或股疝。

（5）过度肥胖。

（6）子宫过大，超过孕 20 周大小时，应慎重考虑。

（7）凝血功能障碍。

（8）晚期恶性肿瘤。

（9）脐部发育异常。

三、术前准备

（一）患者及其家属知情同意

术前向患者及其家属解释并要求签署手术知情同意书，是术前准备中十分重要的步骤。术前患者还应常规签署输血知情同意书。

（二）术前常规检查

仔细询问病史，了解患者的全身状况，以及有无手术指征、手术禁忌证，常规做妇科检查、阴道分泌物检查及清洁度检查，以及宫颈细胞学刮片、胸部 X 线、心电图、血常规、尿常规、血型、凝血全套、肝肾功能、电解质和血糖、肝胆胰肾及盆腔 B 超、乙肝五项和术前感染系列检查等。

（三）阴道、肠道准备

同常规妇科腹腔镜手术准备，由于肠胀气、肠内容物过多会严重影响术野暴露，建议常规清洁灌肠。

（四）特殊检查

术前应常规行心肺功能、超声心动图检查，评估患者心肺功能是否能耐受全身麻醉插管下大角度的头低臀高位的手术。

（五）手术时间选择

应避开患者月经期。

（六）术前其他准备

禁食、备皮、导尿等。

四、手术步骤

（一）手术体位及麻醉

取膀胱截石位，头低臀高 15°～30°，全身麻醉。

（二）术野皮肤消毒及套管放置

常规消毒皮肤及阴道，着重消毒脐孔。

取脐孔为穿刺孔，于脐部弧形切开皮肤约 2.5 cm，逐层切开皮肤、筋膜层，用分离钳分离脂肪组织直达腹膜层，安装单孔 port 装置，建立人工气腹。装入机器人器械臂，置入腹腔镜探查。经阴道放置举宫器，举起子宫。

（三）处理双侧附件

提拉左侧子宫圆韧带，用双极电凝在靠近子宫端钳夹并凝闭后切断（图 27-36）。同法处理右侧（图 27-37）。离断卵巢固有韧带及输卵管，上举子宫，提拉左侧输卵管及卵巢，用双极电凝在靠近子宫端钳夹并凝闭后切断(图 27-38)。同法处理右侧(图 27-39)。

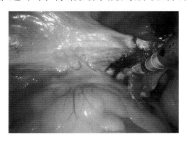

图 27-36　切断左侧子宫圆韧带

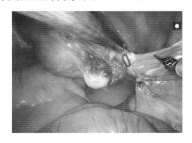

图 27-37　切断右侧子宫圆韧带

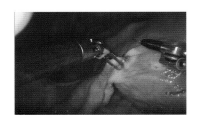

图 27-38　切断左侧输卵管及卵巢

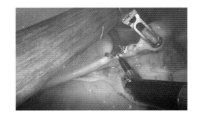

图 27-39　切断右侧输卵管及卵巢

（四）切开子宫阔韧带前(后)叶及膀胱腹膜反折

钳夹左侧子宫阔韧带前叶,自左侧子宫圆韧带断端处,沿子宫阔韧带与子宫附着的边缘,由外向内弧形切开子宫阔韧带前叶,切开膀胱腹膜反折(图 27-40),同法切开右侧子宫阔韧带前叶腹膜与膀胱腹膜反折两侧连接(图 27-41)。

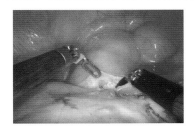

图 27-40　切开膀胱腹膜反折

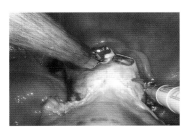

图 27-41　切开膀胱腹膜反折两侧连接

（五）处理宫旁疏松组织,下推膀胱

用举宫器向患者头端方向顶举子宫,钳夹并分离宫旁疏松组织,提拉膀胱腹膜反折,分离膀胱宫颈韧带,下推膀胱至阴道穹隆 0.5～1.0 cm(图 27-42)。确认输尿管已远离宫颈旁。

（六）处理子宫血管

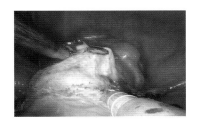

图 27-42　下推膀胱

钳夹、分离宫旁疏松结缔组织,必要时打开子宫阔韧带后叶腹膜,暴露子宫血管,用双极电凝进行电凝并切断血管(图 27-43),同法处理对侧(图 27-44)。

（七）切除子宫

用举宫器向上顶举子宫及阴道穹隆,电凝并切断子宫骶韧带、子宫主韧带,用单极电剪

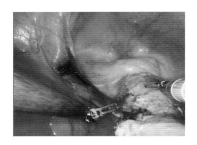

图 27-43　处理左侧子宫血管

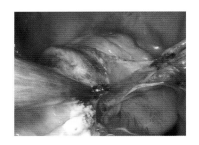

图 27-44　处理右侧子宫血管

环形切开阴道穹隆,使子宫全部游离后经阴道取出(图 27-45)。

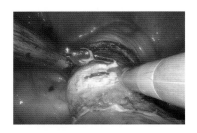

图 27-45　环形切开阴道穹隆

(八)缝合阴道残端

用裹入纱布的橡皮手套填塞阴道,维持腹腔 CO_2 气体压力,用 1-0 可吸收缝线连续锁边缝合阴道残端,缝合时将子宫主韧带、子宫骶韧带与阴道壁缝合在一起,以加强盆底支撑结构。

(九)术毕检查

用生理盐水冲洗盆腔创面,检查确认无活动性出血后,拆除机器人器械臂,排空腹腔内气体,取出单孔 port,缝合皮肤切口,术毕。

五、术后处理

(1)常规术后一级护理,禁食水,心电监护 4 h,酌情低流量吸氧。

(2)留置导尿管 24 h。

(3)外阴擦洗清洁护理,每日 1 次,共 3 次。

(4)根据情况给予抗生素预防感染。

(5)鼓励患者及早下床活动。

六、并发症及其防治

(一)输尿管损伤

各种致盆腔严重粘连、解剖层次不清的原因均可造成输尿管直接损伤,如切断或误扎等,输尿管也可因能量器械所致组织热效应而导致损伤。膀胱损伤及上述前一种原因所致输尿管损伤可在术中及时发现并行输尿管端端吻合术或输尿管膀胱置入术。而上述后一种原因所致输尿管损伤在术中难以发现,症状通常在术后 1~2 周出现,处理比较棘手。因此应格外注意。

(二)膀胱损伤

膀胱损伤常发生在下推膀胱时。有子宫下段剖宫产史的患者,由于膀胱子宫腹膜反折粘连,分离膀胱间隙时解剖层次不清,可能损伤膀胱。若术中出现膀胱损伤,应及时发现并进行修补,术后留置导尿管 7~10 d,一般都可愈合。若术后出现膀胱阴道瘘,则需 3 个月后行膀胱阴道瘘修补术。

（三）与腹腔镜手术相关的并发症

如皮下气肿与气栓、脏器损伤与出血等，多与腹腔镜操作不熟练或盆底病变粘连严重有关。

（四）深静脉血栓形成

深静脉血栓形成与患者术后卧床相关，术前应完善患者凝血功能、D-二聚体等相关检查，术后也应检测患者 D-二聚体；对于中老年患者，术后可常规给予低分子肝素抗凝，预防下肢深静脉血栓形成和发生栓塞。

七、效果评价

R-LESS 术野暴露清晰，器械灵活，术中操作安全，术中操作难度降低。较小的切口对患者腹腔内环境影响较小，术后首次排气、排便时间短，切口不需要拆线。术后切口外观自然，符合患者美观要求。患者术后满意度高，恢复快，住院时间短。

八、技术现状及展望

LESS 是在传统腹腔镜手术基础上进一步体现微创观念的术式，由传统腹腔镜的 2～4 个操作孔缩减为 1 个操作孔。在妇科领域，多数 LESS 采用经脐入路，故也称为经脐单孔腹腔镜手术。随着临床应用的增多，LESS 的一些弊端逐渐暴露出来，比如：术野暴露困难，桶状术野缺乏立体感，手术"操作三角"缺失，不能实现对组织的有效牵拉；器械体外部分碰撞，体内部分具有"筷子效应"等。LESS"操作三角"的缺失，使其在妇科恶性肿瘤治疗中的应用仍有待考证。为解决 LESS 操作困难等问题，达芬奇机器人手术系统登上了手术历史的舞台，该系统应用于妇科手术，将妇科手术提到了新高度。达芬奇机器人手术系统机械臂有 7 个自由度，灵活转腕超越了人手的极限，突破了传统腹腔镜手术对人手精细操作的限制。达芬奇机器人手术系统除可以完成精细操作达到精准治疗目的外，还具有高清三维成像系统，可以为术者提供高清可视化图像，在一定程度上弥补 LESS 的缺陷。机器人手术系统应用之初为多孔腹腔镜手术，与传统多孔腹腔镜手术类似，需要在患者腹壁开 3～5 个穿刺孔，患者对术后美观的高追求使得机器人手术逐渐由多孔转变为单孔。机器人手术系统与单孔腹腔镜的结合促进了妇科微创手术迈向新阶段。

（王海琳）

第五节　机器人单孔阴道骶骨悬吊术

盆腔器官脱垂（pelvic organ prolapse，POP）是由盆底肌各筋膜组织异常造成的盆腔器官下降而引发的器官位置异常及功能障碍，POP 会不同程度地影响患者的生活质量，是中老年女性常见疾病。其处理可分为随访观察、非手术治疗和手术治疗，治疗方式的选择需要综合考虑患者意愿、脱垂部位及程度、POP 对生活质量的影响、合并症（包括认知和躯体障碍）、患者年龄、患者是否有生育要求、既往腹部及盆腔手术史、所选方案的获益及风险等因素。治疗前应充分与患者沟通，确定治疗目标，共同决策。

针对中盆腔缺陷的重建手术,良好的顶端支持是手术成功的关键。顶端支持有助于阴道前后壁膨出的改善。经腹阴道骶骨固定术是治疗顶端缺陷的标准术式之一。传统开腹手术出血多、创伤大、术后恢复慢,随着社会的发展,患者对微创及美观要求高,R-LESS作为一门新兴技术,除具有与开腹手术相似的效果和传统腹腔镜手术的微创优点外,还具有以下优势:①具有三维成像系统,术者犹如身临其境,便于对手术的把控;②操作直观、简单、易掌握;③机械臂末端可以像人手一样伸、屈、内旋、外展等,增加了操作的灵活性,利于进行复杂手术,尤其是打结、游离组织等;④术者坐在操作台前进行操作,劳动强度降低,感染传染病的风险降低;⑤机身可自由旋转调节,对打孔位置限制更小,对于身材矮小患者更便于操作。

一、适应证

(1)有症状的穹隆脱垂,POP-QⅡ度以上的患者。

(2)POP术后顶端复发的患者(有症状,POP-QⅡ度)。

(3)初治的以中盆腔缺陷为主的POP-QⅢ度及以上,特别是性生活活跃的年轻患者。

二、禁忌证

(1)生殖道炎症。

(2)患者拒绝异物置入。

三、手术步骤

该手术主要由全子宫切除术和阴道骶骨悬吊术组成。

(1)子宫切除:用双极电凝及单极电剪行常规全子宫及双侧附件切除术(具体操作见前文),区别在于此手术须充分分离膀胱阴道间隙及直肠阴道间隙达约4 cm(图27-46和图27-47)。

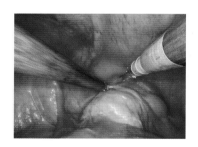 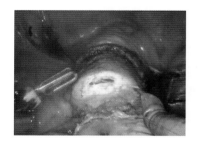

图 27-46 子宫切除一　　　　　　　图 27-47 子宫切除二

(2)经阴道取出全子宫及双侧附件,置入Y形网片及可吸收缝线(图27-48)。

(3)缝合阴道:将单极电剪更换为持针器,用0号可吸收缝线连续缝合阴道残端(图27-49和图27-50)。

(4)缝合网片于阴道前、后壁:将Y形网片两臂分别平铺于阴道前、后壁,用可吸收缝线间断多针缝合网片与阴道壁,将网片固定于阴道前、后壁;缝合阴道前壁时,先将膀胱表面腹膜缝合于前腹壁上,用于牵引,暴露术野(图27-51和图27-52)。

(5)打开后腹膜:找到骶岬标志,于该处打开后腹膜,逐步向下,直达盆底(图27-53和图27-54)。

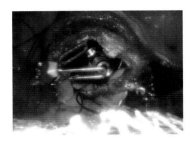
图 27-48 经阴道取出全子宫及双侧附件

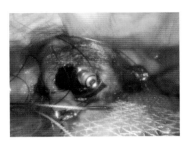
图 27-49 缝合阴道一

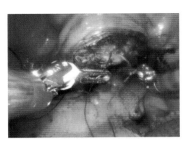
图 27-50 缝合阴道二

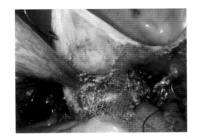
图 27-51 缝合网片于阴道前、后壁一

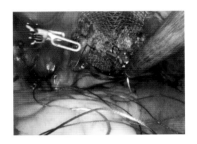
图 27-52 缝合网片于阴道前、后壁二

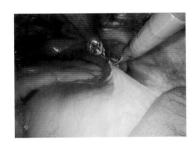
图 27-53 打开后腹膜一

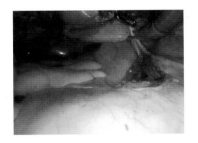
图 27-54 打开后腹膜二

（6）固定网片顶端：用举宫杯将阴道残端举起，使阴道顶端举至正常位置，将网片另一端无张力平铺于打开的后腹膜内，将网片顶端缝合固定于骶岬前缘（图 27-55 至图 27-57）。

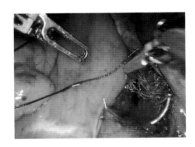
图 27-55 固定网片顶端一

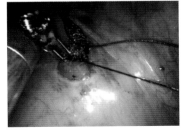
图 27-56 固定网片顶端二

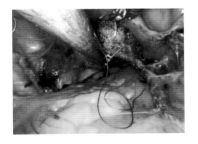
图 27-57 固定网片顶端三

（7）关闭腹膜：用可吸收缝线连续缝合腹膜，将盆腔腹膜化，以防网片侵蚀盆腔脏器（图 27-58 和图 27-59）。

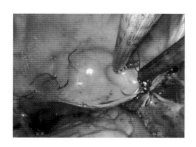

图 27-58　关闭腹膜一

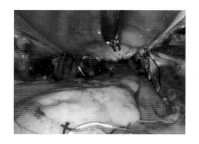

图 27-59　关闭腹膜二

四、术后处理

（1）常规监测生命体征。

（2）留置导尿管：术后留置导尿管 1～2 d，持续开放。保持外阴清洁，用碘伏棉球擦洗尿道外口，每日 1～2 次。

（3）术后应用抗生素预防感染：注意体温变化，观察穿刺孔、阴道残端愈合情况，动态监测血常规。

（4）预防下肢静脉血栓：术后家属按摩患者下肢，使其尽早下床活动，给予双下肢气压治疗。对血栓高风险患者可于术后 24 h 排除出血风险后给予抗凝治疗。

五、并发症及其预防

（1）骶前区血管出血：术中应解剖清晰，操作轻柔，术后注意观察引流管引流情况。

（2）肠管及泌尿系统损伤：术者应辨清解剖结构，避免术中损伤；置入的网片应大小合适，平铺无张力。术后关闭腹膜，将盆腔腹膜化，避免网片腐蚀肠管及膀胱。

（3）肠梗阻：术后早期下床活动，咀嚼口香糖等以促进肠蠕动，促进胃肠功能恢复。

（王海琳）

参 考 文 献

［1］　WHEELESS C R. A rapid, inexpensive and effective method of surgical sterilization by laparoscopy［J］. J Reprod Med, 1969, 3(5)：65-69.

［2］　FAGOTTI A, FANFANI F, MAROCCO F, et al. Laparoendoscopic single-site surgery (LESS) for ovarian cyst enucleation：report of first 3 cases［J］. Fertil Steril, 2009, 92 (3)：1168. e13-1168. e16.

［3］　GALA R B, MARGULIES R, STEINBERG A, et al. Systematic review of robotic surgery in gynecology：robotic techniques compared with laparoscopy and laparotomy ［J］. J Minim Invasive Gynecol, 2014, 21(3)：353-361.

［4］　ANGER J T, MUELLER E R, TARNAY C, et al. Robotic compared with laparoscopic sacrocolpopexy：a randomized controlled trial［J］. Obstet Gynecol, 2014, 123(1)：5-12.

［5］　ESCOBAR P F, FADER A N, PARAISO M F, et al. Robotic-assisted laparoendoscopic single-site surgery in gynecology：initial report and technique［J］. J Minim Invasive

Gynecol,2009,16(5):589-591.

［6］ FADER A N,ESCOBAR P F. Laparoendoscopic single-site surgery(LESS) in gynecologic oncology:technique and initial report[J]. Gynecol Oncol,2009,114(2):157-161.

［7］ CELA V,MARRUCCI E,ANGIONI S,et al. Robot-assisted laparoscopic single-site hysterectomy:our experience and multicentric comparison with single-port laparoscopy [J]. Minerva ginecologica,2018,70(5):621-628.

［8］ VIZZA E,CHIOFALO B,CUTILLO G,et al. Robotic single site radical hysterectomy plus pelvic lymphadenectomy in gynecological cancers[J]. J Gynecol Oncol,2018,29 (1):e2.

［9］ EL HACHEM L,MOMENI M,FRIEDMAN K,et al. Safety,feasibility and learning curve of robotic single-site surgery in gynecology[J]. Int J Med Robot,2016,12(3): 509-516.

［10］ 姚远洋,梁志清. 机器人辅助单孔腹腔镜技术在妇科领域的应用[J]. 重庆医科大学学报,2020,45(12):1673-1675.

［11］ NELSON R J,CHAVALI J S S,YERRAM N,et al. Current status of robotic single-port surgery[J]. Urol Ann,2017,9(3):217-222.

［12］ FAGOTTI A,BOTTONI C,VIZZIELLI G,et al. Postoperative pain after conventional laparoscopy and laparoendoscopic single site surgery(LESS) for benign adnexal disease:a randomized trial[J]. Fertil Steril,2011,96(1):255. e2-259. e2.

［13］ LEE I O,YOON J W,CHUNG D,et al. A comparison of clinical and surgical outcomes between laparo-endoscopic single-site surgery and traditional multiport laparoscopic surgery for adnexal tumors[J]. Obstet Gynecol Sci,2014,57(5):386-392.

［14］ EVERS L,BOUVY N,BRANJE D,et al. Single-incision laparoscopic cholecystectomy versus conventional four-port laparoscopic cholecystectomy:a systematic review and meta-analysis[J]. Surg Endosc,2017,31(9):3437-3448.

［15］ BOGLIOLO S,FERRERO S,CASSANI C,et al. Single-site versus multiport robotic hysterectomy in benign gynecologic diseases:a retrospective evaluation of surgical outcomes and cost analysis[J]. J Minim Invasive Gynecol,2016,23(4):603-609.

［16］ CHEN Y J,WANG P H,OCAMPO E J,et al. Single-port compared with conventional laparoscopic-assisted vaginal hysterectomy:a randomized controlled trial[J]. Obstet Gynecol,2011,117(4):906-912.

［17］ SCHEIB S A,FADER A N. Gynecologic robotic laparoendoscopic single-site surgery: prospective analysis of feasibility,safety,and technique[J]. Am J Obstet Gynecol, 2015,212(2):179. e1-179. e8.

［18］ BUCKLEY DE MERITENS A, KIM J, DINKELSPIEL H, et al. Feasibility and learning curve of robotic laparoendoscopic single-site surgery in gynecology[J]. J Minim Invasive Gynecol,2017,24(2):323-328.

［19］ CHOI E J,RHO A M,LEE S R,et al. Robotic single-site myomectomy:clinical analysis of 61 consecutive cases[J]. J Minim Invasive Gynecol,2017,24(4):632-639.

［20］ GARGIULO A R,CHOUSSEIN S,SROUJI S S, et al. Coaxial robot-assisted laparoendoscopic single-site myomectomy[J]. J Robot Surg,2017,11(1):27-35.

[21] SENDAG F,AKDEMIR A,ZEYBEK B,et al. Single-site robotic total hysterectomy: standardization of technique and surgical outcomes[J]. J Minim Invasive Gynecol, 2014,21(4):689-694.

[22] JAYAKUMARAN J,WIERCINSKI K,BUFFINGTON C,et al. Robotic laparoendoscopic single-site benign gynecologic surgery:a single-center experience[J]. J Robot Surg, 2018,12(3):447-454.

[23] PAEK J,LEE J D,KONG T W,et al. Robotic single-site versus laparoendoscopic single-site hysterectomy:a propensity score matching study[J]. Surg Endosc,2016, 30(3):1043-1050.

[24] AKDEMIR A,YILDIRIM N,ZEYBEK B,et al. Single incision trans-umbilical total hysterectomy:robotic or laparoscopic? [J]. Gynecol Obstet Invest,2015,80(2):93-98.

[25] LOPEZ S,MULLA Z D,HERNANDEZ L,et al. A Comparison of outcomes between robotic-assisted,single-site laparoscopy versus laparoendoscopic single site for benign hysterectomy[J]. J Minim Invasive Gynecol,2016,23(1):84-88.

[26] AKDEMIR A,ZEYBEK B,OZGUREL B,et al. Learning curve analysis of intracorporeal cuff suturing during robotic single-site total hysterectomy[J]. J Minim Invasive Gynecol, 2015,22(3):384-389.

[27] IAVAZZO C,MINIS E E,GKEGKES I D. Single-site port robotic-assisted hysterectomy: an update[J]. J Robot Surg,2018,12(2):201-213.

[28] MATANES E,LAUTERBACH R,MUSTAFA-MIKHAIL S,et al. Single port robotic assisted sacrocolpopexy:our experience with the first 25 cases[J]. Female Pelvic Med Reconstr Surg,2017,23(3):e14-e18.

[29] GUAN X M,MA Y C,GISSEMAN J,et al. Robotic single-site sacrocolpopexy using barbed suture anchoring and peritoneal tunneling technique:tips and tricks[J]. J Minim Invasive Gynecol,2017,24(1):12-13.

[30] LOWENSTEIN L,MATANES E,BURKE Y Z. Surgical technique for robot-assisted sacrocolpopexy performed via a single port[J]. Urology,2017,103:272.

[31] GIANNINI A,RUSSO E,MANNELLA P,et al. Single site robotic-assisted apical lateral suspension(SS R-ALS) for advanced pelvic organ prolapse:first case reported [J]. J Robot Surg,2017,11(2):259-262.

[32] DAVILA H H,GALLO T,BRUCE L,et al. Robotic and laparoendoscopic single-site utero-sacral ligament suspension for apical vaginal prolapse:evaluation of our technique and perioperative outcomes[J]. J Robot Surg,2017,11(2):171-177.

[33] MATANES E,BOULUS S,LAUTERBACH R,et al. Robotic laparoendoscopic single-site compared with robotic multi-port sacrocolpopexy for apical compartment prolapse [J]. Am J Obstet Gynecol,2020,222(4):358. e1-358. e11.

[34] GUNGOR M,KAHRAMAN K,OZBASLI E,et al. Ovarian cystectomy for adermoid cyst with the new single-port robotic system[J]. Minim Invasive Ther Allied Technol, 2015,24(2):123-126.

[35] GUAN X M,NGUYEN M T A,WALSH T M,et al. Robotic single-site endometriosis resection using firefly technology[J]. J Minim Invasive Gynecol,2016,23(1):10-11.

[36] GARGIULO A R,FELTMATE C,SROUJI S S. Robotic single-site excision of ovarian endometrioma[J]. Fertil Res Pract,2015,1:19.

[37] CAPOZZI V A,ARMANO G,ROSATI A,et al. The robotic single-port platform for gynecologic surgery:a systematic review of the literature and meta-analysis[J]. Updates Surg,2021,73(3):1155-1167.

[38] BRAY F,FERLAY J,SOERJOMATARAM I,et al. Global cancer statistics 2018: GLOBOCAN estimates of incidence and mortality worldwide for 36 cancers in 185 countries[J]. CA Cancer J Clin,2018,68(6):394-424.

[39] MOON A S,GAROFALO J,KOIRALA P,et al. Robotic surgery in gynecology[J]. Surg Clin North Am,2020,100(2):445-460.

[40] IAVAZZO C,MINIS E E,GKEGKES I D. Single-site port robotic-assisted hysterectomy: an update[J]. J Robot Surg,2018,12(2):201-213.

[41] 高京海,刘晓军,金志军,等. 机器人手术系统辅助的经脐单孔腹腔镜治疗早期子宫内膜癌八例临床分析[J]. 中华妇产科杂志,2019,54(4):266-268.

[42] SIEGEL R L,MILLER K D,JEMAL A. Cancer statistics,2017[J]. CA Cancer J Clin,2017,67(1):7-30.

[43] PARK D A,LEE D H,KIM S W,et al. Comparative safety and effectiveness of robot-assisted laparoscopic hysterectomy versus conventional laparoscopy and laparotomy for endometrial cancer:a systematic review and meta-analysis[J]. Eur J Surg Oncol,2016,42(9):1303-1314.

[44] STEWART K I,FADER A N. New developments in minimally invasive gynecologic oncology surgery[J]. Clin Obstet Gynecol,2017,60(2):330-348.

[45] CHUNG H,JANG T K,NAM S H,et al. Robotic single-site staging operation for early-stage endometrial cancer:initial experience at a single institution[J]. Obstet Gynecol Sci,2019,62(3):149-156.

[46] LIU X J,GAO J H,WANG J,et al. Esthetics effect and the modified placement of robotic-assisted single-site laparoscopic gynecologic surgery by common robotic instruments and LAGIS single-site port[J]. J Invest Surg,2020,35(2):434-439.

[47] 刘晓军,高京海,王静,等. Si 级达芬奇机器人辅助单孔腹腔镜与普通单孔腹腔镜在早期子宫内膜癌治疗中的对照研究[J]. 机器人外科学杂志,2020,1(2):108-116.

[48] LEE D H,NAM S H,SONG T,et al. Public perception of "scarless" laparoendoscopic single-site surgery in gynecology[J]. Obstet Gynecol Sci,2015,58(4):289-293.

[49] PELOSI M A,PELOSI M R Ⅲ. Laparoscopic appendectomy using a single umbilical puncture(minilaparoscopy)[J]. J Reprod Med,1992,37(7):588-594.

[50] RANJAN A,JOSHI K S,PAJAI S,et al. Laparoendoscopic single-site surgery(LESS):a shift in gynecological minimally invasive surgery[J]. Cureus,2022,14(12):e32205.

[51] ZHANG G X,ZOU X F,LIU Q L,et al. Suprapubic-assisted laparoendoscopic single-site surgery versus standard laparoscopic nephrectomy:a propensity score-

based analysis[J]. Int J Urol,2021,28(2):196-201.

[52] 范江涛,陈俏如,卢静兰,等.机器人单孔腹腔镜手术在妇科领域的应用进展[J].机器人外科学杂志,2020,1(2):124-133.

[53] 周逢海,王星.机器人单孔腹腔镜手术在泌尿外科的发展现状及展望[J].机器人外科学杂志(中英文),2022,3(3):165-170.

[54] LEE P S,BLAND A,VALEA F A,et al. Robotic-assisted laparoscopic gynecologic procedures in a fellowship training program[J]. JSLS,2009,13(4):467-472.

[55] BUCKLEY DE MERITENS A, KIM J, DINKELSPIEL H, et al. Feasibility and learning curve of robotic laparoendoscopic single-site surgery in gynecology[J]. J Minim Invasive Gynecol,2017,24(2):323-328.

[56] SHEN H,TORNG P L,CHEN I H,et al. Single-port laparoscopic hysterectomy for uteri greater than 500 grams[J]. Taiwan J Obstet Gynecol,2020,59(4):502-507.

[57] MOAWAD G N, TYAN P, PAEK J, et al. Comparison between single-site and multiport robot-assisted myomectomy[J]. J Robot Surg,2019,13(6):757-764.

[58] PRODROMIDOU A, SPARTALIS E, TSOUROUFLIS G, et al. Robotic versus laparoendoscopic single-site hysterectomy:a systematic review and meta-analysis [J].J Robot Surg,2020,14(5):679-686.

[59] DIETZ H P,CHAVEZ-COLOMA L,FRIEDMAN T,et al. Pelvic organ prolapse in nulliparae[J]. Aust N Z J Obstet Gynaecol,2022,62(3):420-425.

[60] MATTSSON N K, KARJALAINEN P K, TOLPPANEN A M, et al. Pelvic organ prolapse surgery and quality of life—a nationwide cohort study[J]. Am J Obstet Gynecol,2020,222(6):581. e10-588. e10.

[61] GHANBARI Z, GHAEMI M, SHAFIEE A, et al. Quality of life following pelvic organ prolapse treatments in women:a systematic review and meta-analysis[J]. J Clin Med,2022,11(23):7166.

[62] DIETER A A. Pelvic organ prolapse:controversies in surgical treatment[J]. Obstet Gynecol Clin North Am,2021,48(3):437-448.

[63] VOLLSTEDT A,MEEKS W,TRIACA V. Robotic sacrocolpopexy for the management of pelvic organ prolapse:quality of life outcomes[J]. Ther Adv Urol,2019,11:1-9.

[64] AUBÉ M,TU L M. Current trends and future perspectives in pelvic reconstructive surgery[J]. Womens Health(Lond),2018,14:1-8.

[65] Pelvic organ prolapse:ACOG practice bulletin, number 214[J]. Obstet Gynecol, 2019,134(5):e126-e142.

[66] 赵晶,王海琳,孙亮亮,等.达芬奇机器人 Xi 系统辅助单孔腹腔镜手术在妇科良性疾病中的应用分析[J].机器人外科学杂志(中英文),2023,4(4):343-349.

[67] 张警方,纪妹,苑中甫,等.达芬奇机器人系统辅助腹腔镜骶骨阴道固定术治疗盆腔器官脱垂的效果[J].河南医学研究,2020,29(16):2895-2899.

[68] LI Z, ZHANG Z. The incidence and risk factors of venous thromboembolism following elective gynecological surgeries without systemic thromboprophylaxis—an observational cohort study in a Chinese tertiary hospital[J]. Clin Exp Obstet Gynecol, 2016,43(3):365-369.

第二十八章 辅助下荧光显影技术在妇科及其他领域机器人手术中的应用

第一节 荧光显影技术概述

随着医学的不断进步,"精准医疗"的概念已经渗透到医疗过程的方方面面。尤其是在手术过程中,外科医生必须把握好清除病灶、保护脏器和控制损伤的关系。精确的外科手术追求"高效安全",需要进行仔细的术前评估、手术规划,并严格进行手术实施及围手术期管理。术中可视化工具是现代手术的重要辅助手段,术中荧光显影技术的出现为精准手术的实现提供了新的方向。术中荧光显影技术主要用于区分肿瘤边界、判断血液灌注、进行淋巴结显影等,这项技术使得一些难度较高、风险较大的肿瘤能更加完整、安全地被切除,确保吻合口血供安全。其主要优势在于可以保证达到最佳手术切除范围,最大限度切除病灶和保全剩余器官实质结构,减少因手术范围不准确对患者造成的损伤。荧光显影技术包括自体荧光显影技术(AFI)和光敏剂荧光显影技术。

一、自体荧光显影技术

生物组织的细胞和基质中含有许多分子,如氨基酸、卟啉、结构蛋白等,它们在一定波长的激发光照射下,能够产生与其吸收光谱相对应的自体荧光辐射信号。这种荧光现象不依赖于任何外源性物质,在体内固有存在,故被称为"自体荧光"。

在激发光的照射下,生物组织中各种不同的内源性荧光分子可产生自体荧光。这些自体荧光通过换能器的采集和处理,会显示出特有的荧光图像或光谱。组织的生物化学特性和形态结构以及组织的吸收和散射均会影响荧光图像的色彩和荧光光谱曲线。根据分子生物学研究,从正常细胞转化为恶性细胞要经历多个步骤。在这个过程中,周边生化环境会产生质的变化,如内源性荧光基团的浓度、黏膜厚度、微血管分布和血液浓度等变化。因此,可根据不同组织自体荧光图像或光谱信号所表现出来的差异,区分正常组织和不同阶段的异常组织。

自体荧光显影技术主要用于内镜检查,荧光发射中的这些颜色可以在内镜检查过程中被实时捕获,并用于病变检测或表征。自体荧光内镜(autofluorescence endoscopy,AFE)作为一种新型内镜,可以检测到上消化道、结肠、宫颈、支气管等不同腔道甚至应用白光内镜(white light endoscopy,WLE)无法检测到的视网膜中特殊微小结构的变化,其出现推进了早期癌症诊断技术的微观化进程。在临床上,自体荧光技术对于癌症的及时发现和治疗具有非常重要的意义。同时,它在临床上还可以引导甚至替代活检,为异常组织的病理学分析提供有利条件。但是,在现有阶段,自体荧光显影技术还存在着很多不足之处,它在临床上的广泛应用还需要研究者们付出更多的努力。

二、光敏剂荧光显影技术

光敏剂可以与体内部分蛋白质发生反应,在不同波长的光照下显现出不同的荧光。在恶性肿瘤诊断、治疗过程中,利用这种特性可以使肿瘤组织及转移淋巴结或被癌细胞侵犯的其他组织因吸入光敏剂而变色,从而使得医生能将其与周围正常组织结构区分开来,改变过去只能靠肉眼和经验来判断肿瘤边界、局部侵犯、转移淋巴结等的状况。常见的光敏剂有 5-氨基乙酰丙酸(5-ALA)和吲哚菁绿(indocyanine green,ICG)。

(一)5-ALA

5-ALA 是体内合成血红素的前体物质,其本身并不具有光敏活性,在血红素代谢过程中各种酶的作用下可生成具有强光敏活性的原卟啉 IX(Pp IX)。原卟啉 IX 在适当波长(约 407 nm)激发光照射下发出波长为 635~705 nm 的红色荧光。

在正常机体中,这种血红素合成途径受机体负反馈机制调节,体内没有过剩的原卟啉 IX。但当给予大量外源性 5-ALA 后,这种调节机制被打乱。在肿瘤细胞中,参与原卟啉 IX 合成的酶活性强于正常细胞,而催化原卟啉 IX 转化成血色素的酶活性低于正常细胞,因而肿瘤细胞中累积了大量原卟啉 IX,而正常组织只有极少的原卟啉 IX 积聚。激发光照射后组织显现出不同颜色,可以此区分肿瘤组织与正常组织。随着影像学技术的发展,5-ALA 联合其他影像学技术包括高场强术中磁共振、术中电生理,能进一步提高肿瘤组织切除率。大量研究表明,5-ALA 能帮助实现恶性肿瘤的可视化,并有很高的特异性和敏感性。

联合应用 5-ALA 及相应光源可以达到"光动力综合疗法"的效应,这种疗法可简称为艾拉光动力综合疗法(ALA-PDT),这是一种通过光动力学反应选择性破坏病变组织的全新技术。治疗原理如下:用波长 420~640 nm 的光照射含有原卟啉 IX 的肿瘤组织,在能量转移过程中产生单态氧,这种单态氧达到一定浓度时可以破坏肿瘤细胞;也可通过光照射后激发态原卟啉 IX 直接与生物分子作用或将能量转移给氧和水,使之形成自由基,通过自由基引起生物分子的一系列连锁反应,造成肿瘤细胞死亡。

(二)ICG

ICG($C_{43}H_{47}N_2NaO_6S_2$)是一种具有水溶性近红外荧光(NIRF)的显影剂,属于三碳菁染料,分子量为 775,于 1955 年由美国柯达公司研发用于医疗影像,由于其低毒、无放射性,安全性指数高(不良反应发生率为 1/30 万),美国 FDA 在 1956 年批准其用于人类疾病诊断。

在水溶液中,ICG 自动凝聚然后分解为无色的衍生物,溶液中有蛋白质(如血浆球蛋白、白蛋白)时,其解凝后颜色稳定不变。ICG 经血液循环到人体肝脏,在血液中通过结合 ICG(与血浆蛋白结合)和游离 ICG 两种方式运输。肝脏从血液中摄取 ICG 并通过谷胱甘肽 S 转移酶代谢,以整个分子形式经胆汁排泄入肠道再排出体外,不参加肠肝循环,无肾毒性。一般健康人静脉注射 ICG 20 min 后,约有 97% 从体内排出。

ICG 特点如下。

(1)ICG 的最大吸收波长为 805 nm,最大荧光波长为 835 nm,均在近红外光范围内。

(2)ICG 与血浆蛋白结合率高达 98%,其中又主要与血浆中较大分子高密度和低密度脂蛋白相结合,形成较大体积的 ICG-血浆蛋白复合物,故极少从脉络膜毛细血管漏出。

（3）ICG 分子为三维立体结构，其 2 个多环结构具有亲脂性（如亲磷脂成分），而其硫酸盐基团具有亲水性，因此 ICG 具有亲脂和亲水的双重特性。

（4）ICG 的血浆清除有 2 个高峰，第 1 个高峰在染料注入后的 3～4 min，第 2 个高峰在 1 h 后。

ICG 荧光显影技术的原理是在组织内注射 ICG，继而 ICG 沿淋巴管引流并与淋巴管中的蛋白质结合，在淋巴结中浓集，在近红外光装置激发下，ICG 可以发出近红外荧光，经体外装置接收并通过计算机处理成像。其操作简单，能多模式实时监测显影淋巴结，不影响白光图像，故导航效果更优，检出率和灵敏度更高，有助于检测和显示骶前区域、闭孔窝、大血管背侧等隐匿和"生僻"区域的淋巴结。ICG 荧光显影技术已成为目前最受关注和极具前景的淋巴结示踪技术。

ICG 近年来已在多学科微创手术中显示出独特优势，是目前应用最广泛的荧光显影剂。

第二节　机器人手术中的荧光显影技术

第四代达芬奇机器人手术 Xi 系统具有清晰三维成像系统和灵活的仿真手腕器械，特别适合需要精细解剖和精准操作的手术。其还有一个巨大的优势，就是具备 Firefly 近红外荧光显影系统。2010 年，近红外摄像机被集成到达芬奇机器人手术 Si 系统中，使荧光显影技术和微创优势相结合。如果说机器人手术机械臂是外科医生"手的延伸"，那么荧光显影技术就是外科医生"眼的进化"。荧光显影技术可以为机器人手术提供术中即时影像指导，主刀医生可以做到更安全、更精细、更完整、不疏漏地切除病灶，使手术变得更精准。肿瘤外科手术需要特别注意鉴别和保留解剖结构，充分切除肿瘤和清扫淋巴结。将荧光显影技术运用到机器人手术中，能够让肿瘤无处可逃，患者受益更多。

一、机器人手术中 ICG 荧光显影技术的优势

目前机器人手术中应为最为广泛的荧光显影剂就是 ICG。术中注射 ICG 后，可以利用机器人手术系统的 Firefly 近红外荧光显影系统发射红外激光和收集信号。荧光显影剂会被机器人手术系统自动检测到，并通过软件算法给荧光信号着色，医生可在操控台上实现普通白光成像模式和荧光显影模式的轻松切换。

ICG 可进入患者胆道、泌尿系统、淋巴系统内，可以协助医生探查血管，判断各种变异的、复杂的解剖结构，或鉴别、明确手术切除范围。相比于其他荧光显影剂，其光学反应无辐射，拥有高吸光度和低毒性，价格便宜。此外，ICG 在近红外光下产生的荧光具有较高的稳定性，即使在渗血的术野中也能清晰显影。

（一）即时

外周静脉注入 ICG 后，动脉、静脉将在 5～50 s 先后显影，肾脏在 1 min 内显影，肝脏在 2 min 内显影。在特定的手术中，ICG 荧光显影技术可用于术中冰冻切片病理学检查、影像学检查等，省手术时间。

（二）便捷

机器人手术中使用荧光显影技术，不需要额外进行设备调试或软件设置，一键即可开启或关闭荧光功能，不耽误手术时间，不改变手术流程，不需要增加手术团队人数，不会给手术

团队带来额外工作。

（三）安全

ICG 是一种非常安全的注射染料。目前国际上对 ICG 相关过敏并发症或安全事故鲜有报道。美国 FDA 报告表明，ICG 无明显致癌、诱发突变或者影响生育功能的风险。使用 ICG 代替放射性胶体，可以避免患者和工作人员受到辐射。此外，在患者麻醉时注射 ICG，避免了术前给予放射性胶体的痛苦。

（四）费用低

ICG 价格便宜，且术中几乎不需任何其他消耗和花费。达芬奇机器人手术系统设备维护费与原先相同，并不会增加额外维护支出。

（五）用途广

荧光显影技术几乎可应用于所有达芬奇机器人手术中，可帮助医生判断各种变异的、复杂的解剖结构，或鉴别、明确手术切除范围。其应用领域正在不断拓宽。

ICG 荧光显影技术现在已经被广泛应用于眼底血管造影、心功能评估、肝段造影、肠管造影、消化系统手术、泌尿系统手术及多种恶性肿瘤的淋巴结清扫术、淋巴结活检等方面。在妇科领域，ICG 荧光显影技术目前主要应用于宫颈癌、子宫内膜癌、外阴癌的前哨淋巴结显影和深部浸润型子宫内膜异位症的诊治等。

二、ICG 的给药途径

按照不同使用路径和部位，ICG 的给药途径可划分为如下几类。

（一）外周静脉血管注射

静脉血管注射是最常用的途径，通常经静脉注射 1~2 ml（2.5~5 mg）ICG。静脉给药 1 min 后，盆腔组织即可显影。

（二）肿瘤周围注射

肿瘤周围注射主要用于淋巴回流显影。将 2.5~5 mg 的 ICG 局部注射于肿瘤周围或宫颈肌层，即可使盆腔淋巴结显影。

（三）尿路集合系统注射

尿路集合系统注射 ICG 后，通过是否泄漏来评估尿路完整性。常用于术中输尿管血供或输尿管损伤的判断，也可用于泌尿系统畸形和外伤的诊治。

三、ICG 使用的注意事项

（1）ICG 含有碘化钠，对碘化物或碘化造影剂有过敏史的患者应谨慎使用。

（2）静脉注射后，ICG 与血浆蛋白结合时，ICG 的半衰期为 2~5 min。

（3）常见 ICG 规格是每支 25 mg，可通过溶于无菌水，配制成不同浓度试剂。应在配制后的 6 h 内使用。

（4）按患者体重计算，每日最大剂量不应超过 2 mg/kg，具体使用剂量取决于手术需要和患者的解剖结构。

（5）ICG 被归类为妊娠期 C 级药物，因此关于妊娠期女性使用 ICG 的具体事项需要进一步研究。

四、ICG 荧光显影技术的禁忌证

ICG 荧光显影技术无明显临床应用绝对禁忌证。由于 ICG 中含有微量的碘,妊娠女性、碘过敏者和过敏体质者禁用,肝脏功能差者应调整剂量。目前已经有无碘 ICG 配方的报道,无碘 ICG 可以作为碘过敏者的替代方案。

ICG 荧光显影技术的副作用主要表现为恶心、呕吐及荨麻疹。

第三节　荧光显影技术在妇科机器人手术中的应用

一、前哨淋巴结定位

前哨淋巴结(sentinel lymph node,SLN)的概念最初由 Cabanas 在研究阴茎肿瘤时提出。通过淋巴结造影可发现阴茎肿瘤淋巴引流到一组特殊淋巴结,该组淋巴结在临床解剖和病理上被证实是转移的第一站淋巴结,并命名为前哨淋巴结。目前前哨淋巴结活检(sentinel lymph node biopsy,SLNB)已成为乳腺癌等癌症的常规治疗方法。直到 1996 年,Burke 等提出在子宫内膜癌等妇科肿瘤的治疗中使用这种技术,前哨淋巴结活检技术被正式运用到了妇科领域。因为前哨淋巴结活检的结果可以指导手术范围,减少早期患者不必要的淋巴结清扫,同时可为判断病情提供重要的临床和预后信息,在 21 世纪,人们对早期子宫内膜癌和宫颈癌的前哨淋巴结活检越来越感兴趣。

前哨淋巴结定位技术的原理是,接受原发肿瘤淋巴引流的第一站淋巴结可以被识别。因此,如果一个器官或肿瘤的淋巴引流是可预测的,并且检测到前哨淋巴结没有肿瘤转移,那么从理论上讲,该区域的其他淋巴结也应该是阴性的。前哨淋巴结活检有几种不同的方法,而且其如何进行仍存在大量争论,包括最佳注射部位、手术方法和注射方式等方面。传统的前哨淋巴结定位技术是使用锝-99(Tc-99)微硫胶体等放射性标记同位素的可见蓝色染料(如异硫丹或亚甲蓝)。这些传统技术很难掌握,需要较长的学习曲线。使用近红外荧光显影系统检测荧光显影剂,如 ICG,是替代传统淋巴结定位技术的一种可行方法。这项技术的优点在于它结合了蓝色染料技术(可见性)和核医学技术(信号能穿透完整组织)的优点。在肿瘤手术中使用这项技术可以识别和选择性切除转移性淋巴结,提供更准确的疾病分期和更好的肿瘤预后相关信息。在妇科领域,机器人手术中使用 ICG 荧光显影技术来发现前哨淋巴结已经运用到了宫颈癌、子宫内膜癌等肿瘤的治疗。

(一)宫颈癌的前哨淋巴结定位

每年被诊断为宫颈癌的女性中,有大约一半患者的疾病局限于宫颈,可以接受手术治疗。淋巴结是否受累是本病最重要的预后因素,因此对宫颈引流淋巴结的全面评估至关重要。大多数患者接受盆腔和腹主动脉旁淋巴结清扫术,然而病理结果可能提示切除的是阴性淋巴结,且患者可能会遭受与淋巴结清扫术相关的并发症,如出血、神经血管损伤、感染、淋巴囊肿和淋巴水肿等。因此,人们对开发新的淋巴结评估技术非常感兴趣。

虽然美国国立综合癌症网络(NCCN)的宫颈癌指南将前哨淋巴结活检作为治疗早期肿瘤的一种方法,但同时警告不要将其运用在直径超过 2 cm 的宫颈癌治疗中。这是由于大量单独使用放射性胶体示踪剂或与蓝色染料联合使用进行的前哨淋巴结定位实践证据表明,

在肿瘤较大的患者中运用该技术检出率较低和假阴性率较高。有研究证明,在机器人手术中使用 ICG 荧光显影技术检测宫颈癌前哨淋巴结,无论原发肿瘤大小如何,检出率都很高。但是由于样本量太少,还需要更大规模的研究来确定 ICG 荧光显影技术是否可以取代早期宫颈癌患者更完整的淋巴结检查。

方法:机器人手术 ICG 荧光显影的适用患者为术前 FIGO ⅠA1 期且有淋巴脉管间隙浸润(LVSI)或ⅠA2～ⅠB2 期并经活检确诊为宫颈鳞癌、腺鳞癌或腺癌者。在放置机械臂之前,在宫颈 3 点钟、9 点钟方向将 2.5 g 的 ICG 注入宫颈间质浅层和深层。根据肿瘤的大小和位置,对部分患者还可以在宫颈 6 点钟、12 点钟方向浅表部位增加注射适量 ICG。连接机器人手术系统,激活近红外荧光显影系统进行淋巴结荧光显影。

(二)子宫内膜癌的前哨淋巴结定位

对于子宫内膜癌患者,前哨淋巴结检测可以帮助明确子宫内膜癌分期,避免术前风险分期错误,以及识别低风险患者发生转移的可能。术中应用 ICG 荧光显影技术定位子宫内膜癌患者的前哨淋巴结是可行的,且假阴性率低。ICG 的近红外荧光用于子宫内膜癌患者前哨淋巴结定位已被证明可以提高总的和双侧盆腔淋巴结检出率。

在子宫内膜癌的前哨淋巴结定位中,关于染料注射的最佳位置是宫颈还是子宫内膜存在争议。主张在宫颈部位注射的人认为,宫颈注射操作简便,且显示的前哨淋巴结的解剖分布情况与子宫内膜部位注射时显示的解剖分布情况一致,均分布在子宫内膜癌淋巴转移最常见的部位(髂内、髂外、闭孔淋巴结)。主张在子宫内膜部位注射的人认为,宫颈注射会因为注射部位距离肿瘤太远,可能不能完全反映肿瘤淋巴引流,尤其是腹主动脉旁淋巴结情况。子宫内膜注射虽然需要进行额外的宫腔镜手术,但其好处就是注射部位在瘤周,靠近肿瘤部位。有研究发现,宫颈部位注射比使用宫腔镜在子宫内膜部位注射能提供更高的前哨淋巴结检出率;宫颈部位注射 ICG 后用机器人手术系统和近红外荧光显影系统来绘制子宫内膜癌前哨淋巴结与传统方法相比具有相当大的优势。这些结论需要更大的患者基数进行验证。

使用这两种注射方法均需在麻醉诱导后注射浓度为 0.5 mg/ml 的 ICG,但是在操作和剂量上有所不同。

宫颈部位注射:麻醉诱导后,用 21 号脊髓针分别在患者宫颈 3 点钟、9 点钟方向深约 1 cm 的宫颈间质处注射 0.5 mg 的 ICG,总剂量为 1 mg。宫颈注射 ICG 后,放置机器人手术端口,连接机器人手术系统,激活近红外荧光显影系统进行淋巴结荧光显影。如出现淋巴引流显影不清楚的情况,可在同侧宫颈黏膜下额外注射适量 IGG。再次注射时,机器人的对接系统可以保证操作的方便性。

子宫内膜部位注射:麻醉诱导后,放置机器人端口并进行腹腔镜检查。用双极能量源密封输卵管。然后进行宫腔镜检查,并从手术端口插入一支带有 ICG 导管的 18 号 500 mm 卵母细胞恢复固定针。针插入正常和异常子宫内膜边界附近的多个位置约 5 mm 深处(通过针尖的凹槽判断深度)。瘤周注射 ICG 总剂量为 0.5 mg。宫腔镜检查完成后,连接机器人手术系统并激活近红外荧光显影系统进行淋巴结荧光显影。

二、子宫内膜异位症诊治

深部浸润型子宫内膜异位症(deep-infiltrating endometriosis,DIE)是指一类病灶浸润腹膜深度不小于 5 mm 的子宫内膜异位症。其与不孕症及盆腔疼痛密切相关,还能引起痛经、性交痛、月经异常等症状。病变常累及子宫骶韧带、直肠子宫陷凹、阴道穹隆、阴道直肠隔、结直肠壁,也可以侵犯泌尿系统(膀胱、输尿管)。如果患者的子宫内膜异位症相关性疼痛通过实施初始的激素治疗无效,应考虑手术治疗。通过手术可以做到完全破坏或消除子宫内膜异位症病灶和粘连,从而缓解疼痛。与诊断性腹腔镜手术相比,手术治疗子宫内膜异位症可缓解疼痛,改善生育功能。但是保守性手术后的复发依然是困扰患者的最大问题,术后 2 年的复发率在 20% 左右,术后 5 年的复发率高达 40%~50%。关于这个问题的一种假设是,一些复发实际上是手术没有完全处理好的病灶的持续。事实上,在外观正常的腹膜中仍可能发现能被组织学检查证实的子宫内膜异位症病灶,而使用传统的腹腔镜白光检查无法发现。因为子宫内膜异位症病灶广泛而散发,病灶不仅限于传统所认为的深褐色、紫黑色部位,仅凭肉眼无法鉴别所有细小病灶。有些病灶可以通过器械触诊时组织的软硬程度来鉴别,但是有些深部浸润的病灶十分棘手,使用这种方式鉴别有一定的局限性,从而导致病灶无法被彻底切除。

子宫内膜异位症的病变与高度新生血管有关,因此 ICG 能将子宫内膜异位症病灶染成深绿色,从而检测出传统腹腔镜无法鉴别的病灶。2016 年 John 等首次尝试将 ICG 荧光显影技术应用于子宫内膜异位症的手术当中,静脉注射 ICG 后,盆腔腹膜内病灶显影,利用达芬奇机器人手术 Si 系统及配套的 Firefly 近红外荧光显影系统实现病灶精确定位。

方法:术中松解粘连后,静脉注射适量 ICG,切换至荧光模式观察,1 min 后,盆腔全部显影。根据荧光显影结果切除病灶后,再次注射 ICG 并在荧光模式下观察,判断病灶是否切净。

(一)直肠、子宫骶韧带的子宫内膜异位症

直肠、子宫骶韧带子宫内膜异位症的病灶切除一直是深部浸润型子宫内膜异位症手术的难点。因为缺乏实时反馈,仅靠术前超声或 MRI 无法在术中实时确定病灶的位置和范围。手术范围的确定在很大程度上依赖术者的主观判断。与腹膜病灶不同,静脉注射 ICG 后,直肠与子宫骶韧带的子宫内膜异位症病灶并不会显影,反而因缺乏灌注,在荧光模式下呈灰色。但是,正常组织会因灌注而显示为绿色。在切除病灶后,切缘位置的正常组织可以显示为绿色,由此可以确定病灶是否切净。但是,这种"反向显影"缺乏大样本的随机对照研究,这一发现仍然有待进一步研究的证实。

(二)泌尿系统深部浸润型子宫内膜异位症

泌尿系统深部浸润型子宫内膜异位症占全部子宫内膜异位症的 1%~3%。其中膀胱受累占 80%~85%,输尿管受累占 9%~14%,累及肾脏的情况相对少见。而在深部浸润型子宫内膜异位症患者中,泌尿系统受累的患者比例达到了 50%,甚至更高,其中 94% 患者的病灶压迫输尿管。这是因为病灶浸润子宫骶韧带、腹膜、输尿管外膜及周围结缔组织之后,产生炎症反应和纤维化压迫输尿管壁,而非病灶直接浸润输尿管。约 86% 的患者依靠输尿管松解术即可解决输尿管梗阻的问题。但是,由于输尿管的走行往往因纤维化而产生变异,识别输尿管位置则成了手术的难点。有研究在膀胱镜下利用输尿管导管直接向双侧输尿管内注入 ICG,由此实现了输尿管的荧光显影。由于荧光可以穿透 5~10 mm 组织,荧光的强弱代表了操作位置与输尿管的距离,利用这一方法能够精确地实现输尿管或膀胱定位,避免损伤。在输尿管松解术后利用同样的方法可以评估输尿管梗阻是否得到缓解,这可以让一部分患者免受输尿管支架置入的痛苦。

（三）肠道深部浸润型子宫内膜异位症

3.8％～37.0％的深部浸润型子宫内膜异位症患者的病灶累及肠道。对于肠道病灶,手术方式分为相对保守的病灶剥除或病灶碟形切除术,以及相对根治性的肠段切除术。一般认为,有梗阻、便血等症状是肠切除的指征。子宫内膜异位症患者的受累肠管可表现出节段性缺血,静脉应用ICG后,缺血肠段呈现缺乏再灌注的表现,而正常肠管均充分显影。因此可使用ICG确定手术切除肠管的范围。并且在肠吻合后,吻合口切缘是否充分显影可以作为判断吻合是否成功的标准之一。在保守性手术后,利用ICG还可评估是否存在术后肠瘘的风险。有研究显示,在开腹和腹腔镜结直肠切除术中使用ICG荧光显影技术可使因吻合口瘘而进行再次手术的风险降低约60％。同样的原理也适用于机器人手术中使用近红外荧光显影系统进行的荧光显影。虽然目前发表的文献较少,但结果均提示机器人手术中ICG荧光显影技术是安全、可靠和可重复的,但未来进行大型前瞻性试验对于获得更明确的结果至关重要。

三、血管可视化和组织灌注的评估

静脉注射ICG后,第一个可见的结构就是血管。血管可视化有助于更早地识别解剖变异,降低意外损伤的风险。在正常解剖情况下,能够清楚地看到血管会极大增强手术医生的信心和提高手术效率。对于复杂的手术,荧光显影更能体现它的优势,ICG荧光显影技术可以提高手术医生在术中鉴别血管系统的能力,降低术中损伤血管的风险。

使用IGG荧光显影技术还可以评估组织的微循环状况和活力,可以及时发现残端缺血,从而减少吻合口瘘和狭窄的发生。在应用IGG荧光显影技术之前使用的几种用于评估组织灌注的技术均有其局限性。通过组织颜色判断主要基于外科医生的经验,主观性太强,难以形成标准且可能会发生误判;激光多普勒血流测定仪需要特定的探头,而术中会受到运动伪影、与组织接触差、患者心血管状态变化等情况的影响。

机器人子宫移植时可通过ICG荧光显影技术评估血管血流和组织灌注情况。正如已经报道的常规肾移植手术,ICG荧光显影技术可以成功评估术中吻合血管的血流和同种异体肾移植后灌注情况。在子宫移植后也可以通过ICG荧光显影技术来判断子宫移植吻合血管血流和子宫灌注情况。

第四节　荧光显影技术在其他领域机器人手术中的应用

与开腹手术和腹腔镜手术相比,机器人手术在扩大术野、提高精准度、减少出血量和缩短术后住院时间等方面表现出了优势。机器人操控台的计算机还可以在术中整合、同时显示如近红外荧光显影等额外的信息。机器人的内在技术优势和荧光显影技术提供的附加信息的结合,将促进机器人手术系统在所有外科领域应用的扩展。荧光显影技术除了应用在妇科手术中外,还广泛应用于其他领域的机器人手术中,如泌尿外科机器人手术、胆道外科机器人手术、胸外科机器人手术和内分泌机器人手术中。机器人荧光显影技术还有很大潜力,在未来它的应用也会越来越多。

一、解剖结构可视化

利用荧光显影特性可以帮助医生清楚认识解剖结构,减少因对解剖结构的错误认识而导致的医源性损伤。

(一)胆道可视化

ICG 静脉注射后可在肝脏积聚,随后分泌到胆汁,45～60 min 可看到胆道解剖结构。ICG 荧光显影技术在机器人手术中最常见的应用就是胆道可视化。胆管损伤是胆囊切除术后罕见但严重的并发症,其主要原因是对解剖结构认识错误。常规术中胆道造影需要庞大的设备,影响手术进程;事实上,传统的直接胆道造影法注射造影剂本身就可能导致胆管损伤。而使用机器人荧光显影技术可以避免对手术进程的影响,有助于更好地了解胆管解剖结构,避免胆管损伤。在机器人胆囊切除术中,胆道荧光显影还可以帮助识别胆囊管和细管中的胆结石。

(二)肝节段显影

注射 ICG 可协助外科医生在肝切除过程中识别肝节段。有两种方法可以进行肝节段荧光显影:于节段性门静脉注射 ICG,进行近红外荧光显影后,肝节段表现为荧光阳性;夹住节段性门静脉蒂后静脉注射 ICG,肝节段表现为荧光阴性。这两种方法在术中都能帮助医生更好地识别肝节段,可以减少潜在的术中并发症,帮助患者获得更好的结果。

(三)尿路疾病诊断

荧光显影技术可在输尿管造瘘术、肾盂成形术和输尿管植入术等涉及尿路的手术中实时鉴别输尿管狭窄与否。机器人手术过程中行术中 ICG 尿路荧光显影,检查有无输尿管瘘、输尿管畸形,还可实时指导输尿管重建术,提示吻合口狭窄、出血等情况;在膀胱镜检查和经尿道前列腺切除术术中行 ICG 膀胱荧光显影,可以及时发现、诊断膀胱破裂和膀胱畸形并及时处置。

通过 ICG 实时显影反映尿道连续性和完整性,可辅助识别尿道断裂及尿道狭窄修复或前列腺根治手术中尿道残端,在经尿道肛门手术、经会阴手术中帮助医生避免损伤尿道。

二、特化组织鉴定

神经识别是近红外荧光的一项潜在应用,但在机器人手术中尚未得到很深程度的探索。有报道该技术在 10 例机器人胸腺切除术中成功识别对侧膈神经;利用荧光显影技术对精神分裂症患者神经血管束进行识别,检出率为 80%。一旦新的、更具有组织特异性的显影剂被开发出来,这种应用范围肯定会扩大。保护神经和神经丛,避免任何医源性损伤,可以极大地改善结肠、前列腺、甲状腺、胸腺等部位的手术效果。

荧光显影技术也可以应用于机器人甲状腺切除术中的甲状旁腺识别。通过 ICG 能够检测出在常规光线下几乎看不见的腺体。

三、基于血管和代谢模式的病变识别

正常组织和肿瘤组织在血流动力学和代谢特性上有所不同。许多情况下,通过 ICG 在血管化和胆道排泄方面的差异可以区分肿瘤组织和正常组织。术中实时鉴别恶性组织和良性组织可以在降低手术切缘阳性率和局部复发率的同时,防止过度切除重要结构,从而有助于改善手术结果。

肝癌组织和肝转移癌周围的肝实质中存在胆汁排泄障碍,IGG 荧光显影技术能很容易检测到这些组织中或其周围的荧光改变。低分化肝细胞癌和肝转移癌是有荧光边缘的低荧光占位(没有 ICG 摄取)。分化良好的肝癌吸收 ICG,但胆汁排泄受损,表现出均匀、强烈的荧光显影。通过 ICG 能够发现以前术前影像学技术未能发现的病变,是对传统肝转移癌检测技术的补充。

近年来,保留肾单位手术逐渐成为治疗局限性肾癌的首选术式,新技术的出现扩大了机器人肾部分切除术的适应证并改善了手术预后。ICG 能与肾近曲小管分泌的胆红素易位酶结合,术中使用近红外荧光显像监测,肾肿瘤呈现弱荧光,有助于区分肿瘤组织和正常组织。术中荧光显影有助于区分肿瘤边界,辅助选择性动脉阻断手术的实施,可用于血管变异度较大或肾功能受损的患者。

在机器人肾上腺肿瘤手术中,荧光显影技术也可以发挥作用。肾上腺肿瘤组织与腹膜后脂肪组织的区分度在静脉注射 ICG 后 5 min 时最显著,可持续显影 20 min。实时荧光显影可以描绘肾上腺肿瘤边界,帮助机器人肾上腺肿瘤剜除术做到精准切除肿瘤,保留部分肾上腺功能。

第五节　展　　望

机器人手术系统可以使复杂的手术相比传统腹腔镜手术或开腹手术更精准、损伤更小,其中一个原因是机器人手术系统可以通过图像引导手术:利用荧光显影技术达到内部解剖结构的可视化,提升手术的精准度。根据 ICG 性质和患者自身解剖结构特性,ICG 荧光显影技术在肿瘤和非肿瘤手术中都有显著应用。在失去触觉反馈的微创手术中,这种荧光显影技术的应用显然是有用的。使用 ICG 荧光显影技术可以达到的目的包括管道(血管、胆道、尿道等)解剖可视化、器官和组织灌注评估、特化组织鉴定、前哨淋巴结活检和淋巴结示踪、肿瘤边界判断等。目前,机器人荧光显影技术在临床上的实际应用也是通过在各种手术或诊断中达到上述这些目的来使患者获益的。

机器人荧光显影技术已经在许多疾病的诊疗过程中表现出其可靠性,然而其应用潜力还处于刚刚起步的探索阶段,未被完全开发。寥寥几项小样本的研究已经展示出它巨大的应用潜力。当应用在前哨淋巴结活检和淋巴结示踪时,其对 10 例左右的病例淋巴结显影率即可达到90%以上的稳定状态。这进一步说明机器人荧光显影技术易于掌握,学习曲线短。机器人手术系统具有放大效应,可以更加直观、完整、动态地观察到荧光试剂在区域淋巴结的引流情况,清楚辨识染色淋巴结。结合机器人技术的进步,近红外荧光显影技术在未来最有价值的应用可能是荧光引导下手术。近红外荧光显影技术可能成为一个最佳的工具,不仅可以避免在术中损伤特定的结构(血管、神经等),还可以通过淋巴结检测、特异性识别转移淋巴结、鉴别正常组织和肿瘤组织实现准确的术中分期。

此外,荧光试剂还可能产生光动力治疗作用。荧光照射 ICG 可以产生热辐射和活性氧,ICG 实时显影的同时可在肿瘤组织高度浓集。因温度超过 60 ℃ 时人体组织会发生不可逆改变,高浓度和高温的 ICG 会杀伤肿瘤组织而产生光动力治疗作用。有动物实验和综述报道,采用激光-ICG 疗法可以延长转移性前列腺癌患者的生存期。

机器人荧光显影技术也有其亟待进一步研究解决的问题。首先,由于该技术目前的荧光试剂不发生癌症特异性抗体反应,有一定比例的假阳性荧光病变;其次,对癌变组织和非癌变组织的错误识别与术前静脉注射 ICG 的时间有关;再次,当前技术的另一个局限是所提供的数据是定性的,而不是定量的;最后,低组织穿透是荧光显影技术的主要局限之一,炎症、纤维化和丰富的脂肪组织都可能会影响显影效果。因此,未来荧光试剂的发展方向是术中可以实时特异性检测肿瘤,甚至行分子诊断的荧光试剂,如特异性配体和与荧光团结合的单克隆抗体等;荧光试剂的剂量、注射时间、注射方法等技术细节需要优化。不同荧光试剂及其剂量、浓度、注射方法等对于显影效果和预测价值的影响,尚需扩大样本进行深入研究。如何提高淋巴结多区域显影率,如何在术中准确、快速判断显影淋巴结是否存在肿瘤转移,是该技术是否能够推广应用的关键。

机器人手术系统成功解决了高清成像和荧光检测拟合成像的技术难题。ICG荧光显影技术是外科可视化技术的一部分,极大地拓展了外科医生的视觉,有助于术中实时外科决策并减少手术并发症、提升手术精准度。该技术拥有实时动态、便捷安全等特性;结合机器人手术系统可以做到成像清晰、检测灵敏;多种荧光模式和白光模式之间自由切换,不影响术野和手术操作;成本适中,适合国情,有助于实现微创及个体化治疗理念,值得进一步开发和推广应用。

综上,机器人荧光显影技术具有可行性、安全性,在妇科手术中的应用具有极高的临床价值,有望为高精准度妇科手术提供参考。未来的技术进步将扩大荧光显影技术的应用范围,新的荧光试剂将对组织有更深入的渗透性和特异性;新软件的开发将有助于更好地处理图像和量化信息;能保证更准确的术中诊断和治疗的机器人平台将被开发出来。相信机器人荧光显影技术的临床推广应用必将提升精准外科手术水平,实现更安全和微创的外科手术。这项技术是一种实用的方法,它将对目前外科手术产生革命性的改变。当然,目前这项技术的研究与发展还需要更多的临床实践。

(周福兴)

参 考 文 献

［1］ LUU T H,UY-KROH M J. New developments in surgery for endometriosis and pelvic pain[J]. Clin Obstet Gynecol,2017,60(2):245-251.

［2］ 刘刚.自体荧光诊断技术的研究进展及发展方向[J].生物医学工程学杂志,2015,32(6):1348-1353.

［3］ SCHATLO B,FANDINO J,SMOLL N R,et al. Outcomes after combined use of intraoperative MRI and 5-aminolevulinic acid in high-grade glioma surgery[J]. Neuro Oncol,2015,17(12):1560-1567.

［4］ DASKALAKI D,AGUILERA F,PATTON K,et al. Fluorescence in robotic surgery [J]. J Surg Oncol,2015,112(3):250-256.

［5］ MARANO A,PRIORA F,LENTI L M,et al. Application of fluorescence in robotic general surgery:review of the literature and state of the art[J]. World J Surg,2013,37(12):2800-2811.

［6］ PALEY P J,VELJOVICH D S,PRESS J Z,et al. A prospective investigation of fluorescence imaging to detect sentinel lymph nodes at robotic-assisted endometrial cancer staging[J]. Am J Obstet Gynecol,2016,215(1):117. e1-117. e7.

［7］ ROSSI E C,IVANOVA A,BOGGESS J F. Robotically assisted fluorescence-guided lymph node mapping with ICG for gynecologic malignancies:a feasibility study[J]. Gynecol Oncol,2012,124(1):78-82.

[8]   李震,叶明侠,杨雯,等. 机器人荧光显影深部浸润型子宫内膜异位症手术一例并文献回顾[J]. 中华腔镜外科杂志(电子版),2020,13(4):247-249.

[9]   CHU W,CHENNAMSETTY A,TOROUSSIAN R,et al. Anaphylactic shock after intravenous administration of indocyanine green during robotic partial nephrectomy [J]. Urol Case Rep,2017,12:37-38.

[10] CABANAS R M. An approach for the treatment of penile carcinoma[J]. Cancer, 1977,39(2):456-466.

[11] BURKE T W,LEVENBACK C,TORNOS C,et al. Intraabdominal lymphatic mapping to direct selective pelvic and paraaortic lymphadenectomy in women with high-risk endometrial cancer:results of a pilot study[J]. Gynecol Oncol,1996,62(2):169-173.

[12] ROB L,ROBOVA H,HALASKA M J,et al. Current status of sentinel lymph node mapping in the management of cervical cancer[J]. Expert Rev Anticancer Ther,2013, 13(7):861-870.

[13] BEAVIS A L,SALAZAR-MARIONI S,SINNO A K,et al. Sentinel lymph node detection rates using indocyanine green in women with early-stage cervical cancer [J]. Gynecol Oncol,2016,143(2):302-306.

[14] HAGEN B,VALLA M,AUNE G,et al. Indocyanine green fluorescence imaging of lymph nodes during robotic-assisted laparoscopic operation for endometrial cancer. A prospective validation study using a sentinel lymph node surgical algorithm[J]. Gynecol Oncol,2016,143(3):479-483.

[15] ROSSI E C,JACKSON A,IVANOVA A,et al. Detection of sentinel nodes for endometrial cancer with robotic assisted fluorescence imaging:cervical versus hysteroscopic injection [J]. Int J Gynecol Cancer,2013,23(9):1704-1711.

[16] FALCONE T,FLYCKT R. Clinical management of endometriosis[J]. Obstet Gynecol, 2018,131(3):557-571.

[17] LUE J R,PYRZAK A,ALLEN J. Improving accuracy of intraoperative diagnosis of endometriosis:role of firefly in minimal access robotic surgery[J]. J Minim Access Surg,2016,12(2):186-189.

[18] KUDSZUS S,ROESEL C,SCHACHTRUPP A,et al. Intraoperative laser fluorescence angiography in colorectal surgery:a noninvasive analysis to reduce the rate of anastomotic leakage[J]. Langenbecks Arch Surg,2010,395(8):1025-1030.

[19] SARKARIA I S,BAINS M S,FINLEY D J,et al. Intraoperative near-infrared fluorescence imaging as an adjunct to robotic-assisted minimally invasive esophagectomy [J]. Innovations(Phila),2014,9(5):391-393.

[20] ARICHI N,MITSUI Y,OGAWA K,et al. Intraoperative fluorescence vascular imaging using indocyanine green for assessment of transplanted kidney perfusion[J]. Transplant Proc,2014,46(2):342-345.